Thieme

# Radiologie für Anästhesisten

**Herausgegeben von**
**Katrin Waurick**
**Christoph Schülke**


unter Mitarbeit von
Hugo Van Aken
Walter Heindel

Mit Beiträgen von
L. Beck
A. Bink
B. Buerke
M. C. Burg
D. M. Fahrendorf
H. Freise
A. Gottschalk
J. Hakenbeck
W. Heindel
V. Heßelmann
A. J. Höink
G. Homann
A. Kemmling
S. Kloska
M. Köhler
C. Lanckohr
L. Matuszewski
N. Meier
S. Rehberg
R. Schmidt
C. Schülke
H. Seifarth
K. Waurick
H. Welp
M. Wenk
J. Wessling


287 Abbildungen


Georg Thieme Verlag
Stuttgart • New York

# Impressum

*Bibliografische Information der Deutschen Nationalbibliothek*

Die Deutsche Nationalbibliothek verzeichnet diese Publikation in der Deutschen Nationalbibliografie; detaillierte bibliografische Daten sind im Internet über http://dnb.d-nb.de abrufbar.

**Wichtiger Hinweis:** Wie jede Wissenschaft ist die Medizin ständigen Entwicklungen unterworfen. Forschung und klinische Erfahrung erweitern unsere Erkenntnisse, insbesondere was Behandlung und medikamentöse Therapie anbelangt. Soweit in diesem Werk eine Dosierung oder eine Applikation erwähnt wird, darf der Leser zwar darauf vertrauen, dass Autoren, Herausgeber und Verlag große Sorgfalt darauf verwandt haben, dass diese Angabe **dem Wissensstand bei Fertigstellung des Werkes** entspricht.
Für Angaben über Dosierungsanweisungen und Applikationsformen kann vom Verlag jedoch keine Gewähr übernommen werden. **Jeder Benutzer ist angehalten**, durch sorgfältige Prüfung der Beipackzettel der verwendeten Präparate und gegebenenfalls nach Konsultation eines Spezialisten festzustellen, ob die dort gegebene Empfehlung für Dosierungen oder die Beachtung von Kontraindikationen gegenüber der Angabe in diesem Buch abweicht. Eine solche Prüfung ist besonders wichtig bei selten verwendeten Präparaten oder solchen, die neu auf den Markt gebracht worden sind. **Jede Dosierung oder Applikation erfolgt auf eigene Gefahr des Benutzers. Autoren und Verlag appellieren an jeden Benutzer**, ihm etwa auffallende Ungenauigkeiten dem Verlag mitzuteilen.


Rüdigerstraße 14
70469 Stuttgart
Deutschland
Telefon: +49/(0)711/8931-0
Unsere Homepage: www.thieme.de

Printed in Germany

Zeichnungen: Christine Lackner, Ittlingen
Umschlaggestaltung: Thieme Verlagsgruppe
Umschlagfotos: Vordergrund: Thomas Möller; Hintergrund: Manfred Thomas, Münster
Redaktion: Ingrid Ahnert, Kunreuth
Satz: medionet Publishing Services Ltd, Berlin
gesetzt aus 3b2
Druck: Firmengruppe APPL, aprinta druck, Wemding

ISBN 978-3-13-164991-1    1 2 3 4 5 6

Auch erhältlich als E-Book:
eISBN (PDF) 978-3-13-165001-6
eISBN (ePub) 978-3-13-176811-7

# Vorwort

Als Folge der verbesserten Qualität der radiologischen Bildgebung und zunehmend komplexerer radiologisch-interventioneller Prozeduren und Behandlungsmöglichkeiten werden vermehrt anästhesiologische Leistungen in der Radiologie erbracht.

Auch in der perioperativen Versorgung kritisch kranker Patienten müssen Radiologen und Anästhesisten eng zusammenarbeiten. Diese kollegiale Zusammenarbeit hat am Universitätsklinikum Münster eine lange Tradition; tägliche interdisziplinäre Konferenzen, regelmäßige gemeinsame Fort- und Weiterbildungsveranstaltungen, gemeinsame wissenschaftliche Projekte und Publikationen sowie das vorliegende Buchprojekt „Radiologie für Anästhesisten" sind daraus erwachsen.

In der anästhesiologischen und intensivmedizinischen Versorgung von Patienten mit schwerwiegenden und auch lebensbedrohlichen Symptomen sind eine schnelle Diagnosefindung und Therapie entscheidend für das Behandlungsergebnis. Differenzialdiagnostische Überlegungen orientieren sich an der Anamnese, den Leitsymptomen, der Schmerzlokalisation und dem Schmerzcharakter sowie deren zeitlichem Verlauf. Neben der körperlichen und laborchemischen Untersuchung ermöglicht vor allem die radiologische Bildgebung den „Blick in den Patienten" und eine schnelle Diagnosefindung.

Dieses interdisziplinär erarbeitete Buch bringt dem Leser radiologische Untersuchungsstrategien und typische Bildbefunde von anästhesiologisch und intensivmedizinisch relevanten Krankheitsbildern im Kontext ihrer Differenzialdiagnosen nahe. Der rote Faden wird von der klinischen Symptomatik über differenzialdiagnostische Überlegungen zur angebrachten radiologischen Untersuchung weiter bis zur Diagnosesicherung und Therapie gespannt.

Besonderes Augenmerk gilt dabei der Kompetenzvermittlung, bei einer klinischen Verdachtsdiagnose das jeweils „richtige" radiologische Untersuchungsverfahren auszuwählen. Es ist offensichtlich, dass dieses nicht universell gültig existieren kann und in jeder individuellen Situation neu bestimmt werden muss. Dieser Auswahl kommt eine entscheidende Bedeutung zu, da gerade im akutmedizinischen, zeitkritischen Arbeitsumfeld lebensgefährliche Verzögerungen durch unnötige Untersuchungen vermieden werden müssen.

Die – in den jeweiligen radiologischen Modalitäten erhobenen – typischen Befunde, deren korrektes Erkennen und Benennen in Notfallsituationen ein schnelles und kompetentes Handeln ermöglichen, werden vorgestellt.

Die Therapieempfehlungen wurden nach dem aktuellen Stand der Leitlinien (sofern existent) und der wissenschaftlichen Fachliteratur zusammengetragen, um dem Leser ein umfassendes Werk angefangen vom Symptom über die Diagnose bis hin zur Therapie zur Verfügung zu stellen.

Das gesamte Buch wurde – vom Konzept bis zur jeweiligen Kapitelgestaltung – im radiologisch-anästhesiologischen Konsens von erfahrenen, klinisch versierten Kollegen und Kolleginnen beider Disziplinen verfasst. Das Buch ist speziell auf die Bedürfnisse von Anästhesisten und Intensivmedizinern ausgerichtet, empfiehlt sich aber auch für Ärzte anderer Fachrichtungen, die auf einer Intensivstation tätig sind.

*Katrin Waurick*
*Christoph Schülke*
*Hugo Van Aken*
*Walter Heindel*

# Anschriften

## Herausgeber

**Schülke**, Christoph, Dr. med.
Universitätsklinikum Münster
Institut für Klinische Radiologie
Albert-Schweitzer-Campus 1, Gebäude A1
48149 Münster

**Waurick**, Katrin, Dr. med.
Universitätsklinikum Münster
Klinik für Anästhesiologie, operative Intensivmedizin und Schmerztherapie
Albert-Schweitzer-Campus 1, Gebäude A1
48149 Münster

## Mitarbeiter

**Beck**, Laura, Dr. med.
Universitätsklinikum Münster
Institut für Klinische Radiologie
Albert-Schweitzer-Campus 1, Gebäude A1
48149 Münster

**Bink**, Andrea, Priv.-Doz. Dr. med. Dr. med. habil., MHBA
Universitätsklinikum Münster
Institut für Klinische Radiologie
Albert-Schweitzer-Campus 1, Gebäude A1
48149 Müster

**Buerke**, Boris, Priv.-Doz. Dr. med.
Universitätsklinikum Münster
Institut für Klinische Radiologie
Albert-Schweitzer-Campus 1, Gebäude A1
48149 Münster

**Burg**, Matthias Christian, Dr. med.
Universitätsklinikum Münster
Institut für Klinische Radiologie
Albert-Schweitzer-Campus 1, Gebäude A1
48149 Münster

**Fahrendorf**, Delia Marie, Dr. med.
Universitätsklinikum Münster
Institut für Klinische Radiologie
Albert-Schweitzer-Campus 1, Gebäude A1
48149 Münster

**Freise**, Hendrik, Priv.-Doz. Dr. med.
Universitätsklinikum Münster
Klinik für Anästhesiologie, operative Intensivmedizin und Schmerztherapie
Albert-Schweitzer-Campus 1, Gebäude A1
48149 Münster

**Gottschalk**, Antje, Dr. med.
Universitätsklinikum Münster
Klinik für Anästhesiologie, operative Intensivmedizin und Schmerztherapie
Albert-Schweitzer-Campus 1, Gebäude A1
48149 Münster

**Hakenbeck**, Jan, Dr. med.
Christophorus-Kliniken GmbH
Akademisches Lehrkrankenhaus der Universität Münster
Anästhesiologische Klinik
Südring 41
48653 Coesfeld

**Heindel**, Walter, Univ.-Prof. Dr. med.
Universitätsklinikum Münster
Institut für Klinische Radiologie
Albert-Schweitzer-Campus 1, Gebäude A1
48149 Münster

**Heßelmann**, Volker, Priv.-Doz. Dr. med.
Asklepios Klinik Nord
Abteilung Radiologie und Neuroradiologie
Tangstedter Landstraße 400
22417 Hamburg

**Höink**, Anna Janina, Dr. med.
Universitätsklinikum Münster
Institut für Klinische Radiologie
Albert-Schweitzer-Campus 1, Gebäude A1
48149 Münster

**Homann**, Georg, Dr. med.
Universitätsklinikum Tübingen
Diagnostische und Interventionelle Radiologie
Hoppe-Seyler-Straße 3
72076 Tübingen

**Kemmling**, Andre, Dr. med.
Universitätsklinikum Hamburg-Eppendorf
Klinik und Poliklinik für Neuroradiologische Diagnostik und Intervention
Martinistraße 52
20251 Hamburg

**Kloska**, Stephan, Priv.-Doz. Dr. med.
Universitätsklinikum Erlangen
Neuroradiologische Abteilung
Schwabachanlage 6
91054 Erlangen

**Köhler**, Michael, Dr. med.
Universitätsklinikum Münster
Institut für Klinische Radiologie
Interventionelle Radiologie und Gefäßmedizin
Albert-Schweitzer-Campus 1, Gebäude A1
48149 Münster

**Lanckohr**, Christian, Dr. med.
Universitätsklinikum Münster
Klinik für Anästhesiologie, operative Intensivmedizin und Schmerztherapie
Albert-Schweitzer-Campus 1, Gebäude A1
48149 Münster

**Matuszewski**, Lars, Dr. med.
Universitätsklinikum Münster
Institut für Klinische Radiologie
Albert-Schweitzer-Campus 1, Gebäude A1
48149 Münster

**Meier**, Norbert, Dr. rer. medic.
Universitätsklinikum Münster
Institut für Klinische Radiologie
Albert-Schweitzer-Campus 1, Gebäude A1
48149 Münster

**Rehberg**, Sebastian, Priv.-Doz. Dr. med.
Universitätsklinikum Münster
Klinik für Anästhesiologie, operative Intensivmedizin und Schmerztherapie
Albert-Schweitzer-Campus 1, Gebäude A1
48149 Münster

**Schmidt**, Rebecca, Dr. med.
Universitätsklinikum Münster
Institut für Klinische Radiologie
Albert-Schweitzer-Campus 1, Gebäude A1
48149 Münster

**Seifarth**, Harald, Priv.-Doz. Dr. med.
Klinikum Esslingen
Klinik für diagnostische und interventionelle Radiologie und Nuklearmedizin
Hirschlandstraße 97
73730 Esslingen

**Van Aken**, Hugo, Univ.-Prof. Dr. med., Dr. h. c.
Universitätsklinikum Münster
Klinik für Anästhesiologie, operative Intensivmedizin und Schmerztherapie
Albert-Schweitzer-Campus 1, Gebäude A1
48149 Münster

**Welp**, Henryk, Dr. med.
Universitätsklinikum Münster
Klinik für Herzchirurgie
Albert-Schweitzer-Campus 1, Gebäude A1
48149 Münster

**Wenk**, Manuel, Priv.-Doz. Dr. med.
Universitätsklinikum Münster
Klinik für Anästhesiologie, operative Intensivmedizin und Schmerztherapie
Albert-Schweitzer-Campus 1, Gebäude A1
48149 Münster

**Wessling**, Johannes, Prof. Dr. med.
Clemens Hospital GmbH
Verbundabteilung für diagnostische und interventionelle Radiologie,
Neuroradiologie und Nuklearmedizin
Düesbergweg 124
48153 Münster

# Inhaltsverzeichnis

## Teil I Grundlagen


**1 Prinzipien der Bilderzeugung** ... 18
*N. Meier*

**1.1 Einführung** ... 18
**1.2 Sonografie** ... 18
**1.3 Projektionsradiografie** ... 19
**1.4 Digitale Subtraktionsangiografie (DSA)** 21
**1.5 Computertomografie (CT)** ... 21
**1.6 Magnetresonanztomografie (MRT)** ... 23
**Literatur** ... 24

**2 Strahlenexposition und Strahlenschutz** ... 25
*N. Meier*

**2.1 Strahlenexposition** ... 25
**2.2 Strahlenschutz** ... 25
**Literatur** ... 26

**3 Kontrastmittel in der Radiologie** ... 27
*C. Schülke*

**3.1 Einleitung** ... 27
**3.2 Kontrastmittelreaktionen** ... 27
**Literatur** ... 28

**4 Anästhesie in der Radiologie und bei radiologischen Eingriffen** ... 29
*K. Waurick, C. Schülke*

**4.1 Inzidenz von Zwischenfällen, Überwachungsmaßnahmen** ... 29
**4.2 Allgemeines** ... 29
4.2.1 Periinterventionelle Komplikationen ... 30
4.2.2 Nachsorge ... 30
**4.3 MRT** ... 31
**4.4 Angiografie** ... 31
**Literatur** ... 32

**5 Untersuchungsanforderung, Befunddokumentation und -kommunikation** ... 33
*C. Schülke*

**5.1 Untersuchungsanforderung** ... 33
**5.2 Befunddokumentation und -kommunikation** ... 33
**Literatur** ... 33

## Teil II Bildgebung des Thorax


**6 Kardinalsymptome und ihre bildgebende Konsequenz** ..... 36
*K. Waurick*

**6.1 Allgemeines zu Differenzialdiagnosen** . 36

**6.2 Thoraxschmerz** ..... 36

**6.3 Dyspnoe** ..... 39

**6.4 Schock** ..... 40

**Literatur** ..... 40

**7 Röntgenanatomie und Untersuchungstechniken** ..... 41
*R. Schmidt*

**7.1 Projektionsradiografie** ..... 41

**7.2 Computertomografie** ..... 43

**Literatur** ..... 45

**8 Befundsystematik und Urteilsfindung** ..... 46
*R. Schmidt*

**8.1 Röntgenbild des Thorax** ..... 46

8.1.1 Systematische Bildbetrachtung und -analyse ..... 46

**8.2 Computertomografie des Thorax** ..... 48

**Literatur** ..... 49

**9 Krankheitsentitäten** ..... 50

**9.1 Erkrankungen der Pleura** ..... 50
*C. Schülke, H. Welp*

9.1.1 Pneumothorax ..... 50
9.1.2 Pleuritis ..... 52
9.1.3 Pleuraerguss ..... 53

**9.2 Erkrankungen des Lungenparenchyms** 57

9.2.1 Lungenemphysem ..... 57
*C. Schülke, J. Hakenbeck*

9.2.2 Atelektase ..... 60
*C. Schülke, J. Hakenbeck*

9.2.3 Aspiration ..... 64
*C. Schülke, J. Hakenbeck*

9.2.4 Pneumonie ..... 67
*C. Schülke, K. Waurick*

9.2.5 Lungenödem ..... 74
*C. Schülke, J. Hakenbeck*

**9.3 Erkrankungen des Mediastinums** ..... 78

9.3.1 Mediastinalemphysem ..... 78
*R. Schmidt, H. Welp*

9.3.2 Mediastinitis ..... 80
*R. Schmidt, H. Welp*

9.3.3 Ösophagusruptur ..... 82
9.3.4 Mediastinales Massensyndrom ..... 82
*R. Schmidt, K. Waurick*

9.3.5 Trachealstenose und Tracheomalazie ..... 86
*R. Schmidt, K. Waurick*

**9.4 Erkrankungen der thorakalen Gefäße** . 88

9.4.1 Lungenarterienembolie ..... 88
*H. Seifarth, H. Welp*

9.4.2 Thorakales Aortenaneurysma ..... 93
*H. Seifarth, K. Waurick*

9.4.3 Akutes Aortensyndrom ..... 98
*H. Seifarth, H. Welp*

**9.5 Erkrankungen des Herzens** ........... 104
*H. Seifarth, H. Welp*

9.5.1 Endokarditis .......................... 104
9.5.2 Perikarditis und Perikarderguss ......... 107

**9.6 Akutes Lungenversagen (ARDS) und transfusionsassoziierte akute Lungeninsuffizienz (TRALI)** ............ 110
*R. Schmidt, J. Hakenbeck*

## 10 Postoperative Veränderungen des Thorax ........................................ 116
*M. C. Burg*

**10.1 Ätiologie und klinische Symptomatik** . 116

**10.2 Untersuchungsstrategie** .............. 116

**10.3 Thorakale Fremdmaterialien** .......... 116

**10.4 Spezifische thorakale Befunde** ........ 120

10.4.1 Zustand nach pulmonaler Operation ..... 120
10.4.2 Zustand nach mediastinaler Operation ... 122
10.4.3 Zustand nach herzchirurgischer Operation 122

**Literatur** ............................ 123

# Teil III Bildgebung des Abdomens

## 11 Kardinalsymptome und ihre bildgebende Konsequenz ............................ 126
*K. Waurick*

**11.1 Akutes Abdomen** ..................... 126

11.1.1 Differenzialdiagnosen des akuten Abdomens ........................... 126

**11.2 Gastrointestinale Blutung** ............ 126

**Literatur** ............................ 128

## 12 Röntgenanatomie und Untersuchungstechnik.................................. 129
*A. J. Höink*

**12.1 Projektionsradiografie** ............... 129

**12.2 Sonografie** .......................... 130

**12.3 Computertomografie** ................. 130

**12.4 Magnetresonanztomografie** .......... 132

**12.5 Anatomie** ........................... 132

**Literatur** ............................ 133

## 13 Befundsystematik und Urteilsfindung ........................................ 134
*A. J. Höink*

**13.1 Röntgenbild des Abdomens** .......... 134

**13.2 Sonografie** .......................... 135

**13.3 Computer- und Magnetresonanztomografie** ........................... 135

**Literatur** ............................ 135

## 14 Krankheitsentitäten........................................................ 136

**14.1 Erkrankungen des Gastrointestinaltrakts** ............................... 136
*J. Wessling, C. Lanckohr*

14.1.1 Refluxösophagitis ..................... 136
14.1.2 Ösophagusruptur ..................... 137
14.1.3 Ösophagus- und Fundusvarizenblutung .. 139
14.1.4 Magen- und Duodenalulkus ............ 142
14.1.5 Hohlorganperforation ................. 144
14.1.6 Ileus ................................ 146
14.1.7 Divertikulitis ......................... 149
14.1.8 Pseudomembranöse Kolitis ............ 151

**14.2 Erkrankungen der Parenchymorgane** . 152
*B. Buerke, C. Lanckohr*

14.2.1 Akute Pankreatitis ..................... 152
14.2.2 Cholangitis und Cholezystitis ........... 155
14.2.3 Milzinfarkt ............................ 157

**14.3 Erkrankungen des Urogenitalsystems** . 158
*W. Heindel, C. Lanckohr*

14.3.1 Pyelonephritis ......................... 158
14.3.2 Akutes Nierenversagen ................ 161

14.3.3 Harnverhalt ... 162
14.3.4 Extrauterine Gravidität und Tubarruptur ... 164

**14.4 Erkrankungen der abdominellen Gefäße ... 165**

14.4.1 Abdominelles Aortenaneurysma ... 165
*M. Köhler, H. Welp*

14.4.2 Akutes Aortensyndrom ... 169
*M. Köhler, H. Welp*

14.4.3 Akute mesenteriale Ischämie ... 173
*M. Köhler, C. Lanckohr*

14.4.4 Nicht okklusive Mesenterialischämie (NOMI) ... 175
*M. Köhler, H. Welp*

14.4.5 Peritonitis ... 177
*A. J. Höink, C. Lanckohr*

## 15 Postoperative Veränderungen des Abdomens ... 180

*B. Buerke*

**15.1 Ätiologie und klinische Symptomatik ... 180**

**15.2 Untersuchungsstrategie ... 180**

**15.3 Intraabdominelle Fremdkörper ... 180**

**15.4 Typische Abdominalbefunde ... 184**

15.4.1 Freie intraabdominelle Luft ... 184
15.4.2 Postoperativer Aszites ... 185
15.4.3 Postoperative Blutung ... 185
15.4.4 Peritonitis ... 186
15.4.5 Abszess ... 186
15.4.6 Postoperative Darmatonie/Ileus ... 187

**15.5 Spezifische Befunde nach abdominellen Organeingriffen ... 188**

15.5.1 Zustand nach Leber- und Gallenwegs-OP ... 188
15.5.2 Zustand nach Pankreas-OP ... 188
15.5.3 Zustand nach Nieren-OP ... 188
15.5.4 Abdominelle Gefäß-OP ... 189

# Teil IV Bildgebung des ZNS

## 16 Kardinalsymptome und ihre bildgebende Konsequenz ... 192

*K. Waurick*

**16.1 Kopfschmerz ... 192**

**16.2 Bewusstseinsstörungen ... 193**

**16.3 Periphere Paresen (Tetraparese/ Paraparese) und Paralysen ... 193**

**Literatur ... 194**

## 17 Röntgenanatomie und Untersuchungstechnik ... 195

*S. Kloska*

**17.1 Einleitung ... 195**

**17.2 Computertomografie ... 195**

**17.3 Magnetresonanztomografie ... 195**

**17.4 Kontrastmittel ... 197**

**17.5 Anatomie ... 198**

17.5.1 Neurokranium ... 198
17.5.2 Zerebrale Gefäße ... 200
17.5.3 Wirbelsäule ... 202

**Literatur ... 202**

## 18 Befundsystematik und Urteilsfindung ... 203

*S. Kloska*

**18.1 Einleitung ... 203**

**18.2 Kopf ... 203**

**18.3 Wirbelsäule ... 203**

**18.4 Radiologischer Befundbericht ... 204**

**Literatur ... 204**

## 19 Krankheitsentitäten ........ 205

**19.1 Hirnödem** ........ 205
*A. Kemmling, H. Freise*

**19.2 Zerebrovaskuläre Erkrankungen** ........ 208
*A. Kemmling, H. Freise*

19.2.1 Ischämischer Schlaganfall ........ 208
19.2.2 Dissektion der hirnversorgenden Arterien 213
19.2.3 Hirnvenen- und Sinusthrombosen ........ 216

**19.3 Intrakranielle Blutungen** ........ 218

19.3.1 Epidurales Hämatom ........ 218
*D. M. Fahrendorf, H. Freise*

19.3.2 Subdurales Hämatom ........ 220
*D. M. Fahrendorf, H. Freise*

19.3.3 Subarachnoidale Blutungen ........ 222
*D. M. Fahrendorf, K. Waurick*

19.3.4 Vasospasmen ........ 226
*A. Kemmling, K. Waurick*

19.3.5 Diffuse Axonschädigung ........ 229
*D. M. Fahrendorf, H. Freise*

19.3.6 Intrazerebrale Blutung ........ 230
*D. M. Fahrendorf, H. Freise*

**19.4 Entzündliche Erkrankungen** ........ 232
*A. Bink, H. Freise*

19.4.1 Meningitis ........ 232
19.4.2 Enzephalitis ........ 234

**19.5 Hydrozephalus** ........ 237
*A. Bink, H. Freise*

**19.6 Spinale, epidurale und periphere Erkrankungen** ........ 239
*V. Heßelmann, M. Wenk*

19.6.1 Spinalis-anterior-Syndrom ........ 239
19.6.2 Intraspinale Blutung ........ 241
19.6.3 Epidurales Hämatom ........ 242
19.6.4 Epiduraler Abszess ........ 244
19.6.5 Bandscheibenvorfall ........ 246
19.6.6 Konus- und Kaudaschädigung ........ 248
19.6.7 Plexusläsion ........ 249

## 20 Postoperative Kontrollen und Fremdmaterialien ........ 252
*A. Bink*

**20.1 Ätiologie und klinische Symptomatik** . 252

**20.2 Untersuchungsstrategie** ........ 252

**20.3 Liquordrainagen** ........ 252

**20.4 Coils und Clips nach Hirnarterienaneurysma-Therapie** ........ 253

**20.5 Kochleaimplantate** ........ 255

**20.6 Typische Befunde nach Resektion** ........ 256

**Literatur** ........ 257

# Teil V Bildgebung des polytraumatisierten Patienten

## 21 Management des Polytraumas ........ 260
*L. Matuszewski, A. Gottschalk*

**21.1 Definition und allgemeine Informationen** ........ 260

**21.2 Organisatorischer Ablauf** ........ 261

21.2.1 Transport ........ 261
21.2.2 Versorgung im Schockraum ........ 261

**21.3 FAST-Sonografie** ........ 264

**21.4 Röntgenuntersuchung** ........ 264

**21.5 Computertomografie** ........ 264

**21.6 Erweiterte Versorgung im MRT** ........ 265

**21.7 „Damage Control Surgery“** ........ 265

**21.8 Gerinnungsmanagement** ........ 266

**Literatur** ........ 267

## 22 Typische Verletzungsmuster ........ 268

**22.1 Extremitätenverletzungen** ........ 268
*L. Beck, A. Gottschalk, S. Rehberg*

**22.2 Schädel-Hirn-Trauma** ........ 269
*G. Homann, A. Gottschalk, S. Rehberg*

**22.3 Thorakale Verletzungen** ........ 274
*C. Schülke, A. Gottschalk, S. Rehberg*

**22.4 Abdominelle Verletzungen** ........ 276
*G. Homann, L. Beck, A. Gottschalk, S. Rehberg*

**22.5 Beckenverletzungen** ........ 279
*L. Beck, A. Gottschalk, S. Rehberg*

**22.6 Wirbelsäulenverletzungen** ........ 281
*G. Homann, A. Gottschalk, S. Rehberg*

**22.7 Gefäßverletzungen** ........ 285
*G. Homann, L. Beck, A. Gottschalk, S. Rehberg*

## Anhang

**Sachverzeichnis** ........ 290

# Teil I

## Grundlagen

# 1 Prinzipien der Bilderzeugung

*N. Meier*

## 1.1 Einführung

Es ist nicht zu übersehen – in der medizinischen Bildgebung hat sich viel getan. Neben der ursprünglich vordringlichen Entwicklung von Messverfahren, die in diesem Kapitel vorgestellt werden, entsteht aktuell Fortschritt schwerpunktmäßig durch die Prozessierung, Auswertung und Abstraktion der aus dem Patienten gewonnenen Gewebeparameter.

Diese Entwicklungen zielen darauf ab, die klassische radiologische Bildbeurteilung durch hinreichend spezifische Analyseinstrumente zu ergänzen, mit dem Ziel, die Diagnose zu erschließen und zu präzisieren. Medizinphysiker stellen auf Fachtagungen und Kongressen viel versprechende Verarbeitungsstrategien vor, mit denen dieses Ziel umsetzbar erscheint. Selbst wenn der Einsatz in der klinischen Routine angesichts der immanenten Komplexität noch auf sich warten lässt, ist der Weg vorgezeichnet: Die grundlegende Voraussetzung für diese ideale Analysestation ist die bildhafte Kartierung der patientenindividuellen Parameterakquisition. Aus den physikalischen Eigenschaften werden durch aufwendige Verarbeitungsschritte nachfolgend medizinisch nutzbare Einsichten aufbereitet. Der methodische Ansatz, aussagekräftige Gewebeparameter örtlich hoch aufgelöst und feingradig abgestuft in grauskalierten oder farbkodierten Darstellungen zu visualisieren, gilt als Zwischenstufe auf dem Weg zur vollautomatischen Analysestation.

Nachfolgend werden verschiedene Strategien vorgestellt, mit denen diese Aufgaben angegangen werden. Grundsätzlich sind mechanische, elektrische, magnetische und elektromagnetische Messansätze sowie deren Kombination zu unterscheiden.

## 1.2 Sonografie

Zu den mechanischen Ansätzen gehört die Einwirkung von Ultraschall, dessen Brechung, Reflektion, Beugung und Absorption im Gewebe und an Gewebegrenzen ausgewertet wird. Die Grundlage der Ultraschalltechnologie ist die Erzeugung mechanischer Druckwellen unter Ausnutzung des inversen piezoelektrischen Effekts. Durch pulsartige Aufbringung von hochfrequenten Wechselspannungen wird eine mechanische Deformation von Keramik in eben dieser Frequenz erreicht. Nach entsprechender Ankopplung mit blasenfreien Kontaktmitteln dringt der Schall in das Gewebe ein und erfährt überall dort, wo sich die Schallgeschwindigkeit (bzw. die Schallkennimpedanz) verändert, leichte Brechungen mit Richtungsänderungen bis hin zur Reflektion, wenn sich die Schallgeschwindigkeiten stark unterscheiden. Erreichen diese Reflektionen schließlich wieder die Piezokeramik, erzeugen sie dort nun umgekehrt kleine Spannungspotenziale, die hinsichtlich Frequenz, Amplitude und Verzögerung analysiert werden. Aus der Verzögerung kann eine Distanz, aus der Amplitude die Konsistenz oder Kohäsion und aus der Frequenz eine relative Bewegung abgeleitet werden. Durch geschickte Verschaltungen der einzelnen Piezoelemente, kombiniert mit anschließender Bildverarbeitung, können medizinisch verwertbare, hoch aufgelöste Ultraschallbilder erstellt werden (► Abb. 1.1).

> **Merke**
>
> M!
>
> Von Knochen oder luftgefüllten Organen überdeckte Organbereiche sind durch die extreme, fast vollständige Schallreflektion und den damit verbundenen tiefen Schallschatten für eine Beurteilung mit Ultraschall diagnostisch unzugänglich.

Unter Einhaltung eines limitierenden Schalldrucks (Schallintensitäten im Bereich von 100 mW/cm$^2$) verhält sich die mechanische Einwirkung auf Gewebe auch im derzeit gängigen Frequenzbereich von 1–40 MHz offenbar zerstörungsfrei, wenngleich die dauerhafte Verdichtung zu einem kleinen Fokus Gewebetemperaturen von 90 °C mit entsprechendem Gewebeuntergang bewirkt.

Im Fokusbereich wird die beste laterale und axiale Auflösung des Schallfeldes erreicht.

Im Nahbereich sind die Einzelimpulse des Piezoarrays noch separiert und im Fernfeld laufen die Impulse wieder auseinander. Die Auflösung bei 3,5 MHz beträgt theoretisch unter 0,5 mm (1 Linienpaar pro Millimeter); real liegt sie im Fokusbereich bestenfalls bei mehreren Wellenlängen (etwa 2 – 3 mm). Die Dämpfung (Schallschwächung) im Gewebe ist beträchtlich: Sie beträgt in 8 cm Tiefe rund 28 dB.

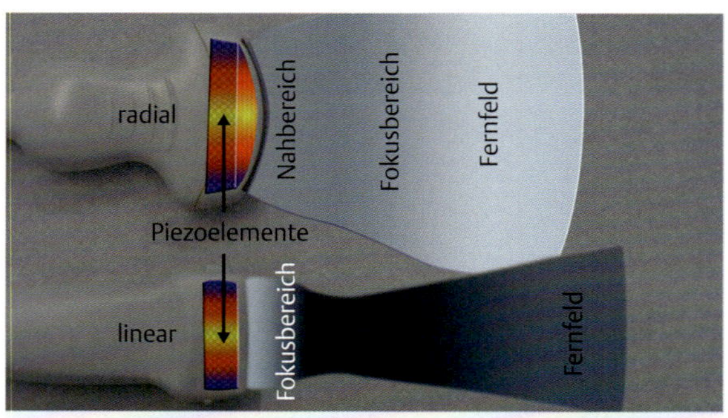


**Abb. 1.1** Ultraschallsonden mit linearer und radialer Piezokeramikanordnung und typischem Schallkegelverlauf. Man unterscheidet Nahbereich, Fokusbereich und Fernfeld.

## 1.3 Projektionsradiografie

Grundlage der Röntgentechnik ist die Eigenschaft energiereicher Strahlung, anatomische Strukturen durchdringen zu können, ohne vollkommen absorbiert zu werden. Entscheidender Gewebeparameter ist der lineare Schwächungskoeffizient für ionisierende Strahlung, der auf einfache Weise mit elektromagnetischer Strahlung ermittelt werden kann. Die daraus resultierende Absorption der klassischen Röntgenstrahlen ist abhängig von der Dichte und Kernladungszahl der molekularen Gewebebestandteile sowie der energetischen Zusammensetzung der verwendeten Strahlung.

► **Geometrie.** Die der Strahlenquelle gegenüber positionierten Detektoren fangen die Reststrahlung auf, sodass die aufsummierten Gewebeschwächungen den Patienten abbilden können. Die den Patienten durchdringende Strahlung wird entweder durch Foto- und Compton-Effekt energie- und gewebeabhängig absorbiert oder gestreut, andernfalls aber nicht vom geradlinigen Weg abgelenkt. Schon W. C. Röntgen verblüffte die Eigenschaft der von ihm entdeckten „X-Strahlen“, scheinbar nicht ablenkbar zu sein, nicht einmal durch Linsen, Objektive oder Prismen, und dachte an eine „neue Art von Strahlen“.

> **Merke**
>
> M!
>
> Bei den Röntgenaufnahmen handelt es sich um klassische geometrisch projizierte Schattenrissaufnahmen mit den damit verbundenen geometrischen Verzerrungen, Vergrößerungen und Unschärfen.

Die *Unschärfe* errechnet sich aus der Größe des Lichtursprungs (Fokus, f) und dem Abstand zwischen Fokus und Detektor (FD) und zwischen Objekt und Detektor (OD). Typische Werte bei (mobilen) Röntgengeräten sind f = 1,2 mm, FD = 1,30 m und OD = 10 cm, aus denen sich eine Unschärfe von 0,1 mm errechnet. Dies liegt in der Größenordnung von feinen Frakturlinien bzw. Fissuren, die daher geometrisch verwischt werden; entsprechend sind Detektoren mit höheren Auflösungen entbehrlich. Zum Einsatz kommen typischerweise Detektoren mit 10 Detektorelementen pro mm entsprechend 4–5 Linienpaaren pro mm.

Zudem werden Objekte in Abhängigkeit vom individuellen Abstand zum Detektor unterschiedlich stark vergrößert dargestellt. Typische *Vergrößerungen* beispielsweise für die ventralen Rippen und das Sternum betragen beim Thorax in anterior-posteriorer Projektion und bei direkter Auflage des Patienten auf dem Detektor etwa 16 % gegenüber der realen Größe. Durch die Divergenz des Strahlenbündels Richtung Patient sind die Randbereiche der Aufnahme schräg verzerrt und stärker vergrößert, da der Strahlengang zum ebenen Detektor hier eine im Verhältnis andere Geometrie aufweist. Allgemein gilt: Für größere Abstände zwischen Fokus und Patient sowie Detektor – und bei geringerem Abstand zwischen Patient und Detektor – fallen diese Unschärfen und Verzerrungen geringer aus (► Abb. 1.2).

► **Strahlenqualität.** Neben der Geometrie ist die Strahlenqualität bei der Exposition für die resultierende Bildqualität entscheidend. Mit Strahlenqualität ist die spektrale Zusammensetzung gemeint, sozusagen die „farbliche“

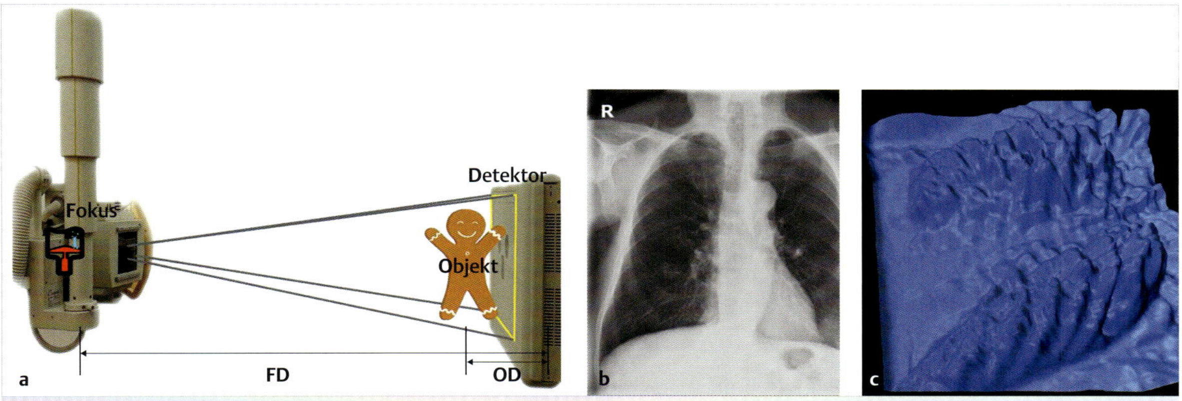


Abb. 1.2 Entstehung einer Thoraxaufnahme durch Projektion mit Röntgenstrahlung.

**a** Typischer Strahlengang bei Röntgenthorax: Strahlungserzeugung in der Röntgenröhre im Fokus, nachfolgend Einblendung mit Lichtvisier und Dosismessung an der Austrittseite zur Patientendosisbestimmung. Im Patienten erfährt das Strahlenbündel stark unterschiedliche Absorptionen je nach Gewebetyp durch Dichteunterschiede, Compton- und Fotoeffekt. Auf der Austrittseite folgt ein Raster zur Eliminierung der im Patienten durch Compton-Effekt entstandenen Streustrahlung (FD = Abstand Fokus-Detektor, OD = Abstand Objektiv-Detektor).

**b** Am Ende erreicht ein über die Fläche durch die Absorptionsunterschiede stark modelliertes Strahlenrelief den Detektor. Die geometrische Unschärfe dort ist gegeben durch $f\frac{OD}{FD-OD}$, wobei f die Fokusgröße ist; der gleichzeitig am Detektor auftretende Vergrößerungsfaktor ist gegeben durch $\frac{FD}{FD-OD}$.

**c** 3D-Darstellung der Röntgenintensitäten als gekipptes Strahlenrelief des Thorax.

Mischung des Röntgenlichtes, die wesentlich die Absorptionswahrscheinlichkeit beeinflusst. Versteckt man die komplexen Energie- (E) und Materialabhängigkeiten (Z) des Absorptionsgeschehens in dem sog. Schwächungskoeffizienten μ (E, Z), bleibt ein einfacher allgemeiner Zusammenhang zwischen Eintrittsdosis ($I_E$) vor dem Patienten, Dicke (d) und Austrittsdosis ($I_A$) hinter dem Patienten übrig, bei dem die Strahlenmenge im Körper ca. alle 3–4 cm auf die Hälfte abnimmt (Schwächungsgesetz) [2]:

$$I_A = I_E e^{-\mu d}$$

Eine korrekt eingestellte Thoraxaufnahme in anterior-posteriorer Projektion weist mediastinal eine Transparenz von etwa 1–2 % auf (hinter den Lungenflügeln etwa 5 %). Bei den in der Thoraxdiagnostik eingesetzten Strahlenqualitäten findet meist eine entsprechend energiereiche Mischung Anwendung: Dadurch erscheinen sogar Rippen und Wirbelsäule transparent, um überlagerte Strukturen beurteilen zu können (sog. Hartstrahltechnik mit über 100 kV erzeugender Hochspannung). Ist die Mischung insgesamt energiereicher, nimmt die Transparenz zu – gleichbedeutend mit geringerem Gesamtdosisbedarf bei gleicher Austrittsdosis.

Dieser Zusammenhang ist für den Strahlenschutz von äußerster Wichtigkeit. Bei energiereicheren Photonenmischungen nimmt der maximale Absorptionsunterschied etwa zwischen Knochen und Lunge ab: Das heißt, der maximal mögliche Kontrast im Bild verringert sich, bis er schließlich bei sehr hohen Energien sogar ganz verschwindet. Im Umkehrschluss geht eine energieärmere Mischung mit einem vermehrten Absorptionsunterschied einher. Dadurch verschwindet beim knöchernen Thorax jedoch die Transparenz beispielsweise der Rippen, sodass überlagerte Strukturen nicht mehr beurteilbar werden. Entgegen verbreiteter Annahme ist der optimale Kontrast also nicht unbedingt der maximale, sondern jener, der die Fragestellung ausreichend klären kann und gleichzeitig den Strahlenschutzaspekt angemessen berücksichtigt. In die Diskussion über die „angemessene" Berücksichtigung bzw. „ausreichende" Bildqualität hat der Gesetzgeber mit Dosisreferenzwerten regelnd eingegriffen, weil er eine „... gewisse Begrenzung der Exposition in der medizinischen Diagnostik (für) notwendig ..." erachtet [1].

▶ **Streustrahlenraster.** Zwischen Patient und Detektor werden aus Bildqualitätsgründen zudem sog. Streustrahlenraster eingesetzt. Diese Raster sind erforderlich, um die durch inelastische Stöße (Compton-Effekt) entstandenen Photonen vom Detektor fernzuhalten. Dieser Compton-Effekt würde durch eine in erster Näherung homogene Zusatzbelichtung den möglichen Kontrast im Bild reduzieren. Baubedingt dezimieren Raster immer auch den Anteil der nicht gestreuten informationstragenden Primärstrahlung. Das Verhältnis dieser beiden Absorptionen bezeichnet man als die Selektivität eines Rasters. Ein guter Raster erreicht je nach Lamellierung Selektivitäten entsprechend einer Reduktion auf 10 % Streustrahlenanteil hinter dem Raster. Gewöhnlich sind Raster fokussiert, um gegenüber einer punktförmigen Strahlenquelle eine über das gesamte Bild gleichmäßige Selektivität aufzuweisen. Bei freien Aufnahmen im Patientenbett führt die Rasterfokussierung durch leichte Verkippung, Dezentrierung und unpassenden Abstand gegenüber der Röhre in der Regel zu ein- oder beidseitigen Dosisminderungen bzw. Verschattungen. Um die Diagnosequalität dadurch nicht negativ zu beeinflussen, werden bei Röntgenaufnahmen unter diesen Bedingungen stets fehlertolerantere, nicht fokussierte (parallel) Raster mit geringerer Selektivität (etwa 4 – 5) verwendet.

In der Praxis wird auf ein Raster verzichtet, wenn die Streustrahlung zum Beispiel bei Expositionen von Kleinkindern oder begrenzten Belichtungsfeldern kleiner 100 $cm^2$ anteilig ohnehin unter 20 % liegt. Diese Vorgehensweise erlaubt im Sinne des Strahlenschutzes eine Reduktion der Primärstrahlung um die Hälfte.

▶ **Speicherfolienradiografie.** Der Detektor selbst nimmt ebenfalls eine entscheidende Rolle bezüglich der Bildqualität ein. Die Speicherfolienradiografie (computed radiography, CR) mit flexiblen dünnen Leuchtfolien, meist in Kassetten eingelegt, ist ein weit verbreitetes Standardsystem. Der Detektor besteht aus dotiertem Bariumfluorid und ist robust in der Verwendung im medizinischen Alltag, allenfalls durch Zerkratzen der Schutzschicht kann die hygroskopische Nutzschicht Schaden nehmen. Basis dieser Detektortechnologie ist die laserinduzierte Lichtemission in speziellen Lesegeräten. Das System weist über weite Belichtungsunterschiede hinweg ein ideal lineares Ansprechvermögen auf und hat den über 100 Jahre etablierten klassischen Röntgenfilm zwischenzeitlich fast völlig verschwinden lassen.

Die „Belichtungsfreiheit" der modernen Projektionsradiografie erfordert ein genaues Monitoring der applizierten Dosis, da Überbelichtungen kaum bemerkt und sogar durch bessere Bildqualität belohnt werden. Bei Eintritt von tausenden Photonen pro Detektorelement sind theoretisch auch tausende Absorptionsabstufungen im Patienten abbildbar.

Umgekehrt fallen unterbelichtete Aufnahmen durch Detailverlust auf. Die verschwindend gering durchscheinende Strahlung begrenzt die Bildqualität. Geringe Kontrastunterschiede zwischen verschiedenen anatomischen Strukturen gehen infolge der geringen Photonenzahl verloren; steht vor Eintritt in den Patienten pro Detektorelement im Extremfall nur ein Photon zu Verfügung, kann es entweder absorbiert bzw. abgelenkt oder detektiert werden – feinere Gewebeunterschiede im Patienten gehen verloren.

Zudem kann ein schwaches Strahlenrelief durch das statistische Hintergrundrauschen, verursacht durch wärmebedingte Zufallssignale etwa im Detektor oder der Laserelektronik oder bei der Lichtumwandlung, nur schemenhaft erkannt werden. Extrem niedrig exponierte Thoraxbilder vermitteln daher einen eher verschneiten, unscharfen und detailärmeren Eindruck. Hoch exponierte Aufnahmen sehen dagegen gestochen scharf aus und können einen sehr detaillierten Kontrast zeigen. Eine aus Strahlenschutzgründen sinnvolle Belichtungsautomatik beispielsweise bei Bettaufnahmen ist zwar technologisch möglich, wurde jedoch bis heute von der Industrie nicht umgesetzt.

► **Flachdetektor.** Eine andere Detektortechnologie stellt der Flachdetektor dar (direct radiography, DR). Diese Technologie hat vieles gemein mit der Speicherfolienradiografie, weist jedoch eine höhere (Quanten-) Effizienz auf und erfordert kein spezielles externes Lesegerät. Der effizientere Detektorumsatz ermöglicht im Klinikalltag für eine qualitativ gleichwertige Aufnahme eine Reduktion der Dosis von ungefähr 20–50 %, abhängig von Bautyp und Detektormaterial. Der im Vergleich zu Speicherfolienradiografie deutlich höhere Anschaffungspreis und die gleichzeitig deutlich geringere Einsatzflexibilität durch festes Format, hohes Gewicht und ausgeprägte Sturzempfindlichkeit hemmen trotz des geringeren Dosisbedarfs die Verdrängung von CR-Systemen.

Als Detektorsubstrat werden Leuchtstoffe verwendet, deren Anregungen durch Röntgenstrahlung mit winzigsten Rechnern unter jedem Pixel digitalisiert und aufsummiert werden. Bei Projektionsaufnahmen wie der Untersuchung des Thorax kommen die langsamen, aber dosiseffizienten Cäsiumiodid-Detektoren zum Einsatz. Bei zeitkritischen Verfahren mit schneller Bildfolge bis zu zehntausenden Projektionen pro Sekunde muss der Leuchtstoff dagegen in erster Linie fast ohne Nachleuchten schnell für die nächste Registrierung bereit sein. Hier setzt man gesinterte Yttrium- oder Gadoliniumoxysulfid-Keramiken ein. Diese schnellen Detektoren ermöglichen die raffinierte Strategie der Computertomografie, aus einfachen Übersichtsaufnahmen überlagerungsfreie kontrastreiche Schnittbilder der Gewebeschwächungen zu berechnen und darzustellen.

## 1.4 Digitale Subtraktionsangiografie (DSA)

Die digitale Subtraktionsangiografie ist als projektionsradiografisches Verfahren zur Gefäßdarstellung einzuordnen. Bei herkömmlichen *monoplanaren* Angiografiesystemen ist für eine Orientierung bzw. Abbildung der Gefäße in allen drei Raumebenen mindestens die Einstellung einer weiteren Projektionsebene erforderlich. Moderne *biplanare* Systeme können – durch den Einsatz von jeweils zwei Röntgenröhren und -detektoren – zwei unterschiedliche Projektionen gleichzeitig erfassen und somit eine ständige Umpositionierung des Systems vermeiden.

Im Gegensatz zu einer klassischen Durchleuchtungsuntersuchung werden bei der DSA-Technik zunächst ein Bild ohne Kontrastmittelgabe (Maske) und nachfolgend Aufnahmen der Kontrastmittelverteilung akquiriert. Das Maskenbild wird von den folgenden Bildern digital subtrahiert, sodass filmähnliche Sequenzen entstehen. Erfolgt die intravasale Kontrastmittelgabe nach Erfassung dieser Leeraufnahme, enthalten die errechneten Differenzbilder nur die kontrastmittelhaltigen (Gefäß-)Strukturen.

**Merke** M!

Mithilfe der DSA kann neben der Morphe insbesondere räumlich und zeitlich hoch aufgelöste Flussinformation erfasst werden.

Das Einsatzgebiet wandelt sich von einer vormals überwiegend diagnostischen Methode hin zu einem Mittel der Bildsteuerung bei therapeutischen minimal-invasiven Eingriffen (z. B. mechanische Gefäßrekanalisation bei Schlaganfall, Verschluss bzw. Ausschaltung von Aneurysmen, transarterielle Chemoembolisation oder Radiotherapie bei Lebermetastasen).

## 1.5 Computertomografie (CT)

Bei der Computertomografie umkreisen Röhre und Detektor den Patienten und sammeln so Projektionen aus allen Blickrichtungen. Die Idee hierzu gab es bereits lange (Cormack 1957) bevor die praktische Umsetzung durch Hounsfield 1971 erfolgte. Voraussetzung waren schnelle Computer, um die aufwendigen mathematischen Transformationen für ein überlagerungsfreies Schnittbild durchzuführen (► Abb. 1.3). Anschaulich gesprochen, wird aus den zweidimensionalen Projektionen durch Zuhilfenahme anderer zweidimensionaler Projektionen aus anderen Perspektiven die dreidimensionale Anordnung des Schwächungsverlaufs durch den Patienten errechnet. Schon bald konnte man zeigen, dass die exakte mathematische Behandlung des Rücktransformationsproblems auf eine unendliche Schar von möglichen Lösungsfunktionen (Faltungskernen) führt. Aus der Vielfalt der Lösungsfunktionen etablierten sich weltweit einige tausend Spezialfunktionen, die jeweils für bestimmte anatomische Bereiche eine bessere Bildqualität erzielen als die ursprünglich verwendeten einfachen Kerne von Ramachandran und Lakshmi Narajanan.

Weltweit wird der von Hounsfield eingeführte dimensionslose Bezug der Gewebeschwächungen $\mu$ (E, Z) auf die Schwächung von Wasser und Luft zur Darstellung verwendet, bei dem Wasser stets den Wert 0 und Luft den Wert −1000 erhält. Danach erhalten alle Gewebe mit höherer Schwächung als Wasser wie beispielsweise Knochen, Muskel, Niere, Milz und Leber positive und weniger

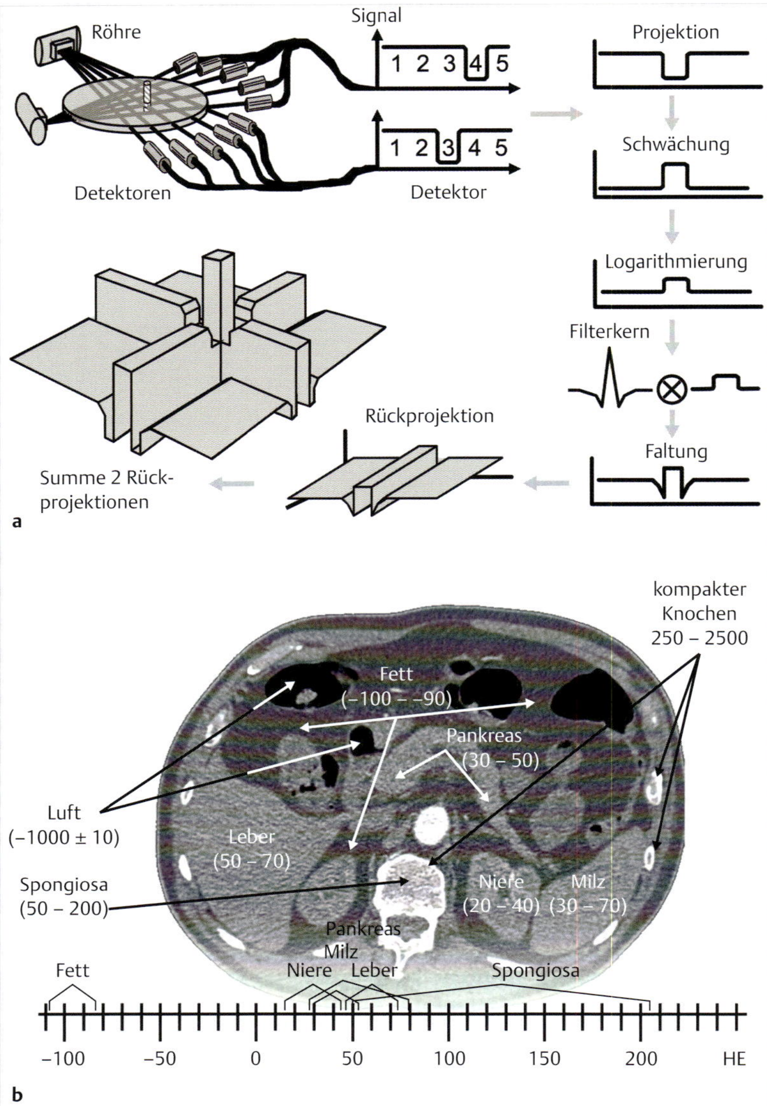


**Abb. 1.3** Prinzip der Computertomografie (Quelle: [3])

**a** Bildberechnung durch gefaltete Rückprojektion der während der Rotation festgehaltenen dünnschichtigen Projektionen. Die registrierten Messwerte sind beispielhaft in dem jeweils angeschlossen Diagramm dargestellt. Ein zylinderförmiges Objekt verdeckt in Projektionsrichtung 1 den mittleren Detektor und einen Moment später in Projektion 2 einen weiter außen liegenden Detektor. Die Schwächungsprofile werden in Absorption umgerechnet, logarithmiert und gespeichert. Die Bildberechnung beginnt mit der mathematischen Multiplikation der einzelnen Projektion aus dem Rohdatensatz mit einem für die Fragestellung und Organbereich optimierten Faltungskern (Faltung). Die mathematisch gefaltete linienförmige Projektion wird nun in der ursprünglichen Projektionsrichtung flächig ausgedehnt. Diese Berechnung wird mit allen Projektionen durchgeführt und zum endgültigen Bild summiert. Das zylindrische Objekt ist im Ergebnis mit nur zwei Projektionen bereits erkennbar. Es gibt aber auch streifige Überreste in Richtung der jeweiligen Projektionen. Diese verschwinden bei hinreichender Anzahl der Projektion aufgrund der negativen Anteile der gefalteten Projektion im Endergebnis fast vollständig. Das Drehzentrum der Projektionen ist der Bildbereich mit der höchsten Abbildungstreue und Auflösung.

**b** Berechnetes Schnittbild des Abdomens in axialer Orientierung errechnet. Die Hounsfield-Einheiten (HE) sind für einige Organe angegeben. Kompakter Knochen setzt sich mit bis zu 2000 HE von den nur leicht positiven Werten zwischen 20 und 250 HE bei Weichteilen gut erkennbar ab. Fett liegt bei −100 HE.

schwächende Gewebe wie Fett und Lunge negative Hounsfield-Zahlen (Hounsfield-Einheiten, HE):

$$HE = k\frac{\mu_{Gewebe} - \mu_{H_2O}}{\mu_{H_2O}}$$

Bei modernen Mehrschicht-CT-Systemen (multislice CT, MSCT) werden in kontinuierlicher Rotation einige Millionen Projektionen in hunderten Schichten gleichzeitig erfasst, während der Patient entlang der Drehachse verschoben wird. Die gesamte Rohdatenerfassung dauert nur wenige Sekunden. Aus diesen projektionsradiografischen, spiralig versetzt registrierten Rohdaten werden mit linearen Interpolationsmethoden ebene Schnittbilder errechnet. Die Position und Orientierung der berechneten Schicht sind anhand der ursprünglich lückenlosen volumenartig nahezu isotropen Abtastung frei wählbar.

Mit Abmessungen der Detektorelemente im Submillimeterbereich liegen die theoretisch erreichbaren örtlichen Auflösungen zwar nur bei etwa einem Linienpaar pro Millimeter, doch die Darstellung als transformierte Schnittebene kompensiert diesen scheinbaren Nachteil.

Beispielsweise können als CT-Angiografie Gefäßstrukturen aller Körperregionen hoch aufgelöst dargestellt werden. Dynamische Untersuchungen ermöglichen die Visualisierung der Organ- bzw. Parenchymperfusion. Diese modernen CT-Techniken werden zwischenzeitlich mithilfe fahrbarer Systeme oder in Hybrid-OPs sogar intraoperativ eingesetzt (► Abb. 1.4).

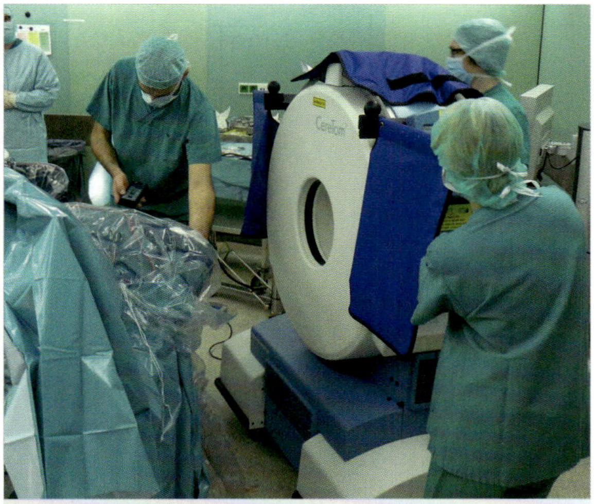

**Abb. 1.4** Intraoperativer Einsatz eines mobilen Mehrschicht-Computertomografen im Rahmen einer neurochirurgischen Operation.

Diese enorme Informationsdichte erfordert allerdings eine deutlich höhere Strahlenexposition als eine vergleichbare Übersichtsradiografie der gleichen Körperregion. Die Hersteller von Computertomografiesystemen haben daher inzwischen Dosisreduktionsverfahren eingeführt, mit denen die vormals feste Dosiseinstellung pro Untersuchung nun im Hinblick auf (durchschnittlich) geringere Gesamtexposition pro Körperregion und Rotationswinkel variabel gestaltet wird.

## 1.6 Magnetresonanztomografie (MRT)

Die Magnetresonanztomografie arbeitet zwar ebenso wie die Computertomografie mit elektromagnetischer Strahlung, aber anstelle von Röntgenröhren und Detektoren werden ein starkes Magnetfeld sowie Sende- und Empfangsspulen für vergleichsweise langwellige (energieärmere UKW-) Strahlung verwendet. Grundlage dieses Verfahrens ist die kernmagnetische Resonanz (nuclear magnetic resonance, NMR).

Mithilfe eines Anregungspulses passender Frequenz wird das atomare System durch Energieübertragung in einer vordefinierten Schicht zur Mitschwingung angeregt. Nach Beendigung der Anregung kann das freie Abebben des Mitschwingens (Energieabgabe) aus der Schicht empfangen werden. Eine aufgeprägte Frequenzkodierung erlaubt eine räumliche Zuordnung innerhalb der angeregten Schicht. Das emittierte Signal, der freie Induktionsabfall (free induction decay, FID), wird hinsichtlich der abgegebenen Gesamtenergie (P), der Abgabegeschwindigkeit (T1) und der Geschwindigkeit der Synchronisationsverluste (T2) analysiert und visualisiert (▸ Abb. 1.5).

Moderne MRT-Systeme nutzen starke Magnetfelder (1–7 Tesla) und enorme UKW-Leistungen (bis zu 50 kW). Diese hohen Anregungsenergien erfordern inzwischen die Berücksichtigung spezifischer *Absorptionsraten* (SAR), um Schädigungen des Patienten, beispielsweise durch Überhitzung, zu vermeiden. Andererseits ermöglicht die MRT durch innovative Messverfahren nicht nur eine hoch aufgelöste Darstellung der Morphe, sondern auch die Erfassung metabolischer und funktioneller Gewebeparameter, wie z. B. Sauerstoffgehalt, Diffusion, Perfusion. Diese neuen Untersuchungstechniken werden zukünftig auch bei der Beantwortung anästhesiologischer und intensivmedizinischer Fragestellungen helfen ([4], [5]).

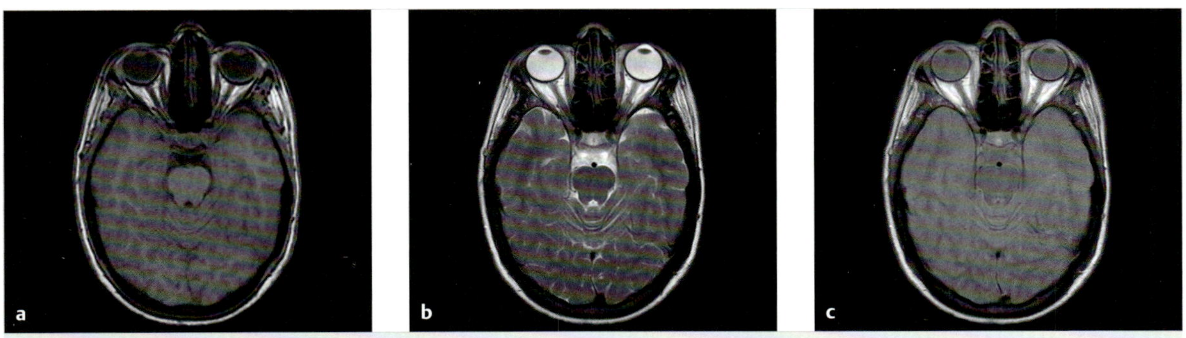


**Abb. 1.5** Beispiele unterschiedlicher Gewebekontraste in der MRT bei unterschiedlichen Sequenzparametern. Der Bildkontrast wird in der Spin-Echo-Sequenz vorwiegend durch die Wiederholungszeit (time of repetition, TR) und die Echozeit (time of echo, TE) beeinflusst. Man erhält unterschiedliche Bilder. In den ersten beiden Bildern ist die Relaxation des NMR-Signals des Gewebes parametrisiert, in Letzterem die Protonendichte.

**a** T1-gewichtetes Bild mit kurzer Wiederholungszeit (ca. 500 ms) und kurzer Echozeit (ca. 10 ms).
**b** T2-gewichtetes Bild mit langer Wiederholungszeit (ca. 2000 ms) und langer Echozeit (ca. 100 ms).
**c** Protonengewichtetes Bild mit langer Wiederholungszeit (ca. 2000 ms) und kurzer Echozeit (ca. 10 ms).

# Literatur


[1] **Bundesrepublik Deutschland**. Bekanntmachung der aktualisierten diagnostischen Referenzwerte für diagnostische und interventionelle Röntgenuntersuchungen. Salzgitter: Bundesamt für Strahlenschutz; 22.06.2010

[2] **Morneburg** H. Bildgebende Systeme für die medizinische Diagnostik. München: Publicis Publishing; 1995

[3] **Schober** O, Heindel W. PET-CT. Stuttgart: Thieme; 2008

[4] **Topcuoglu** MA, Oguz KK, Buyukserbetci G et al. Prognostic value of magnetic resonance imaging in post-resuscitation encephalopathy. Intern Med 2009; 48 (18): 1635–1645

[5] **Weiss** N, Galanaud D, Carpentier A et al. Clinical review: prognostic value of magnetic resonance imaging in acute brain injury and coma. Crit Care 2007; 11 (5): 230

# 2 Strahlenexposition und Strahlenschutz

*N. Meier*

## 2.1 Strahlenexposition

▶ **Effektive Dosis.** Die durchschnittliche jährliche Strahlenexposition der deutschen Bevölkerung resultiert zur Hälfte aus medizinischen Maßnahmen mit insgesamt etwa 136 000 000 Röntgenuntersuchungen im Jahr 2010 [6].

„Die mittlere effektive Dosis aus Röntgenuntersuchungen pro Einwohner in Deutschland beläuft sich für das Jahr 2009 auf ca. 1,7 mSv [...]. Über den Beobachtungszeitraum 1996 bis 2009 ist insgesamt ein ansteigender Trend für die mittlere effektive Dosis pro Einwohner und Jahr zu verzeichnen [...]. Dieser Trend ist im Wesentlichen durch die Zunahme der CT-Untersuchungshäufigkeit bedingt." [6]

Die hier genannte effektive Dosis ist keine Dosis im eigentlichen Sinne, sondern eine Risikobewertung infolge einer Strahlenexposition unter Berücksichtigung der Tumorhäufigkeiten gegenüber der nicht exponierten Population, zusätzliche Tumoren zu entwickeln (LAR, lifetime attributable risk).

> M!
> **Merke**
> Die internationale Strahlenschutzkommission gibt für Erwachsene ein LAR von 5 % pro Sievert (Sv) an [7].

Bei einer Röntgenübersicht des Thorax im Liegen mit einem modernen Detektor erhält der Patient eine effektive Dosis von 0,00002 Sv entsprechend einer Risikoerhöhung von 1 in einer Million. Die Tumorentstehung aufgrund dieser Untersuchung ist also eine sehr unwahrscheinliche (Neben-) Wirkung. Die Röntgenübersicht des Abdomens führt mit etwa 0,0006 Sv zu einer 30-fach höheren effektiven Dosis, womit die rechtfertigende Indikation aufgrund des höheren Risikos kritischer gestellt werden muss. ▶ Tab. 2.1 gibt einen Überblick über typische Dosiswerte häufiger medizinischer Röntgenuntersuchungen, ermittelt aus Untersuchungen der Jahre 2007–2009; im Regelfall liegt die heute erforderliche Strahlenexposition unter diesen Werten.

Im langjährigen Trend beobachtet man eine insgesamt rückläufige Exposition der Bevölkerung durch projektionsradiografische Übersichtsaufnahmen. Dieser positive Trend wird jedoch bezüglich der Gesamtexposition durch den vermehrten Einsatz der Computertomografie umgekehrt [6], obwohl dieses bildgebende Verfahren nur 7 % aller Röntgenuntersuchungen ausmacht. Aufgrund der hohen effektiven Dosen zwischen 0,001 und 0,02 Sv pro Untersuchung entfallen heute ca. 60 % der gesamten Strahlenexposition auf die CT. Weitere 20 % der Strahlenexposition resultieren aus Angiografien und Interventionen, die nur 2 % der durchgeführten Maßnahmen ausmachen.

**Tab. 2.1** Effektive Dosiswerte häufiger Röntgenmaßnahmen (Quelle: [6]).

| Untersuchungsart | effektive Dosis (mSv) |
|---|---|
| **Untersuchungen mit Röntgenaufnahmen** | |
| Zahnaufnahme | ≤ 0,01 |
| Extremitäten (Gliedmaßen) | < 0,01–0,1 |
| Schädelaufnahme a. p. | 0,03–0,06 |
| Halswirbelsäule in 2 Ebenen | 0,1–0,2 |
| Brustkorb (Thorax), eine Aufnahme | 0,02–0,04 |
| Mammografie beidseits in je 2 Ebenen | 0,2–0,4 |
| Brustwirbelsäule in 2 Ebenen | 0,2–0,5 |
| Lendenwirbelsäule in 2 Ebenen | 0,6–1,1 |
| Beckenübersicht | 0,3–0,7 |
| Bauchraum (Abdomenübersicht) | 0,3–0,7 |
| **Durchleuchtungsuntersuchungen** | |
| Magen | 4–8 |
| Darm (Dünndarm bzw. Kolonkontrasteinlauf) | 5–12 |
| Koronar-Angiografie | 4–7 |
| PTCA | 6–16 |
| Bein-Becken-Phlebografie (ein Bein) | 0,3–0,7 |
| Becken-Bein-Angiografie | 5–9 |
| **Computertomografien** | |
| Hirnschädel | 1,7–2,3 |
| Lendenwirbelsäule | 4,8–8,7 |
| Brustkorb (Thorax) | 4,2–6,7 |
| Bauchraum (Abdomen) | 8,8–16,4 |

## 2.2 Strahlenschutz

Neben der kritischen Beachtung der Strahlenexposition des Patienten muss stets der Strahlenschutz des medizinischen Personals berücksichtigt werden.

> M!
> **Merke**
> Für *beruflich strahlenexponierte Personen* beträgt der nach Röntgenverordnung (RöV) zulässige Grenzwert 20 mSv, für alle weiteren Personen – also auch Begleitpersonen oder Pflegepersonal – 1 mSv im Jahr.

Da für diese Form der Exposition keine Nutzenbetrachtung gilt, ist die möglichst vollständige Vermeidung einer wie auch immer gearteten Strahlenexposition anzustreben. Aufgrund des exponentiellen Schwächungsgesetzes wäre dies jedoch nur durch eine unendlich dicke Schutzkleidung bzw. einen unendlichen Abstand von der Strahlenquelle sicherzustellen.

► **Strahlenschutzkleidung.** Für die Kennzeichnung von Strahlenschutzkleidung hat sich die Angabe des *Bleigleichwertes* bewährt, um die Wirksamkeit einschätzen und vergleichen zu können.

Schutzkleidung an radiologischen Arbeitsplätzen weist typischerweise Absorptionseigenschaften in Äquivalenz zu 0,35 mm Bleistärke auf. Im konkreten Fall mit Streustrahlung aus einer einfachen Röntgenübersicht des Thorax bedeutet dies, dass so geschütztes Personal allerhöchstens 5 % der Streustrahlung erreichen, die Schürze also einen Absorptionsgrad von gut 95 % aufweist. Höhere Absorptionsgrade sind möglich: Schutzkleidung mit Bleichgleichwerten von 0,5 mm lassen höchstens 3 % und mit 1 mm nur noch unter 1 % der Röntgenstrahlung durch. Gewichtsbedingt sind die Anwendungsmöglichkeiten jedoch beschränkt, sodass diese Absorptionsgrade den Patientenabdeckungen oder kleinen Elementen wie dem Schilddrüsenschutz und Schutzbrillen vorbehalten sind. Insbesondere interventionell tätiges Personal kann mit Bleiglasschutzbrillen das eigene Kataraktrisiko vermindern (► Abb. 2.1).

Ein komplette Strahlenschutzkleidung besteht aus Röntgenschürze oder -mantel bzw. Weste-Rock-Kombination, Schilddrüsenschutz und einer Schutzbrille. Gegenüber den leichteren Frontschürzen schützen Mäntel und Weste-Rock-Kombinationen auch vor eine Exposition von lateral und dorsal. Darüber hinaus führt die frontale Überlappung effektiv zu einem doppelt so hohen Bleigleichwert bei Strahlenexposition aus dieser Richtung.

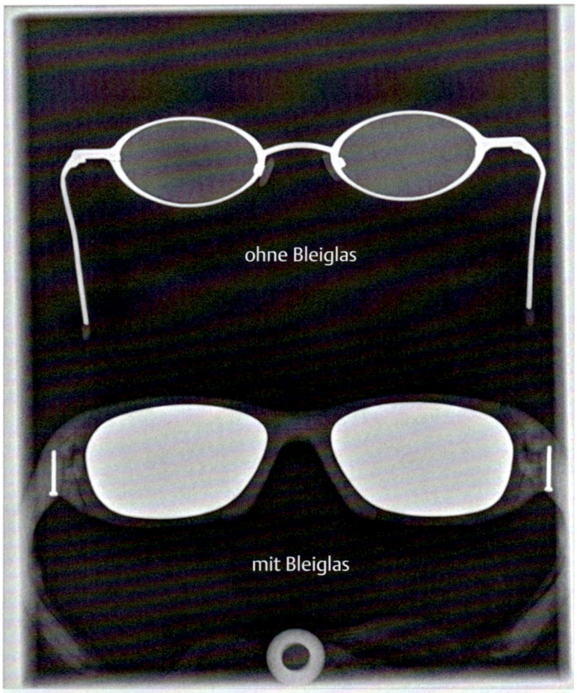


**Abb. 2.1** Bleiglasbrillen reduzieren die Augenlinsendosis um mehr als 95 % im Vergleich zu einer normalen Lesebrille (oben) mit einem Schutz von maximal 7 %. Große und seitlich geschützte Gestelle vermindern auch bei schrägem Strahleneinfall die Linsendosis.

► **Abstand von der Strahlenquelle.** Zusätzlich lässt sich die eigene Exposition durch Abstand von der Strahlenquelle stark reduzieren. Divergente Strahlenbündel, wie die der Streustrahlung durch den Patienten, verteilen sich bei zunehmendem Abstand mit quadratisch abnehmender Intensität im Raum (Abstandsquadratgesetz). Eine Verdoppelung des Abstandes zum Patienten viertelt die eigene Dosis.

► **Kontroll- und Überwachungsbereiche.** Um den Strahlenschutz baulicherseits zu regeln, wurden Kontroll- und Überwachungsbereiche eingeführt, die gesetzlich festgeschriebene Anforderungen im Strahlenschutz erfüllen müssen und jährliche Unterweisung des strahlenexponierten Personals obligatorisch machen. Definitionsgemäß beginnt der Kontrollbereich dort, wo eine Person, die sich ein ganzes Jahr ständig in der Nähe des Gerätes aufhält, eine effektive Dosis von mehr als 6 mSv erreichen würde.

Ein *Kontrollbereich* ist in der Regel mit dem (bleibeschichteten) radiologischen Untersuchungsraum identisch. Bei Einsatz mobiler Röntgenanlagen umgibt der Kontrollbereich das Gerät kugelförmig.

Die Größe des Kontrollbereiches ist dann von der durchschnittlichen Streustrahlenmenge und der Untersuchungshäufigkeit bzw. der jährlichen Betriebsdauer abhängig. Durch die quadratisch abfallende Strahlenintensität vom Ausgangspunkt der Streustrahlung (dem Patienten – nicht dem Röntgengerät) endet der Kontrollbereich meist mit einem Radius von 1,5 m. Patienten im gleichen Zimmer befinden sich somit typischerweise nicht im Kontrollbereich. Allerdings gehört der Bettnachbar nicht der Gruppe des strahlenexponierten Personals, sondern der „Normalbevölkerung“ an. Daher gilt für ihn der vorgenannte Grenzwert von 1 mSv im Jahr, der außerhalb des so genannten *Überwachungsbereiches* einzuhalten ist; dieser endet typischerweise zwischen 2 und 3 m.

# Literatur


[6] **Bundesministerium für Umwelt, Naturschutz und Reaktorsicherheit (BMU), Bundesamt für Strahlenschutz (BfS).** Umweltradioaktivität und Strahlenbelastung: Jahresbericht 2011; September 2013. URN: nbn:de:0221-2013090511044

[7] **ICRP.** The 2007 Recommendations of the International Commission on Radiological Protection. ICRP Publication 103. Ann ICRP 2007; 37: 2–4

# 3 Kontrastmittel in der Radiologie

*C. Schülke*

## 3.1 Einleitung

Viele radiologische Untersuchungen erfordern die Gabe eines Kontrastmittels, um die Darstellung anatomischer und pathologischer Strukturen zu verbessern oder erst zu ermöglichen. Abhängig von den physikalischen Bildgebungsprinzipien kommen jeweils spezielle Röntgen-, MRT- oder Ultraschall-Kontrastmittel zur Anwendung.

Zudem sind verschiedene Applikationsformen der Kontrastmittel zu unterscheiden: oral, enteral, intravenös, intraarteriell, intraartikulär oder intrathekal.

## 3.2 Kontrastmittelreaktionen

Allen Kontrastmitteln gemein ist das Potenzial, unerwünschte Wirkungen auslösen zu können. Diese werden in *akute* (< eine Stunde nach Gabe), *späte* (> eine Stunde bis 7 Tage) und *sehr späte* (> 7 Tage) Reaktionen eingeteilt ([9], [14]). ▸ Tab. 3.1 (nach [9], [12], [13], [15]) fasst mögliche unerwünschte Wirkungen und eventuell prädisponierende Faktoren zusammen.

▸ **Allergoide Kontrastmittelreaktionen.** Die *Inzidenz* akuter allergoider Kontrastmittelreaktionen für nicht ionische, iodhaltige Röntgen-Kontrastmittel beträgt 0,2–0,7 %, für gadoliniumhaltige MRT-Kontrastmittel 0,0034 – 0,013 % und für Ultraschall-Kontrastmittel 0,012 %. Tödliche Reaktionen sind mit jeweils 1/170 000, 1/1 275 000 bzw. 1/52 500 Kontrastmittelgaben sehr seltene Ereignisse ([8], [10], [11]).

Der Begriff „allergoide Kontrastmittelreaktion" spiegelt die bislang nicht abschließend geklärte *Ätiologie* wider. Diskutiert wird eine direkte Mediatorfreisetzung (Histamin, Komplement- und Kininsystem) aus zirkulierenden Basophilen. Für allergische Reaktionen typische Antigen-Antikörper-Reaktionen sind nur in Einzelfällen nachzuweisen. Dies hat Konsequenzen für die medikamentöse Therapie, da die Mechanismen der Allergiebehandlung nicht 1:1 übertragbar sind. Auf der Basis unterschiedlicher Symptome werden leichte, moderate und schwere Reaktionen unterteilt (▸ Tab. 3.2).

Besteht eine zwingende Indikation zur Kontrastmittelgabe, sollten Patienten mit Risikofaktoren 12 und 2 Stunden vor Applikation ein orales Glukokortikoid erhalten. Zu beachten ist jedoch, dass hierdurch nur leichte und moderate Reaktionen verhindert werden können. Für schwere Reaktionen ist die Datenlage unklar. Dies gilt auch für die häufig praktizierte i. v. Cortison-Gabe. Die zusätzliche Gabe von Antihistaminika kann erwogen werden. Eine Nachbeobachtung des Patienten für mindestens 30 Minuten ist obligat, da über 90 % aller Kontrastmittelreaktionen innerhalb dieses Zeitraumes auftreten.

**Tab. 3.1** Risikofaktoren für kontrastmittelinduzierte unerwünschte Wirkungen.

<table>
<tr><th rowspan="2">Wirkung</th><th colspan="3">Risikofaktor</th><th rowspan="2">Zeitpunkt</th></tr>
<tr><th>CT</th><th>MRT</th><th>Sonografie</th></tr>
<tr><td rowspan="2">allergoide Reaktion</td><td colspan="3">• vorherige allergoide Reaktion auf Kontrastmittel</td><td>akut (90 %)</td></tr>
<tr><td colspan="3">• andere Allergien, Atopien, Asthma<br>• ältere Patienten > 70 Jahre</td><td>spät</td></tr>
<tr><td>kontrastmittelinduzierte Nephropathie</td><td colspan="2">• bei intravenöser Gabe GFR < 45 ml/min<br>• bei intraarterieller Gabe GFR < 60 ml/min<br>• diabetische Nephropathie<br>• nephrotoxische Medikation<br>• Dehydrierung<br>• Patientenalter > 70 Jahre<br>• Herzinsuffizienz (NYHA III–IV)<br>• kurz zurückliegender Herzinfarkt<br>• IABP<br>• niedriger Hämatokritwert</td><td></td><td>spät</td></tr>
<tr><td>Hyperthyreose und thyreotoxische Krise</td><td>• Hyperthyreose<br>• Struma multinodosa<br>• Morbus Basedow<br>• Iodmangelgebiet<br>• ältere Patienten > 70 Jahre</td><td></td><td></td><td>spät bis sehr spät</td></tr>
<tr><td>nephrogene systemische Fibrose</td><td></td><td>• GFR < 30 ml/min<br>• akutes Nierenversagen bei hepatorenalem Syndrom oder Lebertransplantation</td><td></td><td>sehr spät</td></tr>
</table>

GFR: glomeruläre Filtrationsrate, IABP: Intraaortale Ballonpumpe

Tab. 3.2 Schweregradeinteilung allergoider Kontrastmittelreaktionen.

| leicht | moderat | schwer |
|---|---|---|
| Übelkeit | anhaltendes Erbrechen | Kreislaufreaktion |
| Erbrechen | ubiquitäre Urtikaria | Herzrhythmusstörungen |
| Juckreiz | Glottisödem | Bewusstlosigkeit |
| lokalisierte Urtikaria | Atemnot | Lungenödem |
| Blässe | | |

Die *Therapie* einer schweren Kontrastmittelreaktion umfasst die intravenöse Gabe von H1- und H2-Rezeptor-Antagonisten (z. B. Dimetinden, Cimetidin), Glukokortikoiden (z. B. Prednisolon) und gegebenenfalls Adrenalin (z. B. Epinephrinhydrochlorid). Ferner besteht situationsabhängig die Indikation zur symptomatischen Therapie, beispielsweise mit Antiemetika, Bronchospasmolytika, Diuretika oder Volumensubstitution [14].

► **Kontrastmittelinduzierte Nephropathie.** 5–10 % der Patienten mit vorbestehender *Niereninsuffizienz* erfüllen nach intravenöser Kontrastmittelgabe die Kriterien einer kontrastmittelinduzierten Nephropathie mit einem Serumkreatininanstieg > 25 % bzw. einem Anstieg > 0,5 mg/dl binnen der ersten 3 Tage nach Verabreichung [13]. Die Häufigkeit ist bei Verwendung iodhaltiger Kontrastmittel höher als bei gadolinumhaltigen Kontrastmitteln.

Präventive Maßnahmen, wie das Absetzen potenziell nephrotoxischer Substanzen 24 Stunden vor Kontrastmittelgabe, eine ausreichende intravenöse Hydrierung mit 1 ml/kg KG/h isotonischer Natriumchloridlösung 6 Stunden vor und insbesondere unmittelbar nach der Kontrastmittelgabe sollten bei allen Risikopatienten durchgeführt werden (► Tab. 3.1). Die Gabe von Acetylcystein kann bei geringem Risikoprofil und fraglichem Nutzen erwogen werden.

► **Thyreotoxische Krise.** Bei iodhaltigen Kontrastmitteln ist die thyreotoxische Krise, mit einer Inzidenz von 40/5 000 000 Kontrastmittelanwendungen, eine sehr seltene, aber lebensbedrohliche Erkrankung. Daher sollte bei allen Risikopatienten vor Gabe iodhaltiger Kontrastmittel der basale TSH-Wert bestimmt werden; ist dieser bei normalen fT 3/fT 4-Spiegeln im Sinne einer latenten Hyperthyreose erniedrigt, erfolgt die prophylaktische Gabe von Natriumperchlorat. Diese medikamentöse Blockade der Iodaufnahme muss nach der Untersuchung 7–14 Tage lang fortgeführt werden.

**Merke** M!

Eine manifeste Hyperthyreose stellt eine absolute Kontraindikation für die Gabe iodhaltiger Kontrastmittel dar [14].

► **Nephrogene systemische Fibrose.** Als schwerwiegende, aber insgesamt sehr seltene Nebenwirkung gadoliniumhaltiger MRT-Kontrastmittel wurde – bisher nur bei stark eingeschränkter Nierenfunktion (GFR < 30 ml/min) – die nephrogene systemische Fibrose beschrieben. Das Risiko zu erkranken, ist abhängig von der Stabilität der Gadoliniumbindung und daher von Präparat zu Präparat verschieden.

Da bis heute weder präventive noch therapeutische Maßnahmen zur Behandlung dieses lebensgefährlichen Krankheitsbildes bekannt sind, bedarf es bei Risikopatienten einer strengen Indikationsstellung. Es muss geprüft werden, ob eine nicht kontrastmittelgestützte MRT-Untersuchung oder ein alternatives Verfahren angewendet werden kann ([14], [15]).

# Literatur


[8] **ACR Committee on Drugs and Contrast Media.** ACR Manual on Contrast Media Version 8, 2012

[9] **Bellin** MF, Stacul F, Webb JA et al.; Contrast Media Safety Committee of European Society of Urogenital Radiology (ESUR). Late adverse reactions to intravascular iodine based contrast media: an update. Eur Radiol 2011; 21 (11): 2305–23 010

[10] **Dijkmans** PA, Visser CA, Kamp O. Adverse reactions to ultrasound contrast agents: Is the risk worth the benefit? Eur J Echocardiogr 2005; 6 (5): 363–366

[11] **Prince** MR, Zhang H, Zou Z et al. Incidence of immediate gadolinium contrast media reactions. AJR Am J Roentgenol 2011; 196 (2): W138–143

[12] **Schönenberger** E, Mühler M, Dewey M. [Complications due to contrast agent administration: What has been confirmed in prevention?]. Internist (Berl) 2010; 51 (12): 1516–1524

[13] **Stacul** F, van der Molen AJ, Reimer P et al.; Contrast Media Safety Committee of European Society of Urogenital Radiology (ESUR). Contrast induced nephropathy: updated ESUR Contrast Media Safety Committee guidelines. Eur Radiol 2011; 21 (12): 2527–2541

[14] **Thomsen** HS. European Society of Urogenital Radiology (ESUR) guidelines on the safe use of iodinated contrast media. Eur J Radiol 2006; 60 (3): 307–313

[15] **Thomsen** HS, Morcos SK, Almén T et al.; ESUR Contrast Medium Safety Committee. Nephrogenic systemic fibrosis and gadolinium-based contrast media: updated ESUR Contrast Medium Safety Committee guidelines. Eur Radiol 2013; 23 (2): 307–318

# 4 Anästhesie in der Radiologie und bei radiologischen Eingriffen

*K. Waurick, C. Schülke*

## 4.1 Inzidenz von Zwischenfällen, Überwachungsmaßnahmen

Bis zu 15 % der Anästhesieleistungen werden außerhalb des OP-Bereiches in unterschiedlichen Fachabteilungen eines Krankenhauses erbracht. Dazu gehören unter anderem Narkosen und Sedierungen in der diagnostischen und interventionellen Radiologie ([19], [23], [27]). Die Inzidenz anästhesiologischer Zwischenfälle ist außerhalb des OP-Bereiches erhöht. Ursächlich sind nicht nur die größere Anzahl älterer (> 70 Jahre, 20 vs. 12 %) und multimorbider (ASA III–V, 69 vs. 44 %) Patienten sowie die erhöhte Anzahl von Notfalleingriffen (36 vs. 15 %), sondern in 86 % der Fälle ein unzureichendes Monitoring. Dabei wären laut US-Closed-Claims-Analyse über 60 % dieser Zwischenfälle durch eine adäquate Überwachung vermeidbar. Insbesondere respiratorische Komplikationen treten in den Funktionseinheiten ungefähr doppelt so häufig auf wie in Operationssälen (44 vs. 20 %) und führen signifikant häufiger zum Tod des Patienten (54 vs. 29 %) [23].

**Merke**

M!

Während für die minimale Sedierung (Stadium I, ▶ Tab. 4.1) die pulsoxymetrische Überwachung der Sauerstoffsättigung und der Herzfrequenz sowie die Überwachung der Atemfrequenz ausreichend sind, muss die Überwachung der moderaten Sedierung (Stadium II) um EKG und nicht invasive Blutdruckmessung (NIBP) ergänzt werden ([17], [19]).

## 4.2 Allgemeines

Abhängig von der geplanten radiologischen Maßnahme, insbesondere von der zu erwartenden Schmerzintensität und der erforderlichen Relaxation, ist die Tiefe der zu erreichenden Sedierung (▶ Tab. 4.1) festzulegen [17].

**Merke**

M!

Kurz wirksame, gut titrierbare Anästhetika gelten aufgrund des häufig abrupten Endes der Prozedur als Medikamente der Wahl in der Radiologie.

In Abhängigkeit von der geplanten Dauer der radiologischen Untersuchung oder Intervention sollten darüber hinaus Temperaturmessung und Kapnografie angewendet werden. Die Anlage eines Blasenkatheters sowie eine aktive Wärmung sind bei einer voraussichtlichen Interventionsdauer von über 2 Stunden indiziert ([17], [25]). Insbesondere bei Kindern sollte die Indikation zur aktiven Wärmung großzügig gestellt werden.

*Standardmedikament* zur Sedierung (Grad I–III) ist bis heute *Propofol*. Auch Medikamente wie Ketanest und Midazolam werden verwendet ([24], [28]). Das seit Oktober 2011 auf dem deutschen Markt erhältliche Dexmedetomidin wird mit einer leichten Erweckbarkeit und einer verbesserten Kommunikation beworben [20]. Ob es Propofol für die Sedierung (Grad I–III) ersetzen kann, bleibt abzuwarten. Sevofluran, Desfluran, Propofol und Remifentanil gelten als Medikamente der Wahl zur Durchführung von Allgemeinanästhesien in der Radiologie [28]. Über die additive Gabe von Remifentanil kann die Wahrscheinlichkeit von Spontanbewegungen reduziert werden, sodass auf eine kontinuierliche Muskelrelaxierung verzichtet werden kann [22].

In ▶ Tab. 4.2 sind häufige radiologische Interventionen und die typischerweise erforderlichen Sedierungsstadien aufgeführt, wobei jedoch interindividuelle Unterschiede in der Schmerzwahrnehmung und der Compliance zu beachten sind. Mitunter kann auch für eine rein diagnostische Maßnahme, beispielsweise bei der MRT eine Allgemeinanästhesie erforderlich werden (Säuglinge, Kleinkinder, Patienten mit Angststörungen oder geistigen Behinderungen). In diesen Fällen sollten, in Rücksprache mit dem zuständigen Radiologen, für die Fragestellung geeignete Alternativerfahren berücksichtigt werden.

**Tab. 4.1** Sedierungsstadien (Quelle: nach [16]).

| Stadium | Benennung | Charakteristika |
|---|---|---|
| I | Anxiolyse, minimale Sedierung | Erweckbarkeit durch akustische Signale, uneingeschränkte Spontanatmung |
| II | moderate Sedierung | Erweckbarkeit durch taktile/akustische Signale, erhaltene Schutzreflexe und Atemwegskontrolle |
| III | tiefe Sedierung | keine unmittelbare Erweckbarkeit, Teilverlust der Schutzreflexe und der Atemwegskontrolle |
| IV | Allgemeinanästhesie | Bewusstseinsverlust und Analgesie, vollständiger Verlust der Schutzreflexe und der Atemwegskontrolle |

**Tab. 4.2** Vorgeschlagene Sedierungsstadien bei radiologischen Interventionen.

| radiologische Maßnahme | anästhesiologische Maßnahme |
|---|---|
| **Diagnostik** | |
| bei eingeschränkter Compliancefähigkeit | individuell unterschiedlich, Sedierungsstadien von I–IV, bei Kindern eventuell nachgenannte zusätzliche Maßnahmen |
| • Neugeborene und Säuglinge | • vorheriges Stillen |
| • Klein- und Schulkinder | • Anwesenheit der Eltern |
| diagnostische Angiografie | Lokalanästhesie |
| bildgesteuerte Probengewinnung (Biopsie) | Lokalanästhesie |
| perkutane transhepatische Cholangiografie (PTC) | Lokalanästhesie |
| **Therapie** | |
| Drainage | Lokalanästhesie |
| Infiltrationstherapien, z. B. Nervenwurzeln, Facettengelenke, Sympathikolyse | Lokalanästhesie |
| Tumorablation, z. B. Thermo-, Kryo-, Radiofrequenzablation | ≥ Sedierungsstadium III |
| Tumorembolisation, z. B. selektive Chemo- (TACE) oder Radiotherapie (SIRT) | Lokalanästhesie |
| therapeutische Angiografie, z. B. mechanische Rekanalisation (PTA, Stenting), gefäßverschließende Maßnahmen (Coiling, Embolisation) | Lokalanästhesie |
| PTC mit externer Drainage (PTCD) | ≥ Stadium I |
| PTCD mit Stentanlage | ≥ Stadium II |
| Vertebro- bzw. Kyphoplastie | ≥ Stadium II |

## 4.2.1 Periinterventionelle Komplikationen

> **Merke**
>
> Zu den relevanten periinterventionellen Komplikationen in der Radiologie zählen Blutungen, thrombembolische Gefäßverschlüsse, Organverletzungen und Infektionen.

Bei seltenen *akuten Blutungen* kann in Rücksprache mit den Radiologen die Antagonisierung einer Heparinisierung mit Protamin im Verhältnis 1:1 erfolgen [28]. Insbesondere bei angiografischen Interventionen ist jedoch eine lokale Blutungskontrolle in den meisten Fällen möglich und vorzuziehen.

Zur Therapie *thrombembolischer Komplikationen* stehen neben mechanischen Rekanalisationsverfahren (z. B. Aspiration, Hydrolyse, Stent-Retriever) Thrombolytika zur Verfügung [28]. Diese können nach Sondierung direkt in das Thrombusmaterial und/oder als intraarterielle Infusion appliziert werden.

Zur Behandlung eines eventuell *verletzten Organes* können interventionelle oder operative Maßnahmen erforderlich werden. Während ein Pneumothorax beispielsweise mittels Thoraxdrainage interventionell behandelt werden kann, muss eine ausgedehnte Darmverletzung in der Regel operativ versorgt werden. Sättigungsrelevante pulmonale Hämorrhagien bedürfen einer sofortigen Bronchoskopie zur Koagelentfernung.

Neben diesen Komplikationen müssen interventionsbedingte *physiologische Phänomene* erkannt und gegebenenfalls therapiert werden:
- Vagusreflex durch Karotisinterventionen
- schmerzbedingte Sympathikusaktivierung bei Tumorablationen
- Extremitätenschmerzen durch kleine Thrombembolien bei Lysetherapie eines proximalen Gefäßes
- ischämisch bedingter Schmerz nach Blutungs- oder Tumorembolisation

## 4.2.2 Nachsorge

> **Merke**
>
> Die postinterventionelle Nachsorge muss vom durchführenden Arzt kommuniziert und dokumentiert werden.

Neben der Überwachung der Vitalparameter und einer eventuellen Bettruhe ergeben sich je nach Intervention unterschiedliche Maßnahmen, beispielsweise eine Röntgenübersicht des Thorax nach Lungenpunktion oder eine Sonografie sowie eine Kontrolle des Hämoglobinwertes nach Leberpunktion.

Neben den vorgenannten generellen Aspekten ergeben sich in Abhängigkeit von der Untersuchungsmodalität weitere Besonderheiten, die im Folgenden kurz beschrieben werden.

## 4.3 MRT

Das permanente Magnetfeld und auch die intermittierenden Hochfrequenzimpulse können zu einer *Patienten- und Personalgefährdung* führen (Kap. 1.7). Daher benötigen alle im MRT tätigen Personen eine spezielle Gefahreneinweisung. Vor Betreten des MRT sind metallische und elektronische Gegenstände abzulegen (z. B. Stethoskop, Laryngoskop, Kugelschreiber und Schmuck) [18].

Bezogen auf den Patienten sind insbesondere Harnblasenkatheter mit Temperatursonde, temporäre Schrittmacherkabel, epikardiale Stimulationssonden, Pulmonaliskatheter, Trachealkanülen mit Metallspiralen, EKG-Elektroden und Blutdruckmanschetten zu entfernen bzw. durch MRT-taugliche Produkte zu ersetzen (▶ Tab. 4.3, nach [24]). Die verwendeten Medizinprodukte wie Narkosegeräte, Spritzenpumpen und Monitoringsysteme müssen für die Nutzung im MRT geprüft und zugelassen sein (▶ Abb. 4.1). Ein Sicherheitsabstand von ca. 1 m zum MRT muss eingehalten werden [24]. Beatmungsschläuche und intravenöse Zugänge sollten hinsichtlich der zu erwartenden Bewegung des Untersuchungstisches ausreichend verlängert werden. Bei Anlage des Monitorings muss eine Schlaufenbildung vermieden werden, da eventuelle Energieeinkopplungen zu Verbrennungen führen können [21].

M!

**Merke**

Sowohl die Narkoseeinleitung als auch die Behandlung eines Narkosezwischenfalles müssen im Vorraum des MRT erfolgen.

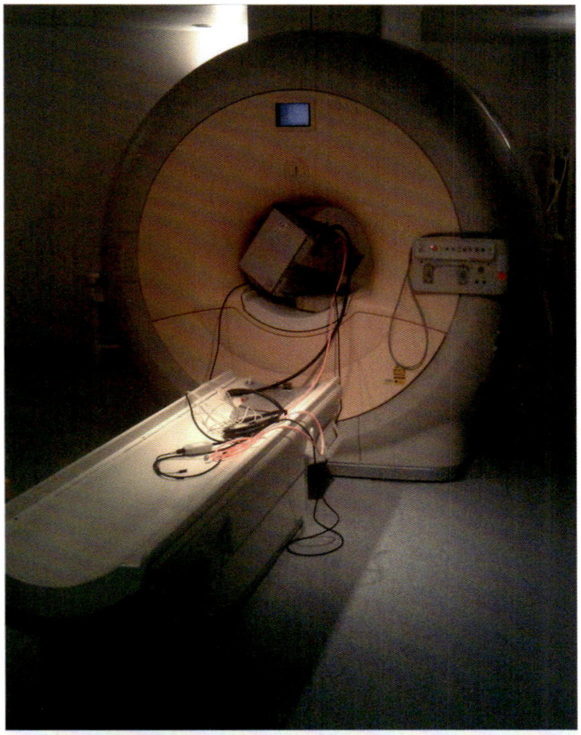

**Abb. 4.1** Lebensgefährlicher Zwischenfall durch menschlichen Fehler: Auch bei sog. „MRT-tauglichen" Monitorsystemen sind aufgrund des permanenten Magnetfeldes entsprechende Sicherheitsabstände einzuhalten.

**Tab. 4.3** Potenziell ferromagnetische Medizinprodukte.

| absolute Kontraindikationen | relative Kontraindikationen |
|---|---|
| Herzschrittmacher/Defibrillatoren | ventrikuloperitoneale/-atriale Shuntventile |
| Medikamentenpumpen | zentraler Venenkatheter mit Röntgenstreifen |
| Cochleaimplantate | Metallimplantate (Osteosynthesematerial) |
| ferromagnetische Aneurysmaclips/Stents | transdermale Medikamentensysteme |
| ältere ferromagnetische Herzklappen | Tuben und Trachealkanülen mit Metallspiralen |
| Pulmonaliskatheter | Zahnprothesen/Brackets |
| Blasenkatheter mit Temperatursonde | |
| Temperatursonden | |
| ferromagnetische Fremdkörper (Metallsplitter) | |

## 4.4 Angiografie

Biplanare Angiografieanlagen sind mit zwei C-Bogen-Systemen, monoplanare Anlagen mit einem C-Bogen-System ausgestattet. Der Radiologe steht üblicherweise auf der rechten Seite des Patienten. Gegenüber sind die erforderlichen Monitore angebracht.

Dies lässt nur wenig Raum für den Anästhesiearbeitsplatz (mit Narkosegerät und Medikamentenwagen), der so platziert werden sollte, dass die Bedienung des Narkosegerätes und auch der Angiografieanlage uneingeschränkt möglich sind. Zur Vermeidung einer Diskonnektion vom Beatmungsgerät und von Dislokationen der Zugänge und arteriellen Kanülen durch Bewegungen der Angiografieanlage sollten Beatmungsschläuche und Infusionsleitungen verlängert und patientennah befestigt werden [26].

Das Anforderungsprofil an den in der Angiografie tätigen Anästhesisten ist trotz der geringen Invasivität der Interventionen hoch, da mangelhafte Lichtverhältnissen, fehlender Zugang zum Patienten und Röntgenstrahlung die Arbeit erschweren [28]. Darüber hinaus sind fundierte Kenntnisse der Pathophysiologie der Grunderkrankung und der Besonderheiten der radiologischen Prozeduren für eine sichere Narkoseführung unabdingbar [18]. Neben der Aufrechterhaltung der Narkose bzw. Sedierung, der Vermeidung von Spontanbewegungen und der Sicherung der Vitalfunktionen gehören insbesondere die bedarfsadaptierte Blutdruckregulation und Antikoagulation zu den Aufgaben des Anästhesisten [28].

I

# Literatur


[16] **American Society of Anesthesiologists Task Force on sedation and analgesia by non-anesthesiologists.** Practice guidelines for sedation and analgesia by non-anesthesiologists. Anesthesiology 2002; 96: 1004–1017

[17] **Eichhorn** V, Henzler D, Murphy MF. Standardizing care and monitoring for anesthesia or procedural sedation delivered outside the operating room. Curr Opin Anaesthesiol 2010; 23: 494–499

[18] **Heinke** W, Hokema F, Thieme V et al. Anästhesie außerhalb des Operationssaals. Anästh Intensivmed 2010; 51: 467–483

[19] http://www.dgai.de/eev/EEV_2011_S_313-328.pdf

[20] **Jakob** SM, Ruokonen E, Grounds RM et al. Dexmedetomidine vs midazolam or propofol for sedation during prolonged mechanical ventilation two randomized controlled trials. JAMA 2012; 307: 1151–1160

[21] **Kugel** H, Bremer C, Püschel M et al. Hazardous situation in the MR bore: induction in ECG leads causes fire. Eur Radiol 2003; 13 (4): 690–694

[22] **Maurtua** MA, Deogaonkar A, Bakri MH et al. Dosing of remifentanil to prevent movement during craniotomy in the absence of neuromuscular blockade. J Neurosurg Anesthesiol 2008; 20: 221–225

[23] **Metzner** J, Posner KL, Domino KB. The risk and safety of anesthesia at remote locations: the US closed claims analysis. Curr Opin Anaesthesiol 2009; 22: 502–508

[24] **von Paczynski S, Braun KP, Müller-Forell W.** Fallgruben in der Magnetresonanztomografie – Was sollte der Anästhesist wissen? Anaesthesist 2007; 56: 797–804

[25] **Schulenburg E, Matta B.** Anaesthesia for interventional neuroradiology. Curr Opin Anaesthesiol 2011; 24: 426–432

[26] **Skalej** M. Interventionelle Radiologie – Bildgestützte minimal-invasive Therapie neurologischer Erkrankungen. Anästhesiol Intensivmed Notfallmed Schmerzther 2009; 44: 680 686

[27] **van de Velde** M, Roofthooft E, Kuypers M. Risk and safety of anaesthesia outside the operating room. Curr Opin Anaesthesiol 2008; 21: 486–487

[28] **Varma** MK, Price K, Jayakrishnan V et al. Anaesthetic considerations for interventional neuroradiology. BrJ Anaesth 2007; 99: 75–85

# 5 Untersuchungsanforderung, Befunddokumentation und -kommunikation

*C. Schülke*

## 5.1 Untersuchungs-anforderung

Unvollständige klinische Informationen führen zu einer Reduktion der Sensitivität und der Spezifität radiologischer Befunde. Daher ist es wichtig, Röntgenuntersuchungen im Kontext der klinischen Situation zu beurteilen. Diese Informationen sowie eine dedizierte Fragestellung sollten daher in einer adäquaten Untersuchungsanforderung enthalten sein. Zudem wird der gute klinische Radiologe durch eine persönliche Anamneseerhebung und gegebenenfalls auch eine ergänzende klinische Untersuchung des Patienten relevante Befunde zur differenzialdiagnostischen Einordnung seiner radiologischen Bildbefunde erheben.

Eine gute Untersuchungsanforderung muss folgende Informationen enthalten:

- Patientenstammdaten
- klinische Informationen
- Grunderkrankung
- aktuelle Symptomatik
- Fragestellung
- relevante Laborwerte
- Rückrufnummer (Station)
- Rückrufnummer (Anforderer)

Eine Untersuchungsanforderung kann von jedem Arzt formuliert werden. Die rechtfertigende Indikation darf jedoch ausschließlich durch einen Arzt mit entsprechender Fachkunde (§ 23 RöV) gestellt werden [33]. Je nach Struktur kann dies in Dienstzeiten auch ein entsprechend fachkundiger Anästhesist sein, der im Notfall unter Umständen auch die initiale Analyse der Untersuchung vornehmen muss.

## 5.2 Befunddokumentation und -kommunikation

Die Erstellung des definitiven Befundes setzt neben der formal zu fordernden Fachkunde und technisch geeigneten EDV-Anlage (zertifizierte Grafikkarte und zertifizierter Monitor, Abnahme- und folgende Konstanzprüfungen) eine umfassende radiologische Fachkenntnis voraus. Daher obliegt die abschließende Befundverantwortung dem Radiologen, dessen Befund die folgenden Kriterien erfüllen muss [29]:

- strukturierter Aufbau
  - Patientenstammdaten
  - klinische Informationen
  - rechtfertigende Indikation/Fragestellung
  - Befund
  - Beurteilung, gegebenenfalls mit Therapieempfehlung
- erschöpfend, dennoch kurz
- rasch und überall verfügbar

Jeder Befund muss *zeitnah* – heute in der Regel digital – verfasst und über das Krankenhausinformationssystem (KIS) verteilt werden. Sofern keine qualifizierte Signatur mit Anbieterakkreditierung vorliegt, ist zur juristischen Absicherung weiterhin der Versand des handschriftlich unterschriebenen Befundes erforderlich. Parallel zu den vorgenannten Abläufen sind die Aufnahmen in digital arbeitenden Abteilungen meist direkt nach deren Erstellung über die Krankenhaus-EDV einsehbar. Dabei erfolgen die Speicherung der Daten im sog. Picture Archiving and Communication System (PACS) der Radiologie und die Betrachtung über Web-Viewer, die auf beliebigen Computern installiert werden können.

Im Fall akut relevanter oder unerwarteter Befunde ist zudem eine *telefonische Befundmitteilung* erforderlich. Diese persönliche Befundmitteilung sollte mit Gesprächspartnern und Uhrzeit im radiologischen Befund dokumentiert werden ([30], [31], [32]).

Optimal ist ein tägliches, zeitlich festgelegtes radiologisch-anästhesiologisches *Konsil*. Aufgrund der örtlichen Gebundenheit der auf Intensivstation tätigen Ärzte kann auch eine Vorstellung auf Station erwogen werden, wodurch jedoch höher Anforderungen an die dortige Infrastruktur (geeignete Betrachtungsgeräte, Räumlichkeiten) entstehen. Idealerweise erfolgen die interdisziplinäre Vorstellung und Diskussion aller Fälle jedoch in einem adäquat ausgestatteten Konferenzraum, wie er typischerweise in der Radiologie vorhanden ist.

## Literatur

[29] **Berlin** L. Communicating radiology results. Lancet 2006; 367 (9 508): 373–375. PubMed PMID: 16 458 745

[30] **Garvey** CJ, Connolly S. Radiology reporting – where does the radiologist's duty end? Lancet 2006; 367 (9 508): 443–445. PubMed PMID: 16 458 771

[31] **Pinto** F, Capodieci G, Setola FR et al. Communication of findings of radiologic examinations: medicolegal considerations. Semin Ultrasound CT MR 2012; 33 (4): 376–378. PubMed PMID: 22 824 126

[32] **Schwartz** LH, Panicek DM, Berk AR et al. Improving communication of diagnostic radiology findings through structured reporting. Radiology 2011; 260 (1): 174–181. PubMed PMID: 21 518 775; PubMed Central PMCID: PMC3 121 011

[33] **Verordnung über den Schutz vor Schäden durch Röntgenstrahlen** (Röntgenverordnung – RöV) vom 8. Januar 1987 (BGBl. I 1987, Nr. 3, S. 114), Neufassung vom 30. April 2003 (BGBl. I 2003, Nr. 17, S. 607), geändert am 4. Oktober 2011 (BGBl. I 2011, Nr. 51, S. 2000)

# Teil II

## Bildgebung des Thorax

II

# 6 Kardinalsymptome und ihre bildgebende Konsequenz

*K. Waurick*

## 6.1 Allgemeines zu Differenzialdiagnosen

In der Notfallversorgung von Patienten mit hämodynamischer und/oder respiratorischer Instabilität und/oder Bewusstseinsstörung ist eine schnelle Diagnosefindung von entscheidender Bedeutung für die Einleitung einer adäquaten Therapie sowie für das Outcome des Patienten.

Der wichtigste Teil der Diagnostik ist die (sofern zeitlich möglich) sorgfältige Anamneseerhebung. Anhand von Leitsymptomen, Schmerzlokalisation, -charakter und -ausstrahlung, zeitlichem Verlauf und Vorerkrankungen werden Differenzialdiagnosen erstellt. Diese können durch den körperlichen Untersuchungsbefund, laborchemische Parameter und apparative Diagnostik erhärtet oder entkräftet werden.

Im Folgenden werden zur Einleitung eines jeden Kapitels die wichtigsten Differenzialdiagnosen in Tabellenform dargestellt und in den Unterkapiteln aufgearbeitet.

## 6.2 Thoraxschmerz

Zu den lebensbedrohlichen Erkrankungen, die mit thorakalen Schmerzen und häufig mit Todesangst einhergehen, zählen akutes Koronarsyndrom, Aortenstenose, Aortenaneurysma, Aortendissektion, Lungenembolie, Pneumothorax und Perikardtamponade. Darüber hinaus können aber auch muskuloskelettale, pulmonale und gastrointestinale Erkrankungen mit Thoraxschmerzen assoziiert sein ([35]).

Neben der apparativen und laborchemischen Untersuchung dient insbesondere die Anamneseerhebung hinsichtlich des Schmerzcharakters, des zeitlichen Verlaufs, der Begleitsymptome und Vorerkrankungen der Diagnosefindung (▶ Tab. 6.1).

Tab. 6.1 Differenzialdiagnosen des Thoraxschmerzes.

| Schmerzcharakter | Zusatz | zeitlicher Verlauf | Lokalisation | Begleitsymptome | Verdachtsdiagnose | nicht radiologische Diagnostik | radiologische Diagnostik |
|---|---|---|---|---|---|---|---|
| dumpf | belastungsabhängig | kurz dauernd | retrosternal, linksthorakal, ausstrahlend | Dyspnoe | *Aortenstenose* | Echokardiografie, ggf. Koronarangiografie | CT des Herzens<br>MRT des Herzens |
| | | kurz dauernd | retrosternal, linksthorakal, ausstrahlend | Dyspnoe | *Angina pectoris (akutes Koronarsyndrom)* | nitrosensitiv, EKG, Herzenzyme, Echokardiografie, Koronarangiografie | MRT des Herzens mit medikamentöser Belastung<br>Myokardszintigrafie |
| | | abrupter Beginn, anhaltend | retrosternal | Dyspnoe, Todesangst, Husten, Tachypnoe, Schock, Hämoptoe, ggf. A.-pectoris-ähnlich | *Lungenembolie/Lungeninfarkt* | Risikofaktoren: Thrombose, Immobilisation, Malignome; EKG, D-Dimere, Echokardiografie | CTA der Lungenarterien<br>Perfusions-/Ventilationsszintigrafie |
| vernichtend | Druck-/Engegefühl | abrupter Beginn, > 30 min bis Stunden | retrosternal, linksthorakal, ausstrahlend | Todesangst, Übelkeit, Erbrechen, hämodynamische Instabilität, Dyspnoe | *Myokardinfarkt (akutes Koronarsyndrom)* | nitroresistent, EKG, Herzenzyme, Echokardiografie, Koronarangiografie | MRT des Herzens<br>Myokardszintigrafie |
| | | abrupter Beginn | Rücken-Schulter-Schmerz | Schock, RR-Differenz zwischen oberer und unterer Extremität | *Aortenaneurysma (gedeckt) perforiert* | | CTA der Aorta |
| | reißend, schneidend | abrupter Beginn, therapierefraktär | retrosternal, Rücken-Schulter-Schmerz | Schock, neurologische Symptome | *Aortendissektion* | TTE | CTA der Aorta<br>MRA der Aorta |
| | | abrupter Beginn | retrosternal, Ausstrahlung in den Rücken | nach heftigem Brechreiz Fieber, Schock | *Ösophagusruptur* | | Ösophagografie,<br>CT |
| atemabhängig | stechend | abrupter Beginn, anhaltend | einseitig | Dyspnoe, hämodynamische Instabilität, Zyanose, Hustenreiz, gestaute Halsvenen | *Pneumothorax* | aufgehobenes AG einseitig, hypersonorer Klopfschall | Projektionsradiografie<br>CT |
| | | anhaltend bis mehrere Tage | über betroffenem Lungenabschnitt | | *Pleuritis* | atemabhängiges Reibegeräusch | Sonografie<br>Projektionsradiografie |
| | | anhaltend, innerhalb von Tagen | | Fieber, Dyspnoe, Husten, Auswurf | *Pneumonie* | Infektparameter, klingende Rasselgeräusche | Projektionsradiografie<br>CT |
| | | posttraumatisch | | Dyspnoe, Schock, Krepitation, lokaler Druckschmerz, Krepitation, paradoxe Atmung, Prellmarken | *Thoraxprellung/-quetschung* | Rippen-, Sternumfraktur | Projektionsradiografie<br>CT |

6

Tab. 6.1 Fortsetzung

| Schmerzcharakter | Zusatz | zeitlicher Verlauf | Lokalisation | Begleitsymptome | Verdachtsdiagnose | nicht radiologische Diagnostik | radiologische Diagnostik |
|---|---|---|---|---|---|---|---|
| stechend | im Liegen verstärkter Schmerz | | retrosternal | Dyspnoe, Tachykardie, Leistungsabfall, Einflussstauung, Leberkapselspannung, Anurie, Schock | *Perikarditis/Perikardtamponade* | systolisch-diastolisch schabendes ohrnahes Reibegeräusch, Laktatazidose, EKG, Echokardiografie | CT des Herzens<br>MRT des Herzens |
| | scharf, bewegungsabhängig | über Stunden anhaltend | präkordial, Schmerzverstärkung durch Husten, Schlucken, Inspiration, im Liegen | Tachypnoe | *Perikarditis sicca* | EKG, anamnestisch nach Virusinfekt, neoplastisch, urämisch, nach Radiatio, Myokardinfarkt, Trauma, Perikardreiben | MRT des Herzens |
| | scharf | anhaltend | präkordial, punktförmig | Hyperventilation | *funktionelle Thoraxschmerzen* | Ausschlussdiagnose | |
| brennend | elektrisierend, atemabhängig | | auf Dermatome begrenzt | | *Interkostalneuralgie* | radikuläre Symptome<br>Ausschlussdiagnose | |

AG: Atemgeräusch; CT: Computertomografie, MRT: Magnetresonanztomografie, TTE: transthorakale Echokardiografie

## 6.3 Dyspnoe

Als Dyspnoe (griechisch: „dys" = schwierig und „pnoe" = Atmung) wird das subjektive Gefühl der Atemnot bezeichnet. Differenziert werden können darüber hinaus die Belastungsdyspnoe von der Ruhedyspnoe, die Tachypnoe mit Atemfrequenzen über 20/min und eine Orthopnoe, bei der unter Einsatz der Atemhilfsmuskulatur und aufrechtem Sitzen die Dyspnoe gebessert wird ([36], [34], [35]).

In ► Tab. 6.2 werden die Differenzialdiagnosen der Dyspnoe abgebildet, die zum einen ein radiologisches Korrelat bilden und zum anderen nicht mit Thoraxschmerz assoziiert sind (auf maligne Erkrankungen des Tracheobronchialsystems und der Pleura wird hier nicht eingegangen.)

**Tab. 6.2** Differenzialdiagnosen der Dyspnoe (enthalten sind die nicht schmerzhaften Erkrankungen der Pleura, des Lungenparenchyms und des Mediastinums, die ein radiologisches Korrelat bilden; es besteht kein Anspruch auf Vollständigkeit).

| zeitlicher Verlauf | Symptome | Verdachtsdiagnose | Diagnostik |
|---|---|---|---|
| akuter Beginn | Erbrechen, Blutung der oberen Luftwege, Fremdkörper | Aspiration | Projektionsradiografie<br>CT |
| | Hypoxämie, häufig bei Sepsis, Trauma, Verbrennung, akuter Pankreatitis, Pneumonie, Aspiration, Lungenkontusion, DIC | ARDS-Kriterien: Beginn innerhalb 1 Woche, bipulmonale Infiltrate, $PaO_2/FiO_2 \leq 300$ mmHg, respiratorisches Versagen, das nicht ausschließlich durch Herzversagen oder Volumenüberladung zu erklären ist | Projektionsradiografie<br>CT |
| binnen Stunden | Dyspnoe, Husten, Tachypnoe, Fieber, Hypoxämie | TRALI 2–6 Stunden post transfusionem | Projektionsradiografie<br>CT |
| | Husten, feuchte Rasselgeräusche, nach Pleurapunktion | Lungenödem | Projektionsradiografie<br>CT |
| Stunden bis Monate | abgeschwächtes Atemgeräusch | Pleuraerguss: maligne, infektiös, bei dekompensierter Linksherzinsuffizienz, bei Lungenembolie, posttraumatisch, postmyokarditisch, Postkardiotomie, urämisch, bei Leberzirrhose | Projektionsradiografie<br>Sonografie |
| Wochen bis Monate | inspiratorischer Stridor, Heiserkeit | Trachealstenose/Tracheomalazie/Säbelscheidentrachea nach Langzeitintubation, Tracheotomie, Struma, Ösophaguskarzinom, tracheale Tumore | Projektionsradiografie<br>CT<br>Durchleuchtung |
| über Monate | exspiratorisches Giemen, hypersonorer Klopfschall, dekompensierte Ödeme, Aszites, Halsvenenstauung | Lungenemphysem, anamnestisch COPD | Projektionsradiografie<br>CT |
| | Rekurrensparese, Zyanose, Horner-Syndrom, Ödeme, Schluckbeschwerden, Blutdruckschwankungen | mediastinales Massensyndrom | CT<br>MRT |

ARDS: akutes Lungenversagen (acute respiratory distress syndrome), COPD: chronisch obstruktive Lungenerkrankung, DIC: disseminierte intravasale Gerinnung, $FiO_2$: inspiratorische Sauerstofffraktion, $PaO_2$: arterieller Sauerstoffpartialdruck, TRALI: transfusionsassoziierte akute Lungeninsuffizienz

## 6.4 Schock

Der Begriff Schock beschreibt „die Fehlfunktion des kardiozirkulatorischen Systems, ein zur Deckung des zellulären Energiebedarfs ausreichend hohes zelluläres Sauerstoffangebot aufrechtzuerhalten“ [36]. Unabhängig von der zugrunde liegenden Pathophysiologie ist das klinische Bild fast immer geprägt von Hypotonie, Tachykardie, Tachypnoe, Oligurie, Bewusstseinsstörung und erhöhten Serumlaktatwerten [36].

Begleitsymptome wie Rhythmusstörungen, obere Einflussstauung, kollabierte Halsvenen, Urtikaria, Fieber etc. sowie laborchemische und gegebenenfalls apparative Untersuchungen ermöglichen die ätiologische Einteilung des Schocks (▶ Tab. 6.3; [34], [35]).

## Literatur


[34] **Jachmann-Jahn** U. Klinikleitfaden Leitsymptome und Differenzialdiagnosen. München: Urban & Fischer; 2009

[35] **Siegenthaler** W. Siegenthalers Differenzialdiagnose Innere Krankheiten – vom Symptom zur Diagnose. Stuttgart: Thieme; 2005

[36] **Van Aken** H, Reinhart K, Zimpfer M, Welte T. Intensivmedizin. 2. Aufl. Stuttgart: Thieme; 2007


**Tab. 6.3** Differenzialdiagnosen des Schocks (es besteht kein Anspruch auf Vollständigkeit).

| Verdachtsdiagnose | | Ätiologie | Klinik | Diagnostik |
|---|---|---|---|---|
| kardiogener Schock | | Myokardinfarkt, Arrhythmie, Myokarditis, Kardiomyopathie, Vitien, Lungenembolie, Tamponade, Spanungspneumothorax, Myxödem, akute Abstoßung nach HTX, nach Kardiotomie | Linksherzinsuffizienz: Dyspnoe, Orthopnoe, Lungenödem, Oligurie, Anurie; Rechtsherzinsuffizienz: zentrale Venenstauung, periphere Ödeme, Hepatomegalie, Abdominalbeschwerden | EKG, Herzenzyme, Echokardiografie, ggf. Myokardbiopsie, Projektionsradiografie<br>CT |
| Volumenmangelschock | | hämorrhagisch, Verbrennungen, Erbrechen, Durchfälle, Pankreatitis, Ileus | kalte, blasse, marmorierte Haut, verminderter Hautturgor, kollabierte Halsvenen | Projektionsradiografie<br>CT<br>ggf. CT-Angiografie<br>ggf. DSA |
| distributiver Schock | anaphylaktischer Schock | anaphylaktische Sofortreaktion (Typ-I-Reaktion), anaphylaktoide Reaktion | Reaktion auf z. B. Blutprodukte, Kontrastmittel, Analgetika, Latex; Unruhe, Urtikaria, Flush, Erythem, Schwindel, Fieber, Angst, Übelkeit, Erbrechen, Dyspnoe mit Bronchospasmus/Larynxödem, Kreislaufstillstand | klinische Diagnose |
| | neurogener Schock | Schädigung zentralnervöser vasomotorischer Zentren: Medulla oblongata bei SHT, spinaler Schock bei hoher Rückenmarksverletzung | blasse, warme, trockene Haut, Bradykardie wenn oberhalb Th 1, Verlust spinaler Reflexe, Bewusstseinseintrübung/-verlust | MRT<br>CT |
| | septischer Schock | mikrobiologischer oder klinischer Nachweis einer Infektion | mindestens zwei der folgenden Kriterien:<br>• Fieber ≥ 38 °C oder ≤ 36 °C<br>• Tachykardie ≥ 90 Schläge/min<br>• Tachypnoe ≥ 20/min oder Hyperventilation $paCO_2 \leq 33$ mmHg<br>• Leukozytose ≥ 12 000/mm³ oder Leukopenie ≤ 4 000/mm³ oder ≥ 10 % unreife Neutrophile, ggf. Enzephalopathie, Thrombopenie, Hypoxämie, renale Dysfunktion, metabolische Azidose; zwingend: $RR_{syst} \leq 90$ mmHg, MAD ≤ 65 mmHg über eine Stunde oder Vasopressorengabe erforderlich trotz adäquater Volumengabe | Blutkulturen, Sekrete, Kathetermaterial, Fokussuche: Projektionsradiografie<br>Sonografie<br>CT |

DSA: digitale Subtraktionsangiografie, HTX: Herztransplantation, MAD: mittlerer arterieller Druck, SHT: Schädel-Hirn-Trauma

# 7 Röntgenanatomie und Untersuchungstechniken

*R. Schmidt*

## 7.1 Projektionsradiografie

Projektionsradiografische Übersichtsaufnahmen des Thorax werden in der Regel in zwei Ebenen angefertigt, um Befunde validieren und anatomisch besser zuordnen zu können. Standard sind Aufnahmen im posterior-anterioren (p.a.) sowie links anliegend im seitlichen Strahlengang (L seitl.) im Stehen.

Bei nicht stehfähigen oder klinisch instabilen Patienten ist häufig nur eine Aufnahme im Liegen und somit im anterior-posterioren (a.p.) Strahlengang möglich, bei deren Beurteilung einige Besonderheiten zu beachten sind (Kap. 8).

▶ Tab. 7.1 (nach [37]) fasst die Anforderungen für eine korrekte Röntgenuntersuchung des Thorax zusammen.

### 7.1.1 Posterior-anteriore Aufnahme

▶ **Wirbelsäule.** ▶ Abb. 7.1 zeigt die p.a.-Aufnahme des Thorax. Die Wirbelkörper stellen sich annähernd rechteckig dar; die Pedikel und die Processus spinosi sollten als ovale Strukturen abgrenzbar sein. Die Rippen weisen dorsal einen schräg nach kaudal verlaufenden Anteil und ventral einen nahezu waagerechten Verlauf auf. Zum Sternum besteht eine knorpelige Verbindung, die an den unteren Rippen nach kranial verläuft und entsprechend länger wird. Die Knorpel-Knochen-Grenze erscheint häufig unscharf, unregelmäßig begrenzt und endet im mittleren bis seitlichen Hemithorax.

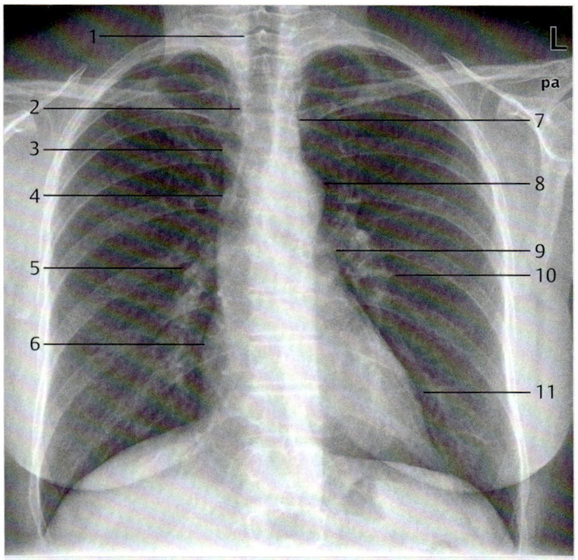


**Abb. 7.1** p. a.-Röntgenaufnahme des Thorax
1: Trachea, 2: Paratracheallinie, 3: V. cava superior, 4: V. azygos, 5: rechter Hilus, 6: rechter Vorhof, 7: A. subclavia sinistra, 8: Aortenbogen, 9: linker Vorhof/linkes Herzohr, 10: linker Hilus, 11: linker Ventrikel.

**Tab. 7.1** Qualitätsanforderungen für Röntgenuntersuchungen des Thorax nach BÄK (Stand: 23.11.2007, [37]).

| Anforderung | Kriterien |
|---|---|
| Strahlenschutz | korrekte Indikationsstellung |
| | posterior-anteriorer Strahlengang zur Schonung der Brustdrüse (Mammae auf der Austrittsseite der Röntgenstrahlen mit ca. 1/100 der Eintrittsdosis) |
| korrekte Belichtung | adäquate Kontrastauflösung |
| | geringes Bildrauschen |
| | fehlende Bewegungsunschärfe |
| | Kriterien:<br>• Sichtbarkeit der retrokardialen Gefäße, Lunge und Wirbelsäule<br>• scharfe Darstellung von Trachea-, Gefäß-, Rippen- und Zwerchfellkonturen<br>• Darstellung der Lungengefäße bis in die Peripherie |
| größengetreue Abbildung | Standard: p. a. und links anliegende Seitaufnahme (je nach Objektebene ist trotzdem mit einer bis zu 15 %igen Vergrößerung zu rechnen) |
| überlagerungsfreie, symmetrische Darstellung der Thoraxorgane | Entfernen von Fremdkörpern |
| | Scapulae herausdrehen (p. a.) |
| | Projektion der Sternoklavikulargelenke im gleichen Abstand zu den Dornfortsätzen (p. a.) |
| | gleich lange Darstellung der Rippen (p. a.) |
| | tangentiale Erfassung des Sternums (seitl.) |
| Atemlage | Standard: Inspirationsaufnahme (Sichtbarkeit der 10. Rippe oberhalb des Zwerchfells) |
| | bei Fragestellung Pneumothorax: Expirationsaufnahme |

► **Zwerchfell.** Die Zwerchfelle sind nach kranial harmonisch konvex und glatt begrenzt.

Das rechte Zwerchfell steht aufgrund der darunter gelegenen Leber typischerweise etwa einen Interkostalraum (ICR) höher als das linke. Unterhalb des linken Zwerchfells ist die luftgefüllte Magenblase erkennbar. Die Sinus phrenicocostales („laterale Randsinus") laufen spitz zu.

► **Bronchialsystem.** Die Pleurablätter sind physiologischerweise aufgrund ihrer geringen Dicke, mit Ausnahme der manchmal abgrenzbaren Interlobien, nicht als separate Strukturen von ihrer Umgebung abzugrenzen.

Normalerweise sind von den Strukturelementen der Lunge nur die Blutgefäße im Röntgenbild zu erkennen. Eine Unterscheidung von Lungenarterien und -venen ist nur hilusnah anhand der unterschiedlichen Verlaufsrichtung möglich. Nach peripher nimmt der Durchmesser der Gefäße harmonisch ab. In der sog. Mantelzone (1–2 cm von der Lungenoberfläche) sind oft keine Gefäße mehr abgrenzbar. Die Lungenbasis ist im Stehen schwerkraftbedingt stärker durchblutet als der Apex (Verhältnis der Lungengefäßdurchmesser Apex zu Basis = 1:2).

Orthograd getroffene zentrale *Bronchien* stellen sich als Ringstrukturen mit einer feinen, scharf abgrenzbaren Kontur dar und sind von einer Pulmonalarterie desselben Durchmessers begleitet.

► **Hilusregion.** Die Hili sind eine Summation aus Pulmonalarterien, ihren Aufzweigungen in die Lappenarterien, umgebendem Bindegewebe und dem hierin enthaltenen lymphatischen Gewebe. Die Bronchien tragen aufgrund der Lufthaltigkeit nicht zur Hiluskontur bei.

Normalerweis ist der rechte Hilus etwa 1–2 cm tiefer als der linke abgrenzbar. Die in der Regel eindeutig identifizierbare rechte Unterlappenarterie weist bei Frauen einen Durchmesser bis 15 mm, bei Männern bis 18 mm auf.

► **Mediastinum.** Im oberen Mediastinum bildet die V. cava superior die rechte und die A. subclavia sinistra die linke Begrenzung. Gemeinsam wird dieses Gefäßband auch „vascular pedicle" genannt. Das Lumen der *Trachea* ist durch den Luftgehalt gegenüber dem umgebenden Weichteilgewebe kontrastiert.

Auf der rechten Seite grenzt der Oberlappen an die Trachea, sodass eine maximal 4 mm breite Linie (Pleura und paratracheales Bindegewebe), die *Paratrachealllinie* abgrenzbar ist. Hierin eingeschlossen liegt kaudal die V. azygos, die häufig als ovale Struktur im Tracheobronchialwinkel zu erkennen ist und am stehenden Patienten maximal 7 mm misst.

Die beidseits der Wirbelsäule angrenzenden *Paraspinallinien* werden durch Bindegewebe gebildet.

Ferner kann in Projektion auf den Herzschatten die Grenzfläche zwischen Ösophagus und rechter Lunge in Form der *Paraösophageallinie* abgegrenzt werden.

Auch die Kontaktflächen beider Oberlappen lassen sich im oberen Thoraxdrittel als *anteriore bzw. posteriore Mediastinallinie* erkennen ([42], [43]).

Eine Verlagerung dieser Linien kann hinweisend auf eine Raumforderung im entsprechenden Kompartiment sein.

► **Herz.** Die rechte Herzkontur wird durch den rechten Vorhof gebildet. Auf der linken Seite formt der linke Vorhof (bzw. das linke Herzohr) den kleineren kranialen Abschnitt. Kaudal schließt sich der linke Ventrikel an. Zwischen dem linken Herzohr und dem Aortenbogen ist die linke A. pulmonalis abgrenzbar (aortopulmonales Fenster bzw. synonym: Pulmonalissegment).

## 7.1.2 Seitliche Aufnahme (links anliegend)

► **Wirbelsäule.** ► Abb. 7.2 zeigt die seitliche Röntgenaufnahme des Thorax. Dorsal der Wirbelsäule bilden sich die Rippen bogenförmig ab, wobei die Rippen des linken Hemithorax durch die Nähe zum Film bzw. Detektor schärfer und schmaler erscheinen.

Von der Wirbelsäule sind die untere HWS, die BWS und die obere LWS mit einem homogenen Alignement sichtbar. Normale Wirbelkörper weisen glatt begrenzte Rahmenstrukturen auf.

► **Zwerchfell.** Rechtes und linkes Zwerchfell können durch die Höhendifferenz oder die unterhalb des linken Zwerchfells abgrenzbare Magenblase unterschieden werden. Zudem ist das linke Zwerchfell nicht bis nach ventral abgrenzbar, da die Kontur des dort aufliegenden Herzens die Zwerchfellkontur auslöscht (Silhouettenphänomen). Wie in der p. a.-Aufnahme laufen die Sinus phrenicocostales („dorsale Randsinus") spitz zu, reichen jedoch deutlich tiefer als die lateralen.

► **Lungengefäße.** Die rechte Pulmonalarterie bildet auf Carinahöhe eine prätracheale, rundliche Struktur, die linke Pulmonalarterie ein retrotracheales, kommaförmiges Band.

► **Mediastinum.** Im oberen Mediastinum ist nur die Trachea abzugrenzen. Zwischen dieser und dem rechten Oberlappen sieht man ein ca. 4 – 5 mm breites Band (*hinteres tracheales Band*), das von paratrachealem Bindegewebe und Pleura gebildet wird. Der Aortenbogen ist angedeutet erkennbar. Das vordere Mediastinum ist normalerweise strahlentransparent.

► **Herz.** Die vordere, dem Sternum anliegende Herzkontur wird durch den rechten Ventrikel gebildet. Die hintere Herzkontur besteht im oberen Anteil aus dem linken Vorhof, im unteren Anteil aus dem linken Ventrikel. Unmittelbar auf Zwerchfellhöhe ist die V. cava inferior abgrenzbar.

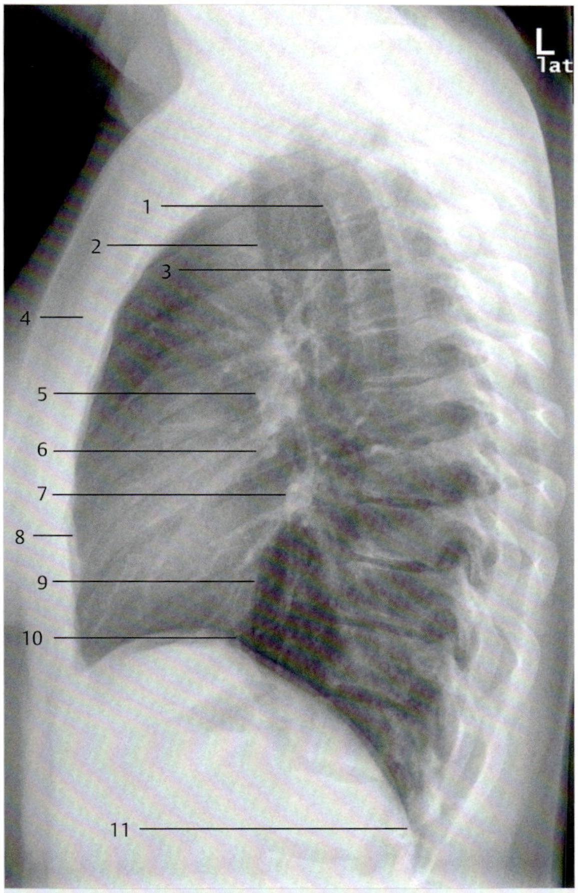


**Abb. 7.2** Seitliche Röntgenaufnahme des Thorax
1: linke Scapula, 2: Trachea, 3: rechte Scapula, 4: Sternum, 5: rechter Hilus, 6: linker Vorhof, 7: linker Hilus, 8: rechter Ventrikel, 9: linker Ventrikel, 10: V. cava inferior, 11: dorsaler Sinus phrenicocostalis.

Das sog. *Cava-Dreieck* wird von den Konturen der V. cava inferior (nach dorsal), dem Zwerchfell (nach kaudal) und der Hinterwand des linken Ventrikels (nach ventrokranial) gebildet; eine Verkleinerung seiner Fläche ist hinweisend auf eine linksventrikuläre Vergrößerung.

## 7.2 Computertomografie

> **Merke**
>
> Die moderne Mehrschicht-Spiral-Computertomografie gilt als Goldstandard der bildgebenden Diagnostik des Thorax.

▸ **Qualitätsanforderungen.** Mittels CT können viele projektionsradiografisch nicht lösbare Fragen beantwortet werden. Der hohe Informationsgehalt wird allerdings durch eine höhere Strahlenexposition erkauft (0,1 mSv bei der Übersichtsaufnahme des Thorax in zwei Ebenen gegenüber ca. 5 mSv bei der CT des Thorax). Umso wichtiger ist deshalb die Berücksichtigung der Qualitätsanforderungen für diese Schnittbildtechnologie (▸ Tab. 7.2, nach [38]).

▸ **Kontrastmittelgabe.** Im Rahmen der Indikationsüberprüfung muss entschieden werden, ob zur Klärung der klinischen Fragestellung eine Kontrastmittelgabe erforderlich ist (▸ Tab. 7.3). Dabei sind die allgemeinen Kontraindikationen zu beachten (Kap. 3). Notwendig ist darüber hinaus die exakte Festlegung der Kontrastmittelmenge sowie des Startzeitpunktes und der Geschwindigkeit der Injektion, die in der Regel maschinell erfolgt.

Grundsätzlich werden heute drei Vorgehensweisen unterschieden:

- Beim *Testbolusprinzip* wird mithilfe einer geringen Kontrastmittelmenge (typischerweise 20 ml) und wiederholter Scans auf einer Schicht die Kreislaufzeit bis zur optimalen Kontrastierung der gewünschten Struktur ermittelt. Diese Startverzögerung (delay) wird für die Hauptuntersuchung verwendet.
- Beim *Bolustriggering* wird die Röntgendichte in der darzustellenden Struktur durch wiederholte Scans gemessen. Wird der vorher definierte Schwellenwert durch das anflutende Kontrastmittel überschritten, startet das CT-Gerät die Untersuchung automatisch.
- Bei *Kindern* wird aus strahlenhygienischen Gründen auf diese Techniken verzichtet und eine feste Startverzögerung gewählt. Im Regelfall kann das intravenös verabreichte Kontrastmittel nach 8 Sekunden in den Lungenarterien und nach 12 Sekunden in der Aorta nachgewiesen werden.

Durch die hohe Kontrastmittelkonzentration können auf der Seite der Kontrastmittelgabe Aufhärtungsartefakte in der Umgebung der V. subclavia, V. brachiocephalica und V. cava superior entstehen. Diese führen zu einer eingeschränkten Beurteilbarkeit, können jedoch durch eine dem Kontrastmittelbolus folgende Injektion physiologischer Kochsalzlösung vermieden werden („biphasischer Kontrastmittelbolus“).

Aufgrund des hohen Dynamikumfangs der Computertomografie und der großen Dichteunterschiede im Thorax (lufthaltige Lunge, Weichteile, kalkhaltiger Knochen) müssen zur optimalen Beurteilung der unterschiedlichen Gewebe und Organe jeweils unterschiedliche *Fensterungen* verwendet werden.

Tab. 7.2 Qualitätsanforderungen für computertomografische Untersuchungen des Thorax nach BÄK (Stand vom 23.11.2007, [38]).

| Anforderung | Kriterien |
|---|---|
| Strahlenschutz | korrekte Indikationsstellung |
| | Anpassung des Untersuchungsfeldes an die Fragestellung |
| | vollständige Untersuchungsdokumentation (z. B. CTDI [computed tomography dose index] oder DLP [dose length product]) |
| | eventuelle Anwendung eines Bleischutzes auf nicht zu untersuchende Regionen |
| korrekte Akquisitionsparameter | adäquate Orts- und Kontrastauflösung |
| | vertretbares Bildrauschen |
| | fehlende Bewegungsunschärfe |
| | Kriterien:<br>• pulmonale Rundherde ≤ 1 mm sichtbar<br>• mediastinale Strukturen 1–5 mm sichtbar<br>• Darstellung der Gefäße bis in die Peripherie<br>• scharfe Darstellung von Trachea-, Gefäß-, Rippen- und Zwerchfellkonturen |
| größengetreue und überlagerungsfreie Abbildung der Thoraxorgane | erfüllt |
| Atemlage | Inspiration; bei speziellen Fragestellungen ergänzend Exspiration (bronchiolitis obliterans with organizing pneumonia [BOOP]) |
| Patientenlage | Rückenlage; bei speziellen Fragestellungen ggf. ergänzend in Bauchlage (Fibrose) |

Tab. 7.3 Indikationen für eine intravenöse Kontrastmittelgabe.

| Fragestellung | Kontrastmittelgabe | Startverzögerung |
|---|---|---|
| Pneumonie, Pneumonitis<br>Fibrose<br>Hämatothorax<br>Pneumothorax | nein | |
| Lungenarterienembolie | ja | Bolustrigger oder Testbolus im Truncus pulmonalis |
| Pathologien des Herzens oder der Aorta | ja | Bolustrigger oder Testbolus in der Aorta thoracalis ascendens |
| Mediastinitis, Tumorsuche und -staging | ja | 45 s |

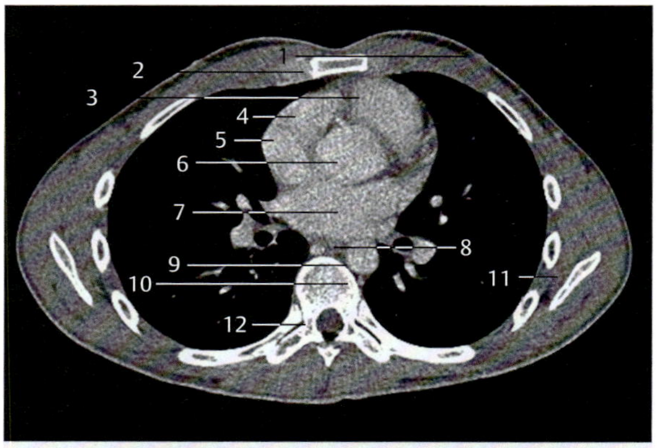


Abb. 7.3 Axialer CT-Schnitt durch den Thorax (*Weichteilfenster*). 1: Mamille, 2: Sternum, 3: rechter Ventrikel, 4: rechter Vorhof, 5: Einflusstrakt rechter Vorhof, 6: Ausflusstrakt linker Ventrikel (Aortenwurzel), 7: linker Vorhof mit Einmündung der Pulmonalvenen, 8: V. azygos, 9: Aorta descendens, 10: V. hemiazygos, 11: Scapula, 12: Myelon

## 7.2.1 Weichteilfenster

▸ Abb. 7.3 zeigt einen axialen CT-Schnitt durch den Thorax. Die Thoraxwand besteht aus der schmalen Kutis, dem hypodensen fetthaltigen Subkutangewebe sowie der thorakalen und spinalen Muskulatur.

Abhängig vom Grad der Involution sind die *Mammae* hypodens fetthaltig oder weisen noch einen großen, weichteildichten Drüsenkörper auf.

Axillär finden sich mehrere *Lymphknoten*, die physiologischerweise oval bis sichelförmig konfiguriert sind und einen hypodensen fetthaltigen Hilus aufweisen.

Nach Kontrastmittelgabe sind die *supraaortalen Gefäße* im Verlauf gut zu identifizieren, wobei der Aortenbogen als Orientierungspunkt dient.

Die *Pleura* ist als feine Linie entlang der Thoraxwand bzw. in den Interlobärspalten erkennbar. Der Pleuraspalt ist im Normalfall nicht abgrenzbar.

Die *Trachea* ist im Bereich der oberen Thoraxapertur als lufthaltige Struktur eindeutig zu identifizieren. Prätracheal liegt die Schilddrüse. *Lymphknoten* sind tief zervikal bis in das Mediastinum abgrenzbar. Hier gibt es klassische Prädilektionsstellen:

- *Ventral des Aortenbogens* befinden sich im Normalfall kaum Lymphknoten (Kurzachsendurchmesser < 6 mm).
- Im *aortopulmonalen Fenster* (zwischen Aortenbogen und Truncus pulmonalis) lassen sich in der Regel weniger als vier Lymphknoten abgrenzen (Kurzachsendurchmesser < 10 mm).
- *Perihilär* (Kurzachsendurchmesser < 10 mm).

- *Infrakarinal* (Kurzachsendurchmesser < 15 mm): Hier besteht Verwechslungsgefahr mit dem Ösophagus und in der pleuroperikardialen Umschlagfalte, ventral der Aorta thoracalis ascendens abgrenzbaren Flüssigkeit. Letztere weist in der Dichtemessung flüssigkeitsäquivalente Werte um 10 HE (Lymphknoten > 30 HE) auf.
- Neben der Aorta thoracalis descendens (Kurzachsendurchmesser < 7 mm): Hier besteht Verwechslungsgefahr mit der V. azygos.

► **Ösophagus, Gefäße.** Der Ösophagus liegt retrotracheal und stellt sich als glatt begrenzte, ca. 1,5 cm große, ovale Struktur mit abschnittsweise intraluminaler Luft dar. Die mittlere Ösophagealenge wird durch den angrenzenden Aortenbogen verursacht. Links kaudal des Aortenbogens liegt der Truncus pulmonalis mit seinen Aufzweigungen in rechte und linke Pulmonalarterie. Die venösen Gefäße sind aufgrund ihres Bezuges zur V. cava superior zuzuordnen, die rechts neben dem Aortenbogen liegt. Prävertebral erkennt man auf den kaudalen Schnitten links die Aorta thoracalis descendens und rechts davon die V. azygos. Etwa auf Höhe des Aortenbogens mündet diese in die V. cava superior und kommt als längliche, nach ventral ziehende Struktur zur Darstellung.

> **Merke** M!
>
> Einflussphänomene, die an dieser Stelle durch eine Mischung von stark kontrastmittelhaltigem (V. cava superior) mit eher schwächer kontrastiertem Blut (V. azygos) hervorgerufen werden, dürfen nicht mit *Thromben* verwechselt werden.

► **Herz.** Die einzelnen Herzhöhlen sind sehr gut über ihre Lage, die Wanddicke und die einmündenden bzw. abgehenden Gefäße identifizierbar. Der linke Vorhof liegt kraniodorsal. Dorsal davon verläuft der Ösophagus. Der linke Ventrikel schließt sich dem Vorhof nach kaudal an und liegt links ventral im Mediastinum. Der rechte Vorhof kommt rechts kranial zur Darstellung. Nach kaudal schließt sich der rechte Ventrikel an, der retrosternal liegt.

Auch die Abgänge und Äste der Herzkranzgefäße sind im epikardialen Fett gut erkennbar. Heute ist auch eine dedizierte Darstellung der Koronararterien mittels CT möglich (CT-Angiografie der Koronararterien z. B. zum Nachweis eines Gefäßverschlusses). Dies erfordert jedoch eine EKG-synchronisierte Erfassung der Bilddaten.

## 7.2.2 Lungenfenster

► Abb. 7.4 zeigt einen axialen CT-Schnitt durch den Thorax. Computertomografisch lassen sich im Lungenfenster die intrapulmonalen Gefäße als dendritische Strukturen bis in die Peripherie gut darstellen. Die begleitenden Bronchien sind bis auf Subsegmentebene abgrenzbar. Distal dieser Generation ist die Darstellung infolge der geringen Wanddicke (0,1 mm) und des geringen Durchmessers (< 1 mm) nicht sicher möglich.

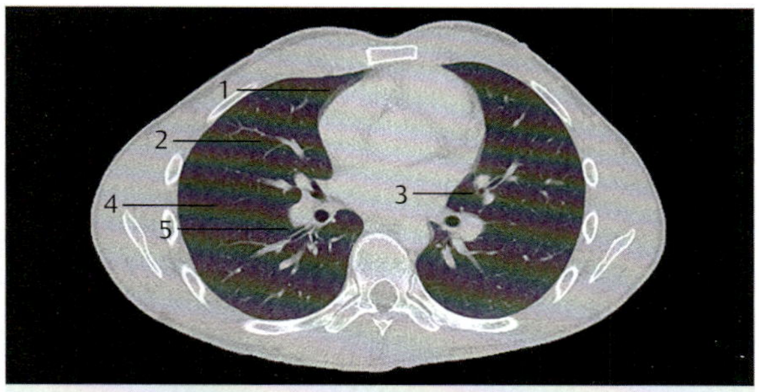


**Abb. 7.4** Axialer CT-Schnitt durch den Thorax (*Lungenfenster*). 1: Die Doppelkontur am Herzrand ist ein Bewegungsartefakt durch den Herzschlag und darf nicht mit einem Perikarderguss verwechselt werden. 2: Lungenvene, 3: Bronchus im Querschnitt, 4: physiologische intrapulmonale Gefäßrarefizierung an der Grenze zwischen Unter- und Mittellappen, 5: Bronchus im Längsschnitt

Die Lungenlappen lassen sich anhand der Interlobien eindeutig voneinander unterscheiden. Die Unterlappen grenzen breitbasig an das Diaphragma an und verjüngen sich nach kranial, reichen dabei jedoch fast bis apikal. Die Oberlappen weisen eine hierzu komplementäre Form auf. Der Mittellappen (nur rechts) grenzt an die ventrale Brustwand und die laterale Herzkontur an. Die einzelnen Lungensegmente können nur durch die Analyse und Verfolgung der Gefäße korrekt voneinander unterschieden werden.

## 7.2.3 Knochenfenster

Das Thoraxskelett einschließlich der Wirbelsäule wird im Knochenfenster beurteilt, das so gewählt wird, dass Kompakta und Spongiosa gut differenzierbar sind. Die anatomischen Strukturen und Lagebeziehungen sind durch die überlagerungsfreie, dreidimensionale Zuordnung exakt zu beschreiben. So können beispielsweise tumoröse, entzündliche, traumatische und postoperative Veränderungen gut detektiert und lokalisiert werden.

# Literatur

[37] **Bundesärztekammer** (BÄK). Leitlinie zur Qualitätssicherung in der Röntgendiagnostik. Stand: 23.11.2007

[38] **Bundesärztekammer** (BÄK). Leitlinie zur Qualitätssicherung in der Computertomografie. Stand: 23.11.2007

[39] **Galanski** M, Prokop M. Ganzkörper-Computertomografie: Spiral- und Multislice-CT. 2. Aufl. Stuttgart: Thieme; 2006

[40] **Hofer** M. CT-Kursbuch. 6. Aufl. Düsseldorf: DIDAMED; 2008

[41] **Möller** TB, Reif E. Taschenatlas Einstelltechnik. 4. Aufl. Stuttgart: Thieme; 2009

[42] **Neufang** KF, Bülo W. Häufigkeit pleuromediastinaler Linien beim Gesunden. Rofo 1981; 135 (6): 673–681

[43] **Voegeli** E. Praktische Thoraxradiologie. 5. Aufl. Bern: Huber; 2009

# 8 Befundsystematik und Urteilsfindung

R. Schmidt



## 8.1 Röntgenbild des Thorax

### 8.1.1 Systematische Bildbetrachtung und -analyse

Zur Befundung und Beurteilung radiologischer Untersuchungen ist eine Systematik zu empfehlen, um aus der Analyse der Röntgenzeichen in Verbindung mit den klinischen Symptomen eine eindeutige Diagnose oder Differenzialdiagnose bzw. Verdachtsdiagnose stellen zu können.

M!

**Merke**

Ein Vorschlag zur strukturierten Befunderfassung ist nachfolgend aufgeführt [48]:

- Aufnahmequalität
- Zwerchfell
- Herz
- Mediastinum
- Hilusregion
- Lungenparenchym und -gefäße
- Pleura
- Thoraxskelett und Weichteilmantel
- Fremdmaterialien

#### Aufnahmequalität und -technik

Die Kriterien einer korrekt durchgeführten Röntgenübersicht des Thorax sind in Kap. 7 aufgeführt. Darüber hinaus sind die nachfolgend genannten Aspekte in die Beurteilung einzubeziehen.

▶ **Fehlrotation.** Bei der Fehlrotation des Patienten steht der Patient schräg zum Strahlengang, sodass sich die Strukturen verzerrt und in vorgetäuscht falscher Position auf den Bilddetektor projizieren. Insbesondere das Mediastinum kann auf einer fehlrotierten Aufnahme nicht korrekt beurteilt werden, da es scheinbar nach links oder rechts verlagert ist.

▶ **Rasterdezentrierung.** Sie entsteht durch die nicht lotrechte Ausrichtung des Zentralstrahls der Röntgenröhre auf den Mittelpunkt des Streustrahlenrasters. Dies hat zur Folge, dass eine Bilddetektorhälfte weniger Röntgenstrahlung ausgesetzt und daher weniger „geschwärzt“ wird. Ein solcher Befund kann beispielsweise als Pleuraerguss fehlinterpretiert werden, ist jedoch durch einen Vergleich des Weichteilmantels beider Thoraxhälften als Rasterdezentrierung zu erkennen. Ferner erscheinen die Rippen aufgrund des höheren Streustrahlenanteils auf der weggekippten Seite unschärfer.

▶ **Röhrenkippung.** Bei einer inadäquaten Röhrenkippung treffen die Röntgenstrahlen nicht orthogonal auf den Detektor. So kommt es bei kraniokaudaler Verkippung zu einer vorgetäuschten Verlängerung des Herzschattens oder zu einer Stauchung des Mediastinums mit Eintauchen des Herzschattens in das Zwerchfell.

▶ **Liegende Aufnahmeposition.** Hierbei erscheinen Herz und Mediastinum oft verbreitert. Dies ist durch die folgenden aufnahmespezifischen Umstände bedingt:

- anterior-posteriorer Strahlengang mit stärkerer Vergrößerung der detektorfernen Objekte (Herz, Mediastinum)
- geringer Röhren-Detektor-Abstand von ca. 1 m mit konsekutiv größerer Divergenz des „Strahlenbündels“
- „Stauchung“ der thorakalen Strukturen durch unzureichende Inspirationstiefe bei entgegenwirkendem abdominalem Druck und oft auch geringer Compliancefähigkeit des Patienten

M!

**Merke**

Die diagnostische Aussagekraft bei liegender Aufnahmeposition ist insbesondere für Fragestellungen bezüglich Herz und Mediastinum eingeschränkt.

▶ **Hohe Beatmungsdrücke.** Sie haben einen entsprechend erhöhten intrathorakalen Druck zur Folge, der einerseits dem intraabdominalen Druck entgegenwirkt und zu einer tieferen Inspirationslage führt und andererseits direkt der Flüssigkeitsextravasation, z. B. im Rahmen eines Lungenödems, entgegenwirkt. Daher weisen Untersuchungen nach Intubation gegenüber Untersuchungen in Spontanatmung eine scheinbare Befundbesserung auf und umgekehrt [47].

▶ **Exspiratorische Röntgenaufnahmen.** Diese zeigen aufgrund des geringeren Luftgehaltes der Lungen eine stärkere pulmonale Gefäßzeichnung. Ferner sind die mediastinalen Strukturen „gestaucht“ und erscheinen somit vorgetäuscht verbreitert.

Im Folgenden sind typische Fragestellungen aufgelistet, anhand derer die eingangs genannten systematisch zu beurteilenden Strukturen analysiert werden sollten.

#### Zwerchfell

*Besteht eine pathologische Höhendifferenz?*

- Hochstand bei N.-phrenicus-Schädigung, Lungenteilresektion, Atelektase oder raumfordernder abdomineller Pathologie
- Tiefstand bei Lungenemphysem, Spannungspneumothorax

*Sind die Zwerchfelle glatt begrenzt und homogen gewölbt?*
- glatte, umschriebene Vorwölbungen durch lokale Innervationsstörungen („Zwerchfellbuckel") oder Hernien
- unregelmäßige Kontur durch Adhäsionen
- Abflachung durch Emphysem
- fehlende Abgrenzung durch Erguss, Pneumonie oder Belüftungsstörungen

*Sind die Zwerchfellrippenwinkel spitzwinklig begrenzt?*
- Erguss
- Adhäsionen

## Herz

*Liegt eine Herzvergrößerung vor?*
- Herzgröße projektionsradiografisch nur bei *gut* eingestellter Untersuchung in zwei Ebenen beurteilbar; vergrößert bei einem Herz-Thorax-Quotienten > 0,5

*Welche Herzkammern sind vergrößert?*
- ▶ Tab. 8.1 nennt Röntgenmorphologien bei Vergrößerung unterschiedlicher Herzhöhlen

## Mediastinum

*Besteht eine Verbreiterungen in der p. a.-Aufnahme?*
- Die im vorhergehenden Kapitel beschriebenen mediastinalen Kennlinien erlauben eine topografische Zuordnung möglicher Raumforderungen (z. B. Struma, Aortenelongation oder -aneurysma, Tumor)

*Besteht eine retrosternale Verschattung in der Seitaufnahme?*
- Struma, Tumor

*Sind Verschiebungen des Mediastinums erkennbar?*
- nach kontralateral durch Pleuraerguss oder Spannungspneumothorax
- nach ipsilateral durch Atelektase

*Sind Verschiebungen oder Einengungen der Trachea erkennbar?*
- Struma, Aortenaneurysma oder -elongation, Tumor

*Liegen Verkalkungen vor?*
- linear meist Gefäßkalk, häufig Aorta
- irregulär oder schalenförmig meist Lymphknoten, Herzklappen (typisch Mitralklappenring)

*Liegt mediastinale freie Luft vor?*
- postoperativ
- nach Ösophagus- oder Trachealverletzung (Intubation oder Tracheotomie, Trauma) manchmal mit lokalem Luftmaximum

## Hili

*Sind die Gefäßstrukturen der Hili im kontinuierlichen Verlauf nachvollziehbar?*
- abgebrochene Strukturen oder rundliche Verschattungen ohne Gefäßbezug durch vergrößerte Lymphknoten, Tumor

*Sind die Hili scharf begrenzt?*
- beidseitige Unschärfe durch Lungenödem
- einseitige Unschärfe durch angrenzende Pneumonie oder Dystelektasen

## Lungenparenchym und -gefäße

*Welche Morphologie weisen die Lungengefäße auf?*
- symmetrisch vermehrt und verbreitert bei pulmonalvenöser Hypertonie
- symmetrisch vermindert bei Lungenemphysem
- asymmetrisch fehlend bei Pneumothorax
- asymmetrisch vermindert bei Lungenembolie

*Sind alveoläre Infiltrate (dichte, unscharf begrenzte Verschattungen) abgrenzbar?*
- einseitig konsolidierend meist bei Pneumonie oder Atelektase
- beidseitig konsolidierend meist bei alveolärem Ödem

*Sind interstitielle Pathologien (retikuläre Zeichnungsvermehrung) abgrenzbar?*
- perihilär betont bei Ödem oder atypischer Pneumonie
- Kerley-B-Linien bei Ödem

**Tab. 8.1** Projektionsradiografische Zeichen der Herzvergrößerung.

| Herzbinnenraum | Zeichen der Vergrößerung | |
|---|---|---|
| | **p. a.** | **seitlich** |
| linker Vorhof | Vergrößerung der Vorwölbung ggf. mit Nachweis eines Kernschattens | Vorwölbung nach dorsal mit Verdrängung des Ösophagus (Breischluck!) |
| linker Ventrikel | Verlagerung der Herzspitze nach links und Eintauchen in das Zwerchfell | Überragen des Cava-Dreiecks |
| rechter Vorhof | Überschreiten der Medioklavikularlinie um mehr als 1/3 des Hemithoraxdurchmessers | Verkleinerung des Retrosternalraumes |
| rechter Ventrikel | Verbreiterung des Herzschattens zu beiden Seiten und Anheben der Herzspitze | Kontaktfläche zum Sternum > 2/3 |

- dorsobasal betont bei Lungenfibrosen (insbesondere idiopathische pulmonale Fibrose, nicht spezifische interstitielle Pneumonie)

*Sind Herdbefunde (glatt oder irregulär, scharf begrenzte Verschattungen) abgrenzbar und liegen diese intra- oder extrapulmonal?*
- Nomenklatur [45]:
  - Rundschatten: nur in einer Ebene sichtbar
  - Rundherd: in zwei Ebenen sichtbar und < 3 cm
  - Raumforderung (engl. „mass"): in zwei Ebenen sichtbar und > 3 cm

*Können die vorgenannten Phänomene den Lungen zugeordnet werden?*
- vorgetäuschte Infiltrate durch Haarzöpfe, Rippenknorpel-Verkalkungen, Brustimplantate, Fremdmaterialien (z. B. PEEP-Ventil, Defibrillator-Elektroden)
- vorgetäuschte Rundherde durch Osteophyten, Mamillenschatten, Rippenknorpel-Verkalkungen, (sub-)kutane Tumore, Fremdmaterialien (z. B. EKG-Elektroden, ZVK-Anschlüsse)

### Pleura

*Liegen Pleura parietalis und visceralis einander an?*
- Distanzierung durch Luft (Pneumothorax) oder Flüssigkeit (Erguss, Hämatom, Empyem)

*Liegen Verdickungen oder Verkalkungen der Pleura vor?*
- apikal oft postentzündlich
- an beliebiger Stelle im postoperativen Zugangsweg
- basal, insbesondere paravertebral und epidiaphragmal betont bei Asbestose (meldepflichtige Erkrankung!)

*Bestehen Adhäsionen oder Einziehungen der Pleura?*
- an beliebiger Stelle im postoperativen Zugangsweg; häufig ventrobasal nach Herz-OP
- im rechten paravertebralen Oberlappen durch akzessorisches Interlobium bzw. Pleuraduplikatur als Lobus venae azygos

### Thoraxskelett und Weichteilmantel

*Besteht eine physiologische Wirbelsäulenkonfiguration?*
- mehrsegmentale Hyper- oder Hypokyphose meist konstitutionell
- oligosegmentale Hyperkyphose („Gibbus") oder Skoliose meist frakturbedingt oder seltener durch Wirbelkörperfehlbildung
- bei Skoliose und Schmorlschen Knötchen gegebenenfalls Morbus Scheuermann
- Wirbelgleiten bei Pseudospondylolisthese oder Spondylolyse

*Stellen sich die Wirbelkörperkonturen glatt konturiert dar und besteht eine den Nachbarsegmenten vergleichbare Wirbelkörperhöhe?*
- reduziert bei Frakturen, Fehlbildungen, Schmorlschen Knötchen

*Sind die Rippen bezüglich Anzahl und Verlauf regelrecht?*
- Anlagevarianten (z. B. Gabelrippen), Frakturen, Tumore

*Liegen Areale mit verminderter oder vermehrter Knochendichte vor?*
- vermehrt durch Konsolidierungen nach Fraktur, Osteoplasien bei Metastasen, Osteome, Degenerationen
- vermindert durch Osteoporose, osteolytische Metastasen

*Sind fokale Verschattungen oder Aufhellungen im Weichteilmantel sichtbar?*
- Verschattungen durch kutane oder subkutane Tumore, Hämatome, intramammäre Läsionen
- Aufhellung durch Weichteilemphysem (irregulär, Muskelfiederung sichtbar), Mastektomie (homogen)

> **M!**
> **Merke**
> Eine sichere Beurteilung des Skeletts und Weichteilmantels kann aufgrund der auf die Lungendarstellung optimierten Aufnahmetechnik schwierig sein. Bei Verdacht auf ossäre Veränderungen sollten explizite Skelett- bzw. Zielaufnahmen mit adäquaten Expositionsparametern erstellt werden.

### Fremdmaterialien

Eine Übersicht über geläufige Fremdmaterialien gibt Kapitel 10. Diese sind stets in die Beurteilung einzubeziehen. Daneben ist stets auf nicht erwartete entweder extern überlagernde oder intrakorporale Fremdkörper zu achten.

## 8.2 Computertomografie des Thorax

Eine Computertomografie muss wegen des hohen Informationsgehaltes strukturiert ausgewertet werden, um sämtliche relevanten Informationen zu erfassen.

Die dreidimensionalen CT-Datensätze werden üblicherweise in transversalen, koronaren und sagittalen Standardebenen rekonstruiert. Darüber hinaus sind beliebige Schnittebenen möglich, die an die darzustellende Struktur angepasst werden können (multiplanare Rekonstruktionen: MPR).

Der Dynamikumfang von ca. 4 000 möglichen Graustufen wird durch die Fensterung an den beschränkten

Wahrnehmungsumfang des menschlichen Auges von maximal 100 Graustufen angepasst. Diese Reduktion der Ausgangsinformation wird durch eine Betrachtung in unterschiedlichen Fensterungen kompensiert, die sich bezüglich des betrachteten Helligkeitsspektrums und -umfangs unterscheiden. Typische Beurteilungseinstellungen sind das *Weichteilfenster* zur Beurteilung der Mediastinal- und Thoraxwandstrukturen, das *Lungenfenster* zur Beurteilung des Lungenparenchyms und das *Knochenfenster* zur Beurteilung der ossären Strukturen ([44], [46]).

Somit ist eine Computertomografie aus unterschiedlichen Perspektiven mit jeweils unterschiedlichen Fensterungen und im Fall dynamischer Untersuchungen auch noch zu unterschiedlichen Zeitpunkten zu betrachten. Die resultierende Komplexität erlaubt kein allgemeingültiges Befundungsschema, sondern erfordert vielmehr eine individuell an die Fragestellung angepasste Untersuchungs- und Befundungsstrategie.

Eine erste Sichtung der Untersuchung sollte in der transversalen Ebene von kranial nach kaudal in den drei Standardfensterungen erfolgen. Dabei sind anatomische Strukturen zu identifizieren und bezüglich ihrer regelrechten Darstellung zu prüfen. Auffälligkeiten sollten unter Nennung von Lokalisation, Größe, Form, Begrenzung, CT-Dichte und Textur beschrieben werden. Die abschließende Beurteilung ist nur durch Integration der klinischen Fragestellung und der radiologischen Befunde möglich.

Nicht nur aus diesem Grund ist daher die enge anästhesiologisch-radiologische Zusammenarbeit Grundvoraussetzung für eine korrekte Stellung von Diagnose bzw. Differenzialdiagnose und die hieraus resultierenden Therapieentscheidungen.

## Literatur

[44] **Galanski** M, Prokop M. Ganzkörper-Computertomografie: Spiral- und Multislice-CT. 2. Aufl. Stuttgart: Thieme; 2006

[45] **Hansell**, DM, Bankier AA, MacMahon H et al. Fleischner Society: glossary of terms for thoracic imaging. Radiology 2008; 246 (3): 697–722

[46] **Hofer** M. CT-Kursbuch. Ein Arbeitsbuch für den Einstieg in die Computertomografie. 6. Aufl. Düsseldorf: Didamed; 2008

[47] **McLoud** TC, Barash PG, Ravin CE. PEEP: radiographic features and associated complications. Am J Roentgenol 1977; 129 (2): 209–213

[48] **Schülke** C, Roos N, Buerke B et al. Thoraxradiologie auf der Intensivstation. Med Klin Intensivmed 2011; 106: 96 - 102

[49] **Voegeli** E. Praktische Thoraxradiologie. 5. Aufl. Bern: Huber; 2009

# 9 Krankheitsentitäten

## 9.1 Erkrankungen der Pleura

*C. Schülke, H. Welp*

### 9.1.1 Pneumothorax

#### Ätiologie und klinische Symptomatik

Pneumothoraces können hinsichtlich ihrer Ätiologie in 4 *Kategorien* eingeteilt werden:

- Spontanpneumothorax oder idiopathischer/primärer Pneumothorax
- Emphysempneumothorax oder sekundärer Pneumothorax
- traumatischer Pneumothorax
- iatrogener Pneumothorax

Im Gegensatz zum primären oder idiopathischen Pneumothorax (ohne erkennbare Ursache) tritt der sekundäre Pneumothorax bei Patienten mit einer bekannten zugrunde liegenden Lungenerkrankung, meist einer COPD, auf. Dennoch können auch bei bis zu 90 % der Patienten mit primärem Pneumothorax während der Thorakoskopie oder in der CT subpleurale Bläschen oder apikale Bullae als mögliche Ursache gefunden werden.

Die *häufigste Form* ist jedoch *der iatrogene Pneumothorax.* Dieser entsteht meist in Zusammenhang mit einer Punktion der Pleurahöhle (24 %), der Punktion der V. subclavia zum Zwecke einer Katheteranlage (22 %), mit der Pleurabiopsie und der transbronchialen Biopsie (8 %) oder in Zusammenhang mit der mechanischen Beatmung (7 %) [51].

> **Merke** M!
>
> Die typischen *Symptome* wie Brustschmerz und Luftnot sind häufig nur gering ausgeprägt und fehlen zuweilen bei einem primären Pneumothorax völlig.

Meist sind die Symptome beim sekundären Pneumothorax stärker ausgeprägt, und die Intensität der Luftnot steht oft in keinem Verhältnis zur Größe des Pneumothorax. Bei der klinischen Untersuchung fallen charakteristischerweise eine verminderte Atemexkursion, ein hypersonorer Klopfschall und ein abgeschwächtes Atemgeräusch der betroffenen Thoraxhälfte auf. Beim Spannungspneumothorax treten zusätzlich Zeichen der kardiorespiratorischen Dekompensation wie Zyanose, Schwitzen, Tachypnoe, Tachykardie und Hypotension hinzu. Der Spannungspneumothorax als Notfallsituation ist häufig vergesellschaftet mit Beatmungstherapie, Polytraumata, kardiopulmonaler Reanimation, mit dislozierten, abgeklemmten oder anderweitig okkludierten Thoraxdrainagen sowie mit einer akuten Exazerbation einer COPD oder eines Asthma bronchiale.

*Pathophysiologisch* entsteht an der Eintrittsstelle der Luft in die Pleurahöhle ein Ventilmechanismus, der den Eintritt von Luft zulässt, aber ein Entweichen verhindert. Als Folge übersteigt der ipsilaterale intrapleurale Druck den atmosphärischen Druck mit der Konsequenz eines gestörten venösen Rückflusses und einer lebensbedrohlichen Reduktion des Herzminutenvolumens [51].

#### Untersuchungsstrategie

Ein Pneumothorax kann sonografisch, projektionsradiografisch und computertomografisch nachgewiesen werden.

Aufgrund der höheren Verfügbarkeit und der geringeren Strahlenexposition ist die ***Projektionsradiografie*** der CT im Regelfall vorzuziehen. Je nach Patientenzustand kann die Untersuchung im Liegen im a. p.-Strahlengang oder aber im Stehen in den Standardprojektionen durchgeführt werden, wobei die Sensitivität im Liegen geringer ist. Gegenüber der Sonografie ermöglicht die Projektionsradiografie eine Mitbeurteilung relevanter Nebenbefunde, wie die Lage eingebrachter Fremdmaterialien oder möglicherweise für den Pneumothorax ursächlicher Rippenfrakturen. Daher stellt die Projektionsradiografie, z. B. nach Anlage eines zentralen Venenkatheters oder Trachealtubus, das etablierte Kontrollverfahren dar [50].

Zur genauen Quantifizierung und Beschreibung der Luftverteilung ist die ***Computertomografie*** in Niedrigdosistechnik Verfahren der Wahl; neben der exakten Diagnostik kann zur Behandlung unmittelbar die CT-gesteuerte Drainageanlage durchgeführt werden.

#### Typische Befunde

> **Merke** M!
>
> Die typische Morphologie eines Pneumothorax besteht aus einer zur Thoraxwand parallelen Dichtesprunglinie, peripher derer keine Lungenstruktur mehr abgrenzbar ist.

Die kollabierte Lunge kann hingegen durch eine homogene Verschattung infolge des fehlenden Luftgehaltes auffallen (▶ Abb. 9.1). Diese Zeichen können in liegender Position jedoch maskiert sein, da pleurale Luft in Rückenlage nach ventral aufsteigt und somit im a. p.-Strahlengang keine sichtbare Kontur bildet. Wichtige Hinweise können in solchen Fällen indirekte Zeichen geben, wie etwa das Deep-Sulcus-Sign (▶ Abb. 9.2), ein hypertransparenter ipsilateraler oberer Abdominalquadrant oder ein begleitendes Weichteilemphysem infolge einer Fistelbildung, beispielsweise nach Drainageentfernung.

Komplementär zur Röntgenuntersuchung kann in solchen Fällen die Sonografie eingesetzt werden, in der die typische atemabhängige Verschiebung des Lungengewe-

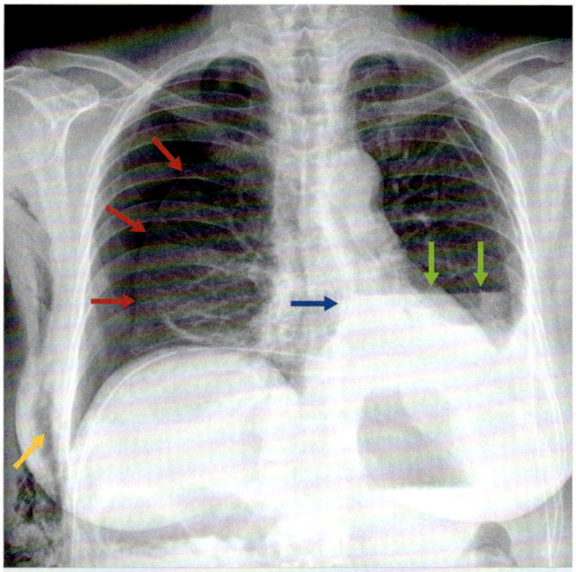

**Abb. 9.1** Ausgedehnter Pneumothorax rechts (rote Pfeile) mit Verlagerung des Recessus costomediastinalis (blauer Pfeil) nach kontralateral als Zeichen einer Spannungskomponente. Hinweisend auf einen Pneumothorax links ist eine Spiegelbildung (grüne Pfeile) bei Fluidopneumothorax abgrenzbar. Assoziiertes Weichteilemphysem (gelber Pfeil).

bes und die sonst typischen Resonanzartefakte („Kometenschweife") nicht mehr nachzuweisen ist [54]. Alternativ besteht auch die Möglichkeit von Röntgenspezialaufnahmen (Tangentialaufnahme), die auch kleine Pneumothoraces nachweisen können.

Das *Volumen* eines Pneumothorax kann abgeschätzt werden [52]. Dazu wird die jeweils mittlere Breite des Pneumothorax apikal (a), lateral (b) und laterobasal (c) gemessen. Anhand folgender Formel kann der prozentuale Pneumothoraxanteil am ipsilateralen Thoraxvolumen errechnet werden:

$$\left(\frac{a+b+c}{3} \times 10\right) + 9$$

In der *liegenden* Aufnahmeposition ist ein großer Anteil des Pneumothorax jedoch ventrobasal lokalisiert, sodass das errechnete Volumen ungenau, meist falsch niedrig bestimmt würde.

Daher ist unabhängig vom Ergebnis einer Quantifizierung stets auf Befunde zu achten, die auf einen Spannungspneumothorax hinweisen können [53]. Hierzu gehören der totale Kollaps der ipsilateralen Lunge, eine Mediastinalverlagerung nach kontralateral, eine Impression der unteren Kardiomediastinalkontur oder eine Inversion der Zwerchfellwölbung.

Abzugrenzen von einem Pneumothorax sind Befunde, die einen solchen vortäuschen, wie überlagernde Hautfalten und externe Kabel. Zumeist sind diese bis außerhalb des Pleuraraumes zu verfolgen oder verlaufen über eine ansonsten unauffällige Lungenstrukturzeichnung.

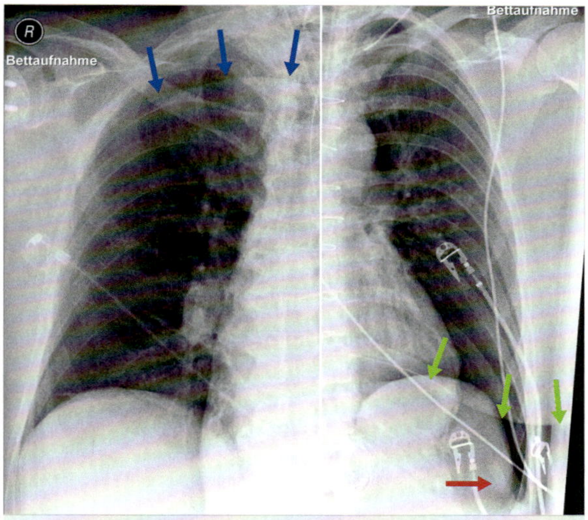


**Abb. 9.2** Deep-Sulcus-Sign (roter Pfeil) links als indirektes Zeichen eines Pneumothorax. Die nebenbefundlich überlagernde Hautfalte läuft über die Lungengrenze hinaus (grüne Pfeile). Rechts apikal sind neben dem Hautfaltenverlauf (blaue Pfeile) zudem periphere Lungenstrukturen abgrenzbar.

## Therapeutisches Vorgehen

Die Therapie des Pneumothorax richtet sich nach seiner Größe und der klinischen Symptomatik.

> **Merke**
>
> Ein Spannungspneumothorax stellt eine Notfallsituation dar und muss umgehend durch die Anlage einer *Thoraxdrainage* behandelt werden.

Bei hämodynamischer Instabilität ist abzuwägen, ob die zeitliche Verzögerung durch die radiologische Diagnostik gerechtfertigt ist oder ob die Anamnese und die klinischen Untersuchungsbefunde bereits ausreichen, um die Diagnose zu stellen und die Seite des Pneumothorax zu lokalisieren. Bei drohender Reanimationspflichtigkeit sollte dann die Drainageanlage umgehend, „blind", d. h. ohne weitere radiologische Diagnostik erfolgen. Unter Umständen kann in solchen Situationen die Punktion des Thorax mit einer großlumigen Venenverweilkanüle kurzfristig Entlastung schaffen und den Patienten stabilisieren.

Ob die Drainage in der Position nach Monaldi (2.–3. ICR, Medioklavikular-Linie) oder nach Bülau (3.–5. ICR, vordere Axillarlinie) angelegt werden muss, richtet sich nach der Lokalisation des Pneumothorax. Grundsätzlich sind ventrale und apikale Pneumothoraxkomponenten besser durch Drainage in Monaldi-Position zu erreichen.

Bei kleineren, asymptomatischen Pneumothoraces kann ein abwartendes Verhalten mit regelmäßigen, radiologischen Kontrollen gerechtfertigt sein. Grundsätzlich geht man davon aus, dass innerhalb von 24 Stunden etwa 1,25–2,25 % des Volumens eines Hemithorax an Luft resorbiert werden können. Daher ist zu erwarten, dass die Resorption eines vollständigen Pneumothorax bis zu 6 Wochen dauern würde [55].

Vor allem bei beatmeten Patienten ist jedoch fast immer die Anlage einer Thoraxdrainage erforderlich, da die positiven Atemwegsdrücke das ursächliche Luftleck unterhalten und zu einem Spannungspneumothorax führen können (bis zu 3 % der invasiv beatmeten Patienten) [51].

### Literatur


[50] **American College of Radiology.** ACR-Appropriateness Criteria: Routine Chest Radiograf., Update 2011

[51] **Baumann** MH, Strange C, Heffner JE et al.; AACP Pneumothorax Consensus Group. Management of spontaneous pneumothorax: an American college of chest physicians delphi consensus statement. Chest 2001; 119 (2): 590–602

[52] **Choi** BG, Park SH, Yun EH et al. Pneumothorax size: correlation of supine anteroposterior with erect posteroanterior chest radiografs. Radiology 1998; 209 (2): 567–569

[53] **Kollef** MH. Risk factors for the misdiagnosis of pneumothorax in the intensive care unit. Crit Care Med 1991; 19: 906–910

[54] **Lichtenstein** DA, Mezière G, Lascols N et al. Ultrasound diagnosis of occult pneumothorax. Crit Care Med 2005; 33 (6): 1231–1238

[55] **MacDuff** A, Arnold A, Harvey J; BTS Pleural Disease Guideline Group. Management of spontaneous pneumothorax: British Thoracic Society Pleural Disease Guideline 2010. Thorax 2010;65 (Suppl 2): ii18–31


## 9.1.2 Pleuritis

### Ätiologie und klinische Symptomatik

Charakteristisches Symptom der Pleuritis als Entzündungsprozess ist der Schmerz, der beim Atmen und Husten an Intensität zunimmt.

Da die viszerale Pleura nicht schmerzempfindlich ist, treten Schmerzen erst bei Mitbeteiligung der parietalen Pleura auf. Gewöhnlich wird der Schmerz auf der betroffenen Seite wahrgenommen. Bei Beteiligung der diaphragmalen Pleura kann der Schmerz auch in den Oberbauch projiziert werden und einen intraabdominellen Prozess vortäuschen.

Bei der klinischen Untersuchung fällt meist eine flache und beschleunigte Atmung auf. Die Atemexkursion der betroffenen Seite kann vermindert sein.

> **Merke** M!
>
> Bei der Auskultation kann das für die Erkrankung typische pleurale, atemsynchrone lederartige Reibegeräusch vorliegen.

Die Ätiologie der Pleuritis ist vielfältig. Häufig liegt ein pulmonaler Prozess wie eine Pneumonie oder ein Lungeninfarkt zugrunde. Seltener wird eine pleuritische Begleitreaktion bei der Pankreatitis gesehen. Sie wird aber auch im Rahmen von systemischen Erkrankungen beobachtet, z. B. bei Urämie, Kollagenosen oder im Rahmen von metastasierten Malignomen oder bei Pleurakarzinom [56].

### Untersuchungsstrategie

Die gesunde Pleura ist wegen ihrer geringen Dicke von ca. 0,2 mm projektionsradiografisch nicht und auch computertomografisch nur eingeschränkt abgrenzbar. In der Sonografie ist die Pleura aufgrund des Impedanzsprunges zum angrenzenden extrapleuralen Fett und der physiologischen pleuralen Flüssigkeit jedoch meist gut abgrenzbar, sodass die *Sonografie die Methode der Wahl* darstellt [58]. Der Ausschluss differenzialdiagnostisch relevanter Krankheiten kann dennoch eine Projektionsradiografie oder eine Computertomografie erforderlich machen.

### Typische Befunde

Sonografisch imponiert eine akute Pleuritis als unregelmäßige *Verdickung* der ansonsten glatten *Pleura*. In bis zu 66 % der Fälle sind auch kleine subpleurale Infiltrationen oder basale Pleuraergüsse abgrenzbar [58]. Die dichotome Unterteilung in Pleuritis sicca und Pleuritis exsudativa ist dabei nicht streng einzuhalten, da auch bei noch bestehender Schmerzsymptomatik im Sinne einer Pleuritis sicca bereits geringe Mengen Erguss nachweisbar sein können. Mit Progredienz des Ergusses nehmen die Schmerzen in einem fließenden Übergang in die Pleuritis exsudativa ab.

Eine chronische Pleuritis führt zu einer deutlicheren Verdickung der Pleura, die somit auch immer radiologisch nachweisbar wird. Bei langen bzw. schweren entzündlichen Verläufen und insbesondere einer posttuberkulösen Genese kann sich eine *Pleurosis calcarea* ausbilden (► Abb. 9.3). Diese ist aufgrund der namensgebenden Kalzifikationen auch projektionsradiografisch gut sichtbar.

Multiple knotige, im Verlauf konstante oder progrediente Pleuraverdickungen sind verdächtig auf eine *maligne Genese*. Bei weiterem Wachstum kann infolge einer Infiltration beider Pleurablätter das physiologische Gleiten wegfallen. Sowohl eine Pleurosis carcinomatosa infolge metastasierter Tumoren als auch ein Pleuramesotheliom als primäre pleurale Entität führen in der Regel zu einer Pleuraergussbildung, die somit kein differenzierendes Kriterium darstellt.

### Therapeutisches Vorgehen

Entscheidend bei der Behandlung der Pleuritis ist die Therapie der zugrunde liegenden Erkrankung. Als supportive Therapiemaßnahmen haben sich die Applikation nicht steroidaler *Antiphlogistika* und *lokale Maßnahmen*, z. B. das Wickeln des Thorax mit elastischen Binden, bewährt. Zur Vermeidung einer komplizierenden Pneumo-

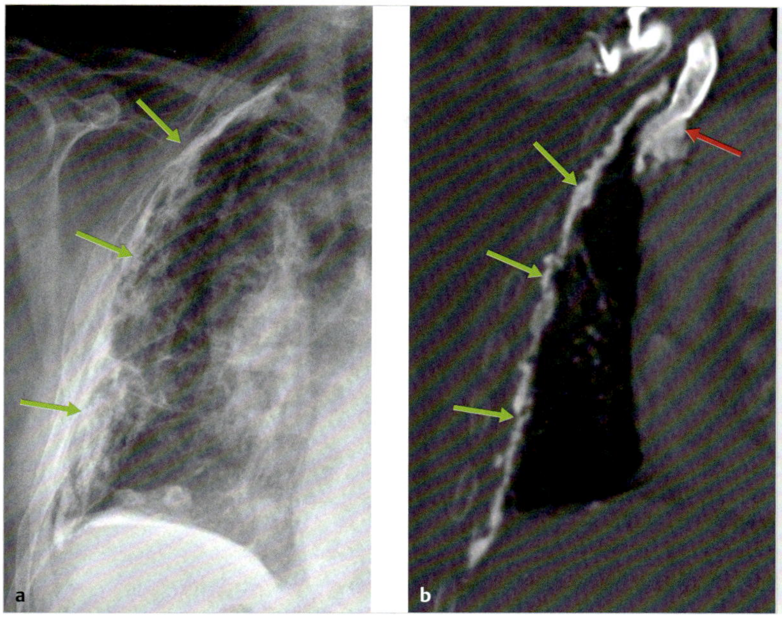

**Abb. 9.3** Pleurosis calcarea mit ausgeprägten pleuralen Verkalkungen (grüne Pfeile) und Schrumpfung der rechten Lunge. Kontrastmitteleinstrom in die V. cava superior (roter Pfeil).
**a** Projektionsradiografie.
**b** Computertomografie.

nie sollte auf eine ausreichende *Bronchialtoilette* geachtet werden, insbesondere dann, wenn die Patienten zusätzlich sedierende Medikamente erhalten ([56], [57]).

## Literatur

[56] **Brims** FJH, Davies HE, Lee YCG. Respiratory chest pain: diagnosis and treatment. Med Clin North Am 2010; 94 (2): 217–232

[57] **Cagle** PT, Allen TC. Pathology of the pleura: What the pulmonologists need to know. Respirology 2011; 16 (3): 430–438

[58] **Reuss** J. Sonography of the pleura. Ultraschall Med 2010; 31 (1): 8–22, quiz 23–25. Epub 2010 Feb 15

## 9.1.3 Pleuraerguss

### Ätiologie und klinische Symptomatik

**Definition**

Eine übermäßige pleurale Flüssigkeitsansammlung wird als Pleuraerguss bezeichnet, wobei ein Volumen von 10 – 20 ml pro Seite physiologisch ist [59].

Ursachen können eine gesteigerte Flüssigkeitsproduktion oder eine verminderte Flüssigkeitsresorption sein.

Anhand der Zusammensetzung werden *Transsudate* (Proteinkonzentration < 30 g/l) von *Exsudaten* (Proteinkonzentration > 30 g/l) unterschieden. Ursächlich für ein Transsudat ist eine Erhöhung des hydrostatischen oder eine Reduktion des onkotischen Druckes. Dabei liegt meist eine systemische, extrapleurale Pathologie vor. Exsudate sind hingegen meist Folge einer pleuralen Pathologie, die zu einer erhöhten Permeabilität der pleuralen Kapillaren führt (▶ Tab. 9.1).

**Tab. 9.1** Mögliche Ursachen für Pleuraergüsse.

| Exsudat | Transsudat |
|---|---|
| **häufig** | |
| Malignom | Linksherzversagen |
| parapneumonischer Erguss | Leberzirrhose |
| Tuberkulose | |
| **intermediär** | |
| Lungenembolie | Hypoalbuminämie |
| Autoimmunerkrankungen | Peritonealdialyse |
| Asbestose (Anfangsstadium) | nephrotisches Syndrom |
| Pankreatitis | Mitralklappenstenose |
| nach Myokardinfarkt | |
| nach herzchirurgischen Operationen (Dressler-Syndrom) | |
| **selten** | |
| Yellow-Nail-Syndrom | Pericarditis constrictiva |
| Medikamente | Urinothorax |
| Pilzinfektionen | Meigs-Syndrom |

Der Proteingehalt des Pleuraergusses ist abhängig vom Serumproteingehalt. Daher würde die bloße Betrachtung des Grenzwertes von 30 g/l im Fall eines pathologischen Serumproteingehaltes zu einer falschen Klassifikation des Pleuraergusses führen. Andererseits kann auch eine diuretische Therapie eine Reduktion des pleuralen Wassers und somit eine Konzentration des Proteingehaltes bewirken.

In solchen Situationen können die *Light-Kriterien* hilfreich sein, von denen zur Klassifikation als Exsudat mindestens ein Kriterium erfüllt sein muss [63]:

- Die Proteinkonzentration im Erguss geteilt durch die Proteinkonzentration im Serum ist größer als 0,5.

- Die Aktivität der LDH im Erguss geteilt durch die Aktivität der LDH im Serum ist größer als 0,6.
- Die Aktivität der LDH im Erguss ist größer als zwei Drittel des oberen Referenzbereiches für den Serumwert.

Sonderformen des Exsudates stellen Ergüsse mit korpuskulären Bestandteilen, wie z. B. immunkompetenten Zellen und Erregern (Empyem) oder Erythrozyten (Hämatothorax), dar. Die Abgrenzung zwischen blutig tingiertem, z. B. paraneoplastischem Pleuraerguss und einem *Hämatothorax* erfolgt anhand des Hämatokrits. Ist der Hämatokrit im Erguss 50 % des Blut-Hämatokrits, spricht dies für einen Hämatothorax.

Ein *Chylothorax* (z.B. bei Verletzung oder neoplastischer Infiltration des Ductus thoracicus) ist von einem *Pseudochylothorax* (z. B. bei rheumatoider Grunderkrankung oder Tuberkulose) durch eine Punktatanalyse abzugrenzen. Dabei sichert der Nachweis von Cholesterinkristallen einen Pseudochylothorax und der Nachweis von Chylomikronen einen Chylothorax.

> **M!**
> ### Merke
> Pleuritischer Schmerz und Kurzatmigkeit sind die häufigsten *Symptome*, obwohl viele Pleuraergüsse asymptomatisch verlaufen und erst bei der körperlichen Untersuchung oder auf Röntgenaufnahmen entdeckt werden.

Bei der klinischen Untersuchung des Patienten imponieren Klopfschmerz, eingeschränkte Beweglichkeit des Hemithorax sowie ein abgeschwächtes oder aufgehobenes Atemgeräusch auf der betroffenen Seite.

## Untersuchungsstrategie

Ein Pleuraerguss kann sonografisch, projektionsradiografisch und computertomografisch nachgewiesen werden.

> **M!**
> ### Merke
> Die *Sonografie* ist aufgrund der hohen Sensitivität, der Verfügbarkeit und der fehlenden Strahlenexposition die Methode der Wahl.

Zudem ermöglicht sie die Quantifizierung und Charakterisierung des Pleuraergusses [65].

Gegenüber der Sonografie gibt die *Projektionsradiografie* einen schnellen, jedoch groben Überblick über die Flüssigkeitsmenge und -verteilung. Zudem können relevante Nebenbefunde, wie angrenzende Belüftungsstörungen, eine Mediastinalverlagerung oder möglicherweise ursächliche Pathologien, diagnostiziert werden.

Die *Computertomografie* kann in speziellen Fällen zur genauen Quantifizierung, Charakterisierung und Beschreibung der Pleuraergussverteilung durchgeführt werden. Gegebenenfalls kann sich therapeutisch unmittelbar eine CT-gesteuerte Pleuradrainge anschließen. Sofern nicht explizit ein Pleuraempyem auszuschließen ist, reicht eine Computertomografie in Niedrigdosistechnik ohne Kontrastmittelgabe.

## Typische Befunde

*Projektionsradiografisch* manifestiert sich ein Pleuraerguss typischerweise durch eine homogene Verschattung des entsprechenden basalen Hemithorax (▶ Abb. 9.4). Das ipsilaterale Hemidiaphragma wird dabei in der Regel maskiert. Das Meniskuszeichen, eine nach kranial spitz auslaufende thoraxwandständig konkave Verschattung, ist meist nur in stehender Aufnahmeposition abgrenzbar. In der liegenden Aufnahmeposition läuft der Erguss nach dorsokranial aus, was zu einer graduellen Abnahme der Verschattung führt. Dadurch wird die Bestimmung der kraniokaudalen Flüssigkeitsausdehnung erschwert.

Ein subpulmonaler Erguss kann von einem Zwerchfellhochstand nicht zu differenzieren sein, da er ebenfalls vom angrenzenden Lungengewebe scharf abgrenzbar ist im Gegensatz zum frei nach kranial auslaufenden Pleuraerguss. Weitere umschriebene Pleuraergüsse können lateral thoraxwandständig, apikal oder interlobär lokalisiert sein. Interlobäre Ergüsse im kleinen Lappenspalt sind häufig bikonvex und werden manchmal mit Raumforderungen verwechselt. Sie sind jedoch rasch rückbildungsfähig und werden im Englischen daher als auch als „vanishing tumors" bezeichnet.

In ▶ Tab. 9.2 ist eine Übersicht der minimal nachweisbaren Flüssigkeitsmengen in Abhängigkeit von der Aufnahmetechnik aufgeführt.

*Sonografie* und *Computertomografie* können hingegen auch kleinste Flüssigkeitsmengen sicher nachweisen.

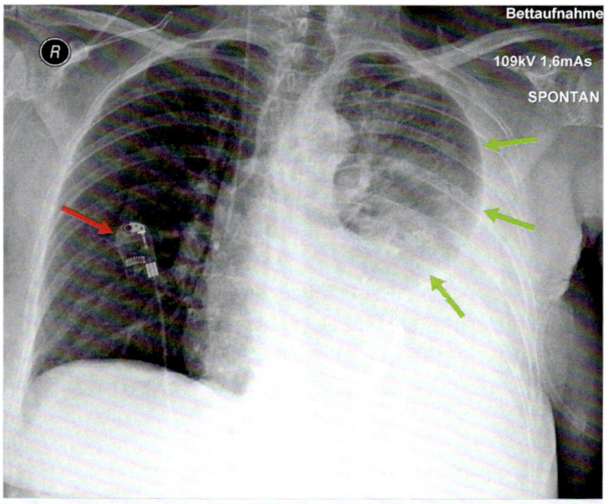


**Abb. 9.4** Ausgedehnter Pleuraerguss links mit Maskierung des ipsilateralen Hemidiaphragma und meniskusartig ansteigender lateraler Komponente (grüne Pfeile). Hautfaltenüberlagerungen rechts thorakal (roter Pfeil).

Tab. 9.2 Ergussmengen in Abhängigkeit von der Aufnahmetechnik.

| Aufnahmeposition | Ergussmenge (ml) |
|---|---|
| Dekubitusaufnahme | 5 |
| stehend, lateral | 75 |
| stehend, posterior-anterior | 200 |
| liegend, anterior-posterior | 175–500 |

Eine computertomografische *Quantifizierung* kann anhand folgender Formel vorgenommen werden:

$$d \times 2 \times l$$

wobei d die maximale Ergusstiefe und l die maximale kraniokaudale Ergussausdehnung repräsentiert. Diese Formel ist unter der Einschränkung einer ungenaueren Bestimmung der kraniokaudalen Ausdehnung auch auf die Sonografie übertragbar [64].

Überschlagsweise kann davon ausgegangen werden, dass eine Ergusstiefe von 2 cm ein Volumen von ca. 380 ml (± 130 ml) und eine Ergusstiefe von 4 cm einem Volumen von 1000 ml (± 330 ml) entspricht [61]. Die Messung erfolgt dabei dorsolateral basal.

Sonografie und CT erlauben eine Einschätzung der *Flüssigkeitszusammensetzung*:

- Ein *Transsudat (= Hydrothorax)* ist sonografisch echofrei (▶ Abb. 9.5) und weist computertomografisch eine Dichte von 0–10 Hounsfield-Einheiten auf.
- Ein *Exsudat (= Serothorax)* kann zu einer erhöhten Echogenität (in 60 % der Fälle [65]) respektive einer erhöhten CT-Dichte (> 10 HE) führen.
- Eine Extremform des Exsudates ist der *Hämatothorax*, bei dem der erhöhte Proteingehalt zudem durch korpuskuläre Blutbestandteile verursacht wird. Diese bewirken letztlich eine deutlich erhöhte Echogenität bzw. CT-Dichte (> 30 HE). Nach längerer konstanter Lagerung kann es durch Sedimentation der korpuskulären Bestandteile auch zu nachweisbaren Schichtungsphänomenen kommen.
- Ein *Pleuraempyem* (▶ Abb. 9.6) entspricht morphologisch einem Exsudat, wobei als Hinweis auf eine Superinfektion computertomografisch kleine Lufteinschlüsse nachweisbar sein können. Zudem findet sich meist eine Verbreiterung der umgebenden Pleura, die in der Computertomografie nach intravenöser Kontrastmittelgabe eine überwiegend lineare, vereinzelt auch noduläre Anreichung zeigt.

Projektionsradiografisch ist eine Differenzierung der Ergusszusammensetzung in der Regel nicht möglich. Allenfalls die Dynamik und die Verteilung können, etwa bei plötzlichem einseitigem Auftreten, Hinweise auf die Genese geben (z. B. beim postoperativen Hämatothorax).

*Binnenstrukturen*, Septen innerhalb des Pleuraergusses, können zu einer unerwarteten Flüssigkeitsverteilung führen und somit eine *Punktion erschweren*. Zur Behandlungsplanung ist in diesen Fällen eine Untersuchung mittels Sonografie oder Computertomografie indiziert [62]. Verklebungen des Pleuraraumes können als Folge mehrfacher Punktionen maligner Pleuraergüsse oder im Rahmen parapneumonischer Pleuraergüsse bzw. eines Pleuraempyems auftreten.

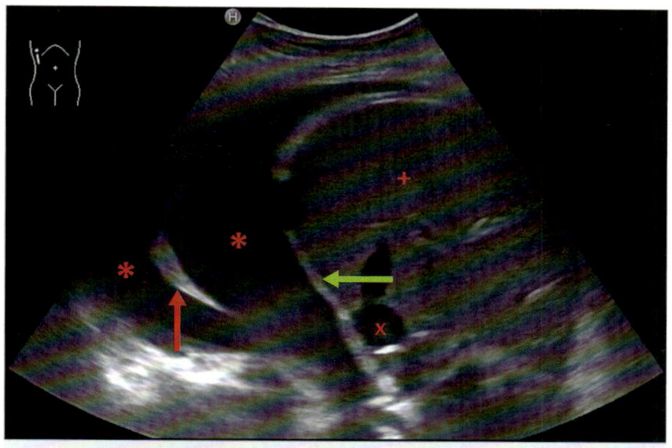

Abb. 9.5 Sonografisch echofreier Pleuraerguss rechts (*). Kollabiertes Lungengewebe (roter Pfeil). Zwerchfell (grüner Pfeil). Leber (+). V. cava inferior (x).

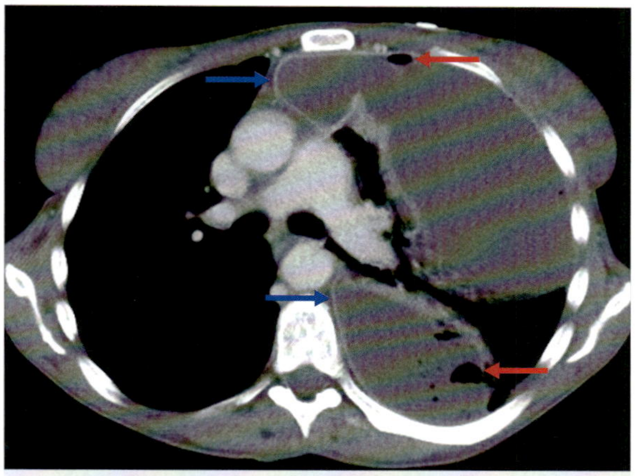

Abb. 9.6 Computertomografie eines Pleuraempyems (CT-Dichte der Flüssigkeit: ca. 25 Hounsfield-Einheiten) der linken Seite mit Lufteinschlüssen (rote Pfeile) und pleuraler Kontrastmittelaufnahme (blaue Pfeile).

Projektionsradiografisch sind von einem Pleuraerguss Befunde abzugrenzen, die einen solchen *vortäuschen* können, beispielsweise eine Rasterdezentrierung, pneumonische Infiltrate oder Atelektasen. Hauptunterscheidungsmerkmale zu pneumonischen Infiltraten sind die höhere Homogenität des Pleuraergusses und das fehlende positive Bronchoaerogramm. Die Atelektase weist gegenüber dem Pleuraerguss eine Volumenminderung auf. Häufig findet man jedoch Mischbilder aus Pleuraerguss und einer konsekutiven Kompressionsatelektase.

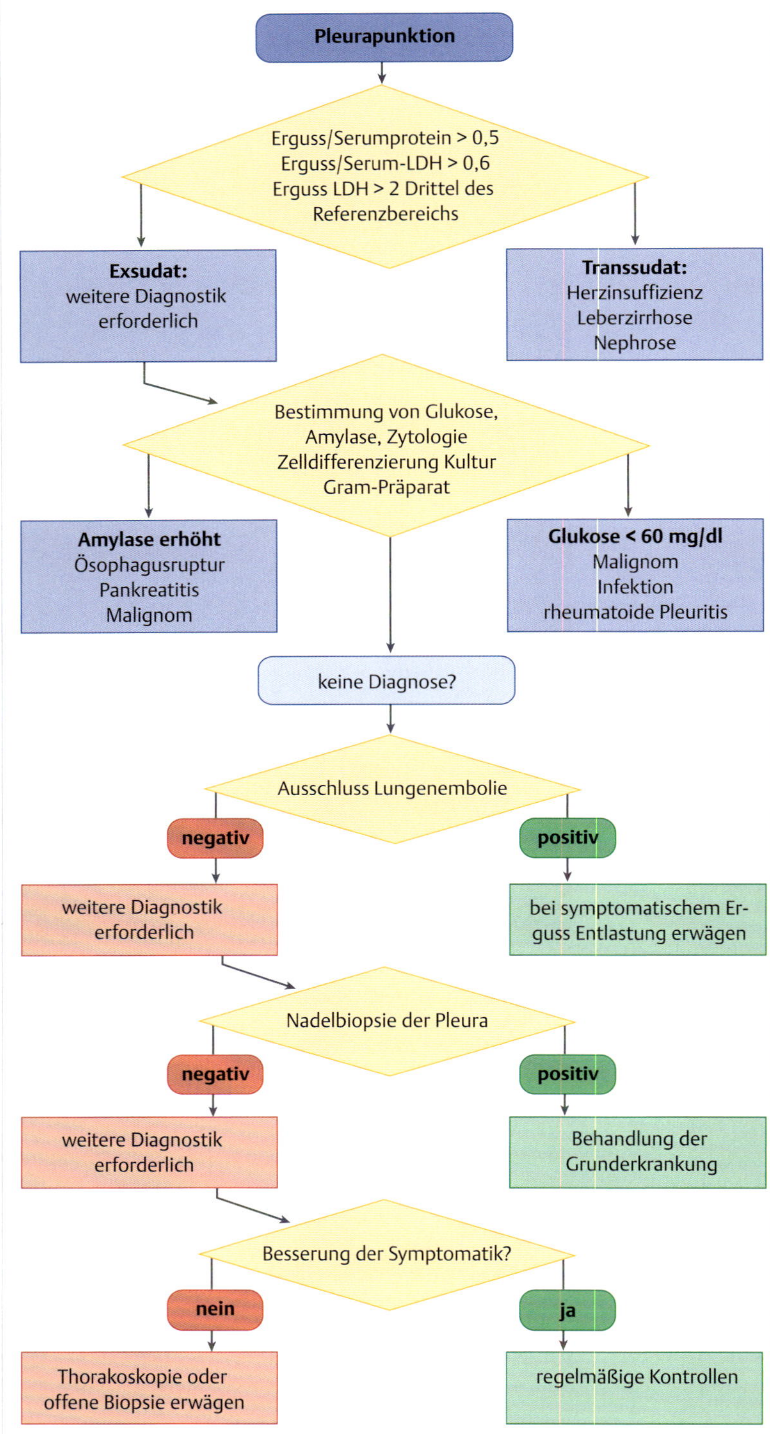


**Abb. 9.7** Ablaufschema bei Pleurapunktion.

## Therapeutisches Vorgehen

▸ **Pleurapunktion.** Die Punktion eines Pleuraergusses kann therapeutischen oder diagnostischen Zwecken dienen (▸ Abb. 9.7). Bei ausgedehnten Pleuraergüssen führt eine Pleurapunktion oft zu rascher Erleichterung der Dyspnoe.

> **Merke**
>
> Zur Vermeidung eines pulmonalen Reexpansionsödems sowie einer arteriellen Hypotension dürfen maximal 1000–1500 ml innerhalb kurzer Zeit entlastet werden.

▸ **Pleurodese.** Eine *chemische* Pleurodese kann bei anhaltenden serösen Drainageverlusten nach einem herz- oder thoraxchirurgischen Eingriff oder zur palliativen Behandlung eines malignen Pleuraergusses bei Metastasen eines Bronchial-, Mamma- oder Magenkarzinoms durchgeführt werden. Hierzu kann Talkumpuder oder Tetrazyklin über eine einliegende Thoraxdrainage appliziert werden.

Alternativ kann die Pleurodese auch *operativ* via Thorakoskopie durchgeführt werden [60].

## Literatur


[59] **Black** LF. The pleural space and pleural fluid. Mayo Clin Proc 1972; 47 (7): 493–506

[60] **Colice** GL, Rubins JB. Practical management of pleural effusions. When and how should fluid accumulations be drained? Postgrad Med 1999; 105 (7): 67–70, 73–77

[61] **Eibenberger** KL, Dock WI, Ammann ME et al. Quantification of pleural effusions: sonography versus radiography. Radiology 1994; 191 (3): 681–684

[62] **Heffner** JE, Klein JS, Hampson C. Diagnostic utility and clinical application of imaging for pleural space infections. Chest 2010; 137 (2): 467–479

[63] **Light** RW, Macgregor MI, Luchsinger PC et al. Pleural effusions: the diagnostic separation of transudates and exudates. Ann Intern Med 1972; 77 (4): 507–513

[64] **Mergo** PJ, Helmberger T, Didovic J et al. New formula for quantification of pleural effusions from computed tomography. J Thorac Imaging 1999; 14 (2): 122–125

[65] **Yang** P C, Luh K T, Chang DB et al .Value of sonography in determining the nature of pleural effusion: analysis of 320 cases. AJR 1992; 159: 29–33


# 9.2 Erkrankungen des Lungenparenchyms

## 9.2.1 Lungenemphysem

*C. Schülke, J. Hakenbeck*

### Ätiologie und klinische Symptomatik

**Definition**

Das Lungenemphysem zählt zu den chronisch obstruktiven Lungenerkrankungen (COPD) und ist definiert als eine irreversible Erweiterung der Lufträume distal der Bronchioli terminales.

Die Folge ist eine progrediente Destruktion des Alveolarsystems. Ursache ist ein Ungleichgewicht zwischen Proteasen und Proteaseinhibitoren (vor allem Alpha-1-Antitrypsin) der Lunge. Grundsätzlich wird zwischen einem *primär atrophischen Emphysem* (Altersemphysem) und einem *sekundären Emphysem* (infolge von COPD oder Alpha-1-Antitrypsin-Mangel) unterschieden.

Bei den sekundären Formen des Emphysems werden weiterhin folgende Formen unterschieden:

- zentrilobuläres/zentroazinäres Emphysem infolge von COPD (Inaktivierung der Proteaseinhibitoren durch Zigarettenrauch)
- panlobuläres/panazinäres Emphysem infolge eines Alpha-1-Antitrypsin-Mangels
- Narbenemphysem durch Überdehnung des der Narbe angrenzenden Lungengewebes
- Überdehnungsemphysem nach Lungenresektion infolge einer Ausdehnung der Restlunge

**Merke**

Typische *Symptome* eines Lungenemphysems sind Dyspnoe, Zyanose, Husten (trockener Reizhusten oder Husten mit Auswurf) sowie häufige Atemwegsinfektionen.

Der fortschreitende Verlust des Lungengerüstes führt zu einer Reduktion der elastischen Rückstellkräfte des Lungenparenchyms. Die Folge ist ein frühzeitiger exspiratorischer Kollaps der distalen Atemwege mit der Entwicklung eines intrapulmonalen positiv endexspiratorischen Druckes (intrinsic PEEP/auto PEEP) und einer Überblähung der Lunge. Als Folge dieser chronischen Lungenüberblähung entsteht im fortgeschrittenen Krankheitsstadium ein „Fassthorax". Die Patienten entwickeln aufgrund der reduzierten Gasaustauschfläche und der überblähten Restlunge eine *respiratorische Insuffizienz*. Der fortschreitende Verlust des Lungenparenchyms geht einher mit einem Verlust von Lungenkapillaren. Dies führt zusammen mit der hypoxischen pulmonalen Vasokonstriktion (Euler-Liljestrand-Mechanismus) zur Ausbildung einer *pulmonalen Hypertonie* und eines *Cor pulmonale*. Aufgrund der zerstörten Lungenstruktur im Bereich der Emphysemblasen haben Patienten mit Lungenemphysem insbesondere unter maschineller Beatmung ein deutlich erhöhtes Risiko, einen *Pneumothorax* zu entwickeln.



### Untersuchungsstrategie

Ein Lungenemphysem kann projektionsradiografisch und computertomografisch nachgewiesen werden. Die Sensitivität der Projektionsradiografie ist jedoch deutlich geringer als die der CT. So ist das *Röntgenbild* bei leichtem Emphysem nahezu immer und bei moderatem Emphysem noch in der Hälfte der Fälle *unauffällig* [72]. Die CT bietet neben der deutlich höheren Sensitivität zudem die Möglichkeiten der Quantifizierung und der Charakterisierung des Emphysems ([69], [74]).

### Typische Befunde

**Merke**

Ein wichtiges projektionsradiografisches Zeichen des Emphysems ist die *Überblähung der Lunge*.

Diese kann durch abgeflachte Zwerchfellhälften mit vergrößerten Rippenzwerchfellwinkeln und durch einen verbreiterten Retrosternalraum mit erhöhter Strahlentransparenz in der lateralen Projektion erkannt werden. Eine Zwerchfellabflachung liegt vor, wenn der höchste Punkt der Zwerchfellkontur die Verbindungslinie zwischen Recessus costomediastinalis und costodiaphragmaticus um weniger als 1,5 cm nach kranial überragt. Eine Verbreiterung des Retrosternalraumes ist bei einem sagittalen Durchmesser von mehr als 2,5 cm anzunehmen (▶ Abb. 9.8).

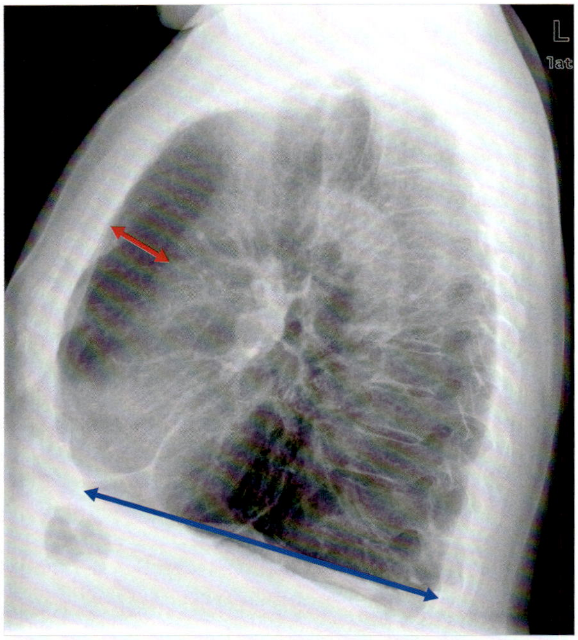


Abb. 9.8 Projektionsradiografie eines Lungenemphysems (laterale Projektion). Über 2,5 cm verbreiterter Retrosternalraum (roter Pfeil). Abgeflachte Zwerchfellschenkel (blauer Pfeil: Verbindungslinie Recessus costomediastinalis/costodiaphragmaticus).

Ein insbesondere projektionsradiografisch schwieriger zu detektierendes Zeichen ist die *Rarefizierung der Lungenstrukturen*, die sowohl ubiquitär als auch umschrieben auftreten kann.

Bei fortgeschrittenem Krankheitsbild wird – angelehnt an die Form – ein *Fass- oder Glockenthorax* beschrieben. Das Herz weist oft nur einen schmalen Kontakt zum Zwerchfell auf („Tropfenherz“) und ist median im Thorax abgrenzbar.

Die Computertomografie erlaubt eine exakte *Differenzierung* der verschiedenen Emphysemformen (▶ Abb. 9.9), wobei Mischtypen vorliegen können ([66], [74]).

- Das primär *atrophische Emphysem* (= „Altersemphysem“) führt zu einer ubiquitären Abnahme der Lungenstrukturen. Aufgrund der fehlenden Referenz für normales Lungengewebe im Bild kann eine Dichtemessung des Lungengewebes erforderlich sein, um den Befund zu objektivieren. Diese gilt bei Werten von kleiner als –900 bis –950 HE als pathologisch [69].
- Das *zentrilobuläre Emphysem* ist durch einen zentral im sekundären Lobulus abgrenzbaren Strukturverlust gekennzeichnet (▶ Abb. 9.9c). Meist liegt aufgrund der Assoziation zur Inhalationsnoxe Nikotin eine apikale Präferenz vor.
- Ein *panlobuläres Emphysem* betrifft alle Strukturen eines sekundären Lobulus und führt zu einer meist ausgeprägten Destruktion des Lungenparenchyms mit nur schmalen verbleibenden Brücken residuellen Lungengewebes (▶ Abb. 9.9a).

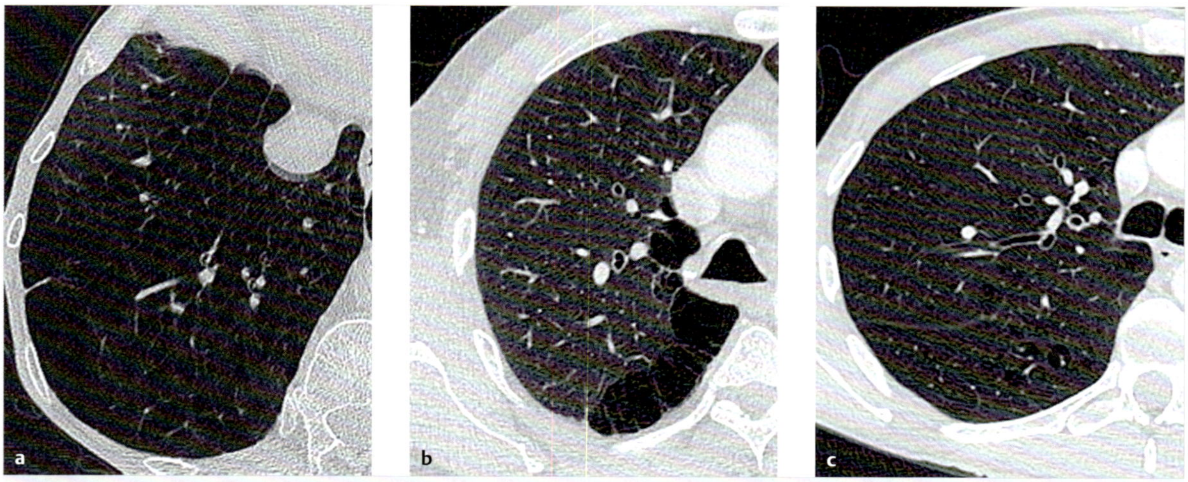


Abb. 9.9 Computertomografische Übersicht der Emphysemformen.
**a** Panazinäre Form.
**b** Paraseptale Form.
**c** Zentrilobuläre Form.

- Das *paraseptales Emphysem* als Sonderform des panlobulären Emphysems weist eine pleurale Präferenz der meist multiplen, dünnwandigen (< 1 mm) Bläschen auf (▸ Abb. 9.9b). Ab einer Größe von mehr als 1 cm spricht man von einer *Bulla*.
- *Narbenemphyseme* entstehen durch Traktion seitens angrenzender Parenchym- oder Pleuranarben und sind daher meist umschrieben und können eine sehr variable Form aufweisen.

Sekundär kann sich infolge des Emphysems eine *pulmonal-arterielle Hypertonie* ausbilden, die computertomografisch durch einen vergrößerten Truncus pulmonalis (> 30 mm) und eine rechtsventrikuläre Myokardhypertrophie auffallen kann (> 4 mm enddiastolisch). Projektionsradiografisch kann als Korrelat der kräftigen zentralen Pulmonalarterien im Vergleich zu den schmalen und rarefizierten Lungengefäßen eine sog. „Hilusamputation" imponieren. Der Durchmesser der rechten Unterlappenarterie gilt bei Frauen ab 16 mm, bei Männern ab 18 mm Durchmesser als pathologisch vergrößert.

Die Abgrenzung eines Emphysems von einem *Pneumothorax* ist projektionsradiografisch mitunter schwierig, zumal Koinzidenzen, beispielsweise bei einer Bullaruptur, bestehen können. Die Destruktion des Lungengewebes durch eine Fibrose weist meist dickere residuelle Wände bzw. Narben und zudem häufig eine basale Prädominanz auf.

## Therapeutisches Vorgehen

Therapieziel ist das Vermeiden einer Progression. Dazu zählen die konsequente Vermeidung inhalativer Noxen (z. B. Tabakrauch, Staub) sowie die Behandlung bronchopulmonaler Infekte. Zusätzlich sollten Patienten mit einem Lungenemphysem gegen Influenza und Pneumokokken geimpft werden. Bei einem genetisch bedingten Emphysem aufgrund eines schweren Alpha-1-Antitrypsin-Mangels wird die Substitution von Alpha-1-Antitrypsin-Konzentraten empfohlen [73].

> **M!**
>
> **Merke**
>
> Die *symptomatische* Behandlung eines obstruktiven Lungenemphysems orientiert sich im Wesentlichen am Stufenschema zur Behandlung der COPD [71].

Dieses beinhaltet in Abhängigkeit des Schweregrades folgende Therapiebestandteile:

- *rasch wirksame inhalative Bronchodilatatoren* bei Bedarf (Beta-2-Sympathomimetika und/oder Anticholinergika, Theophyllin als Medikament der dritten Wahl)
- *lang wirksame inhalative Bronchodilatatoren* als Dauertherapie
- *inhalative Kortikosteroide* bei wiederholten Exazerbationen
- ergänzende Maßnahmen: $O_2$-Langzeittherapie, chirurgische Therapie
- nicht medikamentöse Maßnahmen: Rehabilitation, Patientenschulung, Atemphysiotherapie, körperliches Training

Zu den *chirurgischen* Behandlungsoptionen des schweren Lungenemphysems gehören die operative Lungenvolumenreduktion sowie die Lungentransplantation. Eine Reduktion des Lungenvolumens um 20–30 % kann bei schwerem Emphysem sowohl die Symptome als auch die Lungenfunktion verbessern. Von einer chirurgischen Reduktion des Lungenvolumens profitieren in erster Linie Patienten mit einem oberlappenbetonten heterogenen Lungenemphysem und sehr niedrigem körperlichem Leistungsvermögen (Männer < 40 Watt, Frauen < 25 Watt) [70].

Ausgewählte Patienten mit schwerem Emphysem können von interventionellen Verfahren profitieren, bei denen eine endobronchiale Implantation von Einwegventilen zur bewussten Ausbildung von Atelektasen und somit ebenfalls zu einer Reduktion des Lungenvolumens führt [75].

## Literatur


[66] **Foster** WL jr, Gimenez EI, Roubidoux MA et al. The emphysemas: radiologic-pathologic correlations. Radiographics 1993; 13 (2): 311–328

[67] **Heck** M, Fresenius M, Hrsg. Repetitorium Anästhesiologie. 4. Aufl. Heidelberg: Springer; 2004

[68] **Herold** G, Hrsg. Innere Medizin. Köln; 2013

[69] **Irion** KL, Marchiori E, Hochhegger B et al. CT quantification of emphysema in young subjects with no recognizable chest disease. AJR Am J Roentgenol 2009; 192 (3): W90–96

[70] **National Emphysema Treatment Trial Research Group.** A randomized trial comparing lung-volume-reduction surgery with medical therapy for severe emphysema. N England J Med 2003; 348: 2059–2073

[71] **Nationale Versorgungsleitlinie: COPD.** Version 1.9. Januar 2012

[72] **Pratt** PC. Role of conventional chest radiography in diagnosis and exclusion of emphysema. Am J Med 1987; 82 (5): 998–1006

[73] **Qaseem** A, Wilt TJ, Weinberger SE et al.; American College of Physicians; American College of Chest Physicians; American Thoracic Society; European Respiratory Society. Diagnosis and management of stable chronic obstructive pulmonary disease: a clinical practice guideline update from the American College of Physicians, American College of Chest Physicians, American Thoracic Society, and European Respiratory Society. Ann Intern Med 2011; 155 (3): 179–191

[74] **Thurlbeck** WM, Müller NL. Emphysema: definition, imaging, and quantification. AJR Am J Roentgenol 1994; 163 (5): 1017–1025

[75] **Wagner** M, Ficker HJ. [Interventional therapy of pulmonary emphysema]. Dtsch Med Wochenschr 2012; 137 (12): 594–600

## 9.2.2 Atelektase

*C. Schülke, J. Hakenbeck*

### Ätiologie und klinische Symptomatik

Die Entwicklung von Atelektasen bei beatmeten Patienten ist ein häufiges Problem in der perioperativen Patientenversorgung.

> **Merke**
>
> Atelektasen entstehen in den abhängigen, dorsobasalen Lungenarealen bei bis zu 90 % der anästhesierten Patienten [81].

Das Kollabieren der Alveolen führt zu einer sukzessiven Reduktion der pulmonalen Compliance, zu einem Anstieg des pulmonal-vaskulären Widerstandes und zu einer Beeinträchtigung der Oxygenierung. Grundsätzlich können fünf Formen der Atelektase unterschieden werden:

► **Kompressionsatelektase.** Die Kompression des Lungengewebes von außen (z. B. Pleuraerguss, Tumor) führt zu einem Kollaps der angrenzenden Alveolen. Darüber hinaus führt die Reduktion bzw. der Verlust des Zwerchfelltonus im Rahmen einer Allgemeinanästhesie zu einer kranialen Auslenkung desselben durch den intraabdominellen Druck. Die Folge ist die Ausbildung von *dorsobasal gelegenen Kompressionsatelektasen* [76]. Sie sind die Hauptursache für einen intraoperativ gestörten Gasaustausch.

► **Resorptionsatelektase.** Bei Beatmung mit sehr *hohen inspiratorischen Sauerstoffkonzentrationen* kann die Sauerstoffaufnahme in das Blut den inspiratorischen alveolären Gasfluss überschreiten, sodass eine konsekutive Volumenreduktion des entsprechenden Lungenareals resultiert. Die Denitrogenisierung der Alveolen durch die hohe inspiratorische Sauerstoffkonzentration begünstigt diesen Prozess weiterhin [83].

► **Obstruktionsatelektase.** Sie resultiert ebenfalls aus einer Resorption des alveolären Sauerstoffs. Ursächlich ist der Verschluss eines proximal der Atelektase gelegenen Bronchus, häufig hervorgerufen durch Sekretverhalt, Blut oder Aspirate.

► **Narbenatelektase.** Diese seltene Form entsteht aufgrund einer *Distraktion des Lungenparenchyms* durch Narbengewebe, z. B. im Rahmen einer Tuberkulose.

► **Adhäsionsatelektase.** Ein Surfactantmangel oder eine -dysfunktion, z. B. im Rahmen eines akuten Lungenversagens, führen zu einer Adhäsion und Verklebung von Lungenparenchym.

> **Merke**
>
> Typische *Symptome* einer Atelektase sind – abhängig von ihrer Größe und Ausdehnung – Dyspnoe, Zyanose und ein abgeschwächtes Atemgeräusch über dem betroffenen Lungenareal.

### Untersuchungsstrategie

Eine Atelektase kann sonografisch, projektionsradiografisch und computertomografisch nachgewiesen werden. Die Sensitivität und Spezifität der Projektionsradiografie sind geringer als die der Sonografie und der CT [79]. Die Abgrenzung von morphologisch vergleichbaren Pathologien, z. B. Pneumonie oder Pleuraerguss, ist oft nicht möglich. Insbesondere die CT kann Rückschlüsse auf die Genese einer Atelektase ermöglichen.

### Typische Befunde

Abhängig vom verbleibenden Luftgehalt ist – als *direktes* Zeichen einer Atelektase [85] – eine *Konzentrierung* der Bronchien und Gefäße oder im Maximalfall eine homogene *Verschattung* (= Konsolidierung) abgrenzbar (► Abb. 9.10). In einer Konsolidierung kann ein positives Bronchopneumogramm auf eine periphere bronchioläre Verlegung hinweisen. Ein negatives Bronchopneumogramm kann bei einer zentralen Obstruktion beobachtet werden.

> **Merke**
>
> Ein weiteres direktes Zeichen der Atelektase eines Lungenabschnittes ist die *Volumenminderung*, die durch eine Verlagerung des angrenzenden Lappenspaltes nachweisbar wird (► Abb. 9.10).

Indirekte Zeichen der Atelektase [85] sind ebenfalls durch die veränderten Volumenverhältnisse bedingt, äußern sich jedoch in den jeweils angrenzenden Strukturen. Einen Sonderfall stellt das ARDS dar, bei dem keine relevante Volumenänderung vorliegt.

Die an eine Atelektase angrenzenden gesunden Lungenabschnitte können eine *kompensatorische Überblähung* mit entsprechender homogener Hypertransparenz und verminderter Gefäßzeichnung aufweisen.

Ein *Zwerchfellhochstand* ist aufgrund der direkten Nachbarschaft häufiger bei Unterlappenatelektasen abgrenzbar. Bei der Mehrzahl der Gesunden steht das rechte Zwerchfell 2 cm höher als das linke. Bei bis zu 10 % der Gesunden kann jedoch eine größere oder gar keine Höhendifferenz bestehen. Daher ist dieses Zeichen nur in Kenntnis des Zwerchfellstandes im mutmaßlichen gesunden Zustand zu verwerten. Zudem erschwert die eventu-

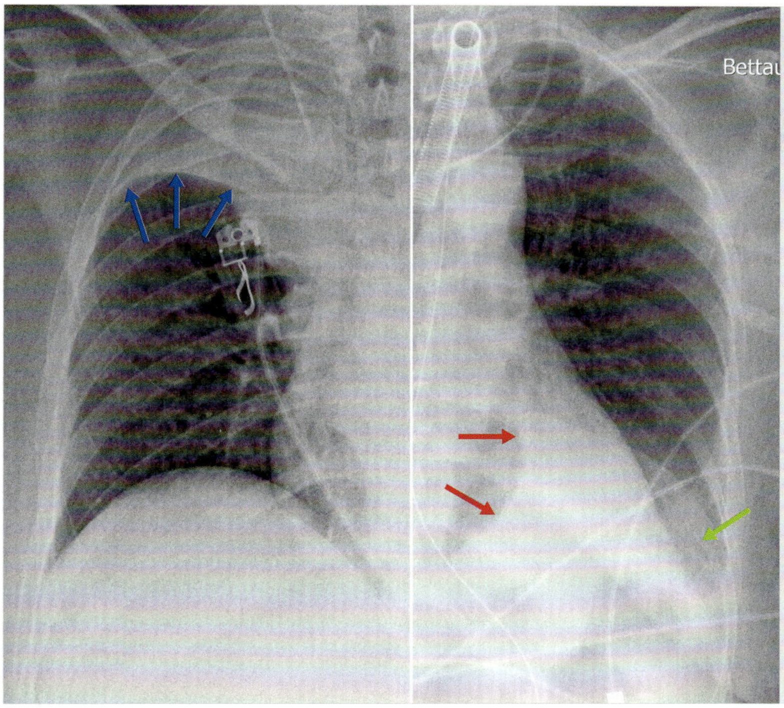

**Abb. 9.10** Oberlappenatelektase rechts (Lappenspalt: blaue Pfeile). Unterlappen-Teilatelektase links (mediale Segmentgrenze: rote Pfeile, laterobasale Grenze unscharf: grüner Pfeil).

elle atelektatische Verschattung des Unterlappens die Abgrenzung des Zwerchfells vom Unterlappen.

Eine *Mediastinalverlagerung* tritt häufig bei lobären Atelektasen auf und ist in Richtung der erkrankten Seite gerichtet. Oberlappenatelektasen führen zur Verlagerung des oberen Mediastinums, das durch die Tracheaposition leicht zu erkennen ist. Eine Unterlappenatelektase führt zu einer Verlagerung des unteren Mediastinums, wobei die Herzkontur als Orientierung dient.

Die *Hilusposition* kann bei einer Oberlappenatelektase kranialisiert und bei einer Unterlappenatelektase nach kaudal verlagert sein. Regulär steht der linke Hilus gering höher als der rechte. Eine identische Höhe der Hili könnte somit beispielsweise bei einer Atelektase des rechten Oberlappens oder des linken Unterlappens auftreten. Oft geht mit einer Änderung der Hilusposition auch eine Änderung der *Hilusrotation* einher. So ist der Verlauf der Hilusgefäße und -bronchien bei einer Oberlappenatelektase horizontaler und bei einer Unterlappenatelektase vertikaler als normal.

Anhand von Form und Lokalisation der zuvor angeführten Zeichen kann auf den atelektatischen Lungenabschnitt geschlossen werden. Zu unterscheiden sind kleine segmentale und subsegmentale Atelektasen von lobären oder die gesamte Lunge betreffenden Atelektasen. Die vollständige Atelektase eines Lungenflügels führt zur sog. „white lung“. Im Gegensatz zum Pleuraerguss (Volumenzunahme) oder zur Pneumonie (Volumenneutralität oder -zunahme) liegt eine Volumenminderung mit konsekutiver Mediastinalverlagerung zur erkrankten Seite vor.

Die charakteristischen *Morphologien* lobärer Atelektasen [85] sind in ▶ Abb. 9.11 angeführt. Allen gemein ist die Bewegung des angrenzenden Lappenspaltes in Richtung des kollabierten Lappens und eine daraus resultierende dreieck- oder pyramidenförmige Konfiguration mit Ausrichtung der Spitze auf den Hilus.

Eine Plattenatelektase (syn.: Dystelektase) ist eine lineare Verschattung bis zu mehreren Zentimetern Länge und bis 1 cm Breite, die auch segmentüberschreitend sein kann. Sie ist oft bei unzureichender Inspirationstiefe abgrenzbar. Eine Rundatelektase ist aufgrund der herdförmigen Morphologie schwierig von einer Neoplasie oder einer umschriebenen Pneumonie zu unterscheiden.

M!

**Merke**

Bei einer homogenen Verschattung der Lunge kann zwischen kollabiertem Parenchym, einer Pneumonie, einem Tumor oder einem Pleuraerguss nicht sicher differenziert werden.

Atelektasen zeigen typischerweise im Verlauf eine raschere Dynamik, so dass zur Diagnosestellung Projektionsradiografien insbesondere im längerfristigen Verlauf analysiert werden sollten. Zu einem einzelnen Untersuchungszeitpunkt erlauben Sonografie und CT eine bessere Differenzierung.

*Computertomografisch* weist atelektatisches Lungengewebe nach Kontrastmittelgabe eine hohe Dichte auf, die durch die Konzentrierung der Gefäßstrukturen auf ein

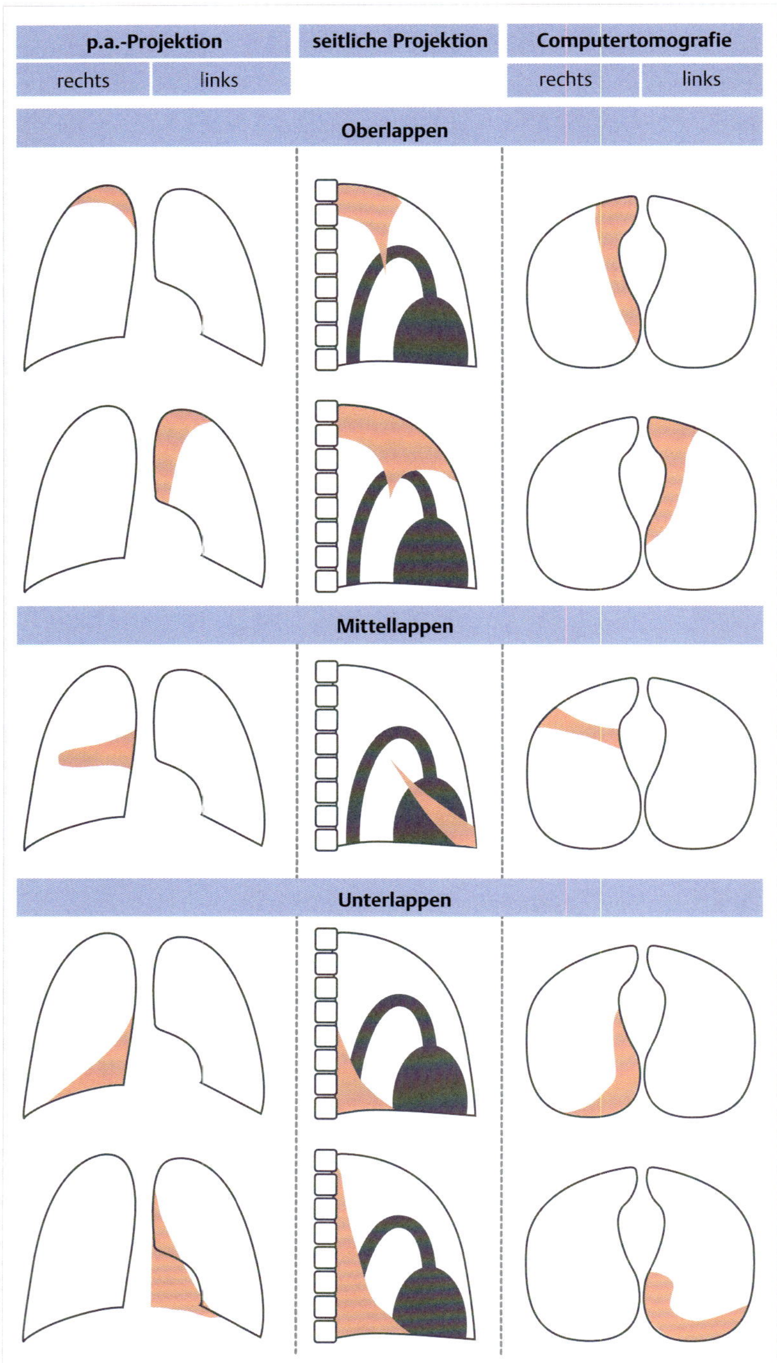


**Abb. 9.11** Morphologie unterschiedlicher Lobäratelektasen in Projektionsradiografie und CT.

kleines Volumen bedingt ist. Eine zentrale, zur Obstruktionsatelektase führende Raumforderung ist oft hypodenser und somit von der Atelektase zu unterscheiden. Ein großer, zur Relaxations- oder Kompressionsatelektase führender Pleuraerguss ist aufgrund der ebenfalls geringeren Dichte gut von der Atelektase zu differenzieren (▸ Abb. 9.12). Dies ist in den meisten Fällen auch ohne Kontrastmittelgabe möglich.

Konsolidierungen im Rahmen einer Pneumonie weisen oft eine geringere Kontrastmittelaufnahme als eine Atelektase auf (▸ Abb. 9.12). Ausnahmen zu dieser Regel und die Möglichkeit einer Superinfektion einer Atelektase führen jedoch zu einer unsicheren Differenzierung. Ein positives Bronchopneumogramm stellt in der statisch inspiratorisch angefertigten CT kein sicheres Unterscheidungsmerkmal dar.

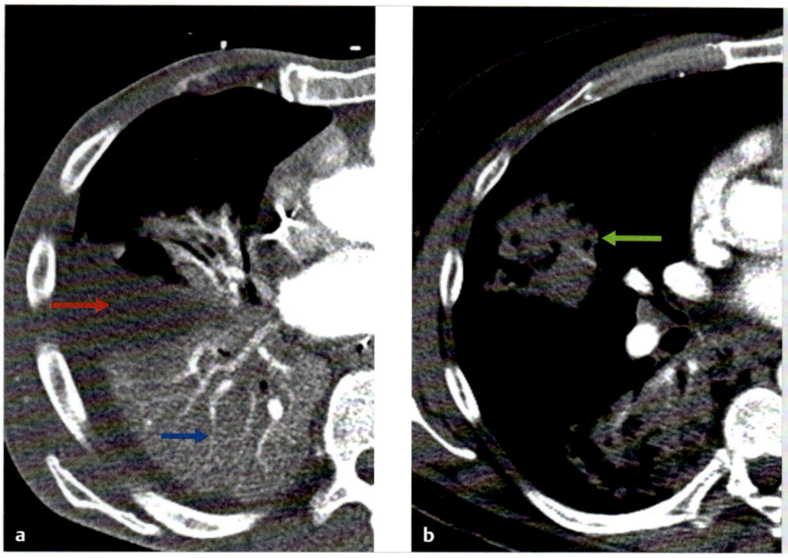

**Abb. 9.12** Vergleich von Atelektase und Pneumonie im CT.
**a** Hyperdense Atelektase (blauer Pfeil) des rechten Unterlappens. Angrenzender Pleuraerguss (roter Pfeil).
**b** Demgegenüber hypodense Konsolidierung einer Pneumonie (grüner Pfeil).

*Sonografisch* ist atelektatisches Lungengewebe homogen echoarm, etwa dem Leberparenchym vergleichbar. Der hohe Grad an Vaskularisierung kann in der Farbdopplersonografie nachgewiesen werden.

Die meist dreieckförmig konfigurierte Kompressionsatelektase kann durch den häufig ursächlichen großen, echofreien Pleuraerguss gegenüber der Obstruktionsatelektase und der Pneumonie abgegrenzt werden. Die Unterscheidung zwischen Pneumonie und Obstruktionsatelektase kann durch den Nachweis eines atemlagevariablen positiven Bronchopneumogramms erfolgen, das hinweisend für eine Pneumonie ist [80]. Die Obstruktionsatelektase kann hingegen ein nicht atemvariables Bronchofluidogramm aufweisen, das auch computertomografisch nachweisbar ist.

## Therapeutisches Vorgehen

> **Merke**
>
> Kompressions- und Resorptionsatelektasen sind die häufigsten Atelektaseformen, die in der perioperativen Patientenversorgung zu einer Beeinträchtigung des Gasaustausches führen.

Die *Prävention* intraoperativer Atelektasen kann grundsätzlich durch folgende Maßnahmen erreicht werden:

- Stabilisierung der Alveolen durch einen ausreichend hohen *positiven endexspiratorischen Druck* (PEEP). Die Höhe des optimalen PEEP wird kritisch diskutiert. Für adipöse Patienten wird ein Wert von 10 mbar empfohlen, normalgewichtige Patienten benötigen einen geringeren endexspiratorischen Druck [82].
- Die Wiedereröffnung bereits kollabierter Alveolen durch entsprechende *Rekruitmentmanöver* (kurzfristige Anwendung hoher Beatmungsdrücke zur Rekrutierung kollabierter Alveolen) wird in der Fachliteratur kritisch diskutiert und kann nach derzeitigem Wissensstand nicht routinemäßig empfohlen werden.
- Möglichst *niedrige inspiratorische Sauerstoffkonzentrationen* zur Vermeidung von *Resorptionsatelektasen.*
- *Postoperatives Atemtraining* mit dem Ziel der Erzeugung eines großen transpulmonalen Druckgradienten, um kollabierte Lungenareale wieder zu eröffnen. Formen des postoperativen Atemtrainings können beispielsweise die intermittierende Anwendung von CPAP (Continuous Positive Airway Pressure), verschiedene Atemtrainingdevices oder Physiotherapie sein [77].

Eine Atelektase (genauer Obstruktionsatelektase) mit begleitender Gasaustauschstörung ist eine klassische Indikation für eine flexible fiberoptische Bronchoskopie. Durch gezieltes *bronchoskopisches Absaugen* kann die Ursache der Obstruktion (Sekretverhalt, aspiriertes Material, Blut) zeitgleich behoben werden [84]. Die Kombination von bronchoskopischem Absaugen mit einem gegebenenfalls nachfolgenden *Rekruitmentmanöver* stellt ein gängiges Verfahren zur Behandlung von neu aufgetretenen Atelektasen dar, wobei die Erfolgsraten zur Wiedereröffnung bei lobären oder segmentalen Atelektasen höher ist als die von subsegmentalen Atelektasen [78]. Liegen der Atelektase andere Ursachen zugrunde, beispielsweise eine Kompression durch einen Pleuraerguss (Kompressionsatelektase), sollte dieser zunächst entlastet werden.

## Literatur


[76] **Brismar** B, Hedenstierna G, Lundquist H et al. Pulmonary densities during anesthesia with muscular relaxation – a proposal of atelectasis. Anesthesiology 1985; 62 (4): 422–428

[77] **Duggan** M, Kavanagh BP. Pulmonary atelectasis: a pathogenic perioperative entity. Anesthesiology 2005; 102 (4): 838–854

[78] **Kreider** ME, Lipson DA. Bronchoscopy for atelectasis in the ICU: a case report and review of the literature. Chest 2003; 124 (1): 344–350
[79] **Lichtenstein** D, Lascols N, Meziere G et al. Ultrasound diagnosis of alveolar consolidation in the critically ill. Intensive Care Med 2004; 30: 276–281
[80] **Lichtenstein** D, Meziere G, Seitz J. The dynamic air broncogramm: a lung ultrasound sign of alveolar consolidation ruling out atelectasis. Chest 2009; 135: 1421–1425
[81] **Lundquist** H, Hedenstierna G, Strandberg A et al. CT-assessment of dependent lung densities in man during general anaesthesia. Acta Radiol 1995; 36 (6): 626–632
[82] **Pelosi** P, Ravagnan I, Giurati G et al. Positive end-expiratory pressure improves respiratory function in obese but not in normal subjects during anesthesia and paralysis. Anesthesiology 1999; 91 (5): 1221–1231
[83] **Rehder** K, Knopp TJ, Sessler AD et al. Ventilation-perfusion relationship in young healthy awake and anesthetized-paralyzed man. J Appl Physiol 1979; 47 (4): 745–753
[84] **Van Aken** H, Reinhart K, Zimpfer M et al., Hrsg. Intensivmedizin. 2. Aufl. Stuttgart: Thieme; 2006: 335
[85] **Woodring** JH, Reed JC. Radiographic manifestations of lobar atelectasis. J Thorac Imaging 1996; 11 (2): 109–144
[86] **Woodring** JH, Reed JC. Types and mechanisms of pulmonary atelectasis. J Thorac Imaging 1996; 11 (2): 92–108

## 9.2.3 Aspiration

*C. Schülke, J. Hakenbeck*

### Ätiologie und klinische Symptomatik

> **Definition**
>
> Als Aspiration wird eine stattgehabte Inhalation von Fremdmaterial in die tieferen Atemwege unterhalb der Stimmbandebene bezeichnet [90].

Typischerweise aspiriertes Material umfasst flüssige oder feste Nahrungsbestandteile, Mageninhalt, Sekrete, Blut oder Flüssigkeiten. Die Aspiration kann dabei beobachtet oder im Stillen ablaufen. Weiterhin können insbesondere bei beatmeten Patienten trotz korrekt geblocktem Tubus wiederholte Episoden stiller Mikroaspirationen auftreten und Ursache für eine beatmungsassoziierte Pneumonie (ventilator-associated pneumonia, VAP) sein.

Die Symptome einer abgelaufenen Aspiration sind vielfältig und reichen von einem vollständig asymptomatischen Verlauf bis hin zur Entwicklung eines fulminanten ARDS (Acute Respiratory Distress Syndrome).

> **Merke**
>
> Typische *Symptome* sind Husten, Bronchospasmus, Dyspnoe und Zyanose.

Zu den wichtigsten *Risikofaktoren* einer Aspiration gehören ein reduzierter Bewusstseinszustand (Sedierung, Alkohol, Drogen, Schädel-Hirn-Trauma, Enzephalopathie, Epilepsie), ein beeinträchtigter Schluckreflex (liegender endotrachealer Tubus oder nasogastrale Sonde, Bulbärparalyse), Erkrankungen des Gastrointestinaltrakts (Motilitätsstörungen des Ösophagus, Reflux, Gastroparese, Ileus), Schwangerschaft und Adipositas. Weitere Ursachen für eine Aspiration sind Fisteln oder Perforationen des Ösophagus.

Grundsätzlich werden zwei Formen der aspirationsassoziierten Lungenschädigungen voneinander unterschieden, deren klinische Einteilung häufig schwierig ist [93].

► **Aspirationspneumonitis.** Hierbei handelt es sich um eine chemisch induzierte Inflammation (*Mendelson-Syndrom*), deren Schweregrad maßgeblich von der Azidität und Menge des aspirierten Materials abhängt. Die Aspirationspneumonitis ist primär steril.

► **Aspirationspneumonie.** Hierbei handelt es sich um eine *sekundäre Infektion* nach stattgehabter Aspiration. Das Erregerspektrum umfasst in der Regel *Mischinfektionen* aus gramnegativen Bakterien und Anaerobiern.

### Untersuchungsstrategie

> **Merke**
>
> Einige Aspirationsfolgen (z. B. Mendelson-Syndrom, Pneumonie) können projektionsradiografisch nachgewiesen werden, wobei die radiografischen Zeichen insbesondere bei frühzeitiger Röntgendiagnostik zunächst unspezifisch sind.

Geringer ausgeprägte, aber ebenfalls therapierelevante Befunde (z. B. kleine Abszesse, schwach röntgendichte Fremdkörper) können einem Nachweis im Röntgenbild zudem ganz entgehen, sind aber computertomografisch aufzudecken [88].

Die flexible fiberoptische *Bronchoskopie* kann bei unklarem radiologischem Befund die diagnostische Lücke schließen und ermöglicht neben der visuellen Quantifizierung des Befundes im Falle einer Festkörperaspiration durch die bronchoskopische Fremdkörperbergung zusätzlich eine therapeutische Option.

Vermutete ösophagotracheale oder -bronchiale Fisteln sollten im Rahmen einer Durchleuchtungsuntersuchung dargestellt werden, was jedoch einen kooperativen, wachen Patienten voraussetzt.

Die *Sonografie* kann einzelne Aspirationsfolgen nachweisen; eine sichere Ausschlussdiagnostik ist wegen des luftbedingt oft eingeschränkten Schallfensters nicht möglich.

## Typische Befunde

**Merke**

M!

Abhängig vom aspirierten Agens und von der Menge können sich vollkommen unterschiedliche *Röntgenmorphologien* ergeben [91].

Allen gemeinsam ist jedoch, insbesondere bei liegenden Patienten, eine präferenzielle Manifestation in den dorsalen Oberlappen- und den superioren Unterlappensegmenten (▶ Abb. 9.13). Bei stehenden Personen ist zudem eine Bevorzugung des steiler verlaufenden rechten Hauptbronchus gegeben.

▶ **Aspirationsfolgen.** Die häufigste Aspirationsfolge ist eine *Pneumonie*. Entsprechend dem breiten Erregerspektrum aus gramnegativen Erregern und Anaerobiern ist die Morphologie vielfältig und selten spezifisch. In den ersten 24–72 Stunden ist die Projektionsradiografie zudem oft unauffällig. Im Verlauf kommt es häufig zu einem bronchopneumonischen (z. B. Pseudomonas aeruginosa), seltener zu einem lobären Verschattungsmuster (z. B. Actinomyces israelii). Wichtig im Verlauf ist die Erfassung von Komplikationen, z. B. einer nekrotisierenden Pneumonie, einer Abszedierung oder eines Pleuraempyems. Bei guter Immunlage und geringer Erregerlast kann sich auch primär ein Lungenabszess ausbilden, der möglicherweise klinisch verzögert auffällt.

Das *Mendelson-Syndrom* ist Folge der Aspiration von Magensäure. Mit zunehmender Menge und Azidität (kritisch ist ein pH < 2,5) kann das Krankheitsspektrum von einer leichten Bronchiolitis bis zum hämorrhagischen Lungenödem reichen. Letzteres weist alveolär fleckförmige bis segmental oder lobär konfluierende Verschattungen auf. Auch bei bevorzugter Manifestation dorsobasal kann es infolge des ausgeprägten Hustenreizes zu einer raschen bilateralen Verteilung kommen (▶ Abb. 9.14). Das pathophysiologische Korrelat ist eine chemische Pneumonitis, die sich mit einer Latenz von 4–6 Stunden ausbilden kann.

*Beinahe-Ertrinken* führt infolge der massiven Flüssigkeitsaspiration zu einem Lungenödem, das sich morphologisch nicht von Ödemen andere Genese unterscheidet. Die Ausprägung ist vielmehr von der aspirierten Menge als von der Zusammensetzung (Süß- oder Salzwasser) abhängig. Komplizierend kann infolge einer Kontamination des Wassers sekundär eine Pneumonie entstehen.

Die *Fremdkörperaspiration* betrifft oft Nahrungsbestandteile oder Zahnteile (▶ Abb. 9.14). Abhängig von der Größe und der Röntgendichte kann der direkte projektionsradiografische Nachweis gelingen (in 5–15 % der Fälle). In unklaren Fällen ist eine Computertomografie indiziert, bei der auch kleine und weniger röntgendichte Fremdkörper nachwiesen werden können.

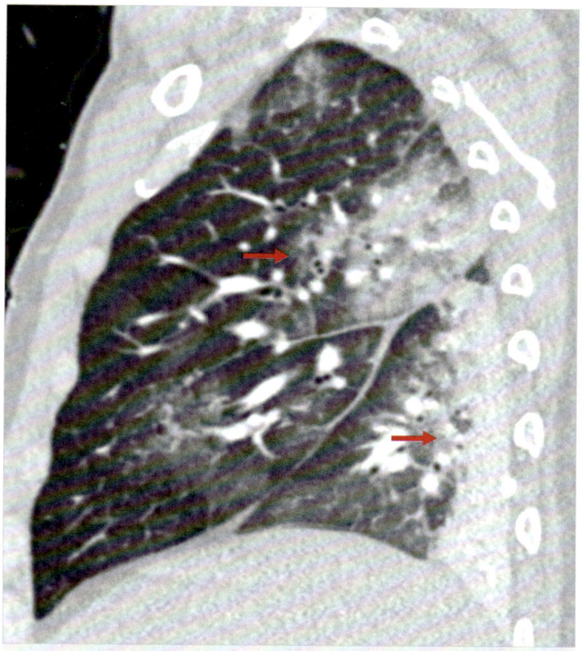

**Abb. 9.13** Konsolidierungen infolge einer Aspiration. Bei liegendem Patienten ergibt sich eine dorsobasal betonte, lageabhängige Verteilung (rote Pfeile).

Bei einer kompletten Bronchusobstruktion durch den Fremdkörper kann eine poststenotische Resorptions- bzw. Obstruktionsatelektase (Kap. 9.2.2) resultieren. Eine inkomplette Obstruktion kann über einen Ventilmechanismus („Air-Trapping") zu einer Überblähung des abhängigen Lungenabschnittes mit entsprechender Hypertransparenz führen. Bei länger persistierendem Fremdkörper können durch den unspezifischen chronischen Reiz lokale granulomatöse Reaktionen (kleine Noduli) oder aber rekurrierende Superinfektionen (Bronchitis oder Pneumonie) entstehen.

Die Folge einer *Aspiration von Röntgenkontrastmitteln* ist abhängig vom verabreichten Material. Obwohl *Bariumsulfat* chemisch weitgehend inert ist, kann eine Aspiration größerer Mengen zu einer chemischen Pneumonitis mit potenziell tödlichem Ausgang führen.

*Ionische iodhaltige Kontrastmittel* können aufgrund ihrer Hyperosmolarität Auslöser eines Lungenödems sein. Für *nicht ionische iodhaltige Kontrastmittel* (isoosmolar) sind bislang keine vergleichbaren Komplikationen beschrieben.

Generell ist die Aspiration von Röntgenkontrastmitteln durch den bronchografischen Effekt bereits projektionsradiografisch gut abgrenzbar, sodass eine CT meist nicht erforderlich ist.

▶ **Aspirationsursachen.** Neben den zuvor angeführten Aspirationsfolgen können auch die Ursachen radiologisch darstellbar sein. Nach oraler Kontrastmittelgabe können

9

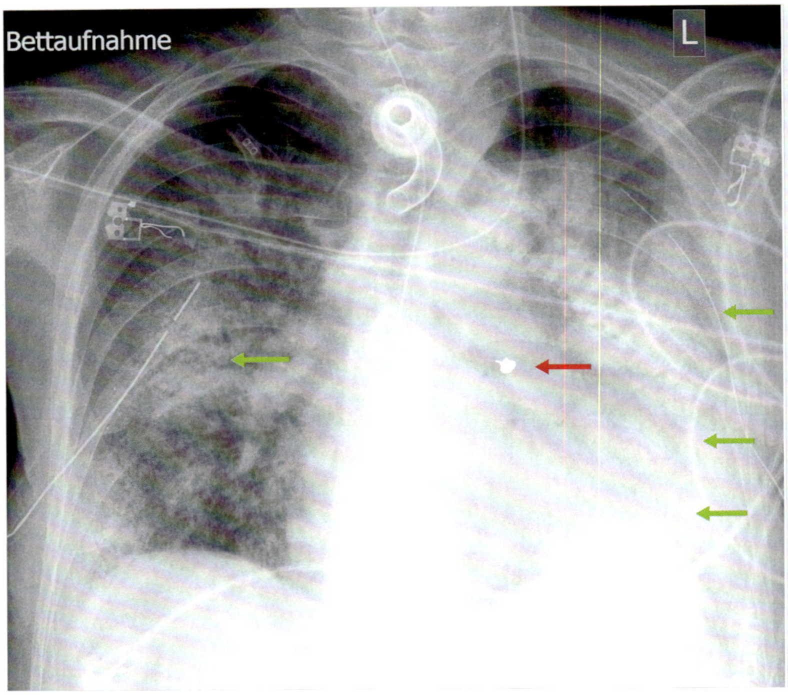


Abb. 9.14 Perihiläre (*rechts*) und das gesamte Mittel- und Untergeschoss betreffende (*links*) Infiltrate (grüne Pfeile) nach massiver Aspiration; zudem Aspiration eines Stiftzahnimplantates (roter Pfeil).

in einer Durchleuchtungsuntersuchung der Schluckakt analysiert und eventuelle Koordinationsstörungen identifiziert werden. Tracheo- oder bronchioösophageale Fisteln (z. B. als Folge einer Tumorerkrankung) können durch einen direkten Kontrastmittelübertritt zum Teil mit Darstellung des Fistelganges nachgewiesen werden. Eine Achalasie oder eine große Hiatushernie würden eventuell bereits projektionsradiografisch auffallen.

## Therapeutisches Vorgehen

Nach *abgelaufener* oder vermuteter *stiller Aspiration* ist zunächst die intensivmedizinische Überwachung des Patienten indiziert, da auch bei initial geringer Symptomatik im Verlauf eine rapide Verschlechterung auftreten kann.

> **Merke** M!
>
> Eine *fortgesetzte* Aspiration muss durch geeignete *Lagerungsmanöver* (Freimachen der Atemwege, Absaugen, Oberkörper um 45 Grad hochlagern) oder bei eingeschränkten Schutzreflexen des Patienten (z. B. nach Schädel-Hirn-Trauma) durch eine *Schutzintubation* des Patienten verhindert werden.

Entwickelt sich in der Folge ein respiratorisches Versagen, ist die Indikation zur Intubation und mechanischen Ventilation unter lungenprotektiven Gesichtspunkten frühzeitig zu stellen. Leichtere Formen der Aspiration können symptomatisch mit der *Gabe von Sauerstoff* und der Verneblung von *Bronchodilatatoren* behandelt werden.

▸ **Bronchoskopie.** Patienten mit einer schweren Gasaustauschstörung sollten bronchoskopiert werden, um einerseits das Ausmaß der Schädigung visuell quantifizieren zu können und andererseits gegebenenfalls feste Fremdkörper zu extrahieren.

> **Merke** M!
>
> Insbesondere nach Aspiration von Feststoffen mit konsekutiver Lappenatelektase ist eine therapeutische Bronchoskopie zur Bergung des Fremdkörpers und Wiedereröffnung der Atelektase indiziert [89].

▸ **Lavage.** Die Durchführung einer Lavage mit großen Spülvolumina bei stattgehabter Aspiration von Flüssigkeiten ist *obsolet*, da sie zu einer weiteren Verteilung des Materials in die Peripherie der Lunge führt [93].

▸ **Erregernachweis, Antibiose.** Bei jeder Bronchoskopie nach Aspiration sollten Proben zum Erregernachweis gewonnen werden. Die Ergebnisse des quantitativen Erregernachweises sind nachfolgend für eine rationale Antibiotikatherapie unverzichtbar. Aufgrund der Schwierigkeit, klinisch zwischen Aspirationspneumonie und steriler Aspirationspneumonitis zu unterscheiden, wird nach Aspiration häufig eine *empirische Antibiose* begonnen.

Infolge des überwiegenden Nachweises bakterieller Mischinfektionen (in 20-90 % obligate Anaerobier) empfiehlt die Paul-Ehrlich-Gesellschaft aufgrund der Fähigkeit zur Produktion von Betalaktamasen bei einer Vielzahl von Anaerobiern die Kombination aus einem Penicillin und einem Betalaktamase-Inhibitor. Alternativ kann eine Kombination aus einem Cephalosporin der Gruppe 3a (Cefotaxim, Ceftriaxon) mit Clindamycin oder das Fluorchinolon der Gruppe 4 (Moxifloxacin) oder ein Carbapenem der Gruppe 2 (Ertapenem) verabreicht werden. Entsprechend einer rationalen Antibiotikatherapie sollte nach Erregernachweis resistogrammgerecht deeskaliert werden oder die Antibiotikatherapie bei geringer Keimzahl und asymptomatischem Patienten vollständig beendet werden [92].

## Literatur


[87] **ATS** and IDSA. Guidelines for the management of adults with hospital-acquired, ventilator-associated, and healthcare-associated pneumonia. Am J Respir Crit Care Med 2005; 171 (4): 388–416

[88] **Franquet** T, Giménez A, Rosón N et al. Aspiration diseases: findings, pitfalls, and differential diagnosis. Radiographics 2000; 20 (3): 673–685

[89] **Haenel** JB, Moore FA, Moore EE. Efficacy of selective intrabronchial air insufflation in acute lobar collapse. Am J Surg 1992 Nov; 164 (5): 501–505

[90] **Marik** PE. Aspiration pneumonitis and aspiration pneumonia. N Engl J Med 2001; 344 (9): 665–671

[91] **Marom** EM, McAdams HP, Erasmus JJ et al. The many faces of pulmonary aspiration. Am J Roentgenol 1999; 172: 121–128

[92] **Paul-Ehrlich-Gesellschaft für Chemotherapie**; Bodmann KF. Empfehlungen zur kalkulierten parenteralen Initialtherapie bakterieller Erkrankungen bei Erwachsenen; Update 2010. Chemotherapie Journal 2010; 19 (6): 179–255

[93] **Raghavendran** K, Nemzek J, Napolitano LM et al. Aspiration-induced lung injury. Crit Care Med 2011 Apr; 39 (4): 818–826


## 9.2.4 Pneumonie

*C. Schülke, K. Waurick*

### Ätiologie und klinische Symptomatik

**Definition**

Als Pneumonie wird eine akute oder chronische mikrobielle Entzündung des Lungenparenchyms und der angrenzenden Organe definiert ([101], [105]).

Neben dem Nachweis von neuen oder zunehmenden Infiltraten in radiologischen Untersuchungen müssen folgende *Kriterien* erfüllt werden:

- Körpertemperatur > 38 °C oder < 36 °C und/oder
- Leukozytose > 10/µl und/oder
- Linksverschiebung > 5 % und/oder
- CRP > 5 mg/dl

und mindestens zwei der nachfolgenden Kriterien:

- produktiver Husten
- eitriger Auswurf
- Tachypnoe, Dyspnoe
- Schüttelfrost
- feinblasige Rasselgeräusche
- atemabhängige Thoraxschmerzen [94]

Pneumonien können entsprechend ihres Erregerspektrums in *virale*, *bakterielle* und *mykotische* Pneumonien eingeteilt werden [97].

Von entscheidender Bedeutung für die antimikrobielle Therapie ist ferner die Differenzierung zwischen *ambulant erworbenen* Pneumonien (community acquired pneumonia, CAP) und *nosokomialen*, d. h. im Krankenhaus erworbenen Pneumonien (hospital acquired pneumonia, HAP). Als nosokomiale Pneumonie wird eine Pneumonie ab dem 3. Tag nach der Aufnahme bis zu 7 Tage nach Entlassung bezeichnet ([94], [97], [105], [108]).

Sowohl im ambulanten als auch im stationären Bereich zählen die Pneumonien zu den häufigsten Infektionskrankheiten des Erwachsenen [94]. In Deutschland werden jährlich ca. 200 000 Patienten mit einer ambulant erworbenen Pneumonie stationär behandelt, die Gesamtinzidenz wird auf 400 000–600 000 geschätzt. Die Letalitätsraten reichen von < 1 % für die ambulant behandelte Pneumonie bis zu 14 % bei den stationär behandelten CAP-Patienten ([94], [101]).

Nosokomiale Pneumonien sind nach Harnwegsinfektionen (40 %) die zweithäufigste nosokomiale Infektion (20 %) in deutschen Krankenhäusern [98].

**Merke**

Auf Intensivstationen sind Pneumonien die häufigsten nosokomialen Infektionen und mit Letalitätsraten von 30–50 % eine schwere Komplikation der intensivmedizinischen Behandlung [94].

### Untersuchungsstrategie

► **Projektionsradiografie**

**Merke**

Bei klinisch vermuteter Pneumonie ist bei stationären Patienten eine Übersichtsaufnahme des Thorax *indiziert*.

Dies gilt insbesondere bei Verdacht auf eine nosokomiale Pneumonie. Die Sensitivität und Spezifität der Projektionsradiografie im Liegen sind mit 25 respektive 75 % für die Pneumoniedetektion jedoch gering, sodass nach Möglichkeit Aufnahmen in zwei Ebenen im Stehen angestrebt werden sollte. Bei ambulanten Patienten ist eine Röntgenaufnahme hilfreich, wird aber bei eindeutiger klinischer Einschätzung nicht als verpflichtend erachtet ([101], [104]).

Verlaufskontrollen sind bei unkomplizierten Verläufen mit klinischem Therapieansprechen nicht indiziert [95]. Die Normalisierung des Röntgenbildes ist gegenüber dem klinischen Verlauf verzögert. So ist bei ambulant erworbenen Pneumonien nach einer Woche bei einem Viertel und nach 4 Wochen bei der Hälfte der Patienten eine

Normalisierung des Röntgenbildes zu erwarten. Je nach Erreger können jedoch Monate bis zur vollständigen Normalisierung vergehen. Hilfreich kann eine kurzfristige Verlaufskontrolle jedoch zur Abgrenzung von anderen röntgenmorphologisch vergleichbaren Erkrankungen, z. B. einem Lungenödem oder einer Atelektase, sein.

► **Computertomografie.** Eine CT ist bei immunkompetenten Personen im Regelfall nicht indiziert.

> **Merke**
>
> Eine Computertomografie sollte jedoch bei Therapieversagen oder Verdacht auf mögliche Komplikationen angefertigt werden.

Bei einer reduzierten Immunkompetenz (z. B. infolge von Chemotherapie, Immunsuppression bei HIV-Infektion/AIDS) besteht einerseits eine erhöhte Infektanfälligkeit, andererseits kann die Reaktion auf einen Erreger mit Ausbildung eines pulmonalen Infiltrates nur gering ausgeprägt und somit projektionsradiografisch nicht nachweisbar sein. Bei diesen Patienten sollte bei unauffälliger Projektionsradiografie obligat eine Computertomografie in Niedrigdosistechnik angefertigt werden [100] (► Abb. 9.21).

► **Sonografie.** Sie spielt in der Pneumoniediagnostik praktisch *keine Rolle*, da z. B. interstitielle oder zentrale alveoläre Veränderungen nicht adäquat abgebildet werden können. Eine Anwendung kann beispielsweise die Diagnostik der Pleuropneumonie, die Erfassung von Komplikationen (Pleuraerguss und -empyem; Kap. 9.1.3) oder die Abgrenzung von Atelektasen (Kap. 9.2.2) sein.

## Typische Befunde

Abhängig vom ursächlichen Erreger ergeben sich unterschiedliche, allerdings nie pathognomonische Röntgenbefunde.

► **Lobärpneumonie.** Hier kommt es durch eine erregerbedingte Schädigung des Alveolarepithels zu einem hämorrhagischen Ödem. Dieses erreger- und leukozytenhaltige Exsudat führt zu einer kompletten Verlegung des Alveolarraumes und somit zu einer homogenen Verschattung im Röntgenbild (► Abb. 9.15). Durch die terminalen Atemwege und Kohn'schen Poren kann sich das Exsudat rasch bis zur nächsten anatomischen Grenze (Lappenspalt) ausbreiten, sodass letztlich ein ganzer Lungenlappen betroffen ist. Eine Vergrößerung des erkrankten Lungenlappens kann durch eine Vorwölbung des angrenzenden Lappenspaltes nachgewiesen werden. Ein positives Bronchopneumogramm liegt häufig vor, ist jedoch kein erregerdifferenzierendes Kriterium. Erreger, die eine Lobärpneumonie auslösen, sind beispielsweise Streptococcus pneumoniae, Klebsiella pneumoniae, Legionella pneumophila und Mycoplasma pneumoniae.

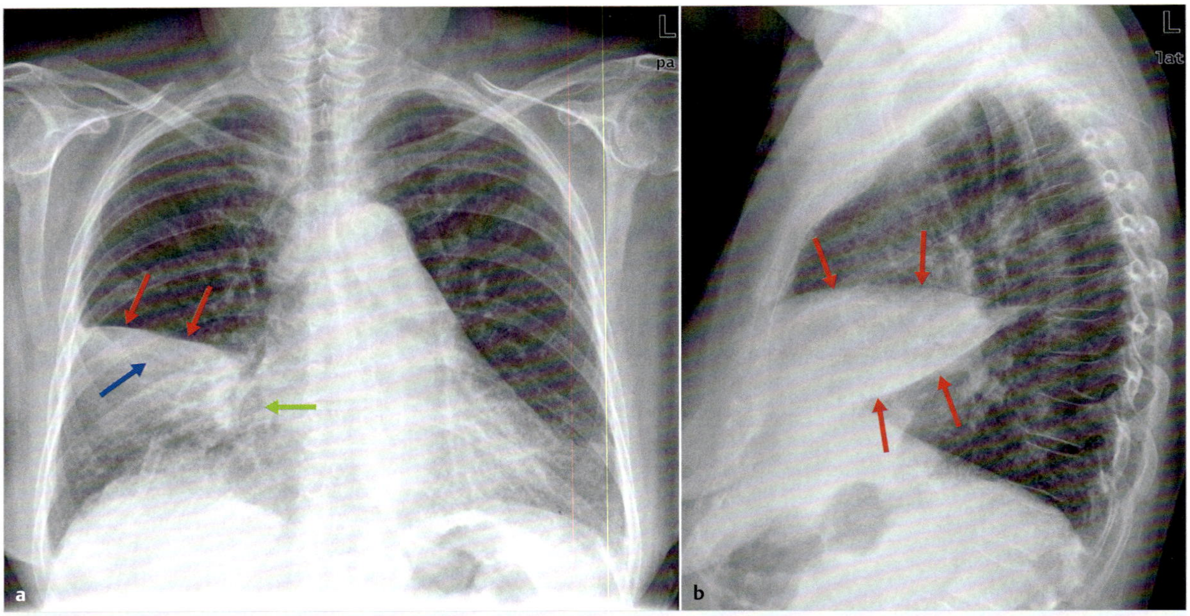


**Abb. 9.15** Mittellappenpneumonie mit scharf abgrenzbaren Lappenspalten (rote Pfeile) und positivem Bronchopneumogramm (blauer Pfeil). Die Maskierung der Herzkontur (Silhouetten-Zeichen, grüner Pfeil) zeigt eine an das Herz angrenzende Pathologie (Mittellappen) an.

**a** p. a.-Strahlengang

**b** Links-seitlicher Strahlengang.

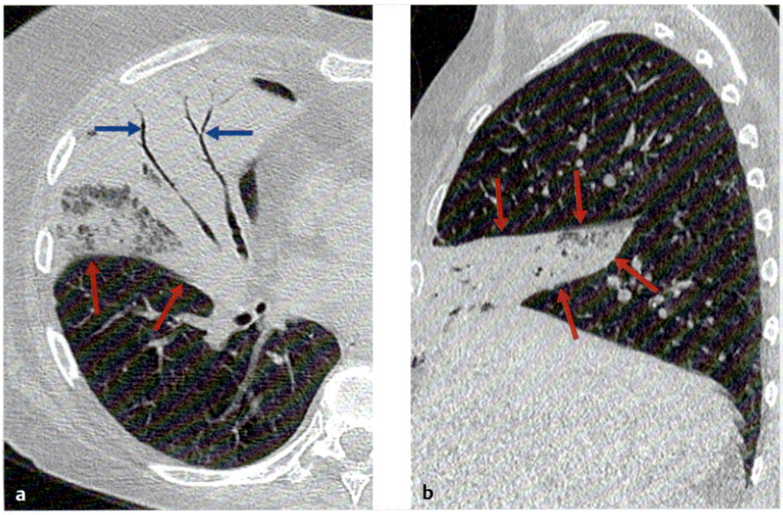


Abb. 9.16 CT einer Mittellappenpneumonie mit dichten Konsolidierungen, scharf demarkierten Lappenspalten (rote Pfeile) und positivem Bronchopneumogramm (blaue Pfeile).
**a** Transversaler Schnitt.
**b** Sagittaler Schnitt.

Computertomografisch besteht das Bild einer lobären Konsolidierung (▸ Abb. 9.16). Gegenüber einer Atelektase kann eine geringere Kontrastmittelaufnahme der Pneumonie nachgewiesen werden (▸ Abb. 9.12).

▸ **Bronchopneumonie.** Sie beginnt mit einer erregerbedingten Epithelschädigung der peripheren Atemwege. Das konsekutive Ödem ist peribronchial lokalisiert und kann projektionsradiografisch als sog. peribronchiales Cuffing auffallen. Oft ist die Projektionsradiografie jedoch noch unauffällig. Computertomografisch können bereits Bronchialwandverdickungen, schleimverlegte Bronchien und zentroazinäre Milchglasinfiltrate nachweisbar sein (▸ Abb. 9.18). Im Verlauf führt die Ausbreitung des entstehenden Exsudates zu einer Verlegung des jeweils abhängigen Alveolarraumes und zu einem herdförmigen Verschattungsmuster, das auch projektionsradiografisch nachweisbar ist (▸ Abb. 9.17). Über die Atemwege kann es zu einer Verteilung in andere Lungenabschnitte und

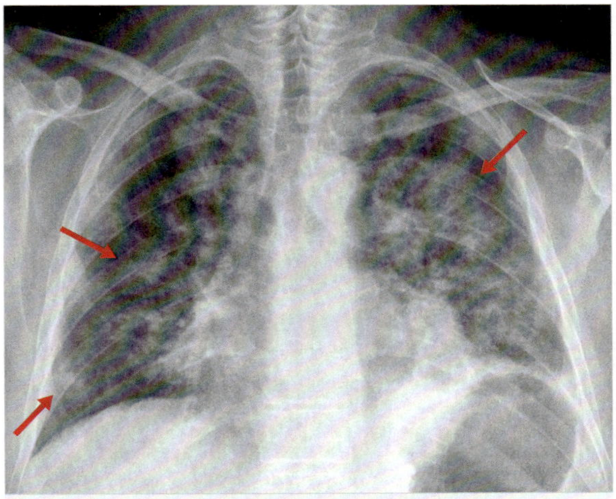

Abb. 9.17 Bronchopneumonie mit beidseitigen herdförmigen, unscharf berandeten Verschattungen (rote Pfeile).

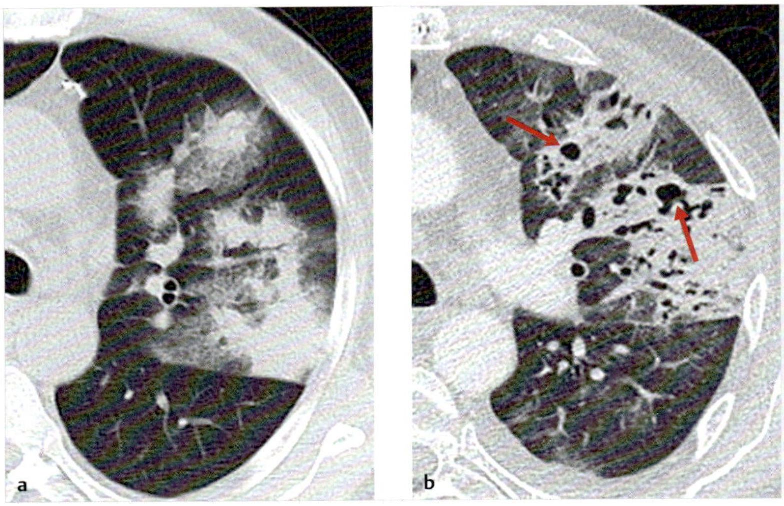


Abb. 9.18 Bronchopneumonie.
**a** Peribronchial betont angeordnete Konsolidierungen und umgebende Milchglasinfiltrate.
**b** Komplizierter Verlauf mit Destruktion des Lungenparenchyms unter Ausbildung kleiner Nekrosen (rote Pfeile).

einem Muster disseminierter Verschattungen kommen. Im Gegensatz zu einem soliden, tumorverdächtigen Herd ist die Kontur oft unscharf und die Dynamik rascher. Ursächliche Erreger sind beispielsweise gramnegative Bakterien, Anaerobier, Staphylococcus aureus und Legionella pneumophila.

► **Interstitielle Pneumonie.** Sie wird meist durch Viren verursacht, die sich im Bronchial- und Alveolarepithel replizieren. Weitere Erreger sind beispielsweise Pneumocystis jirovecii und Mycoplasma pneumoniae. Das konsekutive Ödem und die lymphozytären Infiltrate führen zu einer Verbreiterung des Interstitiums. Diese kann peribronchial in Form von „Tramlines" oder eines „peribronchialen Cuffings" nachgewiesen werden. Bei zusätzlicher Verbreiterung des interlobulären Interstitiums entsteht ein feinretikuläres Verschattungsmuster, das oft eine perihiläre Betonung aufweist.

Die Verdickung der Alveolarwände bedingt eine Verkleinerung des lufthaltigen Alveolarraumes. Im Gegensatz zu den konsolidierenden Veränderungen einer Lobär- oder Bronchopneumonie ist jedoch noch ein Restluftgehalt vorhanden. Daher bilden sich homogene, milchglasartige Verschattungen aus, die projektionsradiografisch schwierig, computertomografisch jedoch sensitiv zu detektieren sind (► Abb. 9.19). Differenzialdiagnostisch sind diese sehr unspezifisch und können auch bei einer Vielzahl nicht infektiöser Erkrankungen auftreten. Im Verlauf einer interstitiellen Pneumonie entstehen durch Nekrotisierung der virustragenden Zellen Epithelschäden. Diese begünstigen eine bakterielle Superinfektion, sodass im späteren Verlauf Mischbilder möglich sind.

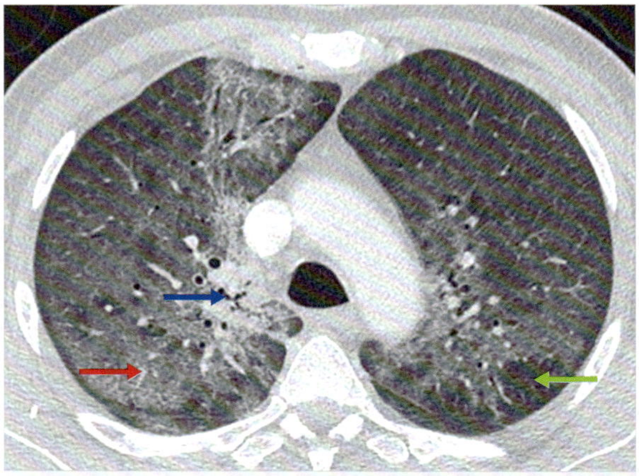

**Abb. 9.19** Interstitielle Pneumonie (Pneumocystis jirovecii) mit ausgedehnten Milchglasinfiltraten (roter Pfeil) und kleinen konsolidierenden Arealen (blauer Pfeil); im Gegensatz hierzu gesundes Parenchym (grüner Pfeil).

► **Morphologien.** ► Tab. 9.3 zeigt erregercharakteristische Morphologien.

Bei hoher Virulenz eines Erregers können sich erreger- und debrisgefüllte *Kavitationen* ausbilden, die durch angrenzende Konsolidierungen in der Projektionsradiografie maskiert sein können. Bei Anschluss an das Bronchialsystem kann der Inhalt abgehustet und durch Luft ersetzt werden, sodass auch der projektionsradiografische Nachweis gelingen kann. Computertomografisch ist eine irregulär bis rundliche Struktur mit zentralem Flüssigkeitsgehalt (HE um 10) abgrenzbar. Bei einer Größe von unter 2 cm spricht man von einer *Nekrose*, über 2 cm von einem *Abszess*, wobei die Differenzierung keine klinische Relevanz hat. Das multiple Auftreten von Nekrosen entspricht dem Bild einer *nekrotisierenden Pneumonie* (► Abb. 9.18) und ist häufig mit Klebsiella pneumoniae assoziiert.

Eine *Pneumatozele* ist hingegen oft Folge einer Staphylococcus-aureus-Infektion und entspricht einer alveolären Ruptur mit Anschluss an den Subpleuralraum. Die entstehende Höhle ist dünnwandig und lufthaltig.

Ein *parapneumonischer Pleuraerguss* ist ein häufiges Begleitphänomen bei bakteriellen Pneumonien und morphologisch nicht von Pleuraergüssen (Kap. 9.1.3) anderer Genese zu differenzieren. Ein *Pleuraempyem* ist eine seltenere Komplikation und häufig Folge peripherer Parenchymnekrosen.

**Tab. 9.3** Erregercharakteristische Morphologien.

| Befund | wahrscheinlicher Erreger |
|---|---|
| Abszedierung, Nekrosen | Anerobier, Staphylococcus aureus, gramnegative Erreger (insbesondere Pseudomonas aeruginosa) |
| Pneumatozelen | Staphylococcus aureus |
| Kavernen | Nocardia asteroides, Mykobakterien, Pilze |
| Sichelzeichen | Pilze (Aspergillus, Candida, Mucor) |
| Infarct-like Lesion | |
| Halophänomen | |
| perihiläre Milchglasinfiltrate | Viren, Pneumocystis jirovecii |
| Pleuraerguss und -empyem | bakterielle Pneumonien |
| Thoraxwandpenetration | Actinomyces israelii |
| Lymphadenopathie | Mycobacterium tuberculosis, Mycoplasma pneumoniae, Yersinia pestis, Francisella tularensis (= granulomatöse Entzündungen) |

Die Morphologie einer *pulmonalen Mykose* ist abhängig von der Immunkompetenz des Patienten.

Ein *Myzetom* entsteht bei adäquater Immunkompetenz und ist die saprophytische Besiedelung einer bestehenden Höhle (Kaverne, Bulla, Bronchiektase). Innerhalb der ursprünglich luftgefüllten Höhle mit unterschiedlicher Form und Wanddicke ist das Myzel als rundliche Verschattung abgrenzbar. Wird die Höhle nur inkomplett ausgefüllt, ist der residuelle Lufteinschluss als Sichelzeichen abgrenzbar. Unter Durchleuchtung oder Umlage-

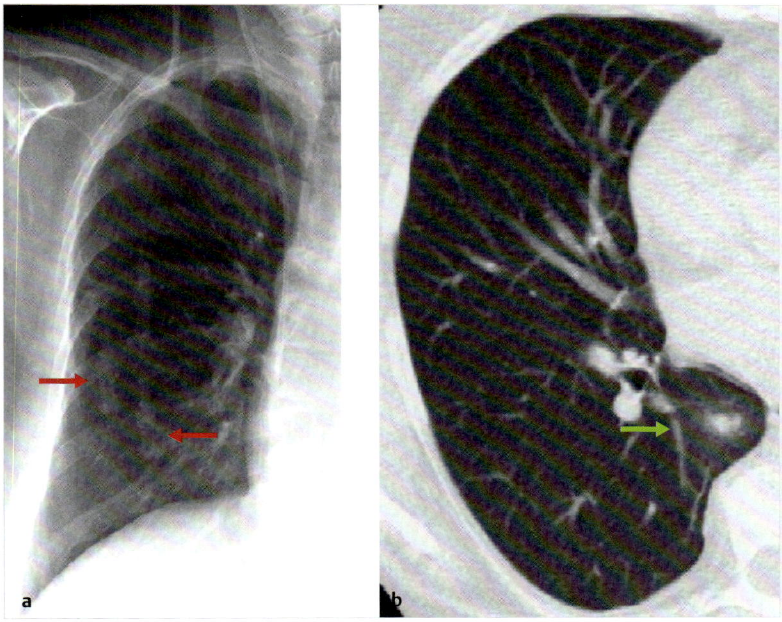

**Abb. 9.20** Fieber unklarer Genese (FUO) unter Immunsuppression
**a** Unauffällige Röntgenübersicht des Thorax; externe Überlagerungen durch die ZVK-Anschlüsse (rote Pfeile).
**b** Computertomografisch sichtbarer Herdbefund mit umgebendem Halo bei bestätigter Mykose (grüner Pfeil).

rung im CT kann die Beweglichkeit des Myzels in der Höhle nachgewiesen werden.

Bei reduzierter Immunkompetenz kann sich eine *invasive Mykose* entwickeln. Durch hämatogene oder bronchogene Distribution entstehen angiotope oder peribronchiale herdförmige Absiedelungen. Diese bestehen aus einer zentralen Konsolidierung und weisen innerhalb der ersten beiden Wochen ein charakteristisches Halophänomen als Korrelat der umgebenden Hämorrhagie auf (▶ Abb. 9.20). Neben der herdartigen Morphologie können sich infarktähnliche Läsionen ausbilden, die eine breite pleurale Basis haben und deren Spitze auf den Hilus weist.

Bei Wiedererlangen der Immunkompetenz können sich aus den Herden sekundär Höhlen ausbilden, die gegenüber Myzetomen abzugrenzen sind, da die Wand fragiler ist und zu Blutungen neigt.

Das Primärstadium der *Tuberkulose* entspricht einer meist basal lokalisierten Lobärpneumonie mit entsprechenden Konsoliderungen. Die phagozytierten Erreger überleben in den Makrophagen und werden mit der Lymphe in die hilären und mediastinalen Lymphknoten transportiert. Diese sind als Ausdruck der Lymphadenitis vergrößert und weisen nach Kontrastmittelgabe ein randständiges Enhancement auf. Bevorzugt sind rechts paratracheale und tracheaobronchiale sowie subkarinale Lymphknoten betroffen. Im weiteren Verlauf kommt es bei Immunkompetenten zu einer zentralen „käsigen“ Nekrose und letztlich zur Ausheilung. Die dabei entstehenden pulmonalen Granulome (Erstmanifestation = Ghon-Herd) und die betroffenen Lymphknoten können regressiv verkalken. Beide zusammen werden als Primärkomplex bezeichnet.

Im Sekundärstadium kann es durch Reinfektion oder Reaktivierung von persistierenden Erregern in einem Granulom (z. B. durch Immunsuppression) zur erneuten Erregervermehrung kommen. Wegweisender Befund ist die Kavernenbildung (lufthaltig, dickwandig). Durch Arrosion kann sich ein Anschluss an das Bronchialsystem mit konsekutiver Entleerung der erregerhaltigen Nekrosen entwickeln. Die entleerten Erreger werden bronchiogen in andere Lungenabschnitte verteilt und führen dort zu peribronchialen Infiltraten und Verlegungen der terminalen Bronchioli.

Bei reduzierter Immunkompetenz ist eine hämatogene Erregerstreuung möglich. Die pulmonale Manifestation entspricht einem miliaren Muster, bei dem zahlreiche kleine Herde entstehen. Eine überwiegend apikale Verteilung bezeichnet man als Simon-Spitzenherde.

## Therapeutisches Vorgehen

M!

**Merke**

Direkt nach Diagnosestellung am besten innerhalb einer Stunde sollte die *kalkulierte Antibiotikatherapie* eingeleitet werden, da deren verzögerter Beginn mit erhöhten Letalitätsraten verbunden ist [102].

Dennoch sollten Blutkulturen, Sputum oder Trachealsekret vor der ersten Antibiotikagabe gewonnen werden, keinesfalls darf die Diagnostik jedoch zu einer Verzögerung des Therapiebeginns führen. Optional können diagnostische Bronchoskopien, Pleurapunktionen, ein Legionella-pneumophila-Antigentest aus dem Urin sowie ein Influenzaschnelltest durchgeführt werden [101].

Zur Therapiesteuerung ist darüber hinaus die Bestimmung von Entzündungsparametern wie C-reaktives Protein (CRP), Prokalzitonin (PCT), Leukozyten und Differenzialblutbild sinnvoll. Zur Abschätzung des Schweregrades der Pneumonie sollten zudem Elektrolyte, Kreatinin, Harnstoff, Transaminasen, Cholestaseparameter sowie Gerinnungsstatus bestimmt werden ([94], [101]).

Nach 2–3 Tagen ist die initiale Therapie kritisch zu überprüfen und nach Möglichkeit entsprechend des erregerspezifischen Resistogramms zu modifizieren ([94], [108]). Tritt nach 72-stündiger Therapie keine klinische Verbesserung ein, sollte die Antibiotikatherapie eskaliert und bei immunsupprimierten Patienten gegebenenfalls um eine antimykotische und/oder antivirale Therapie ergänzt werden ([99], [106], [108]).

Ferner sind *Differenzialdiagnosen* wie Lungenembolie, Bronchialkarzinom etc. auszuschließen.

► **Ambulant erworbene Pneumonien.** Laut CAPNetz-Studie lässt sich Streptococcus pneumoniae bei ca. 50 % der ambulant erworbenen Pneumonien nachweisen. In 20–25 % der Fälle gelingt kein Erregernachweis. Haemophilus influenzae, Mycoplasma pneumoniae, Enterobacteriaceae, RS-Viren (respiratory syncytial virus), Adenoviren und Influenzaviren machen 5–10 % der CAP aus. Einen Anteil von < 5 % haben Legionellen, Staphylococcus aureus und Chlamydophila pneumoniae [103].

Entsprechend den Empfehlungen der S 3-Leitlinie Pneumonie erfolgt die *Schweregradeinteilung* der CAP anhand des CRB-65-Scores:

- Atemfrequenz ≥ 30/min
- $RR_{diast}$ ≤ 60 mmHg/$RR_{syst}$ < 90 mmHg
- Bewusstseinseintrübung
- Alter ≥ 65 Jahre

Bei einem Score ≥ 1 sollte eine stationäre Aufnahme erwogen werden. Bei einem Score ≥ 2 oder Vorliegen eines Major-Kriteriums oder ≥ 2 Minor-Kriterien (► Tab. 9.4) ist darüber hinaus die Betreuung auf der IMC- oder Intensivstation erforderlich [96].

Die kalkulierte Initialtherapie der stationär behandelten CAP richtet sich zum einen nach dem klinischen Schweregrad und -zum anderen nach Risikofaktoren für eine Pseudomonas-aeruginosa-Infektion (► Tab. 9.5, ► Tab. 9.6, ► Tab. 9.7 nach [94]). Zu den Risikofaktoren zählen schwere chronische Lungenerkrankungen mit Zustand nach Antibiotikatherapie oder Hospitalisierung binnen der letzten 3 Monate, bekannte Kolonisation mit Pseudomonas aeruginosa, Bronchiektasen oder Mukoviszidose [94].

► **Nosokomiale Pneumonien.** Sie weisen in Abhängigkeit von der Schwere der Erkrankung, den Vorerkrankungen, dem Zeitpunkt des Auftretens und einer möglichen Antibiotikavorbehandlung ein sehr unterschiedliches Erregerspektrum auf. Zu den häufigen Erregern bei Patienten mit geringem Risikoprofil (► Tab. 9.8, ► Tab. 9.9; nach [94]) und früher Infektion zählen: Streptococcus pneu-

**Tab. 9.4** Modifizierte ATS-Kriterien Quelle: [96].

| Major-Kriterien | Minor-Kriterien |
|---|---|
| • Notwendigkeit der Intubation und Beatmung<br>• Notwendigkeit der Katecholamintherapie > 4 Stunden | • schwere respiratorische Insuffizienz $paO_2/FiO_2 < 250$<br>• multilobäre Infiltrate in der Röntgenübersicht des Thorax<br>• $RR_{syst}$ < 90 mmHg |

**Tab. 9.5** Empfehlung der kalkulierten Initialtherapie der stationär behandelten ambulant erworbenen Pneumonie (Normalstation).

| Substanzen |
|---|
| **Betalaktamantibiotikum**<br>• Amoxicillin/Clavulansäure<br>• Ampicillin/Sulbactam<br>• Cefuroxim<br>• Ceftriaxon<br>• Cefotaxim |
| **mit/ohne Makrolid**<br>parenterale Gabe bevorzugt; für die orale Therapie sollten Clarithromycin, Roxithromycin, Azithromycin verabreicht werden |
| **oder Fluorchinolon**<br>Wechsel der Substanzgruppe bei vorausgegangener Antibiotikatherapie innerhalb der letzten 3 Monate<br>• Levofloxacin<br>• Moxifloxacin |
| **oder Carbapenem**<br>bei Risikofaktoren für Enterobacteriaceae (inkl. ESBL, außer P. aeruginosa) sowie nach kürzlich stattgehabter Therapie mit Penicillinen oder Cephalosporinen<br>• Ertapenem |
| **mit/ohne Makrolid** |

ESBL: extended-spectrum beta-lactamase

**Tab. 9.6** Empfehlung der kalkulierten Initialtherapie der schweren ambulant erworbenen Pneumonie (Intensivstation).

| Substanzen |
|---|
| **Betalaktamantibiotikum**<br>• Piperacillin/Tazobactam<br>• Ceftriaxon<br>• Cefotaxim<br>• Ertapenem: bei Risikofaktoren für Enterobacteriaceae (inkl. ESBL, außer P. aeruginosa) sowie kürzlich stattgehabter Therapie mit Penicillinen/Cephalosporinen |
| **plus Makrolid** |
| **alternativ Fluorchinolon**<br>Wechsel der Substanzgruppe bei vorausgegangener Antibiotikatherapie innerhalb der letzten 3 Monate; Kombinationstherapie mit Betalaktamantibiotikum bei intubierten/beatmeten Patienten und septischem Schock<br>• Levofloxacin<br>• Moxifloxacin |

ESBL: extended-spectrum beta-lactamase

**Tab. 9.7** Empfehlungen der kalkulierten Initialtherapie der schweren ambulant erworbenen Pneumonie mit Risikofaktoren für Pseudomonas aeruginosa.

| Substanzen |
|---|
| **pseudomonadenwirksames Betalaktamantibiotikum**<br>• Piperacillin/Tazobactam<br>• Cefepim<br>• Imipenem<br>• Meropenem |
| **plus Fluorchinolon**<br>Deeskalation unter Berücksichtigung des Resistogramms, Beschränkung der Aminoglykosid-Therapie auf max. 3 Tage aufgrund ihrer Toxizität<br>• Levofloxacin<br>• Ciprofloxacin |
| **oder plus Aminoglykosid und Makrolid**<br>Wechsel der Substanzgruppe bei vorausgegangener Antibiotikatherapie innerhalb der letzten 3 Monate, insbesondere bei Fluorchinolonen; Deeskalation unter Berücksichtigung des Resistogramms; Aminoglykoside max. 3 Tage verabreicht werden. Die Dosierung sollte nach Medikamentenspiegel erfolgen.<br>• Amikacin<br>• Gentamicin<br>• Tobramycin |

**Tab. 9.8** Punktebewertung von Risikofaktoren bei Patienten mit nosokomialer Pneumonie.

| Risikofaktoren | Punktewert |
|---|---|
| > 65 Jahre | 1 |
| strukturelle Lungenerkrankung | 2 |
| Antibiotikavorbehandlung | 2 |
| Pneumoniebeginn ab 5. Krankenhaustag | 3 |
| schwere respiratorische Insuffizienz mit/ohne Beatmung | 3 |
| extrapulmonales Organversagen (Schock, akutes Nieren-, Leberversagen, disseminierte intravasale Gerinnung) | 4 |

**Tab. 9.9** Erregerspektrum- und kalkulierte Initialtherapie der nosokomialen Pneumonie in Abhängigkeit von Risikofakoren.

| Gruppe I (1–2 Punkte) | Gruppe II (3–5 Punkte) | Gruppe III (≥ 6 Punkte) |
|---|---|---|
| Ampicillin/Sulbactam | Piperacillin/Tazobactam | Piperacillin/Tazobactam *oder* |
| Amoxicillin/Clavulansäure | Piperacillin/Sulbactam | Piperacillin/Sulbactam *oder* |
| Cefuroxim | Cefepim | Cefepim *oder* |
| Cefotaxim | Doripenem | Ceftazidim *oder* |
| Ceftriaxon | Imipenem | Doripenem *oder* |
| Levofloxacin | Meropenem | Imipenem *oder* |
| Moxifloxacin | | Meropenem |
| Ertapenem | | *jeweils plus* |
| | | Ciprofloxacin *oder* |
| | | Levofloxacin *oder* |
| | | Fosfomycin *oder* |
| | | Aminoglykosid |

moniae, Haemophilus influenzae, methicillinsensibler Staphylococcus aureus (MSSA) und Enterobacteriaceae, wie Escherichia coli, Klebsiella pneumoniae, Enterobacter, Proteus, Serratia und Legionella pneumophila. Bei Patienten mit hohem Risiko oder bei späten Infektionen lassen sich zusätzlich Pseudomonas aeruginosa, Acinetobacter und multiresistente Keime, wie ESBL-bildende Klebsiellen/Escherichia coli und methicillinresistenter Staphylococcus aureus (MRSA) nachweisen. Den Leitlinien der Paul-Ehrlich-Gesellschaft entsprechend, werden Patienten in 3 Gruppen mit jeweils entsprechenden Therapieempfehlungen eingeteilt (▶ Tab. 9.8, ▶ Tab. 9.9; nach [94]).

M!

### Merke

Mit einer Inzidenz von 5,46/1000 invasiver Beatmungstage ist die beatmungsassoziierte Pneumonie – nach > 48-stündiger Beatmung – die häufigste Form der nosokomialen Infektion und darüber hinaus ein unabhängiger Risikofaktor für die Letalität von Intensivpatienten [108].

In der Pathogenese spielt die Mikroaspiration potenziell pathogener Keime entlang des Endotrachealtubus (als Leitschiene) bei reduzierter Immunkompetenz eine entscheidende Rolle [107]. *Präventionsmaßnahmen* wie Reduktion der invasiven Beatmungszeit, 45-Grad-Oberkörperhochlagerung, orale antiseptische Behandlung, subglottische Sekretabsaugung, tägliche Sedierungspausen, strikte Händedesinfektion und selektive „digestive" Dekontamination (auch selektive Darmdekontamination) sollen die Inzidenz der beatmungsassoziierten Pneumonie reduzieren ([102], [107]).

Die empfohlene *Therapiedauer* der ambulant erworbenen und der nosokomialen Pneumonie beträgt 8–10 Tage. Ausnahmen bilden Pneumonien durch Staphylococcus aureus, Pseudomonas aeruginosa, Chlamydien und Legionellen; hier sollte die Therapie 10–14 Tage lang durchgeführt werden ([94], [108]).

## Literatur

[94] **Bodmann** KF, Grabein B. Empfehlungen zur kalkulierten parenteralen Initialtherapie bakterieller Erkrankungen bei Erwachsenen – Update 2010. Chemother J 2010; 19: 179–255

[95] **Bruns** AH, Oosterheert JJ, Prokop M et al. Patterns of resolution of chest radiograf abnormalities in adults hospitalized with severe community-acquired pneumonia. Clin Infect Dis 2007; 45 (8): 983–991

[96] **Ewig** S, Ruiz M, Mensa J et al. Severe community-acquired pneumonia: Assessment of severity criteria. Am J Resp Crit Care Med 1998; 158: 1102–1108

[97] **Fresenius** M, Heck M. Repetitorium Intensivmedizin. 3. Aufl. Heidelberg: Springer; 2008

[98] **Geffers** C, Gastmeier P, Rüden H. Nosokomiale Infektionen Gesundheitsberichterstattung des Bundes Heft 8. Berlin: Robert-Koch-Institut; 2002

[99] **Hauptmeier** BM, Rohde G. Respiratorische Viren. Intensivmedizin up2date 2010; 201–210

[100] **Heussel** CP, Kauczor HU, Ullmann AJ. Pneumonia in neutropenic patients. Eur Radiol 2004; 14 (2): 256–271

[101] **Höffken** G, Lorenz J, Kern W et al. Epidemiologie, Diagnostik, antimikrobielle Therapie und Management von erwachsenen Patienten mit ambulant erworbenen unteren Atemwegsinfektionen sowie ambulant erworbener Pneumonie – Update 2009 S 3-Leitlinie der Paul-Ehrlich-Gesellschaft für Chemotherapie, der Deutschen Gesellschaft für Pneumologie und Beatmungsmedizin, der Deutschen Gesellschaft für Infektiologie und vom Kompetenznetzwerk CAPNETZ. Pneumologie 2009; 63: e1– e68

[102] http://www.awmf.org/uploads/tx_szleitlinien/079–001l_S2k_Sepsis_Leitlinientext_01.pdf

[103] http://www.capnetz.de

[104] **Kirsch** J, Ramirez J, Mohammed TL et al. ACR Appropriateness Criteria® acute respiratory illness in immunocompetent patients. J Thorac Imaging 2011; 26 (2): W42–44

[105] **Kolditz** M, Halank M, Höffgen G. Schwere ambulant erworbene Pneumonie. Intensivmedizin up2date 2006; 229–242

[106] **Lichtenstern** C, Swoboda S, Hirschburger M et al. Update: invasive Pilzinfektionen Diagnose und Therapie in der operativen Intensivmedizin. Anaesthesist 2010; 59: 30–52

[107] **Perl** T, Quintel M. Nosokomiale Pneumonie Prävention und Diagnostik. Anaesthesist 2011; 60: 236–242

[108] **Weiterer** S, Störzinger D, Bernhard M et al. Antibiotikatherapie der nosokomialen Pneumonie. Anaesthesist 2011; 60: 269–283

## 9.2.5 Lungenödem

*C. Schülke, J. Hakenbeck*

### Ätiologie und klinische Symptomatik

**Definition**

Das Lungenödem bezeichnet einen Flüssigkeitsaustritt aus den Kapillaren der Lunge und führt zu einer Zunahme des extravaskulären Lungenwassers.

Daraus resultiert ein Abfall der Lungencompliance und der Vitalkapazität bei gleichzeitigem Anstieg des Atemwegswiderstands und der Transferstrecke für Sauerstoff.

**Merke**

*Leitsymptome* der Erkrankung sind Dyspnoe, Tachypnoe und Zyanose.

Differenziert werden ein alveoläres und ein interstitielles *Ödem*. Typisch für ein *alveoläres* Lungenödem sind mittel- bis grobblasige Rasselgeräusche. Diese können in Abhängigkeit von der Schwere des Befundes bis zu einem aus der Distanz hörbaren Trachealrasseln aggravieren. Die Patienten husten dabei regelhaft ein seröses, schaumiges Sekret ab. Das *interstitielle* Lungenödem zeigt auskultatorisch diskrete, fein- bis mittelblasige Rasselgeräusche. Häufig findet sich bei interstitiellem Ödem auch ein trockenes Giemen, das als sog. „Asthma cardiale" bezeichnet wird.

In der *Pathogenese* des Lungenödems können grundsätzlich zwei Entstehungsmechanismen unterschieden werden:

► Erhöhter hydrostatischer Druck ***(kardiales Lungenödem)***. Zwei Hauptmechanismen führen zu einem Anstieg des hydrostatischen Druckes in den Lungenkapillaren: Sowohl eine *pulmonalvenöse Hypertension* als auch ein *massiv gesteigerter pulmonaler Blutfluss* können zu einer Transsudation von Flüssigkeit in das Interstitium der Lunge führen. Ursachen einer pulmonalvenösen Hypertension sind klassischerweise Herzinsuffizienz (Linksherzinsuffizienz), Mitralklappenvitien oder eine linksatriale Obstruktion. Ursachen eines massiv gesteigerten pulmonalen Blutflusses sind typischerweise große kardiale Links-rechts-Shunts, Hypervolämie, schwere Anämie sowie schwere körperliche Arbeit.

► Erhöhte Kapillarpermeabilität ***(Permeabilitätslungenödem)***. Eine typische Ursache für eine erhöhte pulmonale Kapillarpermeabilität ist das ARDS, das aufgrund einer pulmonalen Inflammationsreaktion zu einer Zerstörung der alveolokapillären Membran führt [114].

## Untersuchungsstrategie

► **Projektionsradiografie.** Bei klinisch vermutetem Lungenödem ermöglicht die Projektionsradiografie eine rasche Einschätzung des thorakalen intra- und extravaskulären Volumenstatus sowie der Herzmorphologie ([115], [118]).

Je nach Schwere und Genese kann bis zur Ausbildung röntgenologischer Manifestationen jedoch eine Latenzzeit von bis zu 12 Stunden vergehen. Auch die Normalisierung des Röntgenbefundes ist gegenüber dem klinischen Verlauf verzögert, wobei die Latenz mit maximal wenigen Tagen geringer ist als bei einer Pneumonie.

► **Computertomografie.** Sie erlaubt exakte Quantifizierungen, etwa der Gefäßdurchmesser oder der Herzgröße. Zudem können extravasale Flüssigkeitsanteile den überwiegend betroffenen Kompartimenten (Interstitium oder Alveolarraum) exakter zugeordnet werden, was eine genauere Graduierung des Lungenödems ermöglicht. Eine Indikation zur Durchführung besteht jedoch nur in Ausnahmefällen, da die meisten Fragestellungen entweder projektionsradiografisch, klinisch oder mittels Ultraschall beantwortet werden können.

► **Sonografie.** Sonografisch ist insbesondere auch die Differenzierung zwischen einem interstitiellen und alveolären Syndrom möglich [112]. Zudem können auch sehr frühe Stadien eines interstitiellen Lungenödems erfasst werden.

Da die Flüssigkeitsverteilung innerhalb des Thorax schwerkraftabhängig variiert, können die im Folgenden aufgeführten Charakteristika eines Ödems auch asymmetrisch verteilt sein. Daher ist es erforderlich, die letzte Lagerungsposition in die Beurteilung mit einzubeziehen. Ein weiterer wichtiger Faktor ist der durch eine eventuelle invasive Beatmung erhöhte intrathorakale Druck. Hohe Beatmungsdrücke führen, mechanistisch vereinfacht, zu einem „Abpressen" des extravasalen Flüssigkeit und so zu einem scheinbar gesundem Bildeindruck.

## Typische Befunde

Je nach Schweregrad eines Lungenödems ergeben sich charakteristische Bildbefunde. Die in ► Abb. 9.21 angeführte Reihenfolge wird meist sequenziell durchlaufen und korreliert mit dem kapillären Verschlussdruck (► Tab. 9.10), wobei sowohl in der Reihenfolge als auch in der Korrelation Ausnahmen bestehen können ([117]).

Bei einem kapillären Verschlussdruck über 20 mmHg kann auch ein initial meist rechtsseitiger, später beidseitiger *Pleuraerguss* auftreten.

**Tab. 9.10** Zusammenhang zwischen kapillärem Verschlussdruck (PCWP) und röntgenologischen Zeichen eines Lungenödems.

| PCWP (mmHg) | Röntgenbefund |
|---|---|
| 12–17 | Vasodilatation |
| 17–25 | interstitielles Lungenödem |
| über 25 | alveoläres Lungenödem |

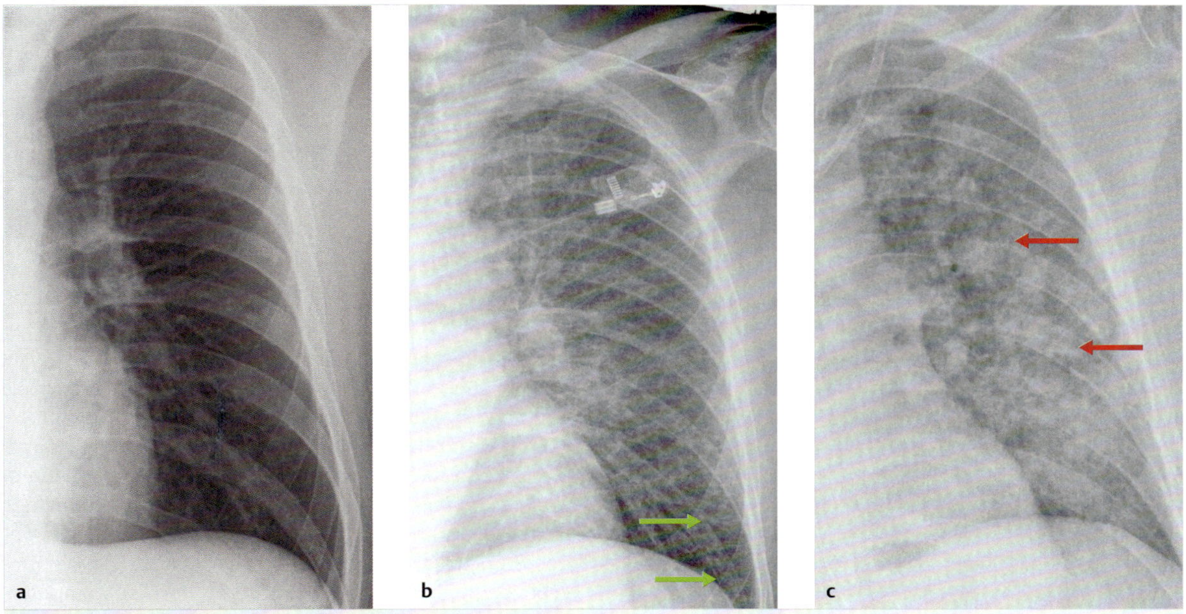


**Abb. 9.21** Lungenödem.
**a** Normalbefund.
**b** Interstitielles Lungenödem (grüne Pfeile: Kerley-B-Linien).
**c** Alveoläres Lungenödem (rote Pfeile: fleckförmige, alveoläre Verschattungen).

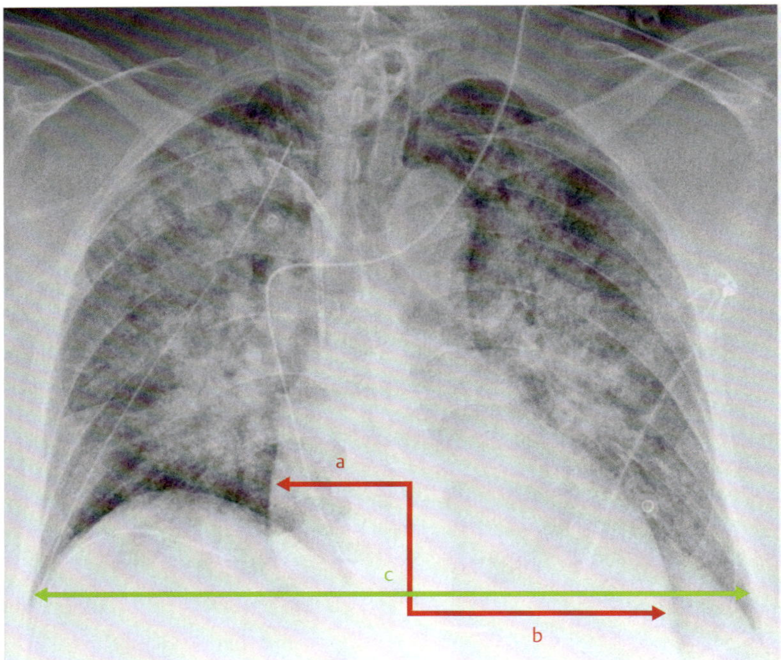


**Abb. 9.22** Schmetterlingsödem bei Zustand nach Reanimation. Herz-Thorax-Quotient = (a + b)/c deutlich über 0,55.

## Vasodilatation

> **Merke**
>
> Im Liegen ist eine basoapikale Umverteilung physiologisch.

Im Stehen ist schwerkraftbedingt die Gefäßfüllung basal ausgeprägter als apikal. Die Aufhebung dieses Gradienten durch einen erhöhten intravasalen Druck bezeichnet man als *basoapikale Umverteilung*. Im Liegen ist die basoapikale Umverteilung jedoch physiologisch, da der schwerkraftabhängige Gradient in ventrodorsaler Richtung verläuft und somit im hierzu parallelen Strahlengang projektionsradiografisch nicht zu erfassen ist. Daher ist die Diagnose einer Vasodilatation in der liegenden Aufnahme deutlich erschwert und sollte nur in Betracht gezogen werden, wenn ein ausgeprägter Befund mit apikal größeren Gefäßdurchmessern als basal vorliegt (*Kranialisierung oder Inversion*). Hilfreich ist auch die Bestimmung der Gefäßdurchmesser in Bezug zum begleitenden Bronchus, wobei ein Verhältnis von Bronchus zu Arterie von 1:1 physiologisch ist. Ein projektionsradiografisch gut zu identifizierendes Gefäß ist die V. azygos, die kranial des rechten Hauptbronchus orthogonal abgebildet wird; normal ist ein Durchmesser bis zu 7 mm.

Die Breite des oberen Mediastinums (syn.: oberer mediastinaler Gefäßstiel) sollte – kranial des Aortenbogens gemessen – weniger als 7 cm betragen [110]. Eine Verbreiterung kann durch ein erhöhtes thorakales Blutvolumen, jedoch auch durch andere Ursachen (z. B. mediastinales Hämatom, Gefäßektasien, mediastinales Fettgewebe) bedingt sein. Da die Messung zudem hohen Varianzen durch Atemlage, Patientenlage und Projektion unterworfen ist, sollte der Befund nur bei ausgeprägten Änderungen im intraindividuellem Vergleich gewertet werden.

Der Herz-Thorax-Quotient beträgt im Stehen < 0,5. Im Liegen ist die Genauigkeit der Messung durch die oft submaximale Inspirationstiefe und den anterior-posterioren Strahlengang geringer. Ein Wert von > 0,55 kann jedoch mit einer pulmonalvenösen Druckerhöhung korreliert werden [110] (▶ Abb. 9.22).

## Interstitielles Lungenödem

> **Merke**
>
> Peribronchiales Cuffing, Kerley-B-Linien und eine perihiläre Unschärfe sind Zeichen des interstitiellen Ödems.

Die wesentlichen Komponenten des Interstitiums, in denen sich ein Lungenödem manifestiert, sind der peribronchiale und der subpleurale Raum sowie die Interlobulärsepten.

Eine Verbreiterung des peribronchialen Raumes durch Flüssigkeitseinlagerungen kann in Form eines *peribronchialen Cuffings* an orthogonal abgebildeten Bronchien nachgewiesen werden. Der Durchmesser der begleitenden Bronchialarterie ist meist vergrößert, da das sie umgebende Interstitium ebenfalls verbreitert ist. Computertomografisch sind diese Phänomene direkt und überlagerungsfrei darstellbar.

Das Summationsbild aus zahlreichen verbreiterten Interlobulärsepten führt zu einem *retikulären Verschat-*

*tungsmuster.* In der Lungenperipherie können insbesondere basal einzelne verdickte Interlobulärsepten in Form der 1–2 cm langen, bis an die Pleura reichenden, horizontal verlaufenden *Kerley-B-Linien* sichtbar werden. *Kerley-A-Linien* sind seltener nachzuweisen, zentral lokalisiert und bis zu mehrere Zentimeter lang. Aufgrund des perihilär unterschiedlichen Lungenaufbaus verlaufen diese radiär. Computertomografisch imponieren glatt begrenzt verbreiterte Interlobulärsepten.

Vermehrte subpleurale Flüssigkeitseinlagerungen können durch eine Verbreiterung der Interlobärsepten nachgewiesen werden, wobei die Abgrenzung von einer möglichen Ergussbildung projektionsradiografisch nicht sicher möglich ist. Sonografisch ist das subpleurale Ödem verantwortlich für die sog. B-Linien (syn: comet tails). Dies sind Reverberationsartefakte, die durch Impedanzsprünge zwischen lufthaltiger Lunge und interstitieller Flüssigkeit bedingt sind. In geringer Zahl sind Sie auch beim Gesunden abgrenzbar. Als grobe Richtlinie weist eine Anzahl von 3 B-Linien und mehr pro Sichtfeld auf eine interstitielle Pathologie hin [112].

Die vermehrte interstitielle Flüssigkeit führt auch zu einer Konturunschärfe der pulmonalen Gefäße, die initial meist hilär und perihilär abgrenzbar ist (*perihilar haze*). Computertomografisch sind neben den zuvor genannten Zeichen oft auch Milchglastrübungen in nicht regelhafter Verteilung abgrenzbar.

### Alveoläres Lungenödem

Wenn die interstitielle Transportkapazität nicht ausreicht, um anfallende Flüssigkeit zur drainieren, kann es zum Flüssigkeitsübertritt in den Alveolarraum kommen (▶ Abb. 9.22). Morphologisch unterscheidet sich dieses fleckförmige, teils konfluierende homogene Verschattungsmuster nicht von Konsolidierungen im Rahmen einer Pneumonie oder eines ARDS. Eine bilateral symmetrische, perihilär betonte Verteilung ist jedoch oft durch ein hydrostatisches Lungenödem bedingt. Einseitige Lungenödeme können jedoch auch lagerungsabhängig, bei unilateralen pulmonalen Pathologien oder bei einer akuten Mitralklappeninsuffizienz (dann rechter Oberlappen) auftreten. Computertomografisch imponieren dichte Milchglasinfiltrate und Konsolidierungen in zuvor aufgeführten Verteilungsmustern. Diese können bei peripherer Lage aufgrund des erhöhten Flüssigkeitsgehaltes sonografisch gegenüber dem lufthaltigem Parenchym direkt dargestellt werden.

## Therapeutisches Vorgehen

### Kardiales Lungenödem

Das primäre therapeutische Ziel bei der Behandlung eines kardialen Lungenödems besteht in der Senkung des pulmonalkapillaren Druckes. Grundsätzlich erfolgt eine *kausale Therapie* der zugrunde liegenden kardialen Pathologie (z. B. Herzinsuffizienztherapie, Akut-PTCA (perkutane transluminale Koronarangioplastie), aortokoronare Bypassoperation oder Lyse bei akutem Myokardinfarkt, kardiochirurgische Intervention oder interventionelles Verfahren bei Klappenvitien, Frequenzkontrolle bzw. Kardioversion bei Herzrhythmusstörungen).

Die Stufentherapie des kardialen Lungenödems zielt auf:

1. eine Optimierung der Vorlast,
2. eine Reduktion der Nachlast sowie
3. eine Steigerung der myokardialen Kontraktilität [116].

Zu den Basismaßnahmen zählen neben der kausalen Therapie die Anxiolyse und Sedierung sowie die Verbesserung der Oxygenierung bei Hypoxämie (Sauerstoffsättigung < 90 %, arterieller Sauerstoffpartialdruck < 60 mmHg).

▶ **1. Vorlastsenkung.** Zur Korrektur einer Hypervolämie werden üblicherweise *Schleifendiuretika* (z. B. Furosemid) appliziert. Eine Negativbilanzierung des Patienten durch Diuresesteigerung und Flüssigkeitsrestriktion wird angestrebt. Bei eingeschränkter Nierenfunktion und insuffizienter Diurese kann der Einsatz eines Nierenersatzverfahrens notwendig werden [110].

In Abhängigkeit vom systolischen Blutdruck (> 110 mmHg) können darüber hinaus Vasoldilatanzien (z. B. Nitrate) erwogen werden [116]. *Nitrate* wirken in niedriger Dosis hauptsächlich venös vasodilatierend. Über dieses „venöse Pooling" wird der venöse Rückstrom zum Herzen vermindert, es resultiert eine *Vorlastsenkung.*

*Morphin* hat zusätzlich zu seiner sympatholytischen Wirkung (Senkung des myokardialen Sauerstoffverbrauchs) eine vorlastsenkende Wirkung (histamininduzierte Vasodilatation) und ist damit neben seiner exzellenten Wirksamkeit zur Behandlung der Dyspnoe ein kausaler Therapiebaustein. Zudem vermindert eine *sitzende Position* mit tief hängenden Beinen durch Vorlastsenkung den pulmonalen Blutfluss und ist als Sofortmaßnahme einfach anwendbar.

▶ **2. Nachlastsenkung.** In höherer Dosierung reduzieren Nitrate darüber hinaus den peripheren Gefäßwiderstand, d. h. sie reduzieren die linksventrikuläre *Nachlast.* Insbesondere bei einem insuffizienten linken Ventrikel führt die Nachlastsenkung zu einem Anstieg des Schlagvolumens und somit zu einer Verbesserung des Herzzeitvolumens.

▶ **3. Steigerung der myokardialen Kontraktilität.** Aufgrund schwerwiegender Nebenwirkungen wie Rhythmusstörungen und Myokardischämie werden Inotropika (wie Dobutamin, Phosphodiesterase-III-Hemmer, Calciumsensitizer) nur bei hypotensiven Patienten mit systolischen Blutdruckwerten < 85 mmHg, Minderperfusion oder im Schock empfohlen. Levosimendan und Phosphodiesteraseinhibitoren werden darüberhinaus zur Antagonisierung einer β-Blocker induzierten Hypotension eingesetzt. Die Steigerung der myokardialen Kontraktiliät erfolgt zum ei-

9

nen über eine Erhöhung der Calcium-Konzentration in der Herzmuskelzelle (β-Sympathomimetika, Phosphodiesterase-III-Hemmer) oder über eine Erhöhung der Calcium-Empfindlichkeit (Calciumsensitizer, z. B. Levosimendan).

Bei Patienten mit kardiogenem Schock kann zusätzlich ein *Vasopressor* (z. B. Norepinephrin) zur Optimierung des Blutdrucks und der Organperfusion erwogen werden.

Im Falle eines therapierefraktären Schocks kann eine *intraaortale Gegenpulsation* (IABP) oder andere *mechanische Kreislaufunterstützung* (z. B. Extrakorporale-Membranoxygenierung, ECMO) etabliert werden [116].

► **Verbesserung der Oxygenierung.** Neben der Applikation von Sauerstoff kann durch die Verwendung eines *positiven Atemwegsdruckes* (*CPAP, noninvasive Ventilation [NIV]*) eine Erhöhung des intrathorakalen Druckes induziert und so eine kombinierte Vor- und Nachlastsenkung am Herzen erreicht werden. Dies kann zu einer Verbesserung der Hämodynamik bei kardialem Lungenödem führen, da aufgrund des erhöhten intrathorakalen Druckes mit vermindertem venösem Rückstrom vermutlich eine Volumenreduktion der dilatierten Herzhöhlen eintritt [119]. Bei Patienten mit kardialem Lungenödem wird mit der noninvasiven Ventilation die Notwendigkeit zur Intubation signifikant reduziert [113]. Hämodynamische Instabilität, respiratorische Erschöpfung, schwere arterielle Hypoxämie sowie schwere Hyperkapnie sind jedoch weiterhin klassische Indikationen zur Intubation und der Anwendung eines PEEP.

### Permeabilitätslungenödem

Die Behandlung eines Permeabilitätslungenödems orientiert sich neben den zuvor genannten Kriterien an denen einer ARDS-Therapie. Hauptbausteine dieser Therapie sind: lungenprotektive Beatmung (Tidalvolumen: 6 ml/kg KG), Anwendung von PEEP, selektive pulmonale Vasodilatation, negative Flüssigkeitsbilanzierung und gegebenenfalls die Anwendung einer Lagerungstherapie.

## Literatur


[109] **Baenkler** HW et al., Hrsg. Innere Medizin (Duale Reihe). Stuttgart: Hippokrates/Thieme;1999: 529

[110] **Ely** EW, Smith AC, Chiles C et al. Radiologic determination of intravascular volume status using portable, digital chest radiography: a prospective investigation in 100 patients. Crit Care Med 2001; 29 (8): 1502–1512

[111] **Ghofrani** HA. [Pulmonary edema]. Internist (Berl) 2004; 45 (5): 565–572 Review. German

[112] **Lichtenstein** D, Mezière G, Bidermann P. The comet tail artifact: an ultrasound sign of alveolar-interstitial syndrome. Am J Respir Crit Care Med 1997; 156: 1640–1646

[113] **Masip** J, Betbesé AJ, Páez J et al. Non-invasive pressure support ventilation versus conventional oxygen therapy in acute cardiogenic pulmonary oedema: a randomised trial. Lancet 2000; 356: 2126–2132.

[114] **Morgan** GE, Mikhail MS, Murray MJ, Larson CP, Hrsg. Clinical Anesthesiology. 3rd ed. New York: Lange Medical Books/McGraw Hill; 2002: 971–973

[115] **Mueller-Lenke** N, Rudez J, Staub D et al. Use of chest radiography in the emergency diagnosis of acute congestive heart failure. Heart 2006; 92: 695–696

[116] **Pocket-Leitlinien** Herzinsuffizienz 2012 http://leitlinien.dgk.org/files/2013_Pocket-Leitlinien_Herzinsuffizienz_Update_2012_Internet.pdf

[117] **Ravin** C. Radiographic analysis of pulmonary vascular distribution: A review. Bull N Y Acad Med 1983; 59 (8): 728–743

[118] **Studler** U, Kretzschmar M, Christ M et al. Accuracy of chest radiografs in the emergency diagnosis of heart failure. Eur Radiol 2008; 18: 1644–1652

[119] **Van Aken** H, Reinhart K, Zimpfer M, Welte T, Hrsg. Intensivmedizin. 2. Aufl. Stuttgart: Thieme 2006: 430


# 9.3 Erkrankungen des Mediastinums

## 9.3.1 Mediastinalemphysem

*R. Schmidt, H. Welp*

### Ätiologie und klinische Symptomatik

**Definition**

Als Mediastinalemphysem oder Pneumomediastinum wird eine Ansammlung von freier Luft im Mediastinum bezeichnet; dabei werden ein spontanes und ein sekundäres Mediastinalemphysem unterschieden.

Das *spontane* Mediastinalemphysem tritt plötzlich und ohne erkennbaren Grund auf, wohingegen dem *sekundären* Pneumomediastinum meist ein Trauma, intrathorakale Infektionen (mit gasbildenden Bakterien) oder eine Verletzung des aerodigestiven Traktes (z. B. im Rahmen von Interventionen am Ösophagus oder tracheobronchialen System) zugrunde liegen. Auch Übelkeit und Erbrechen, Husten, akute Asthmaanfälle oder starke körperliche Belastung können ein Pneumomediastinum hervorrufen.

**Merke**

Bei der klinischen Untersuchung können ein subkutanes Emphysem oder eine Zunahme des Halsumfanges auffallen [120]. Auskultatorisch kann bei etwa der Hälfte der Patienten mit spontanem Mediastinalemphysem ein knirschend-knackendes, meist systolisches Geräusch über dem Herzen nachgewiesen werden.

Die Erkrankung ist häufig gutartig. Sie tritt oft bei jungen Erwachsenen infolge einer plötzlichen Veränderung des Druckes in der Thoraxhöhle auf. Pathogenetisch wird vermutet, dass durch einen Anstieg des intrathorakalen Druckes ein Anstieg des intraalveolären Druckes hervorgerufen wird. Hierdurch können einzelne Alveolen rupturieren mit konsekutivem Luftaustritt in das Interstitium und das peribronchiale Gewebe. Diese Luft bewegt sich zentripetal in Richtung Mediastinum.

## Untersuchungsstrategie

Das Mediastinalemphysem ist *projektionsradiografisch* in der Regel gut abgrenzbar. Im seitlichen Strahlengang ist zwar eine höhere Sensitivität als im posterior-anterioren Strahlengang [124] zu erzielen, doch ist dies im intensivmedizinischen Patientenkollektiv nur selten durchführbar.

Liegt keine hinreichende Erklärung für ein Mediastinalemphysem vor, beispielsweise eine kürzliche thorax- bzw. kardiochirurgische Operation, ist eine weitere *computertomografische* und *endoskopische* Abklärung notwendig. Dabei ist sorgfältig zu erwägen, welchem Verfahren der Vorzug gegeben wird. Die Computertomografie kann ohne das Risiko einer Organverletzung anhand der Luftverteilung Hinweise auf die Lokalisation möglicher tracheobronchialer oder ösophagealer Verletzungen geben.

Besteht der klinische Verdacht auf eine *Ösophagusruptur*, ist eine dynamische Ösophagusdarstellung unter Durchleuchtung mit oraler Gabe von wasserlöslichem Kontrastmittel indiziert.

**Merke**

Der klinische Verdacht auf ein Spannungspneumomediastinum bzw. -perikard stellt eine *Notfallindikation* für eine Computertomografie dar [123].

Im direkten Anschluss kann gegebenenfalls eine therapeutische CT-gesteuerte Drainageanlage erfolgen ([121], [125]).

## Typische Befunde

Mediastinale Luft führt in der *Röntgenübersicht* des Thorax durch eine Kontrastanhebung zu einer besseren Abgrenzbarkeit von mediastinalen Organen und Strukturen und ist somit indirekt detektierbar.

Hiervon abzugrenzen sind die typischerweise parakardialen linearen Hypertransparenzen, die in der Regel einem Mach-Effekt und somit einem Artefakt entsprechen. Im Gegensatz zum Mediastinalemphysem ist keine Pleuralinie abgrenzbar.

Folgende Zeichen sind beim Mediastinalemphysem in der *posterior-anterioren Aufnahme* sichtbar ([122], [124], [126]):

- Transparenzerhöhung links parakardial/paraaortal mit Nachweis der abgehobenen Pleura parietalis als feine Linie. Dieser Befund ist von einem medialen Pneumothorax und auch einem Pneumoperikard zu differenzieren. Bei Letzterem ist die Luft lediglich als Sichel links parakardial mit Limitierung durch die perikardiale Umschlagsfalte abgrenzbar (▸ Abb. 9.23)
- sub-/retrokardiale Hypertransparenz mit kontinuierlicher Darstellung des Zwerchfells (*continuous diaphragm sign*)
- Nachweis von Luft entlang der medialen Grenze der A. subclavia sinistra (*tubular artery sign*)
- Transparenzerhöhung zwischen Pleura parietalis und Diaphragma (*extrapleural sign*)

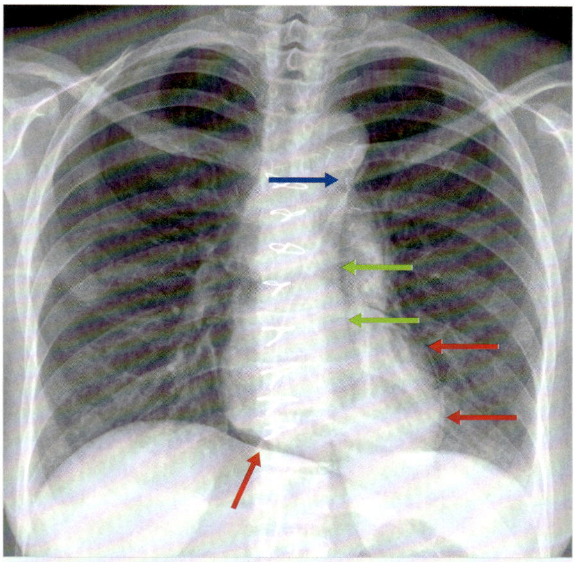

**Abb. 9.23** Mediastinalemphysem mit scharfer Demarkierung der Aorta descendens (grüne Pfeile) mit gleichzeitigem Pneumoperikard (rote Pfeile) im Rahmen einer postoperativen Situation mit einer mediastinalen Drainage (blauer Pfeil).

- V-förmige Aufhellung am Übergang linkes Zwerchfell/paravertebrales Bindegewebe (*V-sign*)
- Verdoppelung der Bronchialwände durch Fortleiten der Luft entlang der Bronchien (*double bronchial wall sign*)
- Thymussegelzeichen beim Kind durch Demarkierung des Thymus
- assoziierter Pneumothorax (*thymic sail sign*)

In der *Computertomografie* sind bereits geringe Mengen freier Luft und ihre Verteilung exakt zu beschreiben. Neben den hieraus resultierenden indirekten Hinweisen kann eine ursächliche Organverletzung, insbesondere nach Kontrastmittelgabe, direkt nachweisbar sein. Intravenös verabreichtes Kontrastmittel führt zu einer besseren Abgrenzbarkeit der Organkonturen und -struktur; oral verabreichtes wasserlösliches Kontrastmittel kann durch ein Extraluminat die Lokalisation einer Ösophagusverletzung aufzeigen.

**Merke**

Das klinisch wichtige Spannungspneumomediastinum zeigt eine Abflachung der ventralen Herzkontur und des rechten Vorhofes, eine Anhebung des Herzens vom Diaphragma, eine Distension der V. cava inferior und der Jugularvenen sowie eine Kompression der mediastinalen Gefäße und Hauptbronchien ([123], [124]).

Da das Mediastinum kein anatomisch abgeschlossener Raum ist, kann Luft nach zervikal, abdominell oder in den Weichteilmantel fortgeleitet werden oder auch ursächlich aus diesen Regionen kommen (▸ Abb. 9.23) ([123], [124]).

Beispielsweise ist mediastinale Luft nach Anlage eines Pneumoretroperitoneums für laparoskopische OP-Techniken ein häufiger, jedoch nicht als pathologisch zu wertender Befund.

## Therapeutisches Vorgehen

Die Therapie des spontanen Mediastinalemphysems ist *symptomatisch* und besteht aus einer suffizienten Analgesie und einer engmaschigen Überwachung des Patienten.

Die Symptome sollten sich innerhalb weniger Tage bessern. Ist dies nicht der Fall, sollte der Patient -sofern noch nicht erfolgt – einer weiterführenden Diagnostik zugeführt werden, insbesondere um eine Ösophagusverletzung als Ursache des Mediastinalemphysems auszuschließen. In seltenen Fällen kann bei progredientem, subkutanem Emphysem die subkutane Luft durch Anlage einer *Drainage* entlastet werden. In diesen Fällen wird auch eine *Antibiotikaprophylaxe* empfohlen [125].

> **Merke**
>
> Lediglich das Spannungspneumomediastinum mit konsekutiver hämodynamischer Instabilität sollte schnellstmöglich entlastet werden.

## Literatur


[120] **Caceres** M, Ali SZ, Braud R et al. Spontaneous pneumomediastinum: a comparative study and review of the literature. Ann Thorac Surg 2008; 86 (3): 962–966

[121] **Dondelinger** RF, Coulon M, Kurdziel JC et al. Tension mediastinal emphysema: emergency percutaneous drainage with CT guidance. Eur J Radiol 1992; 15 (1): 7–10

[122] **Freyschmidt** J, Galanski M. Handbuch diagnostische Radiologie. Thorax. Berlin: Springer; 2001

[123] **Katabathina** VS, Restrepo CS, Martinez-Jimenez S et al. Nonvascular, nontraumatic mediastinal emergencies in adults: a comprehensive review of imaging findings. Radiographics 2011; 31 (4): 1141–1160

[124] **Liechti** ME, Achermann E. Das Pneumomediastinum. Dtsch Med Wochenschr 2002; 127: 2273 - 2276

[125] **Takada** K, Matsumoto S, Hiramatsu T et al. Spontaneous pneumomediastinum: an algorithm for diagnosis and management. Therapeutic Advances in Respiratory Disease. 2009; 3 (6): 301–307

[126] **Zylak** CM, Standen JR, Barnes GR et al. Pneumomediastinum Revisited. Radiographics 2000; 20: 1043–1057


# 9.3.2 Mediastinitis

*R. Schmidt, H. Welp*

## Ätiologie und klinische Symptomatik

> **Definition**
>
> Als Mediastinitis wird eine Infektion des Gewebes um die Strukturen des Mediastinums bezeichnet.

Sie ist eine lebensbedrohliche Erkrankung mit hoher Sterblichkeit (10–50 %) [128], wenn sie zu spät erkannt oder falsch behandelt wird. Entsprechend der Ätiologie wird eine akute von einer chronischen Form unterschieden.

Die weitaus häufigere *akute* Mediastinitis kann als Folge von Verletzungen des Ösophagus oder des Tracheobronchialsystems, nach Operationen am Hals, Kopf oder der zervikalen Wirbelsäule sowie nach odontogenen Infektionen (Ludwig Angina) auftreten. Die häufigste Ursache der akuten Mediastinitis sind jedoch kardiochirurgische Eingriffe [132].

Das klinische Spektrum reicht von subakuten Verläufen bis zu kritisch kranken Patienten, die eine sofortige, meist operative Intervention benötigen.

> **Merke**
>
> Zu den klinischen Zeichen einer Mediastinitis zählen Fieber, Schüttelfrost, retrosternales Druckgefühl, Dysphagie und thorakale oder epigastrische Schmerzen [129].

Postoperativ können die klassischen Symptome durch den Wundschmerz und begleitende Infektionen maskiert sein, sodass Fieber und Leukozytose gelegentlich die einzigen Symptome sind, die auf diese schwere Komplikation hinweisen. Insbesondere herzchirurgische Patienten fallen zusätzlich durch sternale Wundheilungsstörung, Sterninstabilität, hörbare Krepitationen und zunehmenden Wundschmerz auf.

Obwohl auch Spätinfektionen beobachtet werden können, sind die meisten Patienten innerhalb von 4 Wochen nach der Operation symptomatisch. Etwa zwei Drittel aller Erkrankungen treten binnen 14 Tagen nach der Operation auf.

Die *chronische* Mediastinitis (fibrosierende Mediastinitis, Mediastinalfibrose) ist eine seltene Erkrankung, die fast immer im Zusammenhang mit Infektionen (Tbc, Pilzinfektionen) steht. Seltenere Ursachen sind Autoimmunerkrankungen, Morbus Hodgkin und Behçet-Syndrom [131].

## Untersuchungsstrategie

In der *Projektionsradiografie* existieren keine mediastinitisspezifischen Befunde. Allenfalls im Vergleich mit Voraufnahmen und in Zusammenschau mit dem klinischen Erscheinungsbild können diskrete Veränderungen Hinweise auf das Vorliegen einer Mediastinitis geben ([127], [130]).

> **Merke**
>
> Bei klinischem Verdacht auf eine *akute* Mediastinitis besteht unabhängig vom Befund der Röntgenübersicht des Thorax die Indikation zur CT, die unter Verwendung eines intravenösen Kontrastmittels erfolgen sollte ([127], [130]).

Eine *chronische* Mediastinitis kann sowohl mittels *Computer-* als auch *Magnetresonanztomografie* untersucht werden. Bei beiden Techniken ist eine intravenöse Kontrastmittelgabe obligat, um die Entzündungsausdehnung und -aktivität einschätzen zu können.

Die MRT hat gegenüber dem CT aufgrund ihres hohen Weichteilkontrastes Vorteile bei der Charakterisierung von mediastinalen Raumforderungen, was insbesondere unter der Fragestellung einer chronischen Mediastinitis relevant ist. Gerade bei kritisch kranken Patienten, z. B. im Rahmen einer akuten Mediastinitis, ist jedoch die CT die Methode der Wahl, da sie schneller durchzuführen und weniger anfällig für atembedingte Bewegungsartefakte ist. Darüber hinaus ist sie der MRT in der Darstellung mediastinaler Luft überlegen ([127], [130]).

Eine Ösophagusdarstellung nach Gabe von wasserlöslichem Kontrastmittel unter Durchleuchtung kann zum einen ursächliche Rupturen, zum anderen eine sekundäre Beteiligung der Speiseröhre im Rahmen einer chronischen, fibrosierenden Mediastinitis aufzeigen.

## Typische Befunde

► **Röntgenbefunde.** Projektionsradiografisch kann bei einer *akuten Mediastinitis* eine unscharfe, häufig bilaterale und kranial betonte Verbreiterung des Mediastinums nachgewiesen werden. Lufteinschlüsse sind entweder als Hinweis auf eine Ösophagus- oder Trachealruptur zu werten, können jedoch auch durch gasbildende Bakterien, z. B. innerhalb von Abszessen, verursacht werden. Flüssigkeitsspiegel sind projektionsbedingt nur bei stehender Aufnahmeposition sichtbar.

Als reaktives Phänomen sind häufig begleitend Pleuraergüsse nachweisbar.

Die *chronische oder fibrosierende Mediastinitis* zeigt oft keine Veränderungen im Röntgenbild. Allenfalls bei stark ausgeprägten Entzündungen findet sich eine pseudotumoröse, mediastinale Raumforderung, die dem chronisch-entzündlich infiltrierten Bindegewebe entspricht.

> **Merke**
>
> Projektionsradiografisch kann eine Mediastinalverbreiterung bestehen. Computertomografisch sind endzündliche Exsudate und Abszesse direkt nachweisbar.

► **CT- und MRT-Befunde.** Computer- und magnetresonanztomografisch kann bei einer *akuten Mediastinitis* das entzündliche Exsudat (► Abb. 9.24), das die mediastinalen Spalträume durchzieht, in Form von diffusen, streifigen Dichteanhebungen (CT) bzw. Signalintensitätssteigerungen (T2-Wichtung oder T1-Wichtung nach Kontrastmittelgabe, MRT) dargestellt werden. Häufig sind hierbei eine Verdrängung der mediastinalen Gefäße und eine konsekutive Vergrößerung ihres Abstandes zueinander nachweisbar.

Als seltene Komplikationen können *Abszesse* vorliegen, die eine randständige Kontrastmittelaufnahme und Lufteinschlüsse zum Teil mit Flüssigkeitsspiegeln aufweisen. Hierbei besteht die Gefahr des Einbrechens in Nachbarstrukturen wie Luftwege, Pleura- oder Perikardraum, sodass neben dem Vorliegen eines Abszesses auch die exakte Beschreibung seiner Lokalisation erforderlich ist.

Ebenfalls direkt therapierelevant ist eine Beteiligung der Halsweichteile entweder als primärer Ort der dann absteigenden Entzündung oder als sekundäre Komplikation (nekrotisierende Mediastinitis).

Anhand der Verteilung freier mediastinaler Luft können Rückschlüsse auf ihre Herkunft gezogen werden. So legen paraösophageale Lufteinschlüsse den Verdacht auf eine *Ösophagusruptur* nahe, während retrosternale Luft nach Sternotomie meist postoperativen Ursprungs ist.

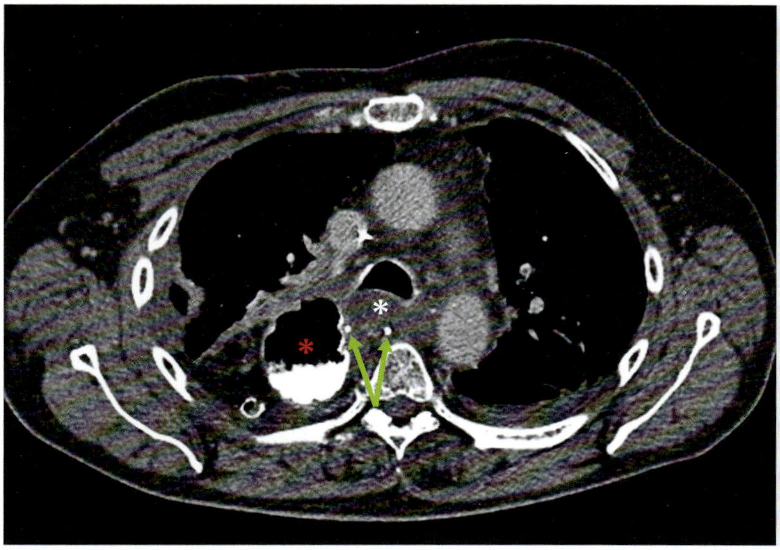

**Abb. 9.24** Anastomoseninsuffizienz nach thorakozervikoabdomineller Ösophagusresektion bei Ösophaguskarzinom. Rechts dorsal ist der hochgezogene Magen mit oralem Kontrastmittel zu erkennen (roter Stern). Das entzündliches Exsudat und der ausgetretene Mageninhalt (weißer Stern) zwischen Magenhochzug und Trachea werden über zwei Drainagen ausgeleitet (Pfeile).

Insbesondere postoperative Veränderungen nach Thorakotomien sind jedoch differenzialdiagnostisch mitunter schwer von entzündlichen Veränderungen zu unterscheiden. Hier muss beachtet werden, dass mediastinale Luft nicht nur bis zu maximal 50 Tage nach einem operativen Eingriff nachweisbar sein kann, sondern auch Weichteilveränderungen wie kleinere retrosternale Hämatome bzw. Serome sowie eine diffuse ödematöse/blutige Tingierung des mediastinalen Fettes auftreten können und von einer akuten Mediastinitis unterschieden werden müssen. Ein Vergleich mit eventuell vorhandenen Voraufnahmen ist hilfreich. Hierbei gilt, dass eine Zunahme freier Luft oder Flüssigkeiten bzw. ihr Neuauftreten für das Vorliegen einer Entzündung sprechen.

Eine *chronische Mediastinitis* weist computer- und magnetresonanztomografisch einen derben, bindegewebigen Umbau des mediastinalen Gewebes auf, das je nach Größe und Ausbreitung einen pseudotumorösen Charakter hat oder ein diffuses, retikuläres Muster zeigt. Meist liegt eine verstärkte Kontrastmittelaufnahme vor, deren Ausmaß die Aktivität der Entzündung widerspiegeln kann. Regressive Verkalkungen sind bei langen Krankheitsverläufen manchmal nachweisbar.

Das mittlere Mediastinum ist bevorzugt betroffen; dabei können Gefäße, Atemwege oder Ösophagus ummauert werden und sekundär stenosieren oder gar vollständig verlegt werden.

Eine begleitende Lymphadenopathie oder Lungengewebeveränderungen (Infiltrate, Granulome etc.) können Hinweise auf die Ätiologie geben.

### Therapeutisches Vorgehen

> **Merke**
>
> Jede Mediastinitis sollte operativ saniert werden. In Ausnahmefällen ist eine konservative Therapie möglich.

Neben einem sorgfältigen Debridement des nekrotischen Gewebes hat die intraoperative Probengewinnung entscheidende Bedeutung für den weiteren Therapieverlauf, denn zusätzlich zur operativen Sanierung erfordert die Schwere der Erkrankung eine *hoch dosierte Antibiotikatherapie*. Die initial kalkulierte Antibiotikatherapie sollte schnellstmöglich auf eine resistogrammgerechte Therapie umgestellt werden. Erst nach erfolgter chirurgischer Infektionskontrolle – häufig nach Vakuumtherapie – darf die Sternotomiewunde verschlossen werden [129].

### Literatur

[127] **Akman** C, Kantarci, F, Cetinkaya S. Imaging in mediastinitis: a systematic review based on aetiology. Clin Radiol 2004; 59: 573 – 585

[128] **Athanassiadi** KA. Infections of the mediastinum. Thorac Surg Clin 2009; 19 (1): 37–45

[129] **Hirner** A, Weise K. Chirurgie. 2. Aufl. Stuttgart: Thieme; 2004

[130] **Katabathina** VS, Restrepo CS, Martinez-Jimenez S et al. Nonvascular, nontraumatic mediastinal emergencies in adults: a comprehensive review of imaging findings. Radiographics 2011; 31 (4): 1141–1160

[131] **Milano** CA, Kesler K, Archibald N et al. Mediastinitis after coronary artery bypass graft surgery. Circulation 1995; 92 (8): 2245–2251

[132] **Zacharias** A, Habib RH. Factors predisposing to median sternotomy complications. Deep vs superficial infection. Chest 1996; 110 (5): 1173–1178

## 9.3.3 Ösophagusruptur

Informationen hierzu finden sich in Kap. 14.1.2

## 9.3.4 Mediastinales Massensyndrom

*R. Schmidt, K. Waurick*

### Ätiologie und klinische Symptomatik

> **Merke**
>
> Ausgedehnte mediastinale Raumforderungen führen in Abhängigkeit von der Tumorlokalisation und -größe sowie vom Alter des Patienten zu unterschiedlichen klinischen Symptomen.

Während sich einige Patienten klinisch asymptomatisch präsentieren, lassen sich bei anderen Zeichen einer tracheobronchialen, kardialen, pulmonal-arteriellen oder venösen Obstruktion nachweisen [137].

► Tab. 9.11 (nach [137]) fasst die typischen Symptomenkomplexe zusammen.

### Untersuchungsstrategie

Raumforderungen im Mediastinum sind sowohl projektionsradiografisch als auch computer- und magnetresonanztomografisch sichtbar.

> **Merke**
>
> Morphologiebasierte differenzialdiagnostische Überlegungen sowie eine Einschätzung des Gesamtausmaßes des Prozesses sind häufig nur mithilfe der Schnittbildgebung möglich.

Zur Beurteilung einer eventuellen Gefäßbeteiligung und zur Abgrenzung von den zahlreichen mediastinalen Gefäßstrukturen ist eine Kontrastmittelgabe erforderlich.

Die MRT erlaubt gegenüber der CT eine genaue Gewebecharakterisierung, benötigt hierfür jedoch eine gute Kooperationsfähigkeit des Patienten. Je nach Patientenzustand sollte daher individuell die geeignete Modalität festgelegt werden.

Tab. 9.11 Symptome mediastinaler Massensyndrome.

| tracheale Obstruktion | pulmonalarterielle/kardiale Obstruktion | Obstruktion der V. cava superior |
|---|---|---|
| Zyanose | Zyanose vor allem im Liegen | Zyanose |
| Orthopnoe/Dyspnoe vor allem im Liegen und auf der Seite | Orthopnoe/Dyspnoe | inspiratorischer Stridor (Larynxödem) |
| inspiratorischer/exspiratorischer Stridor | Synkope, Schwindel im Liegen/Valsalva-Manöver | Synkope |
| lageabhängig aufgehobenes Atemgeräusch | Blutdruckschwankungen | Blutdruckschwankungen |
| Bronchitiden, Husten | Pulsus paradoxus | Ödeme<br>• Gesicht, Nacken, Thorax, Extremitäten, Brust<br>• Papille (Visusverlust)<br>• periorbital |
| | Blässe bei Positionswechsel | Venendilatation (jugular, Arme) |
| | | Dysphagie |
| | | zentralnervöse Symptome |

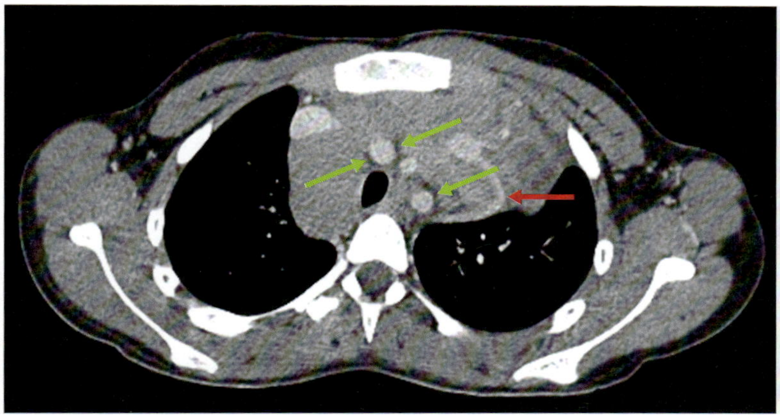

Abb. 9.25 Hodgkin-Lymphom mit mediastinalen Lymphomkonglomeraten, die sich insbesondere nach links ausdehnen und den linken Oberlappen nach dorsal verdrängen. Relevant ist die Ummauerung sämtlicher Gefäße, wobei um die supraaortalen Äste (grüne Pfeile) noch eine Fettlamelle sichtbar ist; die V. hemiazygos (roter Pfeil) wird von den Tumormassen nach links aufgespannt.

9

## Typische Befunde

*Projektionsradiografisch* sind Verbreiterungen des Mediastinums, retrosternale Verschattungen sowie Verdrängungen oder Einengungen der Trachea (anästhesiologisch „gefährlich" > 50 % Stenosierung) als direkte Zeichen eines mediastinalen Prozesses sichtbar. Atelektasen bis hin zur „White Lung" (Komplettatelektase eines Lungenflügels durch Verlegung des Hauptbronchus) oder ein einseitiger Zwerchfellhochstand (Läsion des N. phrenicus) können ebenfalls auf eine mediastinale Pathologie hinweisen, deren direkte Abgrenzbarkeit jedoch auch erschweren. Zusätzlich können gröbere Verkalkungen einen Hinweis auf die Ätiologie der Raumforderung geben.

Die *Computertomografie* gibt Aufschluss über die Größe von Tumoren und die topografische Beziehung zu Nachbarstrukturen. Hierbei ist es wichtig zwischen verdrängendem (▶ Abb. 9.25) und invasivem (▶ Abb. 9.26) Wachstum zu unterschieden. Die Fragen nach der Tumorlokalisation, der Kompression von Herz und Gefäßen sowie dem Nachweis von Ergüssen und Pneumonien können mittels CT sehr gut beantwortet werden.

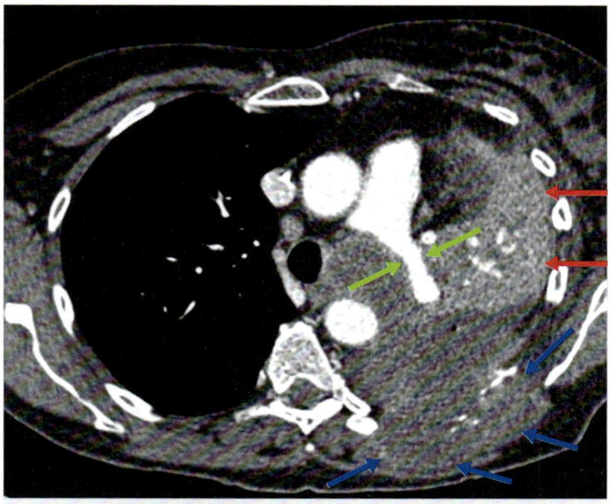

Abb. 9.26 Bronchialkarzinom mit kontinuierlichem Wachstum von mediastinal bis subkutan. Kompression der linken Pulmonalarterie (grüne Pfeile), Destruktion der linksdorsalen Rippen und Infiltration der Thoraxmuskulatur (blaue Pfeile), Atelektase des linken Oberlappens (rote Pfeile) als Zeichen einer Obstruktion des versorgenden Lappenbronchus (nicht im Bild).

Tab. 9.12 Häufigste Differenzialdiagnosen von Raumforderungen des vorderen Mediastinums.

| Differenzialdiagnose | Struktur | Besonderheiten |
|---|---|---|
| Struma, Thyreoiditis, Schilddrüsenkarzinom | Kalk, Weichteil | Kontinuität zur Schilddrüse |
| Aneurysma (Aorta ascendens) | Kalk, Blut | Arteriosklerose |
| Thymushyperplasie | Weichteil | starker Signalabfall in der Out-of-Phase-Sequenz (MRT) |
| Thymom, Thymuskarzinom | Flüssigkeit, Weichteil, Blut, Kalk | Zysten |
| | | 30 % invasives Wachstum |
| | | Tumorknoten entlang der Pleura bzw. des Perikards |
| | | intraabdominelles Wachstum möglich |
| | | kein Signalabfall in der Out-of-Phase-Sequenz (MRT) |
| | | eventuell Fernmetastasen und Lymphadenopathie beim Thymuskarzinom nachweisbar |
| Teratom | Fett, Flüssigkeit, Weichteil, Blut, Kalk | Rupturen in Nachbarstrukturen mit Ergüssen oder Entzündungen sowie Fisteln möglich |
| | | zum Teil Zähne nachweisbar |
| Perikardzyste | Flüssigkeit | meist rechts im kardiophrenischen Winkel |

Tab. 9.13 Häufigste Differenzialdiagnosen von Raumforderungen des mittleren Mediastinums.

| Differenzialdiagnose | Struktur | Besonderheiten |
|---|---|---|
| bronchogene Zyste | Flüssigkeit, Weichteil, Blut | Mukus, Zelldebris im Zysteninhalt möglich |
| | | entlang der Trachea und der Bronchien |
| Ösophagustumor, -divertikel | Weichteil, Luft, Flüssigkeit | |
| Hiatushernie | Fett, Luft | Darmschlingen nachweisbar |
| Aneurysma | Kalk, Blut | |

Tab. 9.14 Häufigste Differenzialdiagnosen von Raumforderungen des hinteren Mediastinums.

| Differenzialdiagnose | Struktur | Besonderheiten |
|---|---|---|
| neurogener Tumor | Weichteil<br>Fett | entlang von Nervenstrukturen |
| | | CAVE: Lipide im Tumor täuschen Flüssigkeit im CT vor! |
| | | Sanduhrform beim Neurinom |
| Meningozele | Flüssigkeit | vom Spinalkanal ausgehend |
| Aneurysma (Aorta descendens) | Kalk, Blut | |
| Wirbelsäulenerkrankungen (Metastasen, Abszesse etc.) | Kalk, Weichteil, Luft | |

Darüber hinaus kann durch Ermittlung der Hounsfield-Einheiten die Zusammensetzung eines Gewebes bestimmt und ein Tumor anhand seines Wasser- und Fettgehaltes, des Kontrastmittelverhaltens sowie möglicher Kalzifizierungen differenzialdiagnostisch eingeteilt werden (▸ Tab. 9.12 (nach [133], [138], [139], [140], [142], [143]), ▸ Tab. 9.13 (nach [138], [140], [143]), ▸ Tab. 9.14 (nach [138], [140]), ▸ Tab. 9.15 (nach [138], [143])). Dabei sollte immer eine quantitative Bestimmung erfolgen, da der optische Eindruck der Dichte täuschen kann. Je nach gewählter Fensterung können beispielsweise kalkdichte Läsionen und Kontrastmittel oder Erguss und angrenzendes Lungengewebe optisch einander ähneln.

Die *MRT* bedient sich spezieller Sequenzen, die Hinweise auf die genaue Gewebezusammensetzung geben können. In fettsupprimierten Sequenzen erscheinen fetthaltige Gewebe signalgemindert. Somit können nicht nur der Fettgehalt eines Gewebes gezeigt, sondern auch kleinere Strukturen wie Lymphknoten (signalreich vor allem nach Kontrastmittelgabe) im mediastinalen Fett besser detektiert werden.

In ▸ Tab. 9.12 (nach [133], [138], [139], [140], [142], [143]), ▸ Tab. 9.13 (nach [138], [140], [143]), ▸ Tab. 9.14 (nach [138], [140]), ▸ Tab. 9.15 (nach [138], [143]) werden die häufigsten tumorösen Raumforderungen des Mediastinums in Abhängigkeit von der Lokalisation zusammengefasst.

**Tab. 9.15** Häufigste Differenzialdiagnosen von ubiquitär im Mediastinum vorkommenden Raumforderungen.

| Differenzialdiagnose | Struktur | Besonderheiten |
|---|---|---|
| Nichtseminom | Weichteil, Flüssigkeit | inhomogen |
| Lymphom | Flüssigkeit, Weichteil, Kalk | Kompression und ggf. Invasion der Nachbarstrukturen |
| | | Ergussbildung nach Behandlung |
| Metastasen | Weichteil, Flüssigkeit, Blut, Kalk | Osteo- und Chondrosarkommetastasen weisen Verknöcherungen bzw. Verkalkungen auf |
| entzündlich bedingte Lymphadenopathie | Weichteil, Kalk | z. B. Silikose, Tbc, Sarkoidose |
| Abszess | Flüssigkeit, Luft, Weichteil | ringförmige Kontrastmittelaufnahme |
| | | Kap. 9.3.2 |
| Hämatom | Blut | Kontrastmittelaustritt bei aktiver Blutung |

## Therapeutisches Vorgehen

### Merke

Eine *Allgemeinanästhesie* sollte bei Patienten mit mediastinalen Tumoren aufgrund des erhöhten Risikos lebensbedrohlicher Komplikationen wie respiratorischer oder hämodynamischer Dekompensation durch Tumorkompression (mediastinales Massensyndrom) vermieden werden [137].

Ist eine Allgemeinanästhesie unumgänglich, bedarf es einer adäquaten präoperativen Diagnostik. Neben der ausführlichen Anamneseerhebung ist die Durchführung einer Computertomografie des Thorax und gegebenenfalls einer Echokardiografie indiziert [136]. Anhand dieser Befunde erfolgt die anästhesiologische *Risikoklassifizierung* in eine der drei Risikogruppen „sicher", „gefährlich" oder „ungewiss":

### Merke

- In die Kategorie *„sicher"* werden asymptomatische und wenig symptomatische Erwachsene und Kinder ohne nachweisbare Obstruktion von Gefäßen oder Luftwegen im CT und unauffälligem Echokardiografiebefund eingeteilt.
- Als anästhesiologisch *„gefährlich"* gelten symptomatische Erwachsene und Patienten mit einer über 50 % igen Tracheal- oder Bronchialobstruktion sowie Patienten mit Perikarderguss und V.-cava-superior-Syndrom.
- Zur Gruppe *„ungewiss"* zählen Erwachsene mit moderater Symptomatik, Erwachsene mit tracheobronchialer Einengung < 50 %, symptomatische Kinder mit normalem tracheobronchialem Durchmesser und Patienten, deren Anamneseerhebung unmöglich ist ([135], [137], [141]).

Insbesondere für Patienten der Risikogruppen „ungewiss" und „gefährlich" sollte das Management *interdisziplinär* (Radiologie, Thoraxchirurgie, HNO, Anästhesie) festgelegt werden.

Vor Narkoseinduktion wird die für den Patienten angenehmste Position mit der geringsten hämodynamischen und respiratorischen Beeinträchtigung auf dem Narkoseprotokoll dokumentiert. Bei V.-cava-superior-Kompressionssyndrom werden die venösen Zugänge an der unteren Extremität gelegt. Unter kontinuierlicher arterieller Blutdruckmessung erfolgt sodann die Atemwegssicherung als *fiberoptische Wachintubation* in halbsitzender Position ([135], [137]). Aufgrund ihrer geringen Komprimierbarkeit hat sich die Verwendung von Spiraltuben etabliert. Ihre Größe wird in Abhängigkeit von dem verbleibenden trachealen Durchmesser gewählt. Im Anschluss an die fiberoptische Wachintubation erfolgt eine orientierende *Bronchoskopie* der Trachea und der Hauptbronchien zur Identifikation von Obstruktionen. Der Tubus wird nach Möglichkeit distal dieser Engstellen platziert [137]. Erst im Anschluss wird die Narkose induziert. Aufgrund ihrer guten Steuerbarkeit sind Sevofluran, Propofol und Remifentanil Medikamente der Wahl. Nach Möglichkeit wird der Patient unter Erhalt der Spontanatmung operiert.

Ist aus operativer Sicht eine *Muskelrelaxierung* zwingend, sollte der Patient vorzugsweise mit Rocuronium relaxiert werden, da die rocuroniuminduzierte Muskelrelaxierung im Notfall mit Sugammadex binnen 3 Minuten antagonisiert werden kann. Steigt nach Relaxation unter maschineller Beatmung der $P_{max}$ auf > 35 mmHg, ist von einer kritischen Atemwegsstenose auszugehen und die Relaxierung umgehend aufzuheben [137].

Intraoperativ führen sowohl Kranialverlagerung des Zwerchfells infolge der Aufhebung der Oberkörperhochlage als auch die Muskelrelaxierung und Überdruckbeatmung (infolge der Abnahme des transpleuralen Gradienten, der zu einer inspiratorischen Erweiterung der Atemwege führt) zu einer vermehrten Kompression der Atemwege, einem Anstieg der Resistance und einer verstärkten Kompression der V. cava superior, der Pulmonalarterien und des Herzes. Verminderter Gasaustausch, Shuntbildung, Airtrapping und hämodynamische Instabilität sind die Folgen ([135], [137]).

Bei hämodynamischer oder respiratorischer Beeinträchtigung wird der Patient (falls operativ möglich) umgehend in die von ihm zuvor als angenehm empfundene Position gebracht [134]. Führt diese Maßnahme nicht zur Rekompensation, ist die sofortige Antagonisierung der Relaxierung indiziert. Bei *respiratorischer Dekompensation* kann der Tubus über die Engstelle hinaus bis in einen Hauptbronchus vorgeschoben werden. Ist dies unmöglich, kann alternativ ein starres Bronchoskop die Engstelle passieren und über dieses die Ventilation sichergestellt werden. Bei *hämodynamischer Dekompensation* sollten Volumen und gegebenenfalls Katecholamine verabreicht werden. Führen auch diese Maßnahmen nicht zu einer hämodynamischen und respiratorischen Stabilisierung, ist die sofortige *Sternotomie bzw. Thorakotomie* oder aber als Ultima Ratio der Anschluss an die Herz-Lungen-Maschine zu erwägen ([135], [137]).

Da Patienten der Risikoklassen „gefährlich" und „ungewiss" auch in der postoperativen Phase insbesondere infolge chirurgischer Komplikationen wie Nachblutungen, Hämato- bzw. Pneumothoraces oder Phrenikusparesen respiratorisch und hämodynamisch gefährdet sind, sollten sie 24 Stunden auf einer *Intensiv- oder Observationsstationen* betreut werden [137].

## Literatur


[133] **Ackman** JB, Wu CC. MRI of the Thymus. AJR 2011; 197: W15 – W20

[134] **Bellows** CF, Hartz RS, Cullinane C et al. Cosmetic approach to anterior mediastinal masses. Ann Thorac Surg 2002; 74: 1724–1726

[135] **Blank** RS, de Souza DG. Anesthetic management of patients with an anterior mediastinal mass: continuing professional development. Can J Anesth 2011; 58: 853–867

[136] **Brooker** RF, Zvara DA, Roitstein A. Mediastinal mass diagnosed with intraoperative transesophageal echocardiography. J Cardiothorac Vasc Anesth 2007; 21: 257–258

[137] **Erdös** G, Kunde M, Tzanova I et al. Anästhesiologisches Management bei mediastinaler Raumforderung. Aktuelle Konzepte der perioperativen Versorgung. Anaesthesist 2005; 54: 1215–1228

[138] **Freyschmidt** J, Galanski M. Handbuch diagnostische Radiologie. Thorax. Berlin: Springer; 2001

[139] **Inaoka** T, Takahashi K, Mineta M et al. Thymic hyperplasia and thymus gland tumors: differentiation with chemical shift MR imaging. Radiology 2007; 243 (3): 869 – 876

[140] **Jeung** MY, Gasser B, Gang A et al. Imaging of cystic masses of the mediastium. Radiographics 2002; 22: 79 – 93

[141] **Lam** JCM, Chui CH, Jacobson AS et al. When is a mediastinal mass critical in a child? An analysis of 29 patients. Pediatr Surg Int 2004; 20: 180–184

[142] **Quint** LE. Imaging of anterior mediastinal masses. Cancer Imaging 2007; 7: 56–62

[143] **Takahashi** K, Al-Janabi NJ. Computed tomography and magnetic resonance imaging of mediastinal tumors. JMRI 2010; 32: 1325 – 1339


## 9.3.5 Trachealstenose und Tracheomalazie

*R. Schmidt, K. Waurick*

### Ätiologie und klinische Symptomatik

**Definition**

Als *Tracheomalazie* wird eine „Erweichung" (Malazie) der Knorpelspangen der Luftröhre (Trachea) bezeichnet, die zu einem Kollaps der Luftröhre führt. *Trachealstenosen* werden in der Regel ab einer Einengung von 70 % des trachealen Lumens symptomatisch [154].

In Abhängigkeit von dem Ausmaß der trachealen Einengung variiert die Symptomatik beider Krankheitsbilder. Stridor, Husten, Dyspnoe, Zyanose, rezidivierende Atemwegsinfekte und Auswurf sind die klassischen Symptome ([149], [150]). Symptomatische Patienten und Patienten mit Tumoren der Schilddrüse, des Larynx, der Trachea, der Lungen sowie mediastinalen Tumoren sollten präoperativ radiologisch evaluiert werden.

### Untersuchungsstrategie

► **Projektionsradiografie.** Projektionsradiografisch ist eine höhergradige *Trachealstenose* in der Übersichtsaufnahme des Thorax bereits in Standardprojektionen sichtbar.

Eine ergänzende Darstellung in Form von Tracheazielaufnahmen im sagittalen, lateralen und gegebenenfalls obliquen Strahlengang ist bei unklarem Befund in den Standardprojektionen oder bei dedizierter Fragestellung gegeben.

Bei Erwachsenen wird die *Tracheomalazie* in einer dynamischen Untersuchung unter Durchleuchtungskontrolle diagnostiziert. Durch Aufnahmen in Inspiration und Exspiration sowie durch Müller- und Valsalva-Manöver werden die Wandkontur und -stabilität überprüft [148].

► **CT und MRT.** Sie können das Ausmaß und die Morphologie von *Trachealstenosen* exakter abbilden und ermöglichen zudem eine dreidimensionale endoluminale Darstellung analog zur Bronchoskopie (sog. virtuelle Bronchoskopie [153]).

Die Diagnosesicherung einer *Tracheomalazie* erfolgt auch in der Schnittbildgebung dynamisch. Aus strahlenhygienischen Überlegungen ist insbesondere bei Kindern die MRT vorzuziehen, oder die CT in Niedrigstdosistechnik durchzuführen [151].

Methode der Wahl bei *Kindern* bleibt jedoch weiterhin die *Bronchoskopie*.

**Merke**

Die Indikation zur Schnittbildgebung besteht zum einen im Rahmen der Therapieplanung (z. B. Trachealstent bei Stenosen, OP bei Malazie), zum anderen zur ätiologischen Klärung einer Trachealstenose.

## Typische Befunde

▶ **Trachealstenose.** *Projektionsradiografisch* wird eine Trachealstenose durch die Einengung des trachealen Luftbandes nachgewiesen, wobei die seitliche Projektion am sensitivsten ist. Summationseffekte können jedoch Einengungen vortäuschen, weshalb eine Korrelation mit der klinischen Symptomatik sowie eine Bestätigung des Befundes in der seitlichen und gegebenenfalls obliquen Projektion unumgänglich sind.

*CT* und *MRT* belegen das Ausmaß der Stenose (diffus versus segmental) und die Tracheaform (regulär, konisch) sowie Normvarianten, beispielsweise aberrante Bronchien. Darüber hinaus können assoziierte oder ursächliche Anomalien detektiert werden. Hier sind Gefäßpathologien (z. B. Aortenelongation und -aneurysmen, aberrierende supraaortale Gefäße, doppelter Aortenbogen), aber auch Einengungen durch zervikale (z. B. Struma) oder mediastinale (z. B. Struma, Malignome) Raumforderungen zu nennen (Kap. 9.3.4; ▶ Abb. 9.27).

▶ **Tracheomalazie.** Sie zeigt sich exspiratorisch in Form einer Säbelscheidentrachea (verringerter Querdurchmesser bei erhaltenem Längsdurchmesser). Radiologisches Diagnosekriterium ist eine Reduktion der Tracheaquerschnittsfläche von 50 % bei dynamischen CT-Untersuchungen [145].

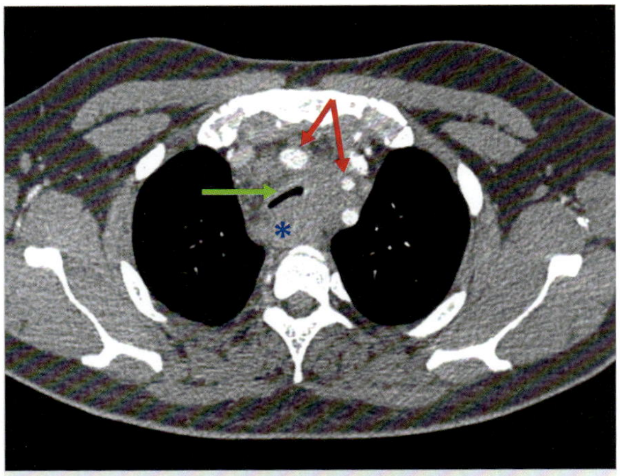

Abb. 9.27 Non-Hodgkin-Lymphom. Die mediastinalen Lymphknotenkonglomerate (blauer Stern) führen zu einer schlitzförmigen Stenosierung der Trachea (grüner Pfeil) und zu einer Verdrängung der supraaortalen Gefäße nach ventrolateral (rote Pfeile).

**Merke**

Im Vergleich zur Bronchoskopie bietet die CT eine ähnliche Akkuratheit der Diagnosefindung bei zusätzlicher Möglichkeit der Umgebungsdiagnostik (s. o.) ([145], [150]).

## Therapeutisches Vorgehen

Aufgrund potenzieller Schwierigkeiten bei der Intubation und Extubation sowie der Gefahr von Trachealrupturen findet bei der Trachealstenose und Tracheomalazie der Algorithmus des schwierigen Atemwegmanagements Anwendung [144].

**Merke**

Nach der präoperativen radiologischen Evaluation des Atemweges gilt die *fiberoptische Wachintubation* als Goldstandard bei Patienten mit höhergradiger Trachealstenose.

Diese ermöglicht eine atraumatische Platzierung eines größtmöglichen Tubus unterhalb der Stenose [147]. Zur Diagnosesicherung eignet sich die fiberoptische Wachintubation auch bei Patienten mit möglicher Tracheomalazie. Wird ein Kollaps der Trachealspangen beobachtet, gilt die Diagnose als gesichert [152]. Neben der Intubation ist vor allem die Extubation bei Patienten mit Trachealstenose bzw. Tracheomalazie kritisch. Stridor, Dyspnoe und Hypoxie gefährden die Patienten. Ein Relaxansüberhang muss ausgeschlossen sein und im Zweifel antagonisiert werden. Hierzu eignen sich Rocuronium und Sugammadex.

Die Extubation erfolgt über einen Tubuschanger, der als Leitschiene eine schnelle Reintubation ermöglicht ([144], [146]). Tuben unterschiedlicher Größe, insbesondere kleinere Tuben, sollten dafür bereit liegen. Zur Vermeidung eines exspiratorischen Trachealkollapses profitieren Patienten mit Tracheomalazie nach Extubation von einer nicht invasiven PEEP-Beatmung [146].

## Literatur


[144] **American Society of Anesthesiologists.** Practice Guidelines for management of the difficult airway. An Updated Report by the American Society of Anesthesiologists Task Force on Management of the Difficult Airway. Anesthesiology 2003; 98: 1269–1277

[145] **Baroni** RH, Feller-Kopman D, Nishino M et al. Tracheobronchomalacia: comparison between end-exspiratory and dynamic expiratory CT for evaluation of central airway collapse. Radiology 2005; 235 (2): 635–641

[146] **Chi** SY, Wu SC, Hsieh KC et al. Noninvasive pressure ventilation in the management of post-thyreoidectomy tracheomalcia. World J Surg 2011; 35: 1977–1983

[147] **Erdös** G, Kunde M, Tzanova I et al. Anästhesiologisches Management bei mediastinaler Raumforderung. Aktuelle Konzepte der perioperativen Versorgung. Anaesthesist 2005; 54: 1215–1228

[148] **Freyschmidt** J, Vogl TJ. Handbuch diagnostische Radiologie. Kpf-Hals. Berlin: Springer; 2001


9

[149] **Hakumoto** Y, Takasugi Y, Kamamoto H et al. Tracheal intubation in a patient with undetectable tracheal narrowing on chest radiography. J Anesth 2010; 24: 128–131

[150] **Lee** C, Cooper RM, Goldstein D. Management of a patient with tracheomalacia and supraglottic obstruction after thyroid surgery. Can J Anest 2011; 58: 1029–1033

[151] **Lee** EY, Boiselle PM. Tracheobronchomalacia in infants and children: multidetector CT evaluation. Radiology 2009; 252 (1): 7–22

[152] **McNamara** VM, Crabbe DCG. Tracheomalacia. Ped Resp Rev 2004; 5: 147–154

[153] **Müller** A. Moderne Diagnostik von Trachealstenosen. Laryngo-Rhino-Otol 2004; 83: 381 - 386

[154] **Spittle** N, McCluskey A. Traceal stenosis after intubation. BMJ 2000; 321: 1000–1002


# 9.4 Erkrankungen der thorakalen Gefäße

## 9.4.1 Lungenarterienembolie

*H. Seifarth, H. Welp*

### Ätiologie und klinische Symptomatik

**Definition**

Die Lungenembolie ist definiert als partielle oder totale Verlegung der pulmonalen Strombahn durch thrombotisches Material.

Mit einer jährlichen Inzidenz von 150–200 pro 100 000 Einwohner zählt die venöse Thrombembolie zu den häufigen kardiovaskulären Notfällen in den westlichen Industrienationen. Etwa ein Drittel der Patienten mit einer akuten Lungenembolie wird symptomatisch [162].

**Merke**

Die häufigsten *Symptome* sind plötzlich einsetzende Dyspnoe, Thoraxschmerz und Synkopen, seltener auch Husten, Hämoptysen, Tachypnoe, Tachykardie und Fieber.

Die Letalitätsrate der akuten Lungenembolie liegt im Durchschnitt bei 11 %, wovon sich 90 % der Todesfälle innerhalb von 2 Stunden nach Symptombeginn ereignen.

Aufgrund ihres niedrigen prädiktiven Wertes erlauben klinische Symptome, Elektrokardiogramm, Röntgenübersicht des Thorax und Laboruntersuchungen, wie D-Dimere und arterielle Blutgasanalysen, weder eine zuverlässige Bestätigung noch einen Ausschluss der Verdachtsdiagnose Lungenembolie.

Den aktuellen Leitlinien entsprechend, ist die durchzuführende Diagnostik bei hoher klinischer Wahrscheinlichkeit einer Lungenembolie (▸ Tab. 9.16, nach [162]) insbesondere von der hämodynamischen Stabilität des Patienten abhängig.

Bei Vorliegen eines kardiogenen Schockes oder einer hämodynamischen Instabilität ist eine sofortige computertomografische oder echokardiografische Notfalldiagnostik erforderlich. Beide Verfahren sind ausreichend sensitiv, um eine schwere Lungenembolie zu detektieren und eine sofortige Therapie zu indizieren.

**Tab. 9.16** Validierter Score zur Ermittlung der klinischen Wahrscheinlichkeit einer Lungenembolie.

| **revidierter Genfer Score** | |
|---|---|
| **Variable** | **Punkte** |
| > 65 Jahre | 1 |
| anamnestisch Zustand nach tiefer Venenthrombose oder Lungenembolie | 3 |
| OP oder Knochenfraktur innerhalb eines Monats | 2 |
| Krebserkrankung | 2 |
| **Symptome** | |
| einseitiger Beinschmerz | 3 |
| Hämoptyse | 2 |
| **klinische Zeichen** | |
| HF 75–94/min | 3 |
| ≥ 95 | 5 |
| Schmerz in tiefer Beinvene, einseitiges Ödem | 4 |
| **klinische Einschätzung** | |
| | |
| **klinische Wahrscheinlichkeit** | |
| niedrig | 0–3 |
| mittel | 4–10 |
| hoch | ≥ 11 |

### Untersuchungsstrategie

▸ **Projektionsradiografie.** Der Ausschluss einer Lungenarterienembolie ist projektionsradiografisch nicht möglich, und auch die Sensitivität ist mit 30 % gering, sodass der vornehmliche Zweck der Ausschluss relevanter Differenzialdiagnosen ist.

▸ **CT**

**Merke**

Die Computertomografie ist die *Methode der Wahl* [159] und bei adäquatem klinischem Verdacht auch ohne eine vorherige Röntgenübersicht des Thorax oder eine D-Dimer-Bestimmung durchzuführen.

Durch optimierte Untersuchungsprotokolle ist eine regelhafte gute Gefäßdarstellung bis auf Subsegmentebene gegeben. Der negativ prädiktive Wert des Verfahrens liegt in den meisten Studien über 98 % [165]. Nicht diagnostische Untersuchungen sind durch moderne, schnelle Scanner selten.

Ein weiterer Vorteile der Computertomografie ist die Möglichkeit, auch *Differenzialdiagnosen* zu erfassen [156]. Mit sog. „Triple-Rule-out"-Protokollen sollen Lungenarte-

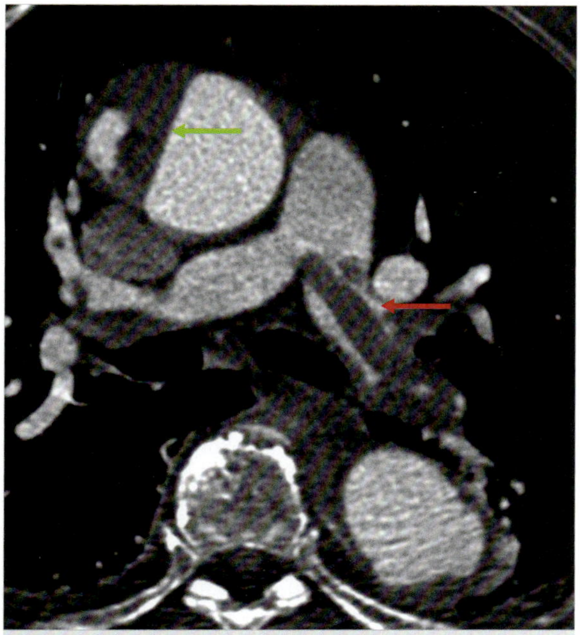

Abb. 9.28 „Triple Rule-out" CT mit zentral im linken Pulmonalarterien-Hauptstamm abgrenzbarer Lungenarterienembolie (roter Pfeil) und einer Dissektion der Aorta thoracalis ascendens (grüner Pfeil).

rienembolie, Aortendissektion und relevante Stenosen der Koronararterien in einer Untersuchung diagnostiziert bzw. ausgeschlossen werden. Dabei wird ein EKG-korrelierter Aufnahmemodus in der CT gewählt und die Kontrastmittelinjektion sowohl für die Darstellung der Lungenstrombahn als auch der arteriellen Gefäße optimiert (► Abb. 9.28). Dieses Verfahren sollte aufgrund der im Vergleich zur dedizierten Untersuchung der Lungenarterien höheren Strahlenexposition und Kontrastmittelmenge momentan nur in ausgewählten Fällen zum Einsatz kommen. Durch technische Weiterentwicklungen erscheint jedoch eine breite Anwendung in der näheren Zukunft möglich und ist bereits Gegenstand aktueller Forschung ([155], [158]).

Neben der Klärung dieser Differenzialdiagnosen kann auch eine *Darstellung der Emboliequelle* erfolgen. So kann eine ergänzende Untersuchung der Becken- und Beingefäße in einer venösen Phase durchgeführt werden, um eine mögliche Thrombose mit hoher Genauigkeit zu erkennen [166]. Angesichts der damit verbundenen Strahlenexposition sollte die Anwendung auf sonografisch nur schwer zu evaluierende (z. B. Adipositas, instabile Patienten, eingeschränkte Compliance) und ältere Patienten beschränkt bleiben; eine feste Altersgrenze existiert jedoch nicht. Verfahren der Wahl ist die Kompressionssonografie der Beinvenen [159]. Sensitivität (> 95 %) und Spezifität (94 %) sind bezogen auf die proximalen Gefäße bis popliteal hoch, am Unterschenkel niedriger.

► **MRT.** Sie bietet vor allem in Kombination mit Perfusionstechniken eine hohe Sensitivität (84 %) und Spezifität (100 %) für die Erkennung einer Lungenembolie ([160], [163]). Die Untersuchungsdauer ist länger und die Interventionsmöglichkeiten sind eingeschränkt, sodass bei instabilen Patienten die CT vorzuziehen ist. Die Beurteilung des Lungenparenchyms ist gegenüber der CT ebenfalls schlechter, orientierend jedoch oft ausreichend.

► **Echokardiografie**

**Merke** M!

Die bettseitig verfügbare Echokardiografie dient dem Nachweis und der Graduierung einer emboliebedingten rechtsventrikulären Dysfunktion und trägt somit zur Risikostratifizierung bei.

Bei instabilem Patienten sollte sie frühzeitig, bei stabilem Patienten im Verlauf erfolgen [159].

► **Szintigrafie.** Die Ventilations-/Perfusionsszintigrafie war lange Zeit ein wichtiges Verfahren in der Diagnostik der akuten Lungenembolie. Die Sensitivität und Spezifität sind unter Verwendung der SPECT-Technik mit 83–97 % und 91–98 % hoch. Heute wird die Szintigrafie meist bei Kontraindikationen für eine Computertomografie (Hyperthyreose, Niereninsuffizienz, Allergie) oder in der Diagnostik chronisch rezidivierender Lungenembolien (Sensitivität: 96–97 %, Spezifität: 90 %–95 %) durchgeführt [167]. Für die adäquate Auswertung ist entweder die Kombination aus Perfusions- und Ventilationsszintigrafie oder aus Perfusionsszintigrafie und Thoraxübersichtsaufnahme erforderlich.

► **Angiografie.** Die klassische Angiografie wird als invasive Methode nur noch *selten angewendet*, da mit der Computertomografie ein überlegenes, nicht invasives Verfahren zur Verfügung steht. Eine Indikation zur Angiografie besteht nur in Fällen, in denen aufgrund der klinischen Konstellation eine kathetergestützte Intervention geplant ist ([156], [159]).

► **Untersuchung Schwangerer.** Der Diagnostik zum Ausschluss einer Lungenembolie bei schwangeren Patientinnen wird kontrovers diskutiert. Neue Daten zeigen eine für die Computertomografie geringfügig niedrigere fetale Dosis als für die Perfusionsszintigrafie [163]. Die Gabe iodhaltiger Kontrastmittel stellt bei Schwangeren keine Kontraindikation dar; nur vereinzelt wurden Schilddrüsenfunktionsstörungen bei Neugeborenen nach Kontrastmittelgabe bei der Mutter berichtet. Das alternative Verfahren ist die MRT, die aufgrund der Kontraindikation für gadoliniumhaltige Kontrastmittel in der Schwangerschaft nativ erfolgen muss. Vor einer Untersuchung mit ionisierender Strahlung sollte bei stabiler klinischer Situation die Kompressionssonografie der Beinvenen erfolgen. Im Fall eines Thrombosenachweises liegt bereits eine Indikation für eine gerinnungshemmende Therapie vor, und eine weitere Bildgebung ist nicht erforderlich [159].

## Typische Befunde

► **Röntgenbefunde.** Die Thoraxübersichtsaufnahme erlaubt in einigen Fällen die Diagnose einer Lungenembolie (► Abb. 9.29a). In diesen Fällen besteht ein sog. „amputierter Hilus" (*knuckle sign*). Die Lungengefäße distal der Okklusion sind reflektorisch eng gestellt, was zu einer Transparenzerhöhung des Lungenparenchyms in den betroffenen Segmenten führt (*Westermark-Zeichen*). Die Hilusstrukturen erscheinen prominenter als in nicht betroffenen Segmenten. Bei länger bestehender Embolie ist es unter Umständen möglich, einen Lungeninfarkt anhand der typischen triangulären Form als pleuraständige Verschattung zu diagnostizieren (*Hampton's hump*). Die Sensitivität der Thoraxübersichtsaufnahme für die Erkennung einer Lungenembolie wird jedoch nur mit ca. 30 % angegeben, ein fehlender Nachweis von Lungenemboliezeichen in der Übersichtsaufnahme schließt somit eine Lungenembolie keinesfalls aus.

► **CT-Befunde**

M!

### Merke

Der typische computertomografische Befund einer akuten Lungenembolie ist der *direkte Nachweis eines Embolus* in einer Lungenarterie.

Dabei sind die Unterlappenarterien der rechten Seite am häufigsten betroffen (► Abb. 9.29b). Die Emboli sind meist in Gefäßen nachweisbar, die einen ähnlichen Durchmesser aufweisen wie der Embolus selbst. Thromben aus peripheren Venen sind daher oft in Segment- oder Subsegmentarterien nachweisbar; solche aus der Beckenstrombahn oder den Femoralvenen als häufigstem Ursprungsort einer Embolie sind dagegen in den zentralen Gefäßen zu finden. Das thrombotische Material kann auch als sog. „reitender Embolus" im Bereich einer Bifurkation nachweisbar sein, wobei in der Folge mehrere Gefäße betroffen sind. Bei Embolien aus peripheren Venen sind oft sehr lange Thromben in der Lungenstrombahn nachweisbar, die sich auffalten und trotz eines geringen Querschnitts auch ein größeres Gefäß verschließen können; solche Thromben können fragmentieren und mehrere Gefäße betreffen.

Die Emboli okkludieren das betroffene Gefäß meist nur scheinbar komplett. Oft ist ein residueller Fluss erhalten; eine sekundäre Thrombose des betroffenen Gefäßes ist jedoch möglich. Die Reduktion des Blutflusses distal des Verschlusses führt zur Transparenzerhöhung des betroffenen Lungensegments, was – im Wechsel mit nicht betroffenen und somit weniger dichten Segmenten – als Mosaikperfusion bezeichnet wird. Reicht die Kollateralversorgung des Lungenparenchyms über die Bronchialgefäße nicht aus, kann sich ein Lungeninfarkt ausbilden. Dieser ist bei 10–20 % der Patienten mit akuter Lungenembolie 12–24 Stunden nach dem Ereignis nachweisbar. Wie in der Übersichtsaufnahme stellt sich der Infarkt als trianguläre, subpleurale Konsolidierung dar. Eine Einschmelzung des Infarkts ist selten und tritt praktisch nur bei großen Infarkten und septischen Embolien auf.

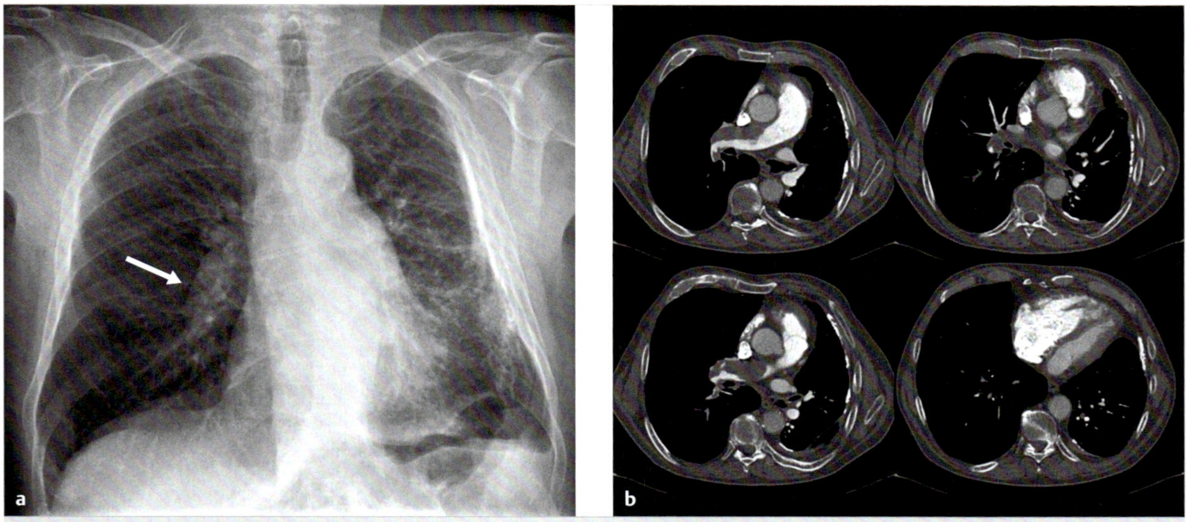


Abb. 9.29 Befunde bei Lungenarterienembolie.
**a** In der Thoraxübersichtsaufnahme fallen ein kräftiger rechter Hilus sowie eine reduzierte Gefäßzeichnung im Unterfeld auf („knuckle sign" bzw. Westermark-Zeichen).
**b** Korrespondierend zeigt sich bei der CT eine massive Lungenembolie mit nahezu vollständiger Verlegung der rechten Pulmonalarterie, insbesondere aber der Unterlappenarterie. Zu beachten ist auch der deutlich dilatierte rechte Ventrikel als Zeichen der Rechtsherzbelastung.

Einige Tage nach dem akuten Ereignis ist der Embolus normalerweise als wandständige, hypodense Struktur nachweisbar, innerhalb von Wochen bis Monaten sind ca. 60 % der Thromben resorbiert und weitere 30 % rekanalisiert. Bei ca. 10 % der Patienten entwickelt sich eine sekundäre pulmonale Hypertonie. Bei diesen Patienten sind meist residuelle wandständige Thromben erkennbar, die auch verkalken können. In den meisten Fällen ist eine persistierende Mosaikperfusion nachweisbar.

Die Computertomografie erlaubt neben der Darstellung der Lungenstrombahn auch die *Darstellung der Herzhöhlen*. Neue Daten belegen, dass eine rechtsventrikuläre Dysfunktion, definiert als Dilatation des rechten Ventrikels über die Dimensionen des linken Ventrikels hinaus, bei Patienten mit nachgewiesener Lungenembolie mit einer deutlich erhöhten Mortalität verbunden ist. Das Verhältnis der axialen Durchmesser der beiden Ventrikel (RV:LV) sollte unter 1–1,5 liegen. Eine Dilatation des rechten Ventrikels tritt in der Regel auf, wenn mehr als 30 % der pulmonalen Strombahn verlegt sind. Die Differenzierung von der chronischen Dilatation kann schwierig sein. Durch eine chronische Druckerhöhung im kleinen Kreislauf kommt es häufig zu einer Hypertrophie des rechtsventrikulären Myokards, die unter Umständen auch in der nicht EGK-korrelierten CT erkennbar ist. Ein weiteres, ebenfalls im Rahmen chronischer Veränderungen nachweisbares Kriterium einer Druckerhöhung im Lungenkreislauf ist die Dilatation der V. cava superior (vascular pedicle) und inferior bzw. der V. azygos.

▶ **MRT-Befunde.** Die MRT zeigt nach Kontrastmittelgabe die gleiche Morphologie der Kontrastierungsdefekte wie die CT. In nativen Gradientenechosequenzen ist der Thrombus hyperintens zum angrenzenden Blut.

▶ **Szintigrafiebefunde.** Für die Perfusionsszintigrafie werden heute meist mit $^{99m}$Tc-Pertechnetat markierte Albuminpartikel (15–40 µm) über eine periphere Vene injiziert. Die Partikel embolisieren vorübergehend ca. 0,1 % der Lungenkapillaren. Die Perfusionsszintigrafie bietet eine relativ hohe Sensitivität für die Erkennung von Embolien, da der Perfusionsausfall meist deutlich größer ist als der Embolus selbst. Der Nachteil der Methode ist jedoch, dass eine Reihe anderer Erkrankungen wie Ergüsse, Schwarten oder auch Tumoren ebenfalls einen Perfusionsdefekt verursachen können und die *Spezifität* der Methode daher *relativ niedrig* ist. Aus diesem Grund sollte die Perfusionsszintigrafie nur in Verbindung mit einem aktuellen Thoraxbild beurteilt werden (▶ Abb. 9.30). Die Kombination mit der Ventilationsszintigrafie erlaubt den Ausschluss sekundärer Perfusionsdefekte (z. B. Tumoren). Ein Ventilations-/Perfusionsmismatch ist somit das eigentliche diagnostische Kriterium für das Vorliegen einer Lungenembolie. Bei unauffälliger Thoraxübersichtsaufnahme und kooperativen Patienten bietet die Szintigrafie eine hohe diagnostische Genauigkeit. In einem unselektierten Patientengut ist diagnostische Genauigkeit jedoch geringer (Sensitivität: ca. 86 %) [157].

## Therapeutisches Vorgehen

> **Merke**
>
> Da für die sofortige *Heparinisierung* eine Reduktion von Morbidität und Mortalität der akuten Lungenembolie nachgewiesen wurde, sollte sie bei hoher klinischer Wahrscheinlichkeit und fehlenden Kontraindikationen bereits vor der bildgebenden Diagnostik begonnen werden [159].

Zur Planung der weiteren Behandlungsstrategie eines Patienten mit akuter Lungenembolie steht die Abschätzung des klinischen Schweregrades als Marker für die 30-Tage-Sterblichkeit im Vordergrund. Zur akuten *Risikostratifizierung* werden die folgenden validierten Parameter herangezogen:

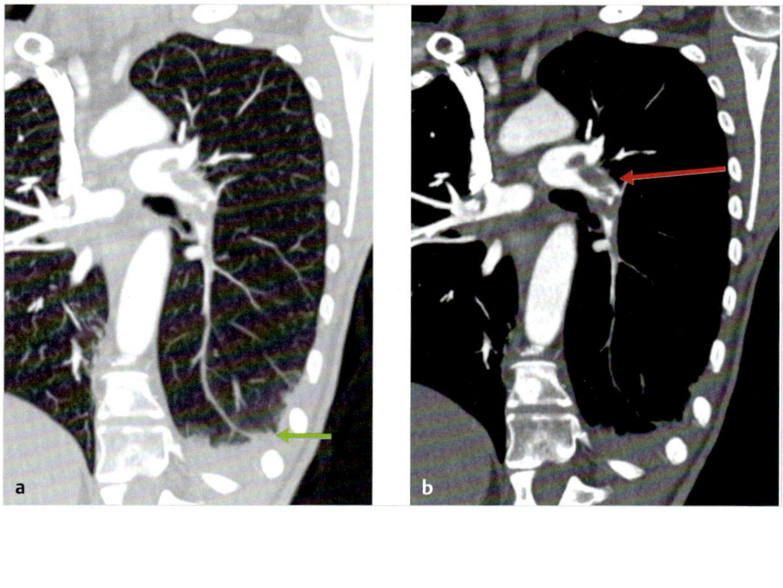


**Abb. 9.30** Langer Embolus in der linken Pulmonalarterie (roter Pfeil). Der Embolus hat sich im Gefäß aufgefaltet. Proximal ist der Embolus umflossen, distal wird das Gefäß nahezu komplett verschlossen, in der Peripherie beginnt sich ein Infarkt zu demarkieren (grüner Pfeil).
**a** Lungenfenster.
**b** Weichteilfenster.

- klinische Marker der hämodynamischen Instabilität: Schock, Hypotension
- Marker der rechtsventrikulären Dysfunktion: Dilatation, Hypokinesie oder Druckbelastung des rechten Ventrikels in der Echokardiografie, Dilatation des rechten Ventrikels im CT, Erhöhung des natriuretischen Peptids Typ B (BNP) oder des N-terminalen proBNP (NT-proBNP), Erhöhung des pulmonalarteriellen Druckes
- Marker der myokardialen Schädigung: Erhöhung des Troponin I oder T, Erhöhung des H-FABP (heart-type fatty acid-binding protein)([159], [162])

► **Hohes Frühletalitätsrisiko.** Im Falle einer hämodynamischen Instabilität liegt unabhängig vom expliziten Nachweis einer rechtsventrikulären Dysfunktion und/oder einer myokardialen Schädigung ein hohes Risiko für eine Frühletalität (> 15 %) vor, sodass eine Kombinationstherapie mit *unfraktioniertem Heparin* und zusätzlicher *Thrombolyse* indiziert ist.

Bleibt die Lysetherapie erfolglos oder liegen absolute Kontraindikationen vor, kann als Ultima Ratio eine interventionelle oder operative *Embolektomie* erwogen werden.

Während bei normotensiven Patienten große, teils flottierende Thromben im Bereich des rechten Herzens selten (< 4 %) nachgewiesen werden können, ist dieser Befund mit 7–18 % bei instabilen Patienten auf der Intensivstation häufiger. Neben einer deutlich erhöhten Frühletalität sind diese Patienten insbesondere bei offenem Foramen ovale durch paradoxe Embolien gefährdet. In diesen Fällen ist ebenfalls eine therapeutische Antikoagulation in Kombination mit einer sofortigen Thrombolyse oder die chirurgische Embolektomie indiziert [159].

Darüber hinaus erfolgt bei hämodynamisch instabilen Patienten eine *supportive Therapie*. In Abhängigkeit vom klinischen Schweregrad der Hypotension wird zunächst eine kontinuierliche Infusion von *Noradrenalin* zur Verbesserung der rechtsventrikulären Perfusion begonnen. Bei persistierender Hypotension können Dobutamin oder Adrenalin zur Inotropiesteigerung eingesetzt werden. Zur Rechtsherzentlastung können darüber hinaus Stickstoffmonoxid und Iloprost erwogen werden.

Bei *reanimationspflichtigen Patienten* ist die sofortige Auflösung des Blutgerinnsels eine unabdingbare Voraussetzung für den Erfolg der Reanimationsmaßnahmen, daher gelten in diesem Fall keine Kontraindikationen für eine Thrombolysetherapie. Alternativ kann unter Reanimationsbedingungen ein mechanischer Rekanalisationsversuch unternommen werden.

**Merke**

*Erforderliche* Reanimationsmaßnahmen sollten über eine Dauer von mindestens 60 Minuten fortgesetzt werden [159].

► **Mittleres und geringes Frühletalitätsrisiko.** Bei normotensiven Patienten kann zwischen mittlerem (3–15 %) und niedrigem Frühletalitätsrisiko (< 1 %) unterschieden werden. Zu den Patienten mit *mittlerem Risiko* zählen alle Patienten, bei denen eine rechtsventrikuläre Dysfunktion und/oder eine myokardiale Schädigung nachgewiesen werden können. Diese Patientengruppe wird auf niedermolekulare Heparine (therapeutisch) eingestellt, eine Thrombolyse ist in der Regel nicht indiziert.

Patienten mit *geringem Risiko* ohne Hinweis auf RV-Dysfunktion und myokardiale Schädigung werden ebenfalls mit niedermolekularen Heparinen therapeutisch antikoaguliert und können unter Umständen auch ambulant behandelt werden.

► **Sekundärprophylaxe.** Aufgrund des Rezidivrisikos einer Lungenembolie oder venösen Thrombose von bis zu 30 % ohne Prophylaxe werden in der Leitlinie der Deutschen Gesellschaft für Angiologie risikoadaptierte Empfehlungen zur Sekundärprophylaxe und Langzeitantikoagulation herausgegeben (► Tab. 9.17, nach [159], [161]).

Standardmedikamente zur Sekundärprophylaxe der akuten Lungenembolie bleiben die *Vitamin-K-Antagonisten* mit einem Ziel-INR-Wert von 2–3. Lediglich bei *Schwangeren* sind Vitamin-K-Antagonisten kontraindiziert, in dieser Patientengruppe erfolgen sowohl therapeutische Antikoagulation als auch Sekundärprophylaxe mit niedermolekularen Heparinen.

Den Leberfunktionsstörungen und häufigen Thrombozytopenien mit deutlich erhöhtem Blutungsrisiko geschuldet, erfolgt die leitlinienkonforme Sekundärprophylaxe einer Thrombembolie bei *Tumorpatienten* in den ersten 3–6 Monaten ebenfalls mit niedermolekularen Heparinen [159].

**Tab. 9.17** Empfohlene Antikoagulation nach Venenthrombose oder Lungenembolie (nach [159], [161]).

| Indikation | Dauer |
|---|---|
| Primärereignis bei transientem Risikofaktor (OP) | 3 Monate |
| idiopathische Genese, Unterschenkelvenen | 3 Monate |
| idiopathische Genese, Poplitealvenen, Oberschenkel-/Beckenvenen, V. cava inferior | 3 Monate |
| bei geringem Blutungsrisiko und gutem Monitoring zeitlich unbegrenzt | |
| Rezidiv bei idiopathischer Genese zeitlich unbegrenzt | |
| bei aktiver Krebserkrankung:<br>• niedermolekulare Heparine<br>• danach Vitamin-K-Antagonisten oder niedermolekulare Heparine | • 3–6 Monate<br>• bis Krebserkrankung ausgeheilt ist oder zeitlich unbegrenzt |

*Besonderer Dank gilt Frau Dr. Petra Zimmer, die maßgeblich zum Thema Szintigrafie beigetragen hat.*

## Literatur


[155] **American College of Cardiology Foundation Task Force on Expert Consensus Documents**, Mark DB, Berman DS, Budoff MJ et al.. ACCF/ACR/AHA/NASCI/SAIP/SCAI/SCCT 2010 expert consensus document on coronary computed tomografic angiography: a report of the American College of Cardiology Foundation Task Force on Expert Consensus Documents. Circulation 2010; 121 (22): 25 092 543

[156] **Bettmann** MA, White RD, Woodard PK et al. ACR Appropriateness Criteria® acute chest pain –suspected pulmonary embolism. J Thorac Imaging 2012; 27: W28–31

[157] **Coche** E, Verschuren F, Keyeux A et al. Diagnosis of acute pulmonary embolism in outpatients: comparison of thin-collimation multi-detector row spiral CT and planar ventilation-perfusion scintigraphy. Radiology 2003; 229: 757–765

[158] **Halpern** EJ. Triple-rule-out CT angiography for evaluation of acute chest pain and possible acute coronary syndrome. Radiology 2009; 252 (2): 332–345

[159] **Interdisziplinäre S2-Leitlinie.** Diagnostik und Therapie der Venenthrombose und der Lungenembolie. Stand 1.6.2010

[160] **Kalb** B, Sharma P, Tigges S et al. MR imaging of pulmonary embolism: diagnostic accuracy of contrast-enhanced 3D MR pulmonary angiography, contrast-enhanced low-flip angle 3D GRE, and nonenhanced free-induction FISP Sequences. Radiology 2012; 263: 271–278

[161] **Kearon** C, Kahn SR, Agnelli G et al. Antithrombotic therapy for venous thromboembolic disease: American College of Chest Physicians Evidence-Based Clinical Practice Guidelines. Chest 2008; 133: 454S–545S

[162] **Konstantinides** S, Janssens U, Mayer E. Pocketleitlinien: Diagnose und Therapie der akuten Lungenembolie. Deutsche Gesellschaft für Kardiologie- Herz- und Kreislaufforschung e. V. 2009: 1–32

[163] **Pahade** JK, Litmanovich D, Pedrosa I et al. Imaging pregnant patients with suspected pulmonary embolism: what the radiologist needs to know. Radiographics: a review publication of the Radiological Society of North America, Inc. 2009; 29: 639–654

[164] **Sanchez** O, Trinquart L, Colombet I et al. Prognostic value of right ventricular dysfunction in patients with haemodynamically stable pulmonary embolism: a systematic review. Eur Heart J 2008; 29: 1569–1577

[165] **Schoepf** UJ, Goldhaber SZ, Costello P. Spiral computed tomography for acute pulmonary embolism. Circulation 2004; 109: 2160–2167

[166] **Thomas** SM, Goodacre SW, Sampson FC et al. Diagnostic value of CT for deep vein thrombosis: results of a systematic review and meta-analysis. Clin Radiol 2008; 63 (3): 299–304

[167] **Tunariu** N, Gibbs SJ, Win Z et al. Ventilation-perfusion scintigraphy is more sensitive than multidetector CTPA in detecting chronic thromboembolic pulmonary disease as a treatable cause of pulmonary hypertension. J Nucl Med 2007; 48: 680–684


## 9.4.2 Thorakales Aortenaneurysma

*H. Seifarth, K. Waurick*

### Ätiologie und klinische Symptomatik

**Definition**

Ein thorakales Aortenaneurysma ist definiert als eine pathologische Erweiterung der thorakalen Aorta auf das 1,5fache des ursprünglichen Durchmessers bzw. als Dilatation auf einen Querdurchmesser von > 4,0 cm [178].

Entsprechend ihrer Lokalisation werden *thorakale* (Aorta ascendens, Aortenbogen, Aorta descendens), *thorakoabdominelle* und *abdominelle* Aneurysmen unterschieden. Die Crawford-Klassifikation nimmt eine weitere Einteilung thorakoabdomineller Aneurysmen entsprechend ihrer Ausdehnung vor (▶ Abb. 9.31). Die thorakalen Aortenaneurysmen betreffen mit 50 % am häufigsten die Aorta ascendens, gefolgt von der Aorta descendens mit 40 %. Der Aortenbogen ist lediglich in 10 % der Fälle betroffen [169].

Mit einer Inzidenz zwischen 6–15 pro 100 000 Einwohner pro Jahr ist das thorakale Aortenaneurysma eine seltene Erkrankung ([169], [181]).

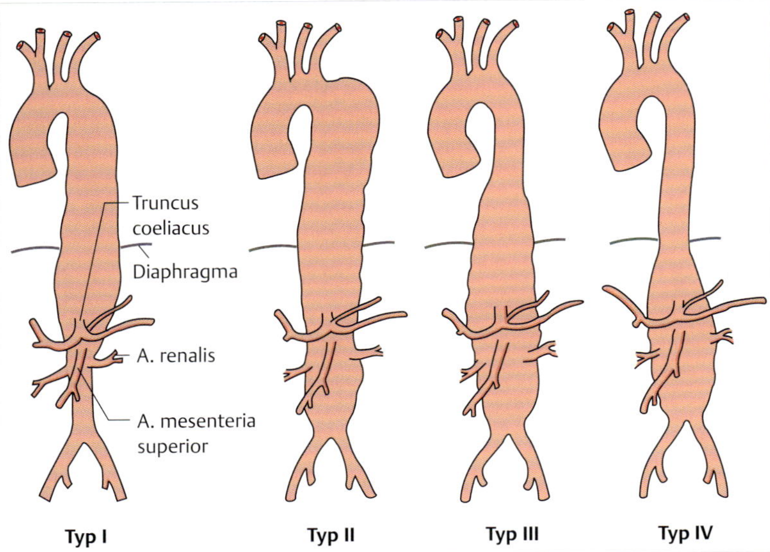


**Abb. 9.31** Crawford-Klassifikation der thorakoabdominellen Aneurysmen (Quelle: [183]).
Typ I: distal der linken A. subclavia bis max. Abgang der Nierenarterien
Typ II: distal der linken A. subclavia bis infrarenale Aorta bzw. Iliakalarterien
Typ III: distale Aorta descendens bis infrarenale Aorta bzw. Iliakalarterien
Typ IV: Beginn Zwerchfellhöhe die gesamte Aorta abdominalis betreffend (nach [180])

*Pathogenetisch* ist das Aortenaneurysma am häufigsten auf eine altersbedingte Arteriosklerose infolge eines arteriellen Hypertonus und Nikotinabusus zurückzuführen. Auch zystische Medianekrosen, die Takayasu-Arteriitis oder die Syphilis können eine Aneurysmabildung begünstigen. Zu den angeborenen Erkrankungen, die insbesondere bei jüngeren Patienten mit einem Aortenaneurysma assoziiert sind, zählen unter anderem Marfan-Syndrom, Ehlers-Danlos-Syndrom, Loeys-Dietz-Syndrom, familiäre Prädisposition, bikuspide Aortenklappen sowie polyzystische Nieren ([171], [181]).

Entsprechend der *klinischen Symptomatik* lassen sich Aortenaneurysmen in folgende Gruppen unterteilen [174]: asymptomatisch, symptomatisch, rupturiert.

- Die *asymptomatischen* Aortenaneurysmen fallen häufig im Rahmen von Routineuntersuchungen wie CT, MRT oder Echokardiografie auf.
- *Symptomatisch* werden thorakale Aortenaneurysmen infolge einer progredienten Raumforderung. Zu den typischen Symptomen zählen die obere Einflussstauung im Rahmen einer V.-cava-superior-Kompression, Dyspnoe infolge einer Kompression von Trachea und Bronchien, Heiserkeit durch Irritation des N. laryngeus recurrens. Auch Rücken-, Flanken und diffuse abdominelle Beschwerden können das klinische Bild komplettieren. Durch eine Erweiterung des Aortenklappenanulus kann darüber hinaus eine Aortenklappeninsuffizienz symptomatisch werden ([169], [174], [176]). Bei Aneurysmen, die sich bis in das Abdomen erstrecken, ist darüber hinaus eine pulsatile abdominelle Masse tastbar [173].
- *Rupturierte* Aortenaneurysmen präsentieren sich als akutes Schmerzereignis, häufig kombiniert mit hämodynamischer Instabilität.

## Untersuchungsstrategie

► **Projektionsradiografie.** Die Röntgenübersicht des Thorax ist mit einem positiven prädiktiven Wert von 64–71 % nicht geeignet, um ein thorakales Aneurysma sicher zu diagnostizieren. Ein Diagnoseausschluss kann ebenso wenig erfolgen, wobei eine komplett unauffällige Röntgenaufnahme mit einem tendenziell niedrigeren Risiko assoziiert ist [177].

► CT

> **Merke**
>
> *Methode der Wahl* ist die Computertomografie mit einer Sensitivität von bis zu 100 % und einer Spezifität von 98–99 %.

Durch die Verwendung moderner Multislice-CT-Geräte ist eine Aufnahme der Bilddaten in Schichtdicken von weniger als 1 mm möglich. Der so erfasste dreidimensionale Datensatz kann in jeder beliebigen Schichtführung rekonstruiert werden und ermöglicht die exakte Messung des Aortendurchmessers in orthogonaler Ebene zum Gefäßverlauf.

Die pulssynchrone Bewegung der Aorta ascendens kann zu Artefakten führen, die einerseits das Vorliegen einer Dissektionsmembran vortäuschen und andererseits zu falsch hohen Messergebnissen der Aortendurchmesser führen können. Durch die Windkesselfunktion der Aorta besteht zudem eine pulsatile Veränderung des Gefäßdurchmessers um bis zu 10 % in der Aorta ascendens und 8 % in der Aorta descendens [182]. Um diese Artefakte zu vermeiden und eine exakte Vermessung der Gefäßdurchmesser zu ermöglichen, sollte die Darstellung der Aorta thoracalis ascendens daher EKG-synchronisiert durchgeführt werden.

► **MRT.** Die Magnetresonanztomografie erlaubt eine der CT vergleichbare exakte Darstellung der Aortengeometrie. Aufgrund der fehlenden Strahlenexposition stellt die MRT das Verfahren der Wahl in der *Verlaufskontrolle von jüngeren Patienten* mit bekannter Erweiterung der Aorta dar. Hinsichtlich der Detektion entzündlicher Wandveränderungen ist die MRT der CT überlegen [187]. Die Darstellung der thorakalen Äste der Aorta einschließlich der operationstechnisch wichtigen A. radicularis magna ist ebenfalls zuverlässig und im Vergleich zur CT sogar genauer möglich [186]. Die Darstellung der gesamten Aorta ist jedoch zeitaufwendig und nur für elektive Untersuchungen geeignet. Zur Vermeidung von vorgenannten Artefakten wird auch die MRT EKG-synchronisiert durchgeführt.

► **Echokardiografie.** Sie eignet sich in Notfallsituationen zur Darstellung der thorakalen Aorta. Die Methode erlaubt vor allem die Darstellung der Aortenwurzel und der Aorta ascendens. Neuere Daten zeigen, dass mit der Echokardiografie auch die Vermessung des Aortenbogens zuverlässig möglich ist [188]. Das Verfahren neigt jedoch tendenziell zur Unterschätzung des Gefäßdurchmessers und ist in erheblichem Maße von der Erfahrung des Untersuchers und den anatomischen Gegebenheiten abhängig. Die *transösophageale* Echokardiografie ist dabei der transthorakalen Echokardiografie überlegen, eignet sich jedoch wegen ihres semiinvasiven Charakters nur bedingt für Verlaufskontrollen.

> **Merke**
>
> Beim Verdacht auf eine Ruptur der thorakalen Aorta ist die Wahl der Bildgebung maßgeblich von der Kreislaufsituation des Patienten abhängig.

Die Röntgenübersicht des Thorax ist ebenso wie die Echokardiografie bettseitig und somit auch bei instabilem Patienten möglich. Die Genauigkeit ist im Vergleich zur mehrphasigen CT jedoch geringer. Die CT ermöglicht darüber hinaus die Darstellung der umgebenden Strukturen mit relevanten Begleitdiagnosen (Hämatothorax, -mediastinum oder -perikard, eventuelle Traumafolgen). Andererseits setzt die CT die Transportfähigkeit voraus und führt zu einer Verzögerung eines eventuellen OP-Beginns. Ein universelles Schema ist daher nicht anzugeben.

► **Angiografie.** Diese Methode spielt in der Diagnostik keine relevante Rolle, ist jedoch Grundlage für die endovaskuläre Therapie (thoracic endovascular aortic repair [TEVAR]).

## Typische Befunde

► **Projektionsradiografie.** Projektionsradiografisch sind die jeweils medialen Konturen der Aorta ascendens und descendens sowie die Aortenwurzel durch das Herz maskiert.

Eine Größenmessung ist daher nicht adäquat möglich und müsste zudem einen je nach Bildebene variierenden bis zu 15 %igen Vergrößerungsfaktor durch die Projektionstechnik berücksichtigen. Als Orientierung sollte der sog. „Aortenknopf", entsprechend dem Aortenbogen, gemessen von der Trachea (medial) bis an den Rand der Aortenkontur (lateral) 3,5 cm nicht überschreiten. Bei einer ausgeprägten Aortensklerose können die Verkalkungen die Aortenkonturen deutlicher erkennen lassen.

► **CT und MRT**

> M!
> **Merke**
> Computer- und Magnetresonanztomografie ermöglichen die exakte Vermessung der Aortendurchmesser.

Hierfür sind zum Gefäßverlauf orthogonale Rekonstruktionen erforderlich, um falsch hohe Messwerte zu vermeiden (► Abb. 9.32). Zur möglichst umfassenden und standardisierten Beschreibung der Aortenmorphologie erfolgen die Messungen an folgenden Lokalisationen:

- Aortenklappenanulus
- Sinus Valsalvae
- sinotubulärer Übergang
- tubuläre Aorta ascendens
- proximaler Aortenbogen (Abgang Truncus brachiocephalicus)
- mittlerer Aortenbogen (distal der linken A. carotis communis)
- proximale Aorta descendens (2 cm distal der A. subclavia)
- mittlere Aorta descendens
- distale Aorta descendens (in Höhe des Zwerchfells)

CT und MRT erlauben zudem die Differenzierung zwischen einem wahren und einem falschen Aneurysma [168].

- Bei einem *wahren Aneurysma* sind alle drei Wandschichten betroffen. Die häufigste Ursache ist die Atherosklerose. Die bevorzugte Lokalisation ist der tubuläre Abschnitt der Aorta ascendens, wobei meist eine spindelförmige, seltener (20 %) eine sakkuläre Konfiguration vorliegt. Im Gegensatz hierzu besteht bei Aneurysmen infolge einer Bindegewebeerkrankung (z. B. Marfan-Syndrom) typischerweise eine umschriebene Dilatation des Aortenbulbus.
- Ein *falsches Aneurysma* (Synonym: Aneurysma spurium, Pseudoaneurysma) wird durch Adventitia und/oder perivaskuläres Bindegewebe begrenzt. Meist liegt eine postoperative, posttraumatische oder inflammatorische Genese vor. Die Morphologie entspricht einem penetrierenden Aortenulkus (PAU) mit schmalem Aneurysmahals, exzentrischer Lage und sakkiformer Konfiguration. Die Lokalisation kann dabei Rückschlüsse auf die

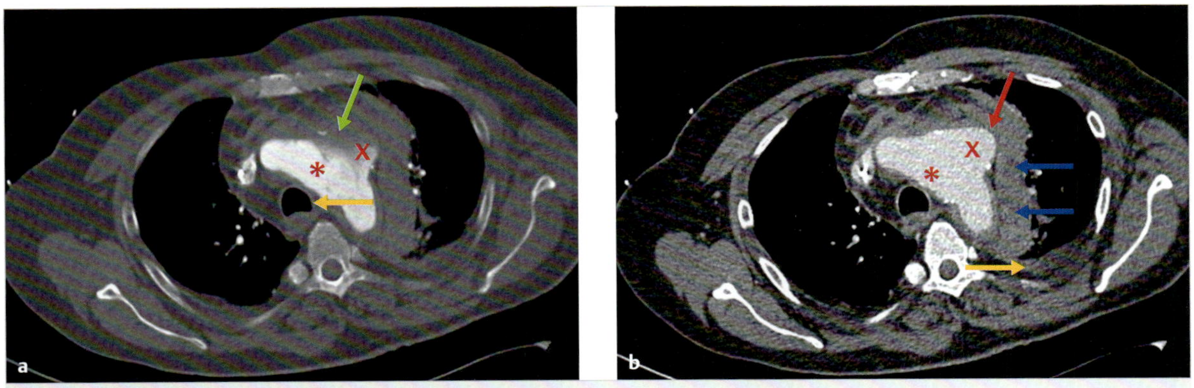


**Abb. 9.32** CT eines rupturierten Aneurysmas des Aortenbogens.
**a** Arterielle Phase mit exzentrisch zum Aortenbogen (*) nach ventral gerichtetem, noch nicht vollständig kontrastiertem (grüner Pfeil) Aneurysma (x). Trachealverlagerung nach rechts (gelber Pfeil).
**b** Spätphase mit vollständiger Kontrastierung des Aneurysmas mit nun scharf abgrenzbarer Kontur (roter Pfeil) als Zeichen einer gedeckten Perforation. Mediastinalhämatom (blaue Pfeile) und Hämatothorax (gelber Pfeil). Der Patient überlebte nach operativer Versorgung.

9

Genese erlauben. Postoperative Aneurysmen sind im Bereich der Anastomosen, der Aortenklemme oder der Kanülierungsstelle für eine Herz-Lungen-Maschine oder ein linksventrikuläres Unterstützungssystem (LVAD) zu erwarten. Posttraumatische Aneurysmen sind typischerweise im Aortenisthmus lokalisiert.

*Inflammatorische* Aneurysmen zeigen initial häufig ein sehr rasches Wachstum. Die Kontrastmittelaufnahme der verdickten Gefäßwand ist nur in Spätaufnahmen abgrenzbar und in der MRT besser darzustellen als in der CT. Zusätzlich liegt oft eine reaktive Lymphadenopathie vor.

► **Ruptur.** Die wichtigste Komplikation von Aneurysmen stellt die Ruptur dar. *Projektionsradiografisch* führt das entstehende Hämatom zu einer Verbreiterung des Mediastinums, einer Maskierung des Aortenbogens sowie einer Verschiebung der Trachea nach rechts und des linken Hauptbronchus nach kaudal. In vielen Fällen ist ein linksseitiger Hämatothorax mit entsprechend homogener Verschattung der Thoraxbasis abgrenzbar (► Abb. 9.33).

*Computertomografisch* können das Ausmaß und die exakte Lokalisation einer möglichen Blutung bestimmt werden und mithilfe von Spätaufnahmen auch die Abgrenzung von einer „gedeckten" Ruptur erfolgen. Prädilektionsstelle für traumatische Rupturen ist der Aortenisthmus. Als ursächlich wird der Übergang vom nicht fixierten Aortenbogen zur fixierten Aorta descendens angesehen. Zusätzlich scheint eine Assoziation zu den häufigen Ductus-arteriosus-Divertikeln (angiografisch: 9–26 %) in dieser Lokalisation vorzuliegen.

In wenigen Fällen kann die aortale Morphologie Hinweise auf eine drohende Ruptur geben. Ein mögliches Zeichen ist eine sichelförmige Hyperintensität innerhalb eines muralen Thrombus in der nativen CT als Korrelat für frische Blutbestandteile [184]. Ein weiteres Zeichen ist die dichte Anlagerung der dorsomedialen Aortenwand an die Wirbelsäule (draped aorta sign) infolge einer vermuteten Wandinsuffizienz [175].

Seltenere Komplikationen wie *Fistelbildungen*, beispielsweise zum Ösophagus oder dem Bronchialsystem, sind meist nicht direkt nachweisbar.

► **Echokardiografie.** Echokardiografisch wird die Aorta durch unterschiedliche paravertebrale und suprasternale Einstellungen beurteilt, wobei eine umfassend und exakt orthogonale Gefäßeinstellung selten gelingt. Wichtig ist jedoch die Darstellung der Aortenklappe, die einerseits infolge der Aortendilatation eine sekundäre Insuffizienz aufweisen kann. Andererseits ist eine Assoziation mit einer bikuspiden Aortenklappe (mit oder ohne Stenose) möglich [178].

## Therapeutisches Vorgehen

### Merke

Die Ruptur- und Dissektionsgefahr und damit die Letalitätsraten des Aortenaneurysmas steigen mit zunehmendem Durchmesser überproportional an [181].

In Abhängigkeit von Größe, Lokalisation, Ätiologie und jährlicher Größenprogression wird die Indikation zur operativen oder endovaskulären Versorgung der thorakalen Aneurysmen gestellt (► Tab. 9.18, nach [169], [181]).

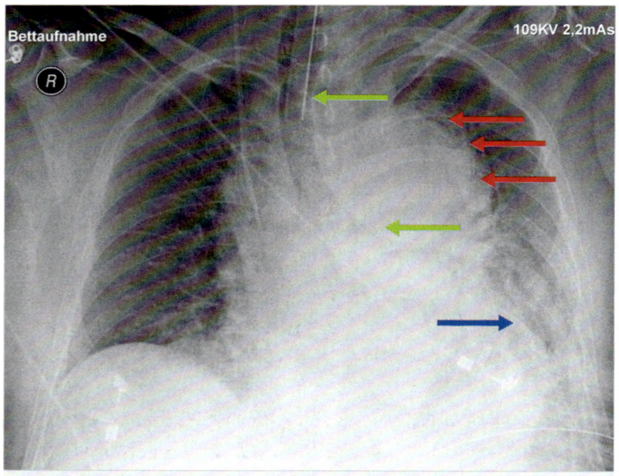


**Abb. 9.33** Rupturiertes Aneurysma das Aortenbogens (gleicher Patient wie in ► Abb. 9.32) mit verbreiterter und unscharfer Aortenbogenkontur (rote Pfeile). Konsekutives Hämatom mit Mediastinalverbreiterung sowie Verdrängung von Trachea und linkem Hauptbronchus (grüner Pfeil); Hämatothorax links (blauer Pfeil).

**Tab. 9.18** Indikationen zur operativen/endovaskulären Versorgung der thorakalen Aneurysmen.

| Lokalisation/Ätiologie/Größenprogredienz | Größe |
|---|---|
| Aorta ascendens | > 5 cm |
| Aorta descendens, degenerativ<br>• endovaskulär möglich<br>• offene Operation | <br>• > 5,5 cm<br>• > 6 cm |
| Aorta descendens, chronische Dissektion | > 5,5 cm |
| thorakoabdominelles Aneurysma, degenerativ und chronische Dissektion | > 6 cm |
| hereditäre Bindegewebeerkrankung (Aorta descendens, thorakoabdominell) | > 5 cm (offen) |
| Größenprogredienz | > 0,5 cm pro Jahr auch wenn o. g. Durchmesser noch nicht erreicht ist |

## Operative Versorgung

> **Merke**
>
> Offene Aneurysmaausschaltungen gehen mit einem hohen perioperativen Mortalitäts- und Morbiditätsrisiko einher.

Die Mortalitätsraten des konventionellen Operationsverfahrens variieren in Abhängigkeit von der Erfahrung des Operateurs, der Dringlichkeit des Eingriffs sowie Komorbiditäten und liegen zwischen 5 und 48 %.

Insbesondere das *thorakale Crossclamping* der Aorta mit konsekutiver Ischämie der Viszeralorgane, des Rückenmarks und der Extremitäten führt zu einem systemisch inflammatorischen Reaktionssyndrom (SIRS) mit konsekutiv erhöhtem Risiko von postoperativen Organdysfunktionen. Darüber hinaus bewirkt das proximale Crossclamping einen massiven Anstieg der kardialen Nachlast, einerseits durch den mechanisch bedingten Anstieg des systemvaskulären Widerstandes (um 40 %), anderseits durch die vermehrte Katecholamin- und Renin-Angiotensin-Freisetzung während der Klemmphase. Infolge der Abnahme des Schlagvolumens steigen der linksventrikuläre enddiastolische Druck und damit der myokardiale Sauerstoffbedarf, einhergehend mit einem erhöhten Risiko myokardialer Ischämien.

Desweiteren werden Anstiege des intrakraniellen und intraspinalen Druckes sowie des zentralvenösen und pulmonalarteriellen Druckes beobachtet ([180], [181]).

Das *Paraplegierisiko* bei Eingriffen an der thorakalen Aorta ist nicht nur abhängig von der totalen Klemmzeit der Aorta, sondern auch von der Ausdehnung des Aortenaneurysmas, der interindividuellen Kollateralisierung der arteriellen Versorgung des Rückenmarks und der Möglichkeit der Reinsertion wichtiger Interkostalarterien. Den anatomischen Besonderheiten der arteriellen Versorgung des Rückenmarks geschuldet, ist das Paraplegierisiko bei Aortenaneurysmen des Crawford-I- bzw. -II-Typs besonders hoch [180].

*Exkurs:* Die vorderen zwei Drittel des Rückenmarkquerschnittes (Vorderhörner, Teile der Hinterhörner und der Großteil des Vorderseitenstranges) werden über die unpaare A. spinalis anterior versorgt. Oberhalb von Th 6 erhält die A. spinalis anterior Zuflüsse aus dem Circulus Willisi, der A. subclavia und der A. vertebralis. Unterhalb von Th 6 ist die A. spinalis kaliberschwach ausgebildet und erhält ihren Zustrom vornehmlich aus der A. radicularis magna (A. Adamkiewicz) sowie aus 6–8 Ästen aus den Interkostalarterien. Die Aa. spinales posteriores hingegen werden von 10–23 Arterien versorgt. Spinale Ischämien treten demnach bevorzugt unterhalb von Th 6 im Bereich der Vorderhörner auf ([180], [189]).

Mit 32–49 % zählen *pulmonale Komplikationen* zu den häufigsten Komplikationen offener Korrekturen, gefolgt von kardialen Komplikationen (12–25 %), renalen Komplikationen (20 %) und Paraplegien bzw. Paraparesen mit 4–30 % [179]. Insbesondere bei einem langstreckigen und komplexen Aortenersatz mit Reinsertion der Viszeral- und Nierenarterien sollten organprotektive Maßnahmen wie die extrakorporale Zirkulation zur distalen Aortenperfusion und die Anlage einer Liquordrainage zur spinalen Protektion durchgeführt werden.

Bei allen elektiven Aorteneingriffen sollte eine präoperative Risikoabklärung und gegebenenfalls eine Optimierung der pulmonalen, kardialen, renalen und zerebrovaskulären Funktion des Patienten erfolgen.

> **Merke**
>
> Die konventionell offene Aneurysmaausschaltung gilt weiterhin als Goldstandard für junge Patienten mit einer Lebenserwartung > 10 Jahre und für Patienten mit Bindegewebeerkrankungen [181].

## Endovaskuläre Stentimplantation

► **Aorta-ascendens- und Aortenbogenaneurysmen.** Diese Aneurysmen waren lange Zeit die Domäne der offenen Chirurgie unter Herz-Lungen-Maschine und erforderten bei Rekonstruktionen des Aortenbogens einen hypothermen Herz-Kreislauf-Stillstand mit hohen Mortalitäts- (0–17 %) und Morbiditätsraten (neurologische Komplikationen: 2–18 %) ([181], [185]).

Infolge der Weiterentwicklung der Stents (verzweigt, gefenstert), der zunehmenden Erfahrung der Untersucher und der Möglichkeit der Hybridtechniken werden zunehmend auch Aorta-ascendens- und Aortenbogenaneurysmen endovaskulär versorgt. In kleineren Studien liegen die Letalitätsraten bei 6–8 %, die Inzidenz eines Schlaganfalls bei 3–8 % und die Inzidenz einer Paraplegie bei 3 %. Mit bis zu 33 % gehören Endoleaks zu den typischen Komplikationen. Seltenere Komplikationen sind Iliakalgefäß- und Ventrikelrupturen ([170], [172]).

► **Aorta-descendens- und thorakoabdominelle Aneurysmen.** Obwohl die Langzeitprognose endovaskulärer Stentimplantationen infolge unzureichender Datenlage nicht sicher abgeschätzt werden kann, werden thorakale Aortenaneurysmen in Abhängigkeit von Patientenalter, Lebenserwartung (aktuelle Stentlebensdauer: 10 Jahre), Ätiologie und Anatomie bevorzugt endovaskulär versorgt. Anatomische Voraussetzung für eine sichere interventionelle Aneurysmaauschaltung ist eine ausreichend große proximale und distale Landezone für den Stent. Häufiger als bei der konventionellen Aneurysmaausschaltung treten Endolecks, Stentgraftmigrationen und -frakturen auf, die eine Sekundärintervention erforderlich machen, aber auch zum Tod des Patienten führen können [181].

9

▸ **Hybrid-Verfahren.** In modernen Hybrid-OP-Sälen können die vorgenannten Verfahren unter Berücksichtigung der jeweiligen Vor- und Nachteile kombiniert innerhalb eines Eingriffs durchgeführt werden. Beispielsweise kann dem operativen Aortenbogenersatz direkt die radiologisch-interventionelle Versorgung eines anschließenden Descendens-Aneurysmas folgen.

## Literatur


[168] **Agarwal** PP, Chughtai A, Matzinger FR et al. Multidetector CT of thoracic aortic aneurysms. Radiographics 2009; 29 (2): 537–552

[169] **Van Aken** H, Reinhart K, Zimpfer M et al. Intensivmedizin. 2. Aufl. Stuttgart: Thieme; 2007

[170] **Bergeron** P, Mangialardi N, Costa P et al. Great vessel management for endovascular exclusion of aortic arch aneurysms and dissections. Eur J Vasc Endovasc Surg 2006; 32: 38–45

[171] **Cury** M, Zeidan F, Lobato AC. Aortic disease in the young: genetic aneurysm syndromes, connective tissue disorders, and familial aortic aneurysms and dissections. Int J Vascular Med 2013; 1–7

[172] **Czerny** M, Zimpfer D, Fleck T et al. Initial results after combined repair of aortic arch aneurysms by sequential transposition of the supra-aortic branches and consecutive endovascular stent-graft placement. Ann Thorac Surg 2004; 78: 1256–1260

[173] **Gawenda** M, Brunkwall J. Ruptured abdominal aneurysm – the state of play. Dtsch Arztebl Int 2012; 109: 727–732

[174] **Gussmann** A, Kühn J, Weise U. Leitlinie der Deutschen Gesellschaft für Gefäßchirurgie (vaskuläre und endovaskuläre Chirurgie) (DGG) Leitlinien zum Bauchaortenaneurysma und Beckenarterienaneurysma. Deutsche Gesellschaft für Gefäßchirurgie und Gefäßmedizin; 2008

[175] **Halliday** KE, al-Kutoubi A. Draped aorta: CT sign of contained leak of aortic aneurysms. Radiology 1996; 199: 41–43

[176] **Herold** G et al. Innere Medizin 2013. Köln: Gerd Herold Verlag; 2013

[177] **Hiratzka** LF, Bakris GL, Beckman JA et al.; American College of Cardiology Foundation/American Heart Association Task Force on Practice Guidelines; American Association for Thoracic Surgery; American College of Radiology; American Stroke Association; Society of Cardiovascular Anesthesiologists; Society for Cardiovascular Angiography and Interventions; Society of Interventional Radiology; Society of Thoracic Surgeons; Society for Vascular Medicine. 2010 ACCF/AHA/AATS/ACR/ASA/SCA/SCAI/SIR/STS/SVM guidelines for the diagnosis and management of patients with thoracic aortic disease: a report of the American College of Cardiology Foundation/American Heart Association Task Force on Practice Guidelines, American Association for Thoracic Surgery, American College of Radiology, American Stroke Association, Society of Cardiovascular Anesthesiologists, Society for Cardiovascular Angiography and Interventions, Society of Interventional Radiology, Society of Thoracic Surgeons, and Society for Vascular Medicine. Circulation 2010; 121 (13): e266–369

[178] **Isselbacher** EM. Thoracic and abdominal aortic aneurysms. Circulation 2005; 111: 816–828

[179] **Jacobs** MJ, Mommertz G, Koeppel TA et al. Surgical repair of thoracoabdominalaortic aneurysms. J Cardiovasc Surg (Torino) 2007; 48: 49–58

[180] **Knapp** J, Bernhard M, Rauch H et al. Anästhesiologisches Vorgehen bei elektiven Eingriffen an der Aorta. Anaesthesist 2009; 58: 1161–1182

[181] **Koeppel** TA, Greiner A, Jakobs MJ. DGG Leitlinie thorakale und thorakoabdominelle Aortenaneurysmen. Deutsche Gesellschaft für Gefäßchirurgie und Gefäßmedizin; 2010

[182] **Li** N, Beck T, Chen J et al. Assessment of thoracic aortic elasticity: a preliminary study using electrocardiographically gated dual-source CT. Eur Radiol 2011; 21: 1564–1572

[183] **Ludwig** M, Rieger J, Ruppert V. Gefäßmedizin in Klinik und Praxis. 2. Aufl. Stuttgart: Thieme 2010

[184] **Mehard** WB, Heiken JP, Sicard GA. High-attenuating crescent in abdominal aortic aneurysm wall at CT: a sign of acute or impending rupture. Radiology 1994; 192: 359–362

[185] **Moon** MC, Morales JP, Greenberg RK. The aortic arch and ascending aorta: are they within the endovascular wealm? Sem Vasc Surg 2007; 20: 97–107

[186] **Nijenhuis** RJ, Jacobs MJ, Jaspers K et al. Comparison of magnetic resonance with computed tomography angiography for preoperative localization of the Adamkiewicz artery in thoracoabdominal aortic aneurysm patients. J Vasc Surg 2007; 45 (4): 677–685

[187] **Restrepo** CS, Ocazionez D, Suri R et al. Aortitis: imaging spectrum of the infectious and inflammatory conditions of the aorta. Radiographics 2011; 31: 435–451

[188] **Tamborini** G, Galli CA, Maltagliati A et al. Comparison of feasibility and accuracy of transthoracic echocardiography versus computed tomography in patients with known ascending aortic aneurysm. AJC 2006; 98: 966–969

[189] **Trepel** M. Neuroanatomie Struktur und Funktion. 2. Aufl. München: Urban & Fischer; 1999


## 9.4.3 Akutes Aortensyndrom

*H. Seifarth, H. Welp*

### Ätiologie und klinische Symptomatik

**Definition**

Unter dem Begriff „akutes Aortensyndrom" werden akut lebensbedrohliche Erkrankungen der Aorta unterschiedlicher Ätiologie zusammengefasst, deren klinisches Erscheinungsbild und Therapie einander ähneln.

Neben der *akuten Aortendissektion* werden auch *intramurale Hämatome, penetrierende atherosklerotische Ulzera* und *Aortenrupturen* zu den akuten Aortensyndromen gezählt ([194], [198]).

Bei allen akuten Aortensyndromen ist eine Schädigung der Media nachweisbar. Ursache der Mediaschädigung kann beispielsweise eine Ruptur der Vasa vasorum der Tunica media mit Ausbildung eines intramuralen Hämatoms sein. Das Aortenwandhämatom unterhält seinerseits eine inflammatorische Reaktion, die zu einer Dilatation oder einer Aortenruptur führen kann. Die Aortendissektion entsteht durch einen Einriss (Entry) oder eine Ulzeration der Tunica intima, die den Blutfluss aus der Aorta (wahres Lumen) in die Media der Aortenwand (falsches Lumen) ermöglicht. Hierbei entsteht eine Dissektionsmembran, welche die Intima von der Media oder Adventitia trennt [197]. Die Dissektion kann antegrad oder retrograd von dem initialen Einriss fortschreiten und Seitenäste des Gefäßes involvieren.

**Merke**

Das *Leitsymptom* des akuten Aortensyndroms ist der plötzlich einsetzende, reißende, schneidende, thorakale Vernichtungsschmerz.

Die Lokalisation des Schmerzes und die Begleitsymptome hängen im Wesentlichen von der Lokalisation der Intimaläsion und der Ausdehnung der Dissektion ab. Strahlt der Schmerz in den Nacken, den Hals oder den Kiefer aus, deutet dies auf eine Mitbeteiligung der Aorta ascendens hin, insbesondere dann, wenn zusätzlich ein Herzgeräusch (Aortenklappeninsuffizienz), ein neurologisches Defizit (zerebrale Ischämie) oder Zeichen der Herzbeuteltamponade auftreten [198]. Ferner können Ischämieschmerzen der Extremitäten und Pulsdifferenzen beobachtet werden.

► **Diagnostik.** Zur Therapieplanung ist die sofortige Durchführung der Diagnostik in Abhängigkeit vom klinischen Zustand des Patienten entscheidend (► Tab. 9.19; nach [198]).

Insbesondere bei hämodynamisch instabilen Patienten ist der Ausschluss eines akuten Koronarsyndroms differenzialdiagnostisch entscheidend. Lediglich normwertige D-Dimeren und unauffälliges EKG sind relativ spezifisch zum Ausschluss eines akuten Aortensyndroms. Insbesondere die Echokardiografie und die Multidetektor-CT-Angiografie ermöglichen eine schnelle Diagnosestellung und damit eine schnelle Planung der lebensnotwendigen Therapie.

**Merke**

Mit einer Inzidenz von 2,9–3,5 pro 100 000 Personenjahre ist die *akute Dissektion* die häufigste Ursache des akuten Aortensyndroms.

► **Klassifikation.** In Abhängigkeit vom zeitlichen Abstand zwischen dem erstmaligen *Auftreten von Symptomen* wird die *akute* (weniger als 2 Wochen) von der *subakuten* (2–6 Wochen) und der *chronischen* Dissektion (> 6 Wochen) unterschieden.

Die Klassifikation der Aortendissektion (► Abb. 9.34) in Abhängigkeit von der *Beteiligung der Aorta ascendens* ist nicht nur in Bezug auf die Mortalitätsraten, sondern insbesondere auch hinsichtlich der operativen oder konservativen Therapie von entscheidender Bedeutung.

Die *Klassifikation nach Stanford* teilt die Aortendissektion in einen Typ A und einen Typ B ein. Während bei der Typ-A-Dissektion die aszendierende Aorta mitbetroffen ist, ist beim Typ B die aszendierende Aorta von der Dissektion ausgeschlossen [190].

Die *Klassifikation nach De Bakey* unterteilt die Dissektionen noch weiter:

**Tab. 9.19** Algorithmus der Diagnostik bei Verdacht auf ein akutes Aortensyndrom.

| allgemeine Testverfahren | spezielle Testverfahren |
|---|---|
| **instabiler Patient** | |
| **obligat:**<br>• EKG<br>• Röntgen-Thorax<br>• Herzenzyme (Troponin I oder T, D-Dimere) | transösophageale Echokardiografie (TEE)/TEE mit Farbdoppler<br>Multidetektor-CT-Angiografie |
| **stabiler Patient** | |
| **optional:**<br>• EKG<br>• Röntgen-Thorax<br>• Herzenzyme (Troponin I oder T, D-Dimere) | TTE/TEE mit Farbdoppler<br>Multidetektor-CT mit CT-Angiografie oder MRT mit MRT-Angiografie<br>Angiografie selten erforderlich |

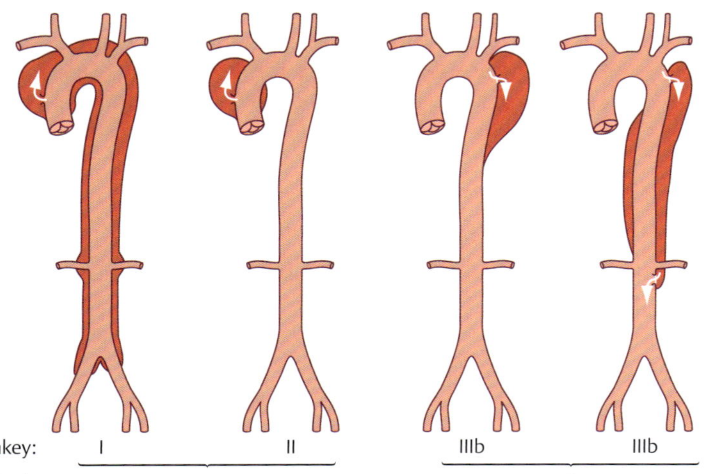


**Abb. 9.34** Vergleich der Klassifikation aortaler Dissektionen nach Stanford und De Bakey. (Quelle: [200])

- Typ I betrifft die gesamte Aorta.
- Typ II betrifft nur die aszendierende Aorta.
- Typ III betrifft nur die deszendierende Aorta [191]; nach Reul und Cooley wird der Typ III noch unterteilt – je nachdem, ob die Dissektion auf die deszendierende thorakale Aorta beschränkt ist (Typ IIIa) oder sich auf die abdominelle Aorta ausdehnt (Typ IIIb) ([201], [202]).

Neuere Untersuchungen legen nahe, dass intramurale Hämatome und Ulzerationen der Aorta als Vorstufen einer Dissektion angesehen werden können. Dementsprechend wird auch das Ausmaß der Dissektion im Hinblick auf die *betroffenen Wandschichten* klassifiziert.

- Klasse I beschreibt die klassische Dissektion mit einer Dissektionsmembran zwischen wahrem und falschem Lumen.
- Klasse II beschreibt ein intramurales Hämatom.
- Klasse III beschreibt eine subtile Dissektion ohne intramurales Hämatom mit einer exzentrischen Vorwölbung der Aortenwand.
- In Klasse IV werden Plaquerupturen, Ulzerationen und penetrierende Aortenulzerationen mit umgebendem Hämatom zusammengefasst.
- Klasse V beinhaltet traumatische Aortendissektionen [204].

## Untersuchungsstrategie

► **Projektionsradiografie.** Die projektionsradiografischen Zeichen einer Dissektion der thorakalen Aorta sind unspezifisch und nicht geeignet, eine Dissektion zu diagnostizieren oder auszuschließen. Auf der anderen Seite ist eine Dissektion bei Vorliegen einer unauffälligen Röntgenübersicht des Thorax sehr unwahrscheinlich; bei nur ca. 10 % der Patienten mit akutem Aortensyndrom liegt kein pathologischer Befund vor ([198], [196]).

► **CT.** Die diagnostische Genauigkeit der Schnittbildverfahren ist deutlich höher, sodass die Computertomografie heute das *Standardverfahren zur Diagnose und Klassifikation einer akuten Dissektion* darstellt.

> **Merke**
>
> Zur korrekten Beteiligung der Aorta thoracalis ascendens ist eine EKG-synchronisierte Aufnahmetechnik unerlässlich.

Dadurch können einerseits Artefakte identifiziert werden, die eine Dissektionsmembran vortäuschen, andererseits kann die pulssynchrone Beweglichkeit der Dissektionsmembran mit möglicher Verlegung von Gefäßabgängen (z. B. Koronarien) beurteilt werden.

Bei ca. 25 % der Patienten liegt zusätzlich eine koronare Herzerkrankung vor, wodurch die Mortalität bei operativer Versorgung erhöht wird [202]. Die *EKG-synchronisierte CT* erlaubt die zuverlässige Darstellung der Anatomie der Koronargefäße und die Diagnose relevanter Koronarstenosen, sodass in vielen Fällen auf die Durchführung einer zeitaufwendigen und in dieser Situation risikoreichen präoperativen Herzkatheteruntersuchung verzichtet werden kann [198].

Neben der *arteriellen* Untersuchungsphase sollte immer auch eine *native* Untersuchung erfolgen, um ein intramurales Hämatom der Aorta zu detektieren (► Abb. 9.35). Alternativ erlauben neue Gerätetechnologien (*Dual-Source-CT*) unter Verwendung unterschiedlicher Röhrenspannungen die Errechnung nativer Bilder aus einer kontrastmittelverstärkten Untersuchung. Zusätzlich sollte die Untersuchung auch in der *Spätphase* erfolgen, um eine verzögerte Kontrastierung des falschen Lumens bei langsamem Fluss darzustellen. In allen drei Phasen sollte die gesamte Aorta einschließlich der supraaortalen Gefäßabgänge bis zu den Beckengefäßen dargestellt werden, um die Dissektion komplett zu erfassen. Eine Ausnahme bildet die isolierte Dissektion der Aorta ascendens (Typ II nach De Bakey). Hier kann bei bekannter Diagnose die Bildgebung auf die thorakale Aorta beschränkt bleiben, sofern keine abdominelle Symptomatik auf ein Fortschreiten der Dissektion hinweist.

► **MRT.** Die Magnetresonanztomografie ist der CT in der Darstellung der Dissektion der Aorta nahezu ebenbürtig [191]. Vorteile sind die fehlende Strahlenexposition und die Verwendung nicht nephrotoxischer Kontrastmittel. Durch den hohen Weichteilkontrast bestehen gegenüber der CT Vorteile insbesondere hinsichtlich der Gefäßwandbeurteilung. In sog. Cine-Sequenzen kann die Dissektionsmembran dynamisch dargestellt und die Klappenfunktion beurteilt werden. Aufgrund von Artefakten durch turbulenten Fluss kann jedoch die Beurteilbarkeit der Dissektionsmembran im Bereich der Aorta bei einigen Patienten eingeschränkt sein ([196], [195]).

Die kontrastverstärkte *MR-Angiografie* erlaubt die Beurteilung der Gefäßabgänge. Üblicherweise wird die Aorta in mehreren Phasen dargestellt, um auch eine verzögerte Perfusion eines Arterienastes nachweisen zu können. Die MR-Angiografie wird als 3-D-Sequenz durchgeführt, d. h. eine anschließende Rekonstruktion der Daten und die Beurteilung der Anatomie sind aus verschiedenen Blickwinkeln möglich.

> **Merke**
>
> In der Initialdiagnostik des *akuten* Aortensyndroms ist aufgrund des Zeitfaktors die CT der MRT vorzuziehen; bei *chronischen* Dissektionen ist hingegen die MRT die Methode der Wahl.

► **Echokardiografie.** Alternativverfahren in der Darstellung der akuten Aortendissektion ist die Echokardiografie. Die Sensitivität der *transthorakalen* Echokardiografie

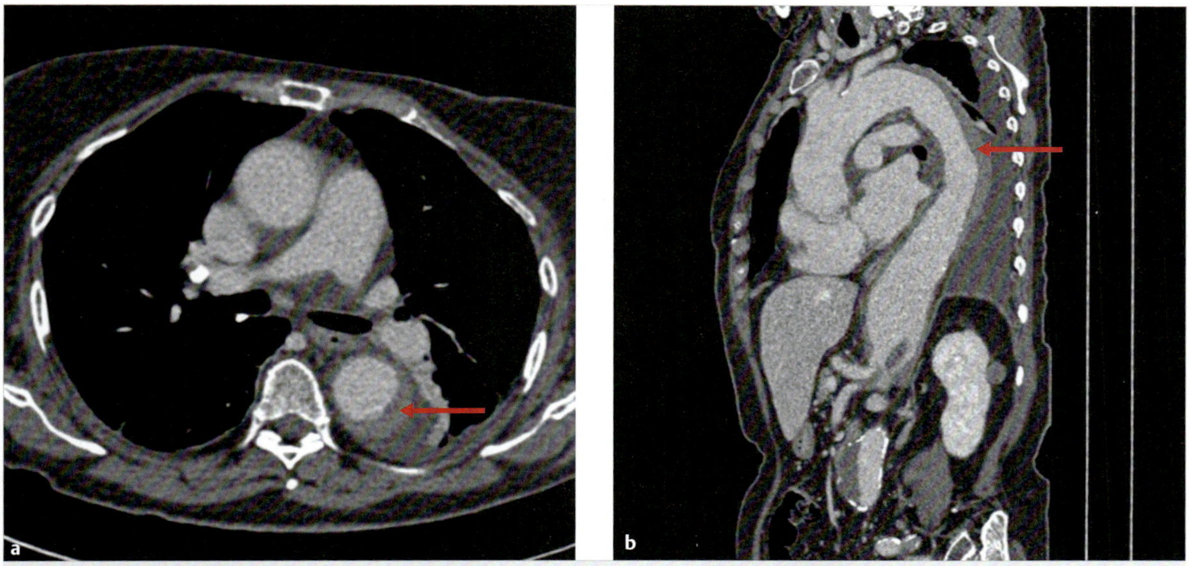


**Abb. 9.35** Wandhämatom der Aorta descendens (roter Pfeil). Die exzentrisch verbreiterte Aortenwand stellt sich leicht hyperdens dar; Pleuraerguss angrenzend an die Aorta.
**a** Axiale Darstellung mit Wandhämatom dorsal.
**b** Die sagittale Rekonstruktion zeigt die langstreckige Ausdehnung des Hämatoms.

zur Erkennung einer Dissektion wird mit nur ca. 80 % angegeben [195]. Die *transösophageale* Echokardiografie weist hingegen eine Sensitivität von 95–100 % auf und ist den anderen Schnittbildverfahren somit weitgehend ebenbürtig [203]. Insbesondere bei hämodynamisch instabilen Patienten ist die sofortige bettseitige Verfügbarkeit vorteilhaft, wobei eine entsprechende Qualifikation des Untersuchers vorliegen muss. Darüber hinaus können Aortenklappenfunktion und ein eventueller Perikarderguss erfasst werden. Einschränkend erlaubt die Echokardiografie nur die Darstellung der thorakalen Aorta, sodass eine umfassende Darstellung einer Dissektion zur Planung operativer Eingriffe nur eingeschränkt erfolgen kann. Der distale Aortenbogen und die supraaortalen Gefäße sind meist nur unzureichend zu beurteilen.

► **Katheterangiografie.** Eine Indikation zur Katheterangiografie besteht in der Regel nur zur Durchführung einer eventuellen interventionellen Therapie (z. B. Fenestrierung, Stent). Zur Planung einer solchen Maßnahme ist eine genaue Kenntnis der Dissektionsmorphologie anhand einer CT oder MRT unabdingbar.

## Typische Befunde

► **Röntgenbefunde.** In der Röntgenübersicht des Thorax ist bei Patienten mit einer Dissektion der thorakalen Aorta oft eine Verbreiterung der Aortensilhouette oder des Mediastinums nachweisbar; auch ein Pleuraerguss kann häufig nachgewiesen werden. In seltenen Fällen kann eine Separation intimaler Verkalkungen von der äußeren Gefäßsilhouette nachgewiesen werden.

► **CT-Befunde.** Für die *Darstellung der Dissektionsmembran* ist die Durchführung einer CT-Angiografie notwendig.

> **Merke**
> Die Dissektionsmembran stellt sich als dünne Kontrastmittelaussparung im Lumen dar.

Durch die Pulsationen der Aorta bewegt sich die Dissektionsmembran vor allem in der Aorta ascendens stark und kann daher in nicht EKG-korrelierten Serien nur unscharf dargestellt werden. Der Einriss der Intima kann bei Typ-A-Dissektionen häufig im Bereich der rechten anterioren Wand der Aorta ascendens dargestellt werden. In der Aorta thoracalis descendens weist die Dissektion meist einen schraubenartig gewundenen Verlauf auf, wobei das wahre Lumen im Bereich der unteren Aorta descendens normalerweise posterior liegt (► Abb. 9.36). Die Flussgeschwindigkeit ist im falschen Lumen – abhängig von der Größe des Intimaeinrisses – meist geringer als im wahren Lumen ([199], [193]). Daher kontrastiert sich das falsche Lumen in der Regel später als das wahre Lumen und kann so in der arteriellen Phase differenziert werden. Der Querschnitt des falschen Lumens ist in ca. 80 % der Fälle größer als der des wahren Lumens, und im falschen Lumen bildet sich häufiger ein Thrombus, der auch das gesamte falsche Lumen ausfüllen kann. In der CT ist die Spätphase notwendig, um eine verzögerte Kontrastierung des falschen Lumens darzustellen. Verkalkte atherosklerotische Plaques sind in der pathologisch veränderten In-

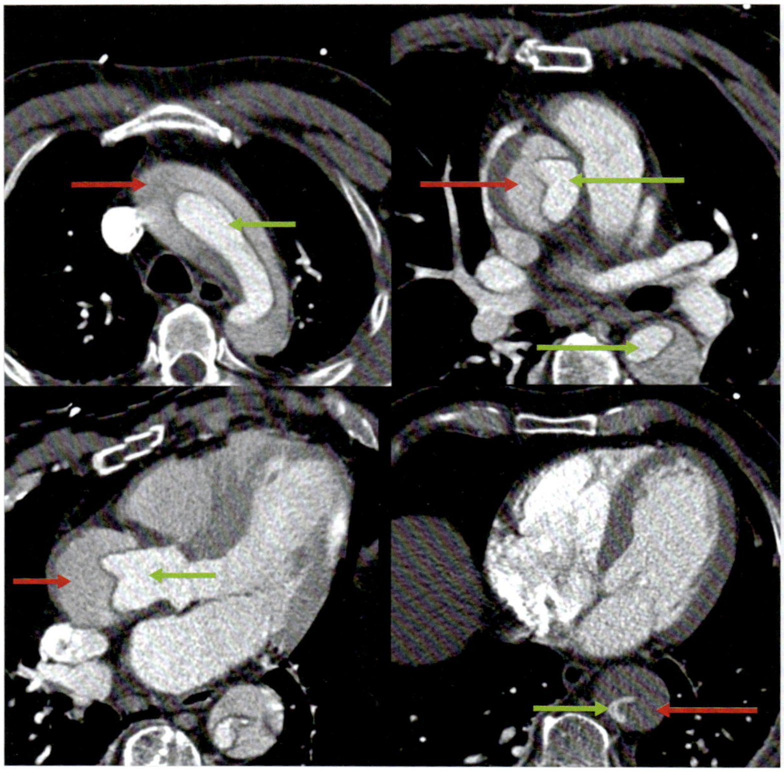

**Abb. 9.36** Aortendissektion Typ A mit Beteiligung der Aorta ascendens und descendens. Das falsche Lumen (roter Pfeil) ist bereits in der Aorta ascendens größer als das wahre Lumen (grüner Pfeil). Im Bereich der oberen Aorta descendens liegt das wahre Lumen typischerweise ventral, kaudal dagegen häufig posterior. Hier ist das wahre Lumen oberhalb des Hiatus aorticus nahezu vollständig kollabiert.

tima lokalisiert und erlauben ebenfalls eine Unterscheidung der Lumina. In seltenen Fällen kommt es zum vollständigen Kollaps des wahren Lumens, die Intima kann dann als strangartige Struktur meist exzentrisch im Aortenlumen gelegen dargestellt werden. Das distale Reentry der Dissektion liegt fast immer jenseits des Diaphragmas und bei mehr als 50 % der Patienten in den Iliakalgefäßen. In vielen Fällen reicht die Dissektionsmembran in die supraaortalen Gefäße hinein, wobei häufig eines der beiden Lumina thrombosiert ist.

Ein begleitender hämorrhagischer *Pleura- oder Perikarderguss* ist meist Zeichen einer bevorstehenden Ruptur.

In der nativen CT ist ein *intramurales Hämatom* als Dichteanhebung in der meist deutlich verbreiterten Aortenwand nachweisbar. Das intramurale Hämatom betrifft meist einen relativ langen Abschnitt der Aorta und wird entweder durch eine Blutung aus den Vasa vasorum oder durch den Einriss eines penetrierenden atherosklerotischen Ulkus (PAU) verursacht. Als PAU wird eine tiefe Ulzeration einer Plaque bezeichnet, die die Grenzen der Intima – also die Membrana elastica interna – überschreitet und die Media erreicht. Dieses kann als umschriebener, kontrastmittelgefüllter Defekt in der Gefäßwand dargestellt werden. Im Gegensatz zum penetrierenden Ulkus bleibt die „einfache" Plaqueulzeration auf die Intima beschränkt. Eine Differenzierung kann jedoch bei ausgeprägten atherosklerotischen Veränderungen schwierig sein.

Bei der *chronischen Dissektion* (Ereignis vor mehr als 2 Wochen) kommt es zur Bildung einer Neointima im falschen Lumen, sodass die Dissektionsmembran verdickt erscheint und deutlich weniger beweglich wird, was zu weniger Pulsationsartefakten führt. Bei länger bestehenden Dissektionen können auch Verkalkungen der Neointima vorliegen. Darüber hinaus kann es zur Vergrößerung des Aortendurchmessers kommen, der weite Strecken der Aorta betrifft.

▶ **MRT-Befunde.** In der MRT ist die Signalintensität der verschiedenen Gewebe abhängig von der gewählten Untersuchungssequenz. Die Gefäßwand stellt sich üblicherweise isointens zum Muskelgewebe dar. Bei Vorliegen eines *intramuralen Hämatoms* ist die Gefäßwand verbreitert. Je nach Alter des Hämatoms liegen unterschiedliche Abbauprodukte des Hämoglobins vor, die die Signalbildung in der MRT beeinflussen. Ein akutes Hämatom stellt sich beispielsweise in den T 1-gewichteten Sequenzen üblicherweise isointens – also ähnlich wie Muskelgewebe – dar, während sich ein subakutes Hämatom hyperintens, also hell darstellt.

Wie in der CT stellt sich die *Dissektionsmembran* als strichförmige Formation im Gefäßlumen dar, wobei der Kontrast von der gewählten Sequenz abhängig ist. Die Lokalisation von Entry und Reentry ist wie in der CT möglich. In einigen Fällen können Artefakte eine Dissektionsmembran vortäuschen, diese überschreiten jedoch häufig die Gefäßwand und sind so identifizierbar. In vielen Sequenzen ist der Kontrast in den Gefäßen auch abhängig von der Flussgeschwindigkeit des Blutes. Da die Flussgeschwindigkeit im wahren Lumen in der Regel höher ist als im falschen Lumen, kann dies unter Umständen zu einem unterschiedlichen Kontrast der beiden Lumina führen. Wie in der CT können mit der MR-Angiografie die durchflossenen Anteile der Dissektion und die entsprechenden Gefäßabgänge optimal dargestellt werden. Hierzu werden die Bilddaten meist ebenfalls in verschiedenen Phasen aufgezeichnet.

▸ **Katheterangiografiebefunde.** Hierbei ist die Dissektionsmembran meist als bewegliche intraluminale Struktur darstellbar. Das wahre Lumen weist meist einen geringeren Durchmesser auf als das falsche Lumen und zeigt in der Systole eine Dilatation. Wie in der CT erlauben verkalkte atherosklerotische Plaques in der Intima ebenfalls die Differenzierung von wahrem und falschem Lumen. Durch den verlangsamten Fluss im falschen Lumen kann häufig ein sog. Echospontankontrast, also eine Anhebung der Echogenität des Blutes, nachgewiesen werden [192].

## Therapeutisches Vorgehen

▸ **Medikamentöse Therapie.** Das Ziel der initialen Therapie bei Patienten mit akuter Aortendissektion ist es, eine Ausdehnung der Dissektion durch Blutdruckeinstellung und Reduktion der Schubspannung am Gefäßendothel zu verhindern. Medikament der ersten Wahl ist die fraktionierte intravenöse Applikation von *Betablockern* mit dem Ziel, den systolischen Blutdruck auf Werte zwischen 100 und 120 mmHg und die Herzfrequenz auf Werte zwischen 60 und 80 pro Minute einzustellen. Häufig ist hierzu die Kombination mehrerer Vasodilatatoren erforderlich. Ferner muss die schmerzbedingte Sympathikusaktivierung durch ausreichende Zufuhr von *Opiaten* unterbrochen werden [198].

▸ **Typ-A-Dissektion.** Die weitere Therapie der Aortendissektion ist im Wesentlichen von der klinischen Symptomatik und der Ausdehnung der Dissektion abhängig.

### Merke

M!

Bei der akuten Typ-A-Dissektion besteht in jedem Fall eine *sofortige Operationsindikation*, da fast 50 % der Patienten innerhalb von 48 Stunden versterben. (Als Faustregel gilt, dass bei der unbehandelten akuten Typ-A-Dissektion die Sterblichkeit 1–2 % pro Stunde beträgt.)

Das Ziel der Operation besteht darin, tödliche Komplikationen wie Ruptur in das Perikard bzw. den Pleuraspalt oder ein Fortschreiten der Dissektion mit zusätzlicher Beteiligung der Koronarostien oder der Aortenklappe zu verhindern.

Das Ausmaß der operativen Korrektur richtet sich nach der Ausdehnung der Dissektion. Vom isolierten Ersatz der Aorta ascendens bis hin zum Ersatz der Aortenklappe, der Aorta ascendens mit Reinsertion der Koronararterien und Aortenbogenersatz kommt das gesamte Spektrum der Aortenchirurgie zur Anwendung. Insbesondere durch Kombination der klassischen chirurgischen Therapieverfahren mit interventionellen Prozeduren konnten die Behandlungsoptionen hier deutlich erweitert werden. Durch eine operative Versorgung kann die Letalitätsrate auf 10–35 % gesenkt werden.

▸ **Typ-B-Dissektion.** Patienten mit einer Typ-B-Dissektion weisen in Abhängigkeit von Komplikationen wie Nierenversagen oder viszeralen Ischämien eine 30-Tage-Mortalitätsrate zwischen 10 und 25 % auf. Im Gegensatz zur Typ-A-Dissektion werden Patienten mit einer Typ-B-Dissektion *zunächst konservativ* mittels konsequenter Blutdruckeinstellung behandelt. Erst beim Auftreten von Komplikationen wie Ischämien, zunehmender Dissektion mit Rupturgefahr oder persistierendem Hypertonus und Schmerz sollten operative oder endovaskuläre Verfahren eingesetzt werden, wobei *endovaskuläre Verfahren* aufgrund ihrer deutlich geringeren Mortalitätsraten präferiert werden sollten [192].

▸ **Intramurale Hämatome.** Sie werden entsprechend ihrer Lokalisation wie Typ-A- oder Typ-B-Dissektionen behandelt [198].



## Literatur


[190] **Crawford** ES, Svensson LG, Coselli JS et al. Surgical treatment of aneurysm and/or dissection of the ascending aorta, transverse aortic arch, and ascending aorta and transverse aortic arch. Factors influencing survival in 717 patients. J Thorac Cardiovasc Surg 1989; 98 (5 Pt 1): 659–673; discussion 673–674

[191] **DeBakey** ME, McCollum CH, Crawford ES et al. Dissection and dissecting aneurysms of the aorta: twenty-year follow-up of five hundred twenty-seven patients treated surgically. Surgery 1982; 92 (6): 1118–1134

[192] **Fattori** R, Tsai TT, Myrmel T et al. Complicated acute type B dissection: is surgery still the best option? A report from the International Registry of Acute Aortic Dissection. JACC Cardiovasc Interv 2008; 1: 395–402

[193] **Francois** CJ, Markl M, Schiebler ML et al. Four-dimensional, flow-sensitive magnetic resonance imaging of blood flow patterns in thoracic aortic dissections. J Thorac Cardiovasc Surg 2012; 145 (5): 1359–1566

[194] **Gawenda** M, Aleksic M, Brunkwall J. Leitlinien der Deutschen Gesellschaft für Gefäßchirurgie (vaskuläre und endovaskuläre Chirurgie) (DGG) Aortale Dissektion. Leitlinie zur Diagnostik und Therapie von Typ B-Dissektionen. Vorstand der Deutschen Gesellschaft für Gefäßchirurgie 2008

[195] **Hiratzka** LF, Bakris GL, Beckman JA et al.; American College of Cardiology Foundation/American Heart Association Task Force on Practice Guidelines; American Association for Thoracic Surgery; American College of Radiology; American Stroke Association; Society of Cardiovascular Anesthesiologists; Society for Cardiovascular Angiography and Interventions; Society of Interventional Radiology; Society of Thoracic Surgeons; Society for Vascular Medicine. 2010 ACCF/AHA/AATS/ACR/ASA/SCA/SCAI/SIR/STS/SVM guidelines for the

diagnosis and management of patients with thoracic aortic disease: a report of the American College of Cardiology Foundation/American Heart Association Task Force on Practice Guidelines, American Association for Thoracic Surgery, American College of Radiology, American Stroke Association, Society of Cardiovascular Anesthesiologists, Society for Cardiovascular Angiography and Interventions, Society of Interventional Radiology, Society of Thoracic Surgeons, and Society for Vascular Medicine. Circulation 2010; 121 (13): e266–369

[196] **Klompas** M. Does this patient have an acute thoracic aortic dissection? JAMA 2002; 287 (17): 2262–2272

[197] **Larson** EW, Edwards WD. Risk factors for aortic dissection: a necropsy study of 161 cases. Am J Cardiol 1984; 53 (6): 849–855

[198] **Nienaber** CA, Powell JT. Management of acute aortic syndromes. Eur Heart J 2012; 33 (1): 26–35b

[199] **Ramanath** VS, Eagle KA, Nienaber CA et al. The role of preoperative coronary angiography in the setting of type A acute aortic dissection: insights from the international registry of acute aortic dissection. Am Heart J 2011; 161 (4): 790–796.e1

[200] **Reiser** M, Kuhn FP, Debus J. Duale Reihe Radiologie, 3. Aufl. Stuttgart: Thieme; 2011

[201] **Reul** GJ jr., Wukash DC, Sandiford FM et al. Surgical treatment of abdominal angina: Review of 25 patients. Surgery 1974; 75 (5): 682–689

[202] **Reul** GJ, Cooley DA, Hallman GL et al. Dissecting aneurysm of the descending aorta. Improved surgical results in 91 patients. Arch Surg 1975; 110 (5): 632–640

[203] **Shiga** T, Wajima Z, Apfel CC et al. Diagnostic accuracy of transesophageal echocardiography, helical computed tomography, and magnetic resonance imaging for suspected thoracic aortic dissection: systematic review and meta-analysis. Arch Intern Med 2006; 166 (13): 1350–1356

[204] **Svensson** LG, Labib SB, Eisenhauer AC et al. Intimal tear without haematoma. Circulation 1999; 99: 1331–1336

# 9.5 Erkrankungen des Herzens

*H. Seifarth, H. Welp*

## 9.5.1 Endokarditis

### Ätiologie und klinische Symptomatik

**Definition**

Unter einer *Endokarditis* versteht man eine häufig lebensbedrohlich verlaufende Erkrankung, die durch eine Entzündung der Herzinnenhäute und einen oft septischen Verlauf gekennzeichnet ist.

Die Erkrankung wird meist durch Bakterien verursacht und betrifft häufig die nativen Herzklappen. Zunehmend werden aber auch Infektionen von intravaskulär implantierten Fremdmaterialen wie Klappenprothesen und Schrittmacherelektroden beobachtet [210].

Unbehandelt verläuft die Erkrankung meist letal. Trotz erheblicher diagnostischer und therapeutischer Fortschritte ist die infektiöse Endokarditis weiterhin eine Erkrankung mit hoher Morbidität und einer Letalität von 20–30 %. Ursächlich hierfür sind die aus der Gewebedestruktion resultierenden Klappeninsuffizienzen, periphere Embolie, Schlaganfälle und Herzinsuffizienz [210].

**Merke**

Die Symptome der Erkrankung sind unspezifisch. Als *Kardinalsymptome* gelten Fieber sowie ein neu aufgetretenes, oft täglich wechselndes Herzgeräusch; häufig sind Gewichtsverlust, Nachtschweiß, Appetitlosigkeit und neurologische Symptome durch septische Embolien.

Diese lassen in Verbindung mit unklarem Fieber stets an eine infektiöse Endokarditis denken. Typisch sind auch die *Roth-Flecken*, die durch septische Embolien in den Augen und daraus resultierenden retinalen Blutungen entstehen. An der Haut können die *Osler-Knötchen* (linsen- bis stecknadelkopfgroße, schmerzhafte rötliche Knötchen an den Handflächen, Fingerkuppen und Fußsohlen) auftreten. Als typisch gelten auch *Janeway-Läsionen* (bis 5 mm große, rötliche Flecken an Handinnenflächen und Fußsohlen) sowie *Splitterblutungen* (streifenförmige Hämorrhagien subungual).

Die *Diagnose* einer infektiösen Endokarditis erfordert eine Gesamtbetrachtung klinischer, mikrobiologischer, laborchemischer und echokardiografischer Befunde, wobei die transösophageale der transthorakalen Echokardiografie hinsichtlich des Nachweises von Vegetationen als überlegen gilt [211]. Zur standardisierten Wertung dieser Befunde können die Duke-Kriterien angewendet werden (▸ Tab. 9.20). Hierbei gilt die Wahrscheinlichkeit einer Endokarditis als hoch, wenn 2 Hauptkriterien, 1 Haupt- und 3 Nebenkriterien oder 5 Nebenkriterien erfüllt sind ([209], [214]).

### Untersuchungsstrategie

▸ **Echokardiografie.** Die Sensitivität insbesondere der transthorakalen Echokardiografie ist mit < 80 % relativ niedrig. Diese Werte werden von der transösophagealen Echokardiografie deutlich übertroffen. Hier wird eine Sensitivität von 90–100 % angegeben [210].

**Merke**

Die Echokardiografie ist weiterhin das Standardverfahren zur *Diagnose einer Endokarditis*.

▸ **CT.** Mit moderner Gerätetechnologie weist die Computertomografie eine vergleichbare Sensitivität für die Diagnose von Klappenvegetationen auf, wobei die Nachweisgrenze bei 4 mm liegt [213]. Die Untersuchung wird EKG-korreliert durchgeführt, sodass eine zeitaufgelöste Darstellung der Klappen möglich ist. Dadurch können auch mobile Vegetationen gut dargestellt werden. Selbst nach Klappenersatz können Vegetationen heute computertomografisch nachgewiesen werden. Die Durchführung einer CT ist vor allem für die Darstellung von Komplikationen wie paravalvulären Abszessen indiziert [212]. Insbesondere die Möglichkeit der dreidimensionalen Dar-

Tab. 9.20 Duke-Kriterien zur Diagnostik einer infektiösen Endokarditis.

| Hauptkriterien | Nebenkriterien |
|---|---|
| positive Blutkulturen mit typ. Erregern (Streptokokken, Staphylokokken, Enterokokken) | Prädisposition (Herzerkrankung, Drogenabusus) |
| anhaltend positive Blutkulturen<br>• ≥2 in > 12 h<br>• 3/3 oder Mehrzahl von ≥4 separaten Blutkulturen positiv<br>• einzelne positive Blutkultur für Coriella brunetii oder IgG-Antikörper-Titer > 1:800 für diesen Erreger | Fieber > 38 °C |
| morphologischer Nachweis einer Beteiligung der Herzklappen (flottierende Masse, Abszess, neu aufgetretene Klappeninsuffizienz) | vaskuläre Manifestation |
| | systemische Immunreaktion (z. B. Osler-Knötchen, Roth-Flecken) |
| | positive Blutkulturen (aber nicht nach Hauptkriterien) |
| | • echokardiografischer Hinweis auf Endokarditis (aber nicht wie bei Hauptkriterien, sondern z. B. verstärkte Klappeninsuffizienz)<br>• positive Blutkultur, aber nicht wie in Hauptkriterien gefordert; serologischer Infektionsnachweis mit typischen Erregern |

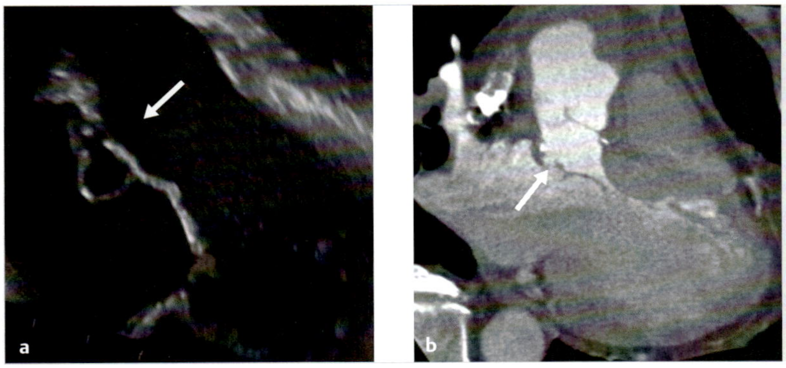


Abb. 9.37 Endokarditis. Die entzündlichen Veränderungen führen zu einer Verdickung des Mitralklappensegels und zur Ausbildung eines Pseudoaneurysmas, das hier Anschluss an den rechten Vorhof gefunden hat.
**a** Transösophageale Echokardiografie.
**b** Multiplanare Rekonstruktion des CT: Sichtbar ist ein verdicktes anteriores Mitralklappensegel. An der Basis des Segels ist die Kontinuität unterbrochen; Ausbildung einer blasigen Auftreibung des Endokards im Bereich des Vorhofs.

9

stellung des Datensatzes macht eine exakte Bestimmung des Ausmaßes der Abszesse und der Lagebeziehungen auch zur Klappenebene möglich.

M!

**Merke**

Die Computertomografie ist die Methode der Wahl zur *Diagnose extrakranieller systemischer Komplikationen* (z. B. Milz-, Niereninfarkte, Darmischämie).

Im Fall eines inkonklusiven echokardiografischen Befundes der Herzklappen kann eine kombinierte Untersuchung mit einer CT des Herzens erfolgen.

► **MRT.** Auch die MRT erlaubt die Darstellung von Klappenvegetationen. In den Cine-Sequenzen kann die Mobilität der Klappenveränderungen ebenfalls dargestellt werden, bisher existieren jedoch keine Daten über die diagnostische Genauigkeit der Methode. Die Darstellung von paravalvulären Abszessen ist ebenfalls möglich, wird jedoch durch Flussartefakte im Bereich der Klappenebene deutlich eingeschränkt. Neben der morphologischen Darstellung der Herzklappen erlaubt die MRT die exakte Quantifizierung der Klappenfunktion.

M!

**Merke**

Die MRT ist das Standardverfahren zur Diagnose *embolischer zerebraler Komplikationen*.

Diese sind aufgrund der Einblutungstendenz der septischen Emboli oft auch in der CT gut detektierbar.

## Typische Befunde

In der CT und der MRT stellen sich Klappenvegetationen als hypodense bzw. hypointense Strukturen dar, die den Klappen anliegen und meist eine deutliche Beweglichkeit aufweisen (► Abb. 9.37).

Eine perivalvuläre Ausbreitung der Endokarditis tritt am häufigsten bei einer Besiedelung mit Staphylococcus aureus auf und kann die Ausbreitung von Abszessen, Pseudoaneurysmen und Fisteln zur Folge haben. Ein perivalvulärer Abszess kommuniziert typischerweise nicht mit dem Gefäßlumen, während ein Pseudoaneurysma Anschluss an das Lumen gefunden hat. Bei der Fistel besteht eine Kommunikation zwischen zwei Hohlräumen [210]. Bei der Endokarditis der Aortenklappe sind Abszesse oder Pseudoaneurysmen meist zwischen Aorten-

und Mitralklappe, bei der Endokarditis der Mitralklappe sind diese Komplikationen meist posterior oder lateral zu finden [205].

## Therapeutisches Vorgehen

► **Antibiose.** Bei Verdacht auf das Vorliegen einer Endokarditis sollten zunächst *Blutkulturen* asserviert werden. Ist dies abgeschlossen, muss umgehend mit der kalkulierten, antibiotischen Kombinationstherapie begonnen werden. Die Auswahl der entsprechenden antimikrobiell wirksamen Substanzen richtet sich hierbei nach dem zu *erwartenden Keimspektrum* (Nativklappe, Prothesenendokarditis, Drogenabusus usw.). Bei der Nativklappenendokarditis sowie der späten Endokarditis nach Klappenersatz sind vor allem methicillinsensible Straphylococcus-aureus-Stämme, verschiedene Streptokokken-Spezies und Enterococcus faecalis zu erwarten. Nach Erhalt der mikrobiologischen Ergebnisse kann die Behandlung auf spezifische Substanzen umgestellt werden [210].

► **Operationsindikationen.** Die Indikation zur frühzeitigen operativen Sanierung besteht in folgenden Fällen:

- wenn die Endokarditis von einer schwerer Herzinsuffizienz begleitet wird,
- wenn die Infektion unter adäquater Therapie nicht kontrollierbar ist (persistierendes Fieber, persistierende Bakteriämie),
- wenn sich die Infektion lokal ausbreitet und es zur Ausbildung von perivalvulären Abszessen, Fisteln, septischen Embolien oder neu aufgetretenen AV-Blockierungen kommt,
- bei einer Klappenprothesenendokarditis bzw. einer Endokarditis, die durch liegende Schrittmacher- oder ICD-Sonden hervorgerufen wird,
- bei einer akut auftretenden schweren Aortenklappen- oder Mitralklappeninsuffizienz mit begleitendem Lungenödem oder persistierendem kardiogenem Schock [208].

► **Operative Maßnahmen.** Die Grundpfeiler einer operativen Behandlung der akuten Klappenendokarditis sind die radikale Exzision des gesamten infizierten und nekrotischen Gewebes und die Reparatur durch Gewebedestruktion hervorgerufener Defekte, um so eine sichere Verankerung der Klappenprothese gewährleisten zu können. Ist bei Patienten mit akuter Aortenklappenendokarditis ein periannulärer Abszess vorhanden, der Klappenannulus überwiegend zerstört oder hat sich eine aortoventrikuläre Diskontinuität ausgebildet, kann ein Ersatz der gesamten Aortenwurzel erforderlich werden [206].

Bei einer Mitralklappenendokarditis sollte nach Möglichkeit immer eine *Klappenrekonstruktion* angestrebt werden, da hierdurch das Einbringen von alloprothetischem Fremdmaterial in der floriden Infektionssituation vermieden werden kann. Bestehende Abszesse oder Fisteln sollten in toto reseziert werden, und der entstandene Defekt sollte falls nötig mit Perikardpatch rekonstruiert werden. In den meisten Fällen kann eine vollständige Sanierung des Infektionsherdes nur durch einen *Klappenersatz* erzielt werden, da die anatomischen Voraussetzungen für eine Klappenrekonstruktion nicht gegeben sind. Es können keine Empfehlungen für eine mechanische oder eine biologische Klappenprothese gegeben werden, da die Prothesenwahl von der individuellen Situation des Patienten abhängt ([207], [215]).

► **Operationszeitpunkt und Nachbehandlung.** Die Festlegung des Operationszeitpunktes bei Patienten mit neurologischen Komplikationen ist schwierig. Grundsätzlich sollte versucht werden, die Operation um etwa *4 Wochen zu verzögern*. Ein *früherer Operationszeitpunkt* ist gerechtfertigt, wenn sich eine Verschlechterung der myokardialen Pumpfunktion zeigt, sich zunehmend Symptome der Herzinsuffizienz entwickeln, es zu wiederholten Schlaganfällen oder systemischen Embolisationen kommt oder die Infektion trotz adäquater antibiotischer Behandlung weiter fortschreitet [206].

Nach erfolgter Operation sollte eine *antimikrobielle Therapie* noch für mindestens 2 Wochen fortgesetzt werden. Können aus den Operationspräparaten Erreger nachgewiesen werden oder finden sich intraoperativ Abszesshöhlen, sollte die Dauer der antibiotischen Behandlung auf 4–6 Wochen ausgedehnt werden. Bei Infektionen in Verbindung mit implantierten Schrittmacher- oder ICD-Systemen muss bedacht werden, dass vor einer Neuimplantation eine komplette Eradikation der Erreger erfolgen muss [210].

## Literatur


[205] **Anguera** I, Miro JM, Evangelista A et al. Periannular complications in infective endocarditis involving native aortic valves. Am J Cardial 2006; 98 (9): 1254–1260

[206] **Byrne** JG, Rezai K, Sanchez JA et al. Surgical management of endocarditis: the society of thoracic surgeons clinical practice guideline. Ann Thorac Surg 2011; 91 (6): 2012–2019

[207] **de Kerchove** L, Vanoverschelde J, Poncelet A et al. Reconstructive surgery in active mitral valve endocarditis: feasibility, safety and durability. Eur J Cardiothorac Surg 2007; 31 (4): 592–599

[208] **Delahaye** F, CÃ©lard M, Roth O et al. Indications and optimal timing for surgery in infective endocarditis. Heart 2004; 90 (6): 618–620

[209] **Durack** DT, Lukes AS, Bright DK. New criteria for diagnosis of infective endocarditis: utilization of specific echocardiografic findings. Duke endocarditis service. Am J Med 1994; 96 (3): 200–209

[210] **Endorsed by the European Society of Clinical Microbiology and Infectious Diseases** (ESCMID) and by the International Society of Chemotherapy (ISC) for Infection, and Cancer; Authors/Task FM, Habib G, Hoen B et al. Guidelines on the prevention, diagnosis, and treatment of infective endocarditis (new version 2009): The task force on the prevention, diagnosis, and treatment of infective endocarditis of the european society of cardiology (ESC). Eur Heart J 2009; 30 (19): 2369–2413

[211] **Erbel** R, Rohmann S, Drexler M et al. Improved diagnostic value of echocardiography in patients with infective endocarditis by transoesophageal approach. A prospective study. Eur Heart J 1988; 9 (1): 43–53

[212] **Fagman** E, Perrotta S, Bech-Hanssen O et al. ECG-gated computed tomography: a new role for patients with suspected aortic prosthetic valve endocarditis. Eur Radiol 2012; 22 (11): 2407–2414

[213] **Feuchtner** GM, Stolzmann P, Dichtl W et al. Multislice computed tomography in infective endocarditis: comparison with transesophageal echocardiography and intraoperative findings. J Am Coll Cardiol 2009; 53 (5): 436–444

[214] **Lukes** AS, Bright DK, Durack DT. Diagnosis of infective endocarditis. Infect Dis Clin North Am 1993; 7 (1): 1–8

[215] **Moon** MR, Miller DC, Moore KA et al. Treatment of endocarditis with valve replacement: the question of tissue versus mechanical prosthesis. Ann Thorac Surg 2001; 71 (4): 1164–1171

## 9.5.2 Perikarditis und Perikarderguss

### Ätiologie und klinische Symptomatik

**Definition**

Eine *akute Perikarditis* ist definiert als eine entzündliche Erkrankung des Perikards unterschiedlicher Genese, in deren Verlauf Ergussbildung, Fibrosierung und Verkalkung eine verminderte diastolische Ventrikelfüllung verursachen können.

Als *Perikarderguss* wird eine pathologische Zunahme der Flüssigkeit im Herzbeutel bezeichnet.

Diese kann als Exsudat im Rahmen einer Entzündung, als Transsudat bei systemischer Flüssigkeitsretention (*Hydroperikard*), blutig (*Hämatoperikard*) oder eitrig (*Pyoperikard*) auftreten. Große Perikardergüsse treten häufiger im Rahmen von Neoplasien, Urämien, Myxödemen, nach herzchirurgischen Operationen, nach Thoraxtraumen oder im Rahmen einer Perikarditis viraler, tuberkulöser oder bakterieller Genese auf [220].

Die *Pericarditis sicca* wird häufig als stechender präkordialer oder retrosternaler Schmerz in Kombination mit Fieber und Tachykardie symptomatisch. Auskultatorisch imponiert ein systosystolisches oder systolisch-diastolisches Reibegeräusch. Im zeitlichen Verlauf entwickelt sich aus der Pericarditis sicca häufig eine Pericarditis exsudativa. Die Ausbildung des Perikardergusses bewirkt eine Abnahme der Schmerzsymptomatik und ein Verschwinden des Reibegeräusches, die Herztöne werden leiser. Laborchemisch sind bei isolierter Perikarditis die Entzündungswerte wie CRP, Leukozyten und BSG erhöht. Infolge einer myokardialen Beteiligung im Sinne einer Perimyokarditis können darüber hinaus auch die Herzenzyme wie Troponin I und T sowie Kreatinkinase-MB erhöht sein. Im EKG fallen ST-Strecken-Hebungen aus der aufsteigenden S-Zacke auf, bei bestehendem Perikarderguss findet sich ferner eine Niedervoltage, die dringend – im Sinne einer drohenden Perikardtamponade – abklärungsbedürftig ist [220].

Die *Entwicklung von klinischen Symptomen* eines Perikardergusses hängt von der Dehnbarkeit des Perikards, der Ergussmenge und der Dynamik der Ergusszunahme ab. Bereits 100 ml zusätzliche intraperikardiale Flüssigkeit können ausreichen, um eine *Perikardtamponade* zu verursachen. Andererseits können bei langsamer Entstehung mehr als 1000 ml Erguss ohne hämodynamische Relevanz vorliegen.

*Pathophysiologisch* bewirkt der Anstieg des intraperikardialen Druckes durch eine hämodynamisch relevante Tamponade ein Überschreiten des rechtsventrikulären enddiastolischen Druckes und somit einen Kollaps des rechten Vorhofes und Ventrikels. Die hieraus resultierende verminderte Füllung des rechten Herzens mit konsekutiver Abnahme des Herzzeitvolumens führt zu einer kompensatorischen Sympathikusaktivierung mit reflektorischer Tachykardie und Vasokonstriktion.

**Merke**

Zu den klinischen *Symptomen einer Herzbeuteltamponade* zählen obere Einflussstauung mit erhöhtem zentralem Venendruck, Oberbauchschmerzen im Sinne einer Leberkapselspannung und Zeichen des Low-Cardiac-Output-Syndroms mit Schwindel, Schwäche, Belastungsdyspnoe, Hypotonie, Pulsus paradoxus (inspiratorischer Abfall des systolischen Blutdrucks um 10–15 mmHg), Tachykardie, Laktatanstieg und Oligo- bis Anurie.

### Untersuchungsstrategie

► **Echokardiografie.** Sie ist die Methode der Wahl zum *Nachweis eines Perikardergusses* und kann auch geringe Mengen perikardialer Flüssigkeit detektieren. Darüber hinaus ist sie bettseitig verfügbar und ermöglicht insbesondere die Einschätzung hämodynamischer Effekte des Perikardergusses [217].

► **Projektionsradiografie.** Die Röntgenübersicht des Thorax erlaubt nur den *Nachweis größerer Ergussvolumina* (< 200 – 250 ml), wobei die Schwelle zur hämodynamischen Relevanz meist überschritten ist [218]. Daher besteht die Indikation weniger in der Akutsituation als in der Abklärung relevanter Differenzialdiagnosen oder im Nachweis von Verkalkungen im Rahmen einer Pericarditis constrictiva.

► **CT, MRT.** Die Nachweisgrenze der Computertomografie und Magnetresonanztomografie ist der *Echokardiografie vergleichbar*, wobei schallfensterbedingte Einschränkungen (z. B. postoperativ oder bei Lungenemphysem) nicht bestehen. Daher sind bei entsprechender klinischer Fragestellung und unklarem echokardiografischem Befund beide Verfahren indiziert.

> **Merke**
>
> Durch Dichtemessung respektive spezielle Sequenzen kann die perikardiale Flüssigkeit charakterisiert werden (Transsudat, Exsudat, Blut).

In der Diagnostik einer Perikarditis sind sowohl die Echokardiografie als auch die CT und die MRT in der Lage, pathologische perikardiale Verdickungen darzustellen. Der Nachweis einer inflammatorischen oder neoplastischen Genese ist jedoch nur mittels CT oder MRT möglich, wobei jeweils eine intravenöse Kontrastmittelgabe erforderlich ist. Darüber hinaus bietet die MRT die Möglichkeit, eine Beteiligung des angrenzenden Myokards direkt nachzuweisen. In der Beurteilung der funktionellen Relevanz eventueller Befunde sind die Echokardiografie und MRT gleichwertig; die technisch ebenfalls mögliche dynamische Computertomografie ist aufgrund der erforderlichen Strahlenexposition im Regelfall nicht indiziert.

## Typische Befunde

► **Echokardiografiebefunde.** Echokardiografisch ist beim Gesunden während der Systole eine geringe Separation von Epikard und Perikard nachweisbar (bis 2 mm), die während der Diastole aufgehoben ist. Wenn eine Separation auch diastolisch beobachtet werden kann, ist die Perikardflüssigkeit vermehrt. Definitionsgemäß ist der Perikarderguss bei einem echofreien Raum von < 10 mm gering (Ergussmenge < 100 ml), bei einem zirkulären echofreien Raum von 10–20 mm moderat (Ergussmenge 100–500 ml) und bei einem zirkulären echofreien Raum von > 20 mm groß (Ergussmenge > 500 ml). Die Herzbeuteltamponade ist echokardiografisch gekennzeichnet durch eine Kompression des rechten Vorhofs, einen diastolischen rechtsventrikulären Kollaps, atemabhängige Schwankungen des Ventrikeldurchmessers und eine Dilatation der V. cava inferior ([217], [220]).

► **Röntgenbefunde.** In der Thoraxübersichtsaufnahme führt ein Perikarderguss ab einem Volumen von 200–250 ml zu der typischen zeltförmigen Konfiguration bzw. *Bocksbeutelform* des Herzens (► Abb. 9.38).

► **CT-, MRT-Befunde.** In den Schnittbildverfahren gilt eine Separation der Perikardblätter von 4 mm als pathologisch, auch wenn diese lokal begrenzt ist [216]. In der CT stellt sich der Perikarderguss in der Regel wasserisodens (0–10 HE) dar. Dichtewerte über 25 HE weisen auf ein Exsudat (z. B. im Rahmen maligner Erkrankungen, pyogener Entzündungen) oder auf ein Hämoperikard hin. In der MRT kann mittels der T 1-gewichteten Sequenzen meist ebenfalls zwischen Transsudat und proteinhaltigem Exsudat differenziert werden.

Die Dicke des Perikards liegt physiologischerweise unter 2,5 mm [221].

> **Merke**
>
> Ein verdicktes Perikard weist auf das Vorliegen einer akuten oder chronischen Perikarditis hin.

Meist kann dies auch mithilfe einer Kontrastmittelaufnahme nachgewiesen werden, wobei dies mit der MRT zuverlässiger gelingt als mit der CT. Bei länger bestehender Perikarditis kann das Perikard eine irreguläre Kontur aufweisen. Ein Perikarderguss kann sowohl bei einer akuten als auch einer chronischen Perikarditis auftreten und ist daher als differenzierendes Kriterium nicht geeignet.

Eine konstriktive Perikarditis stellt das Endstadium entzündlicher Veränderungen des Perikards dar. Die Dicke des Perikards überschreitet meist 4 mm. In der Röntgenübersicht und der CT können häufig Verkalkungen nachgewiesen werden, die aufgrund ihrer hohen Röntgendichte und der linearen, der kardialen Kontur folgenden Konfiguration gut zu identifizieren sind. Die Umbauvorgänge führen zu einer Fibrose und Versteifung des Pe-

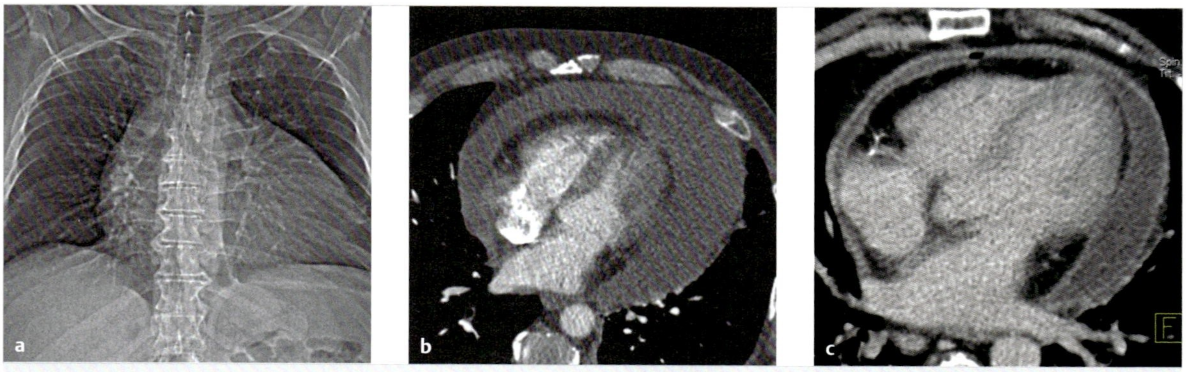


**Abb. 9.38** Perikarderguss.
**a** In der Übersichtsaufnahme zeigt sich die typische Bocksbeutelform des Herzens.
**b** In der CT kann der Perikarderguss deutlich besser dargestellt werden.
**c** Aufnahme eine Woche nach Punktion des Perikards. Der Erguss stellt sich etwas hyperdenser dar, das Perikard ist verdickt. Bei einer erneuten Punktion entleert sich eitrige Flüssigkeit.

rikards, welche die diastolische Füllung aller Kammern des Herzens beeinflussen kann [219]. Typischerweise werden die Ventrikel tubulär umgeformt; der rechte Vorhof ist infolge der Einflussbehinderung dilatiert.

Die funktionellen Einschränkungen durch Adhäsionen und Konstriktion können echokardiografisch und magnetresonanztomografisch dargestellt werden, wobei insbesondere die frühe diastolische Ventrikelfüllung vermindert ist.

## Therapeutisches Vorgehen

Grundsätzlich kann ein Perikarderguss durch *Punktion* (Perikardiozentese), eine *Perikardfensterung* oder eine *offene Perikardiotomie* behandelt werden.

> **Merke** M!
>
> Die Herzbeuteltamponade stellt einen lebensbedrohlichen Notfall dar und muss umgehend entlastet werden, um das Herz zu dekomprimieren.

Eine Behandlung des Perikardergusses kann auch zu *diagnostischen Zwecken* erfolgen, um Flüssigkeit und oder Gewebe zur chemischen, mikrobiologischen, zytologischen oder histopathologischen Untersuchung zu gewinnen. Dies erfolgt immer dann, wenn ein großer Perikarderguss trotz optimaler medikamentöser Therapie (▶ Tab. 9.21, nach [220]) länger als eine Woche oder der Verdacht auf einen eitrigen oder neoplastischen Perikarderguss besteht.

► **Perikardpunktion.** Die Punktion eines Perikardergusses in Lokalanästhesie unter echokardiografischer oder computertomografischer Kontrolle in Seldinger-Technik ist bei allen großen Perikardergüssen möglich. Kontraindiziert ist die Perikardpunktion bei einem Perikarderguss bei einer akuten Aortendissektion Typ A.

► **Operativer Zugang.** Er ist bei unbehandelten Koagulopathien, Antikoagulanzienbehandlung, Thrombozytopenien, traumatischen Ergüssen und Ergüssen nach vorheriger Herzoperation (Postkardiotomiesyndrom) zu bevorzugen.

Chirurgisch stehen grundsätzlich drei alternative Zugänge zur Verfügung:

- Die *mediane Sternotomie* (partiell oder komplett) bietet die beste Übersicht, ist aber auch das invasivste Verfahren. Der Vorteil dieses Zugangs besteht in der Möglichkeit kausale Pathologien zu behandeln.
- Die *inferiore Perikardiotomie* ist weniger invasiv und zumindest theoretisch auch in Lokalanästhesie durchführbar. Sie stellt eine schnelle Technik zur Entlastung eines Perikardergusses dar, die ohne größere technische Hilfsmittel (Knochensäge) notfalls auch bettseitig durchführbar ist.
- Die Entlastung eines Perikardergusses mittels *lateraler Thorakotomie* (offen direkt oder thorakoskopisch) ist ebenfalls wenig invasiv und bietet den Vorteil, dass unter Sicht eine pleuroperikardiale Fensterung angelegt werden kann, um so chronische Ergüsse dauerhaft zu drainieren.

**Tab. 9.21** Medikamentöse Therapie der Perikarditis.

| Ätiologie | Therapie |
|---|---|
| idiopathisch/viral | Analgetika/Antiphlogistika (Ibuprofen oder ASS), begleitend Magenschutz |
| autoreaktiv/chronisch (Postkardiotomiesyndrom/Postinfarktperikarditis) | • Antiphlogistika<br>• Kolchizin<br>• Glukokortikoide<br>• Immunsuppressiva (Azathioprin, Cyclophosphamid)<br>• intraperikardial Triamcinolon (autoreaktive Form) |
| bakteriell | • Punktion oder operative Drainage mit Spülung (purulente Form)<br>• resistogrammgerechte Antibiotika/Tuberkulostatika i. v. |
| neoplastisch | • Zytostatika (systemisch, intraperikardial)<br>• Radiatio |

## Literatur


[216] **Alter** P, Figiel JH, Rupp TP et al. MR, CT, and PET imaging in pericardial disease. Heart Fail Rev 2013; 18 (3): 289–306

[217] **Kunert** M, Ulbricht LJ. Praktische Echokardiografie Lehrbuch und DVD mit Video-Atlas. 3. Aufl. Köln: Deutscher Ärzte-Verlag; 2010

[218] **Rosée** KL, Baer FM. Erkrankungen des Perikards. In: Erland E, Hrsg. Klinische Kardiologie. 8. Aufl. Heidelberg: Springer; 2011: 393–403

[219] **Seferović** PM, Ristić AD, Maksimović R et al. Pericardial syndromes: an update after the ESC guidelines 2004. Heart Fail Rev 2013; 18 (3): 255–266

[220] **Van Aken** H, Reinhart K, Zimpfer M, Welte T. Intensivmedizin. 2. Aufl. Stuttgart: Thieme; 2007

[221] **Yared** K, Baggish AL, Picard MH et al. Multimodality imaging of pericardial diseases. JACC Cardiovasc Imaging 2010; 3: 650–660

# 9.6 Akutes Lungenversagen (ARDS) und transfusions-assoziierte akute Lungen-insuffizienz (TRALI)

*R. Schmidt, J. Hakenbeck*

## 9.6.1 Definition und klinische Symptomatik

### ARDS

Das akute Lungenversagen (Acute Respiratory Distress Syndrome, ARDS) ist eine Erkrankung mit akutem Beginn und häufig fulminantem Verlauf. Es führt aufgrund des Verlustes der alveolokapillären Integrität zu einer pulmonalen Flüssigkeitseinlagerung (interstitielles und alveoläres Ödem) mit erhöhtem pulmonalem Shunt, Zunahme des Totraumes und erhöhtem pulmonalvaskulärem Widerstand [241].

> **Merke** M!
>
> Klinische *Leitsymptome* der Erkrankung sind Tachypnoe, Dyspnoe und Zyanose aufgrund einer schweren Gasaustauschstörung (Hypoxämie und Hyperkapnie) bei stark erniedrigter pulmonaler Compliance.

Die häufigsten Auslöser für ein ARDS sind das systemische inflammatorische Reaktionssyndrom (SIRS)/Sepsis, Massivtransfusionen (s. TRALI) und Polytraumata. Die Kriterien zur Diagnosestellung des ARDS wurden in der sog. „Berlin Definition" 2012 neu definiert (▶ Tab. 9.22).

### TRALI

Die transfusionsassoziierte akute Lungeninsuffizienz (TRALI) imponiert klinisch durch die plötzliche Entwicklung einer respiratorischen Insuffizienz in enger zeitlicher Korrelation zu einer stattgehabten Transfusion (1–6 Stunden). Die klinischen *Leitsymptome* Dyspnoe, Tachypnoe und Hypoxämie gleichen denen des ARDS. Fieber gilt als weiteres Symptom bei der TRALI. Die TRALI ist eine Ausschlussdiagnose bei Vorliegen folgender klinischer Kriterien (▶ Tab. 9.23, nach [233]).

## 9.6.2 Untersuchungsstrategie

▶ **Projektionsradiografie.** Die Anfertigung einer projektionsradiografischen Übersichtsaufnahme des Thorax ist für die Diagnosestellung eines ARDS *obligat*, da gemäß den zuvor genannten Kriterien der Nachweis bilateraler pulmonaler Infiltrate erforderlich ist [229].

In der Frühphase, also insbesondere im Stadium 1 der Erkrankung, kann das Röntgenbild jedoch noch unauffällig sein.

> **Merke** M!
>
> Neben der Initialdiagnostik dient die Projektionsradiografie auch der Verlaufsbeurteilung der Infiltrate und der Erfassung eventueller Komplikationen.

▶ **Sonografie.** Sonografisch können sowohl pulmonale (z. B. Atelektasen, pneumonische Infiltrate) als auch pleurale Pathologien (z. B. Pneumothorax, Pleuraerguss) sensitiv und spezifisch erfasst werden. Allerdings ist die Methode untersucherabhängig und durch Patientenfaktoren (z. B. Adipositas) in der Aussagekraft eingeschränkt. Auch kann aufgrund der limitierten Eindringtiefe des Ultraschalls nicht die gesamte Lunge (einschließlich der zentralen Regionen) dargestellt werden [225].

▶ **CT.** Eine Indikation zur Computertomografie besteht bei klinischem Verdacht auf eine mögliche Komplikation und unauffälliger bzw. inkonklusiver Projektionsradiografie und Sonografie.

**Tab. 9.22** Berlin Definition des ARDS (Quelle: nach [223]).

| Parameter | Inhalt |
|---|---|
| zeitlicher Verlauf | Beginn innerhalb einer Woche bei bekannter Ursache oder neuen oder verschlimmerten Symptomen |
| Bildgebung (Projektionsradiografie oder CT des Thorax) | bilaterale Infiltrate, die sich nicht vollständig durch Pleuraergüsse, Atelektasen oder Rundherde erklären lassen |
| Ursache des Lungenödems | • respiratorisches Versagen, das nicht ausschließlich durch Herzversagen oder Volumenüberladung erklärbar ist<br>• bei fehlenden Risikofaktoren für ARDS ist der Ausschluss eines hydrostatischen Ödems (z. B. durch Echokardiografie) notwendig |
| Oxygenierung | *mildes* ARDS: 200 mmHg < $PaO_2/FiO_2 \leq$ 300 mmHg mit PEEP oder CPAP ≥ 5 cm $H_2O$ |
| | *moderates* ARDS: 100 mmHg < $PaO_2/FiO_2 \leq$ 200 mmHg mit PEEP ≥ 5 cm $H_2O$ |
| | *schweres* ARDS: $PaO_2/FiO_2 \leq$ 100 mmHg mit PEEP ≥ 5 cm $H_2O$ |

CPAP: kontinuierlicher positiver Atemwegsdruck, $FiO_2$: inspiratorische Sauerstofffraktion, $PaO_2$: arterieller Sauerstoffpartialdruck, PEEP: positiv endexspiratorischer Druck

**Tab. 9.23** Diagnosekriterien der TRALI nach den Empfehlungen der amerikanisch-europäischen Konsensus-Konferenz (AECC) (Quelle: nach [233]).

| TRALI | mögliche TRALI |
|---|---|
| akutes Lungenversagen<br>• akuter Beginn<br>• Hypoxämie $PaO_2/FiO_2$ < 300<br>• oder $SpO_2$ < 90 % unter Raumluft<br>• oder andere Zeichen für Hypoxämie<br>• bilaterale Infiltrate im Thorax-Röntgenbild<br>• kein vorbestehendes akutes Lungenversagen<br>• Nachweis einer eingeschränkten Lungenfunktion innerhalb von 6 Stunden nach Transfusion | |
| radiografisch keine Kardiomegalie | |
| kein klinischer Anhalt für linksatriale Hypertension | |
| **fehlende alternative Ursache** für ein Lungenversagen in enger zeitlicher Korrelation (Volumenüberladung, Vorhofflimmern etc.) | **alternative Ursache** für ein akutes Lungenversagen aufgrund zeitlicher Korrelation möglich |

Computertomografisch können die vorgenannten Infiltrate sensitiver erfasst und morphologisch exakter beschrieben werden (Ausdehnung, Milchglastrübungen versus Konsolidierungen). Darüber hinaus ist die Detektion bzw. der Ausschluss von Komplikationen (z. B. Pneumothorax, Pneumomediastinum, Pneumonie) sicher möglich. Um Rückschlüsse auf die Ätiologie des ARDS zu erhalten, ist vielfach eine intravenöse Kontrastmittelgabe sinnvoll. Dies kann die Erweiterung der Untersuchungsvolumen auf das Abdomen erforderlich machen.

## 9.6.3 Typische Befunde

Bei ARDS und TRALI liegen inflammatorische Prozesse (Pneumonitis) zugrunde, die zu einer Zerstörung der Pneumozyten Typ 1 und 2 sowie zu abnormaler intravasaler Gerinnung in der Lungenstrombahn führen. Dadurch kommt es zu einer Störung der Barrierefunktion (capillary leakage) und somit zu einem vermehrten Übertritt von Flüssigkeit und Zellen in den Alveolarraum (Infiltrate), zu einer Einschränkung der Surfactant-Produktion (Atelektasen) sowie zu Thrombenbildung mit Verschluss der kleinen Lungengefäße, was zu intrapulmonalen Shunts mit daraus resultierender Hypoxämie führt [234].

Die *Röntgenbefunde* bei ARDS bzw. TRALI sind ein Abbild dieser Pathophysiologie und somit stark abhängig vom Krankheitsstadium.

### ARDS

► **Stadium 1 (bis 24 Stunden).** In diesem Stadium liegen eine kapilläre Stauung, Endothelschwellungen und Mikroatelektasen vor. Da diese Veränderungen in mikroskopischen Maßstäben stattfinden, kann der Patient bereits deutliche Krankheitszeichen aufweisen, auch wenn das Röntgenbild noch unauffällig ist. Maximal eine verminderte Inspirationstiefe sowie eine geringe vaskuläre Dilatation mit interstitieller Flüssigkeitseinlagerung können (insbesondere in der CT) sichtbar sein. Differenzialdiagnostisch müssen eine Lungenembolie oder eine tracheobronchiale Obstruktion ausgeschlossen werden ([231], [234]).

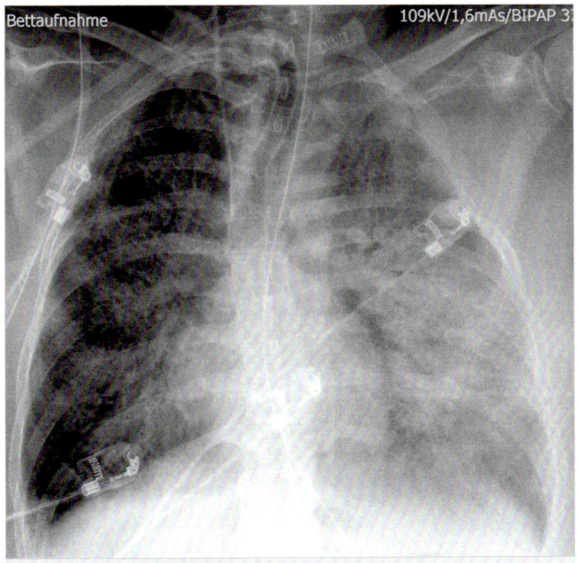


**Abb. 9.39** ARDS im Übergang vom Stadium I in II mit noch abgrenzbarem retikulärem Verschattungsmuster (*rechts*) und bereits alveolären Verschattungen (= Infiltrate; *links*).

Hat das ARDS eine pulmonale Ursache (z. B. Pneumonie), ist diese bereits im Stadium 1 sichtbar.

► **Stadium 2 (2.–5. Tag).** Ab dem zweiten Tag kommt es zu einem vermehrten Flüssigkeitsübertritt in die Alveolen, gefolgt von Fibrinablagerungen und Bildung hyaliner Membranen. Dieses alveoläre Ödem zeigt sich im Röntgenbild als bilaterale Verschattung bzw. als Konsolidierungen im CT (► Abb. 9.39).

> **Merke**
>
> Die typischen bilateralen Infiltrate entwickeln sich erst im Stadium 2 (Tag 2–5).

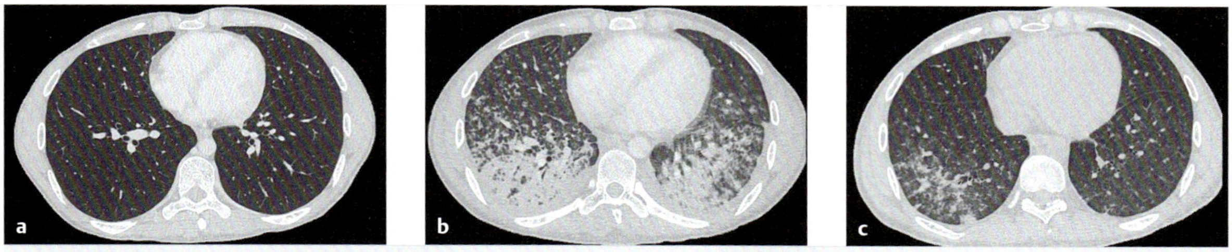


**Abb. 9.40** TRALI.
**a** Normaler Ausgangsbefund vor Stammzelltransplantation bei akuter myeloischer Leukämie.
**b** Am Folgetage ausgeprägte Konsolidierungen dorsobasal betont, rein morphologisch sowohl mit einem ARDS als auch einer TRALI vereinbar.
**c** Die rasche Befundbesserung mit nur geringen Residuen und die zeitliche Assoziation zur Transfusion der vorgenannten Stammzellen spricht für eine TRALI.

Infolge der mikroskopisch kleinen Thrombembolien, insbesondere in den abhängigen (besser perfundierten) Partien, konsolidieren vorrangig die (beim liegenden Patienten) dorsobasalen Lungenpartien ([231], [234]).

Durch die vermehrte Flüssigkeit in den Lungen und die daraus resultierende Gewichtszunahme entstehen zusätzlich Kompressionsatelektasen, ebenfalls in den abhängigen Lungenpartien. Dort ist auch häufig ein positives Bronchopneumogramm zu sehen. Begleitende Pleuraergüsse sind selten ([229], [234]).

Insgesamt zeigt sich ein unregelmäßiges Verteilungsmuster der Verdichtungen mit einer Dreischichtung in der CT: (nahezu) normales Lungengewebe in den ventralen/parasternalen Lungenarealen, Milchglasinfiltrate in den mittleren Regionen und Konsolidierungen in den abhängigen, kaudalen Lungenabschnitten (▸ Abb. 9.40, ▸ Abb. 9.41) [227]. Da sich besonders die abhängig gelegenen Verdichtungen bei Umlagerung des Patienten häufig schnell wieder regenerieren, handelt es sich hierbei häufig eher um Atelektasen als um Infiltrate [229].

Radiologische Befunde dürfen nicht unabhängig von Beatmungsparametern interpretiert werden. Insbesondere die Eskalation der Beatmungsstrategie kann durch ein vermehrtes Rekruitment vorher nicht ventilierter Lungenabschnitte eine Regredienz des ARDS vortäuschen.

Differenzialdiagnostisch kommen im Stadium 2 neben dem kardial bedingten Ödem auch pneumonische Infiltrate in Betracht, die röntgenmorphologisch praktisch nicht von ARDS bzw. TRALI zu unterscheiden sind. Aus diesem Grund ist eine Röntgenaufnahme immer nur *in Zusammenschau mit den klinischen und anamnestischen Informationen* zu bewerten [231].

▸ **Stadium 3 (ab 5. Tag).** Ab dem 5. Tag entwickeln sich eine Alveolarzellhyperplasie sowie Kollagenablagerungen mit konsekutiver Zerstörung der Mikrozirkulation. Dieses entspricht der Reparationsphase, die in einem fibrotischen Umbau der geschädigten Lungenareale enden kann. Dabei nehmen die alveolären Infiltrate ab, während die retikulären (bei ca. 85 % der Überlebenden) und milchglasartigen Verschattungsmuster zunehmen. Es resultiert eine feine intralobuläre Fibrose, die unterhalb des Auflösungsvermögens des CTs liegt ([229], [231]). Die fibrotischen Lungenparenchymveränderungen sind insbesondere ventral (also in den nicht abhängigen) Lungenarealen zu finden. Möglicherweise liegt dieser Umstand an einer stärkeren Belastung der ventralen (belüfteten) Areale durch das Beatmungsregime im akuten Stadium im Vergleich zu den atelektatischen Bereichen ([228], [229]).

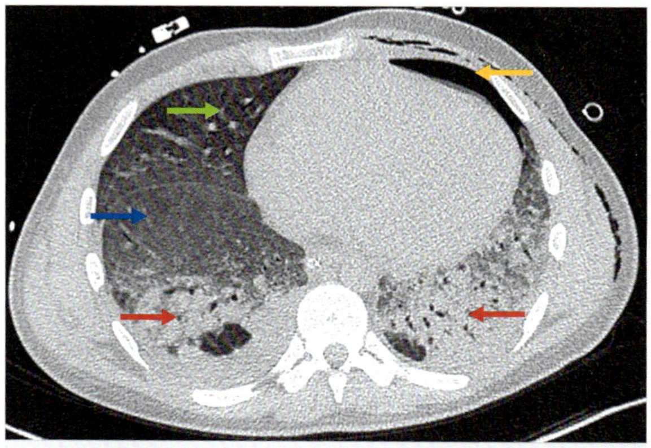

**Abb. 9.41** ARDS im Stadium III mit typischer dorsaler Konsolidierung (rote Pfeile), anschließenden Milchglasinfiltraten (blauer Pfeil) und ventral normaler Lunge (grüner Pfeil). Komplizierender Pneumothorax links (gelber Pfeil) durch Baro- bzw. Volutrauma.

Auch Pneumatozelen und Bronchiektasien (in ca. 25 % der Fälle) sind sowohl als Resultat der Reparation als auch eines stattgehabten Baro- bzw. Volutraumas röntgenmorphologisch bzw. computertomografisch im Verlauf nachweisbar [237].

▸ **Komplikationen.** In bis zu 80 % der Fälle tritt im Verlauf des ARDS ein Pneumothorax auf (▸ Abb. 9.41) [237]. Jedoch ist der projektionsradiografische Nachweis in liegender Aufnahmeposition durch die ventral betonte Luftverteilung erschwert. Deutlich sensitiver gelingt er mittels CT. Hier weisen intramurale Luft in Bronchialwänden (interstitielles Emphysem) oder ein Mediastinalemphysem auf ein Barotrauma hin.

Pneumonien können sowohl Komplikation als auch Ursache des ARDS sein. Die alveolären Infiltrate des ARDS bzw. der TRALI sowie die Atelektasen mit konsekutiv schlechter Ventilation bilden geeignete Nährböden für diverse Keime, die hier zu superponierten Entzündungen führen können [237]. Eine Differenzierung zwischen diesen Entitäten ist – wenn überhaupt – nur durch eine Korrelation zur klinischen Situation und den Voraufnahmen möglich.

### TRALI

Der genaue Pathomechanismus der TRALI ist weiterhin nicht vollständig bekannt. Es existieren aktuell zwei konkurrierende Modelle, die jeweils Teilbereiche der Erkrankung erklären können: Popovsky et al. (1983) postulieren eine immunvermittelte Ätiologie durch Anti-HLA-Antikörper und/oder spezifischen Anti-Neutrophile-Antikörper im Spenderblut [236]. Im Gegensatz dazu nimmt Siliman (1999) einen zweizeitigen Schädigungsmechanismus an („Two-Hit-Modell"), dessen Endstrecke ebenfalls in einem neutrophileninduzierten Kapillarleck mündet [238].

Radiologisch betrachtet, zeigen sich bei der TRALI ähnliche Lungenveränderungen wie beim ARDS. Bilaterale Infiltrate lassen sich bei der TRALI schon innerhalb der ersten 6 Stunden nach Transfusion nachweisen und bessern sich meist innerhalb von 4 Tagen (▶ Abb. 9.39).

## 9.6.4 Therapeutisches Vorgehen

### ARDS

> **Merke**
>
> Die Therapie des ARDS erfolgt grundsätzlich *kausal*, d. h., trotz des breiten Spektrums an auslösenden Faktoren ist das gemeinsame Behandlungsziel zunächst die Unterbrechung des schädigenden Stimulus.

Eine Aufrechterhaltung und weitere Aktivierung der inflammatorischen Mediatoren und Kaskaden soll so unterbrochen werden. Grundsätzlich sind die Therapiestrategien des ARDS auf 3 wesentliche *Therapieziele* ausgerichtet:

- Vermeidung eines sekundären Lungenschadens durch mechanische Ventilation
- Aufrechterhaltung einer adäquaten Gewebeoxygenierung
- Reduktion des extravaskulären Lungenwassers

▶ **Vermeidung eines sekundären Lungenschadens durch mechanische Ventilation.** Ausschließlich für das lungenprotektive Beatmungsregime konnte ein *Überlebensvorteil* beim ARDS nachgewiesen werden ([222], [226], [239]).

Das vorrangige Ziel der lungenprotektiven Beatmung beim ARDS ist die Minimierung des mechanischen Stresses durch die Beatmung selbst. Erreicht wird dieses Ziel durch die Umsetzung folgender *Beatmungsparameter*:

- niedrige Tidalvolumina (6 ml/kg KG → Vermeidung von Volutraumata)
- niedrige Spitzendrücke der Beatmung (≤ 30–35 cm $H_2O$ → Vermeidung von Barotraumata)
- kleine Druckamplitude der Beatmung (Reduktion der pulmonalen Scherkräfte)
- Anwendung von PEEP (Vermeidung von Atelektrauma)

Die Hauptsäule des Beatmungskonzepts beim ARDS ist die Beatmung mit niedrigen Tidalvolumina. Diese werden angepasst an das reduzierte „gesunde" Lungenvolumen, das im ARDS etwa 20–30 % des ursprünglichen Lungenvolumens ausmacht. Zur Prävention eines Barotraumas werden hohe Spitzendrücke vermieden.

Die zweite Säule der Beatmungstherapie ist die Anwendung eines positiv endexspiratorischen Druckes (PEEP). Durch die Verwendung eines ausreichend hohen PEEP soll einerseits eine Rekrutierung der dorsobasalen Atelektasen erfolgen, andererseits soll ein zyklisches endexspiratorisches Kollabieren von Lungenarealen verhindert werden. Die Höhe des optimalen PEEP ist Gegenstand intensiver Diskussion. Die ARDS Network Studie schlägt eine feste Kopplung von PEEP und benötigter inspiratorischer Sauerstoffkonzentration vor (▶ Tab. 9.24).

Die konsequente Anwendung eines Beatmungsregimes mit niedrigen Tidalvolumina, einem begrenzten Spitzendruck und einem ausreichend hohen PEEP führt zu einer deutlichen Reduktion der alveolären Ventilation und somit regelhaft zu einer Hyperkapnie. Diese wird im Rahmen des Konzeptes der *permissiven Hyperkapnie* bei fehlenden Kontraindikationen, wie erhöhtem intrakraniellem Druck, pulmonaler Hypertonie und Rechtsherzinsuffizienz, toleriert.

ARDS-Patienten sind häufig über längere Zeiträume auf eine Respiratortherapie angewiesen und dementspre-

**Tab. 9.24** Empfehlungen zur PEEP-Einstellung nach der ARDS Network Studie (Quelle: [239].)

| $FiO_2$ | PEEP (cm $H_2O$) |
|---|---|
| 0,3 | 5 |
| 0,4 | 5–8 |
| 0,5 | 8–10 |
| 0,6 | 10 |
| 0,7 | 10–14 |
| 0,8 | 14 |
| 0,9 | 14–18 |
| 1,0 | 18–24 |

$FiO_2$: inspiratorische Sauerstofffraktion, PEEP: positiv endexspiratorischer Druck

9

chend schwieriger vom Beatmungsgerät zu entwöhnen. Durch tägliche *Spontanatemversuche* im Rahmen eines definierten Weaningprotokolls kann die Beatmungsdauer der ARDS-Patienten signifikant verkürzt werden. Dazu wird eine tägliche Phase der nicht unterstützten Spontanatmung empfohlen [230].

► **Aufrechterhaltung einer adäquaten Gewebeoxygenierung.** Zur Sicherstellung einer ausreichenden Gewebeoxygenierung müssen atelektatische Lungenareale rekrutiert werden („open the lung and keep the lung open"). Dazu dienen in Abhängigkeit der Erkrankungsschwere die frühzeitige Anwendung von CPAP oder eine mechanische Ventilation mit einem ausreichend hohen PEEP. Da alveoläre Rekrutierungsmanöver mit kurzzeitig hohem Beatmungsdruck keine Verbesserung der Prognose zeigten und das Risiko schwerwiegender Komplikationen (schwere Hypotension, verschlechterte Oxygenierung) bergen, werden sie für die routinemäßige Anwendung beim ARDS nicht mehr empfohlen [226].

Durch intermittierende *Lagerung der Patienten* in Bauchlage bzw. 135-Grad-Lage kann sowohl eine Rekrutierung der Atelektasen als auch eine konsekutive Normalisierung des gestörten Ventilations-/Perfusionsverhältnis (V/Q) erreicht werden. Dies resultiert klinisch in einer verbesserten Oxygenierung, führt jedoch nicht zu einer verbesserten Prognose. Da auch für dieses Verfahren schwerwiegende Komplikationen (Tubus- und Katheterdislokationen, Tubusobstruktionen, hämodynamische Instabilität) beschrieben sind, bleibt es nach gründlicher Nutzen-Risiko-Analyse schwerwiegenden Formen des ARDS vorbehalten und erfordert ein geschultes Team [232].

Bei Patienten, bei denen trotz eines lungenprotektiven Beatmungsregimes kein ausreichender Gasaustausch erzielt werden kann, kann der Einsatz eines *extrakorporalen Lungenersatzverfahrens* (extrakorporale Membranoxygenierung [ECMO], pumpenlose extrakorporale Lungenassistenz [pECLA], interventionelle extrakorporale Lungenunterstützung [ILA]) erwogen werden.

Die massive Störung des V/Q beim ARDS mit konsekutivem intrapulmonalem Shunting kann *medikamentös* durch die inhalative Applikation von Stickstoffmonoxid (NO) oder aerosolisiertem Prostazyklin positiv beeinflusst werden. Wirkmechanismus beider Substanzen ist die selektive pulmonale Vasodilatation. Infolge der inhalativen Applikation erreichen beide Medikamente hauptsächlich gut ventilierte Lungenareale und verbessern dort die Perfusion. Eine Perfusionsumverteilung zugunsten der gut ventilierten Lungenareale resultiert in einer Abnahme des Shuntvolumens und einer verbesserter Oxygenierung.

► **Reduktion des extravaskulären Lungenwassers.** Wesentliches Kriterium in der Pathogenese des ARDS ist die initiale Schrankenstörung des pulmonalen Kapillarbetts, die zur Ausbildung eines massiven Kapillarlecks führt und die Ausbildung interstitieller und alveolärer Ödeme zur Folge hat. Die Reduktion des extravaskulären Lungenwassers ist demzufolge ein weiteres Therapieziel in der Behandlung des ARDS. Durch eine Negativbilanzierung des Patienten wird der hydrostatische Druck in der pulmonalen Strombahn und somit das pulmonale Ödem reduziert. Zu diesem Zweck kommen *Diuretika*, *Hämofiltration* und *Hämodialyse* zum Einsatz.

## TRALI

**Merke**

M!

Die Behandlung einer TRALI erfolgt rein *symptomatisch*. Die wichtigste Maßnahme ist die Erhöhung der inspiratorischen Sauerstoffkonzentration.

Bei respiratorischer Insuffizienz und therapierefraktärer Hypoxämie ist eine mechanische Ventilation entsprechend den Beatmungsprinzipien des ARDS erforderlich (s. o.). Im Falle von Hypotension und Schock kommen Vasopressoren und Volumensubstitution zur hämodynamischen Stabilisierung zum Einsatz. Die Anwendung von Glukokortikoiden bei einer TRALI erfolgt rein empirisch und kann aufgrund fehlender wissenschaftlicher Evidenz nicht generell empfohlen werden. Bei der Anwendung von Diuretika ist Vorsicht geboten, da sie den Verlauf bei intravaskulärem Volumenmangel negativ beeinflussen können [235].

Aufgrund eines derzeit fehlenden kausalen Behandlungskonzeptes ist die *Vermeidung der TRALI* ein vorrangiges Ziel. Das Risiko für eine TRALI-Reaktion kann durch eine entsprechende Selektion der Blutspender (Ausschluss von Blutprodukten von Spendern, die an einer TRALI-Reaktion beteiligt waren, Ausschluss von Spenderblut von Mehrfachgebährenden) minimiert werden. Weiterhin kann durch die Anwendung eines restriktiven Transfusionsregimes eine generelle Minimierung der Fremdblutexposition erreicht und somit das TRALI-Risiko reduziert werden [240].

## Literatur

[222] **Amato** MB, Barbas CS, Medeiros DM et al. Effect of a protective-ventilation strategy on mortality in the acute respiratory distress syndrome. N Engl J Med 1998; 338 (6): 347–354. PubMed PMID: 9449727

[223] **ARDS Definition Task Force**, Ranieri VM, Rubenfeld GD, Thompson BT et al. Acute respiratory distress syndrome: the Berlin Definition. JAMA 2012; 307 (23): 2526–2533. PubMed [citation] PMID:22797452

[224] **Bernard** GR, Artigas A, Brigham KL et al. The American-European Consensus Conference on ARDS. Definitions, mechanisms, relevant outcomes, and clinical trial coordination. Am J Respir Crit Care Med 1994; 149 (3 Pt 1): 818–824. Review. PubMed PMID: 7509706

[225] **Bouhemad** B, Brisson H, Le-Guen M et al. Bedside ultrasound assessment of positive end-expiratory pressure-induced lung recruitment. Am J Respir Crit Care Med. 2011; 183 (3): 341–347

[226] **Brower** RG, Lanken PN, MacIntyre N et al.; National Heart, Lung, and Blood Institute ARDS Clinical Trials Network. Higher versus lower positive end-expiratory pressures in patients with the acute respiratory distress syndrome. N Engl J Med 2004; 351 (4): 327–336. PubMed PMID: 15 269 312

[227] **Caironi** P, Carlesso E, Gattinoni L. Radiological imaging in acute lung injury and acute respiratory distress syndrome. Semin Respir Crit Care Med 2006; 27: 404 - 415

[228] **Desai** SR, Wells AU, Rubens MB et al. Acute respiratory distress syndrome: computed tomografic abnormalities at long-term follow-up. Radiology 1999; 210: 29 - 35

[229] **Desai** SR. Acute respiratory distress syndrome: imaging of the injured lung. Clin Radiol 2002; 57: 8 - 17

[230] **Esteban** A, Frutos F, Tobin MJ et al. A comparison of four methods of weaning patients from mechanical ventilation. Spanish Lung Failure Collaborative Group. N Engl J Med 1995; 332 (6): 345–350. PubMed PMID: 7 823 995

[231] **Freyschmidt** J, Galanski M. Handbuch diagnostische Radiologie. Thorax. Berlin: Springer; 2001

[232] **Girard** TD, Bernard GR. Mechanical ventilation in ARDS: a state-of-the-art review. Chest 2007; 131 (3): 921–929. Review. PubMed PMID: 17 356 115

[233] **Kleinman** S, Caulfield T, Chan P et al. Toward an understanding of transfusion-related acute lung injury: statement of a consensus panel. Transfusion 2004; 44 (12): 1774–1789. Review. PubMed PMID: 15 584 994

[234] **Laycock** H, Rajah A. Acute lung injury and acute respiratory distress syndrome: a review article. BJMP 2010; 3 (2): 324 - 330

[235] **Levy** GJ, Shabot MM, Hart ME et al. Transfusion-associated noncardiogenic pulmonary edema. Report of a case and a warning regarding treatment. Transfusion 1986; 26 (3): 278–281. PubMed PMID: 3 705 148

[236] **Popovsky** MA, Abel MD, Moore SB. Transfusion-related acute lung injury associated with passive transfer of antileucocyte antibodies. Am Rev Respir Dis 1983; 128 (1): 185–189

[237] **Schülke** C, Roos N, Buerke B et al. Thoraxradiologie auf der Intensivstation. Med Klin Intensivmed 2011; 106: 96 - 102

[238] **Siliman** CC. Transfusion-related acute lung injury. Transfus Med Rev 1999; 13 (3): 177 - 186

[239] **The Acute Respiratory Distress Syndrome Network.** Ventilation with lower tidal volumes as compared with traditional tidal volumes for acute lung injury and the acute respiratory distress syndrome. N Engl J Med. 2000 May 4;342(18):1301–8. PubMed PMID: 10 793 162

[240] **Triulzi DJ.** Transfusion-related acute lung injury: current concepts for the clinician. Anesth Analg 2009; 108 (3): 770–776. Review. PubMed PMID: 19 224 781

[241] **Wilhelm** W. Praxis der Intensivmedizin. Heidelberg: Springer; 2011: 365–376

# 10 Postoperative Veränderungen des Thorax

M. C. Burg

II

## 10.1 Ätiologie und klinische Symptomatik

**Merke**

M!

Nach Abschluss einer thorakalen Operation spielt die Bildgebung eine zentrale Rolle zur Dokumentation des regelrechten postoperativen Zustandes und zur Erkennung von Komplikationen.

Aus diesen Gründen sowie gegebenenfalls zur Lagedokumentation eingebrachter Fremdmaterialien wird in der Regel unmittelbar nach der Operation im Aufwachraum, auf der Observations- oder Intensivstation ein erstes postoperatives Röntgenbild des Thorax angefertigt ([242], [256], [259], [264], [272]).

Dabei ist eine genaue Kenntnis der postoperativ zu erwartenden Veränderungen notwendig, um diese nicht als eigenständige Pathologie fehlzudeuten. Eine korrekte Einordnung ist nur in Kenntnis der Operationstechnik, des aktuellen Patientenzustandes und gegebenenfalls von auffälligen klinischen Befunden im Verlauf möglich.

## 10.2 Untersuchungsstrategie

Die Indikation zur Anfertigung einer *Röntgenaufnahme* des Thorax besteht bei Verschlechterung des klinischen Zustandes, unklarer klinischer Situation oder nach Insertion von bzw. Manipulation an Fremdmaterialien, z. B. Trachealtuben, zentralen Venenkathetern (sofern eine EKG-Kontrolle unmöglich ist) oder Magensonden [242].

**Merke**

M!

Die routinemäßige Anfertigung von Röntgenaufnahmen des Thorax ohne spezifischen Anlass ist medizinisch nicht hilfreich [254] und rechtlich nicht zulässig.

Projektionsradiografische Aufnahmen des Thorax können im Bett bei liegendem Patienten angefertigt werden, sodass ein Transport mit den damit verbundenen Risiken nicht erforderlich ist.

Als weiteres bettseitiges Verfahren kann die *Sonografie* viele pleuropulmonale und einige mediastinale Pathologien erfassen. Insbesondere Pleura- oder Perikardergüsse sowie Pneumothoraces können primär sonografisch diagnostiziert werden.

Sollten Projektionsradiografie oder Sonografie inkonklusiv oder methodisch nicht in der Lage dazu sein, die Fragestellung zu beantworten, besteht die Indikation zur *Computertomografie*.

## 10.3 Thorakale Fremdmaterialien

Prä- und intraoperativ werden Fremdmaterialien eingebracht, deren Morphologie und korrekte Position zur Beurteilung der postoperativen Bildgebung bekannt sein muss. Fehllagen von Fremdmaterialien können zu ernsthaften Komplikationen führen und müssen zeitnah erkannt und korrigiert werden.

### 10.3.1 Endotrachealtubus

Der Endotrachealtubus besitzt eine Röntgenmarkierung, mit der die Position der Tubusspitze kontrolliert werden kann. Diese sollte in Neutralposition des Kopfes etwa 5 cm oberhalb der Carina lokalisiert sein [257]. Zu berücksichtigen ist dabei die Kopfbewegung des Patienten, da eine Flexion bzw. Extension der Halswirbelsäule zu einer Verschiebung der Tubusspitze um bis zu 2 cm nach distal bzw. proximal proximal führt [249].

Ein zu weit vorgeschobener Tubus endet typischerweise im rechten Hauptbronchus, da dieser in einem steileren Winkel als der linke Hauptbronchus verläuft. Konsekutiv kann eine Atelektase der linken Lunge entstehen. Ein zu weit kranial positionierter Tubus kann die Stimmbänder schädigen. In beiden Fällen ist eine Lagekorrektur erforderlich (► Abb. 10.1, ► Abb. 10.9).

### 10.3.2 Trachealkanüle

Nach Tracheotomie finden unterschiedliche Trachealkanülen und Tracheoflexkanülen Anwendung. Diese sollten mit ihrer Spitze in der Mitte zwischen Tracheostoma und Carina liegen, die Position der Trachealkanüle wird durch Flexion oder Extension des Kopfes des Patienten im Gegensatz zum Endotrachealtubus nicht verändert (► Abb. 10.2) [253].

### 10.3.3 Ernährungssonde

Ernährungssonden besitzen in der Regel eine Röntgenmarkierung. Die Spitze sollte infradiaphragmal aboral der Kardia lokalisiert sein, um einen Reflux der Ernährungslösung und damit die Gefahr einer Aspiration zu verhindern [253]. Häufig ist die Spitze der Ernährungssonde nicht auf dem Bild erfasst; sofern das Bild den technischen Anforderungen entspricht, ist jedoch eine Aussage möglich, ob die Sonde ober- oder unterhalb der Kardia liegt. Eine im Hinblick auf den Thorax korrekt durchgeführte Übersichtsaufnahme ist bezüglich des Abdomens bewusst nur gering exponiert, was die Abgrenzung der Sonde erschweren kann. Muss aus klinischer Sicht

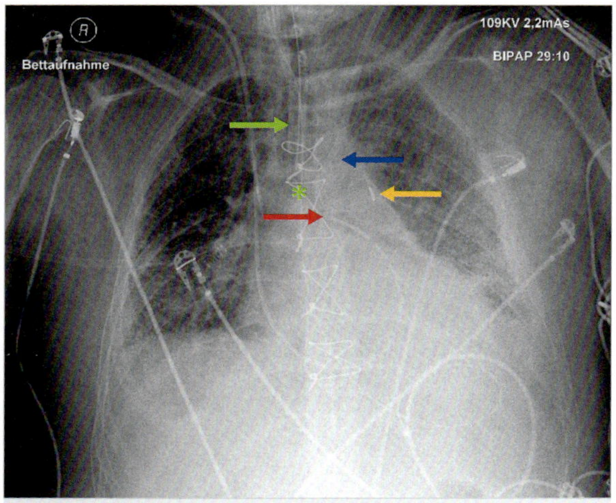


**Abb. 10.1** Nach Bypass-OP: Korrekturbedürftiger Endotrachealtubus (grüner Pfeil) 2 cm oberhalb der Carina (*). Pulmonalarterienkatheter rechts transjugulär mit Spitze im rechtsventrikulären Ausflusstrakt korrekt in Ruheposition (roter Pfeil). Shaldon-Katheter links transjugulär mit Spitze in der V. Anonyma (blauer Pfeil) mit erforderlichem Vorschub. Jugulariskatheter rechts mit der Spitze korrekt in der V. cava superior. IABP korrekt mit der kranialen Markierung am Unterrand des Aortenbogens (gelber Pfeil). Magensonde mit funktionell nicht relevanter Schlaufenbildung im Magen. Mediastinale Gefäß-Clips. Intakte Sternalcerclagen.

eine exakte Position der Sondenspitze im Magen dokumentiert werden, kann eine ergänzende Aufnahme des Oberbauches erfolgen (▶ Abb. 10.1, ▶ Abb. 10.2, ▶ Abb. 10.9).

## 10.3.4 ZVK, Vorhofkatheter und Shaldon-Katheter

Zentrale Venenkatheter sollten mit ihrer Spitze in der herznahen V. cava superior enden [251]. Fehllagen in kleinen peripheren Venen können zu erschwerten Infusionsbedingungen oder zur Gefäßverletzung mit möglicher Ruptur führen. Bis intrakardial vorgeschobene Katheter können die Erregungsleitung stören und Herzrhythmusstörungen auslösen. Auch arterielle Fehllagen treten auf und können abhängig vom applizierten Medikament zu erheblichen Schädigungen der nachgeschalteten Versorgungsgebiete führen. Die Unterscheidung zwischen arterieller und venöser Lage ist in der Übersichtsaufnahme des Thorax im anterior-posterioren Strahlengang nicht immer möglich, kann jedoch einfach durch eine Blutgasanalyse erfolgen. In Einzelfällen kann zur Bestimmung der Katheterlage eine Durchleuchtungsuntersuchung mit Kontrastmittelinjektion oder eine CT notwendig werden (▶ Abb. 10.1, ▶ Abb. 10.2, ▶ Abb. 10.3, ▶ Abb. 10.7, ▶ Abb. 10.9, ▶ Abb. 10.11).

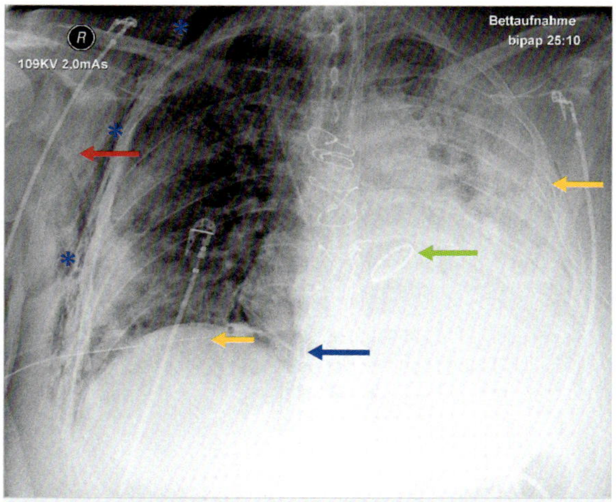


**Abb. 10.2** Aortenklappenersatz (grüner Pfeil) mit Beginn einer ECMO-Therapie: ECMO-Kanülen rechts axillär (roter Pfeil) und im Übergang V. cava inferior zum rechten Vorhof (blauer Pfeil). Trachealkanüle mit Spitze 3 cm oberhalb der Carina. Jugulariskatheter rechts, Magensonde. Beidseitige Thoraxdrainagen (gelber Pfeil) nach Pneumothorax mit residuellem Weichteilemphysem (*). Intakte Sternalcerclagen. Aortenklappenersatz. Epimyokardiale Stimulationssonden. Jeweils korrekte Materiallage.

## 10.3.5 Pulmonalarterienkatheter (Swan-Ganz-Katheter)

Zur Messung des pulmonalen Verschlussdruckes kann ein spezieller zentralvenöser Katheter (Swan-Ganz-Katheter) bis in die Pulmonalarterien vorgeschoben werden [255]. Dabei ist zwischen der Ruheposition im Truncus pulmonalis und der Messposition (Wedge-Position) in Segmentarterien zu differenzieren.

In der Röntgendokumentation befindet sich der Katheter typischerweise in Ruheposition. Eine persistierende distale Lage in Messposition birgt die Gefahr einer Gefäßverletzung mit konsekutiver pulmonaler Hämorrhagie (▶ Abb. 10.1).

## 10.3.6 Portkatheter

Man unterscheidet radiologisch-interventionell von chirurgisch-operativ implantierten Portkathetern.

Letztgenannte werden typischerweise mit dem Reservoir epipektoral implantiert. Der Katheter wird über die V. subclavia oder V. jugularis interna bis in die herznahe V. cava superior vorgeschoben.

Die Katheterspitze interventioneller Portsysteme befindet sich in gleicher Lokalisation; das Reservoir wird jedoch typischerweise im proximalen Oberarm implantiert [247].

Bei radiologisch vermutetem Defekt oder klinischer Dysfunktion besteht die Indikation zur Kontrastmitteldarstellung unter Durchleuchtung (▶ Abb. 10.7, ▶ Abb. 10.8, ▶ Abb. 10.9, ▶ Abb. 10.11).

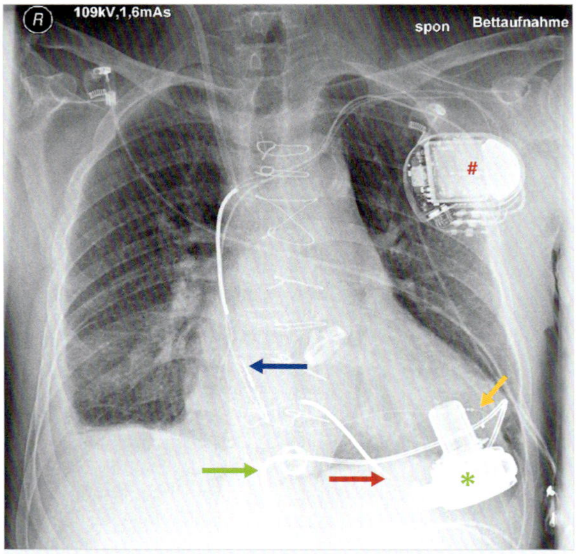


**Abb. 10.3** Linksherzinsuffizienz und akutes Nierenversagen mit Implantation eines linksventrikulären Unterstützungssystems (LVAD). Dieses projiziert sich auf die Herzspitze (*), Driveline epigastral (grüner Pfeil), aortale Kanüle nicht sichtbar. ICD-/Schrittmacheraggregat links pektoral (#) mit Sondenspitzen im rechten Ventrikel (roter Pfeil), im rechten Vorhof (blauer Pfeil) und im Koronarvenensystem des linken Ventrikels (gelber Pfeil). Mehrlumen-ZVK rechts transjugulär. Intakte Sternalcerclagen.

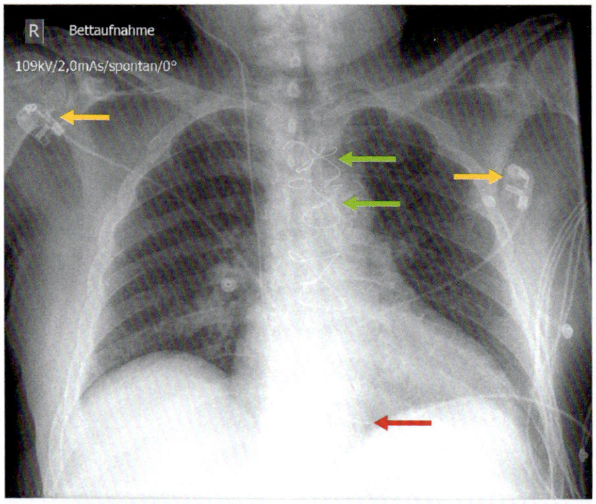


**Abb. 10.4** Passagerere Schrittmachersonde über die rechte Vena jugularis interna mit Lage der Spitze im rechten Ventrikel (roter Pfeil). Ruptur der ersten und zweiten Sternalcerclage von kranial (grüner Pfeil). Mediastinale Gefäß-Clips nach Bypass-OP. Externe EKG-Elektroden (gelber Pfeil).

## 10.3.7 Herzschrittmacher/implantierbarer Cardioverter-Defibrillator (ICD)

Abhängig von der zugrunde liegenden Erkrankung werden unterschiedliche Stimulationssysteme implantiert. Das Schrittmacher- oder ICD-Aggregat wird meist epipektoral platziert, seltener subkutan im oberen Abdominalquadranten.

Eine systemabhängig unterschiedliche Anzahl von Sonden wird meist über die V. subclavia oder V. jugularis interna bis intrakardial vorgeschoben. Darüber hinaus existieren epipektorale Sonden, die unabhängig von den Gefäßen verlaufen (subkutaner ICD).

Typische Sondenlagen sind der rechte Vorhof, der rechte Ventrikelapex und das Koronarvenensystem im Bereich des linken Ventrikels [243]. Neben der Lage sind die korrekte Konnektion der Sonden an das Aggregat und die Kontinuität der Sonden mitsamt umgebender Isolierung zu beurteilen. Infolge von Überlagerungen kann dies meist nur in zwei Bildebenen erfolgen (▸ Abb. 10.3, ▸ Abb. 10.10).

## 10.3.8 Epimyokardiale Stimulationssonden

Bei Herzoperationen werden häufig epimyokardiale Stimulationssonden zur EKG-Ableitung sowie zur Stimulation eingebracht, die zunächst belassen werden (▸ Abb. 10.2). Diese sind sehr dünn und daher häufig nur schwer zu erkennen. Die Sonden werden in der Regel transkutan entfernt und können dabei abreißen, sodass Reste epikardial verbleiben.

## 10.3.9 Temporäre Schrittmachersonden

Temporäre Schrittmachersonden werden wie ein zentraler Venenkatheter transvenös eingebracht und im rechten Ventrikel oder rechten Vorhof platziert (▸ Abb. 10.4).

## 10.3.10 Sternalcerclagen

Nach Sternotomie werden die Sternumhälften adaptiert und durch Sternalcerclagen gesichert. Diese können im Verlauf durch mechanische Belastung brechen und durch Reizung zu Schmerzen und Entzündungen führen, die eine Sternumrevision erforderlich machen. Meist ist der Bruch einer Sternalzerklage jedoch nicht symptomatisch (▸ Abb. 10.1, ▸ Abb. 10.2, ▸ Abb. 10.3, ▸ Abb. 10.4, ▸ Abb. 10.6, ▸ Abb. 10.10).

## 10.3.11 Clip- und Hautklammermaterial

Bei vielen Operationen wird Clipmaterial, insbesondere im Verlauf von Gefäßen, verwendet.

Demgegenüber etwas größere Clips werden bei der Cholezystektomie verwendet und projizieren sich auf die Leberpforte.

Hautklammernähte sind leicht am Verlauf der Klammern über einer (nicht sichtbaren) Hautschnittlinie zu erkennen (▶ Abb. 10.1, ▶ Abb. 10.4, ▶ Abb. 10.9).

## 10.3.12 Ventrikuläres Unterstützungssystem (VAD)

Bei hochgradiger Herzinsuffizienz kann ein meist links- oder seltener biventrikuläres Unterstützungssystem implantiert werden, das die Herzarbeit unterstützt [269]. Die Inflow-Kanüle ist transapikal linksventrikulär platziert. Die Outflow-Kanüle in der Aorta thoracalis ascendens ist meist nicht röntgendicht. Die zur Steuerung und Energieversorgung erforderliche Driveline ist meist im linken oberen Abdominalquadranten ausgeführt. Die komplette Erfassung des Systems ist meist nur mit einer tief eingestellten Röntgenuntersuchung des Thorax möglich (▶ Abb. 10.3).

## 10.3.13 Intraaortale Ballonpumpe (IABP)

Die IABP ist ein mechanisches Verfahren zur Kreislaufunterstützung im kardiogenen Schock. Über eine extrakorporale Pumpe wird ein – in der Aorta thoracalis descendens platzierter – großvolumiger Ballonkatheter pulssynchron mit Helium gefüllt und entleert. Die diastolische Inflation des Ballons bewirkt durch eine Okklusion der Aorta einen Anstieg des koronaren Perfusionsdrucks. Darüber hinaus führt die enddiastolische Deflation zu einer Nachlastsenkung mit konsekutiver Abnahme der linksventrikulären Wandspannung und damit der Herzarbeit. Die IABP führt demnach zu einer Steigerung des Herzzeitvolumens bei sinkendem myokardialen Sauerstoffverbrauch. Die korrekte Lage der IABP lässt sich echokardiografisch und radiologisch verifizieren; die Spitze der IABP sollte unterhalb des Abgangs der linken Arteria subclavia (im Röntgenbild 2 cm kaudal des Unterrandes des Aortenbogens), das kaudale Ende unterhalb der viszeralen Gefäßabgänge liegen (▶ Abb. 10.1).

## 10.3.14 Extrakorporale Membranoxygenierung (ECMO)

Die ECMO ist ein Rescue-Verfahren zur Therapie eines lebensbedrohlichen kardiopulmonalen Organversagens. Prinzipiell werden die venoarterielle und die venovenöse ECMO unterschieden.

Die venoarterielle ECMO dient der Therapie des kardiogenen Schocks. Die arterielle Kanülierung kann zentral (z. B. A. axillaris) oder peripher (A. femoralis) erfolgen; die venöse Kanüle liegt zumeist in der V. femoralis. Die Reinjektion des oxygenierten Blutes über die A. axillaris (antegrad) kann bei der CTA und DSA zu einer Beeinträchtigung der Gefäßkontrastierung führen und ist entsprechend zu berücksichtigen (▶ Abb. 10.2).

Die venovenöse ECMO zur Therapie des akuten Lungenversagens wird meist in der V. jugularis interna (zum Patienten führend) und V. femoralis (zur ECMO drainierend) etabliert. Zur Lagekontrolle ist daher neben einer Röntgen-Übersichtsaufnahme des Thorax auch eine Übersichtsaufnahme des Abdomens erforderlich. Bei einer zu dicht benachbarten Lage beider Kanülen würde das oxygenierte Blut direkt in die ECMO zurückgesaugt.

## 10.3.15 Thorax- und Mediastinaldrainagen

Nach Eröffnung der Pleurahöhle werden regelhaft *Thoraxdrainagen* eingebracht, als Bülau-Drainage im 3.–5. ICR (vordere bis mittlere Axillarlinie), als Monaldi-Drainage im 2.–3. ICR (Medioklavikularlinie) oder an anderer situationsabhängiger Position.

Die korrekte Position der Thoraxdrainage ist davon abhängig, ob Flüssigkeit oder Luft drainiert werden soll. Zur Evakuation eines Pneumothorax sollte eine apikale Lage, für die Drainage von Flüssigkeiten eine basale Position angestrebt werden.

Bei Verdacht auf Drainagendislokation oder eine intrapulmonale Lage ist zusätzlich eine seitliche Röntgenaufnahme oder eine CT-Untersuchung erforderlich, um die Drainagenspitze exakt lokalisieren zu können [271].

Im Verlauf ist insbesondere auf eine konstant korrekte Positionierung der Drainage und eine Dynamik des behandelten Pneumo- oder Fluidothorax zu achten. Bei neuerlichem Auftreten eines Pneumothorax und gleichzeitig progredientem Weichteilemphysem ist differenzialdiagnostisch an eine Fistelung oder eine inkomplett intrathorakale Drainagelage zu denken.

Vor Entfernung einer Thoraxdrainage ist eine Kontrolluntersuchung mit sogfreier Drainage im Sinne eines Auslassversuches indiziert.

> **Merke**
>
> Nach Entfernung einer Thoraxdrainage kann das ehemalige Drainagelager aufgrund von Kompression des Lungengewebes als Verschattungslinie abgrenzbar sein und sollte nicht mit einem Pneumothorax verwechselt werden.

*Mediastinaldrainagen* werden nach mediastinalen Operationen eingebracht und können mit ihrer Spitze, je nach intraoperativem Vorgehen und Bedarf, im gesamten Mediastinum lokalisiert sein (▶ Abb. 10.2, ▶ Abb. 10.5, ▶ Abb. 10.7, ▶ Abb. 10.9).

### 10.3.16 Tupfer und Verbandmaterial

Insbesondere beim Thorax apertum lässt sich postoperativ häufig aufliegendes Verbandmaterial nachweisen, das mit Röntgenmarkierungen versehen ist. Nach Thoraxverschluss muss bei der folgenden Kontrollaufnahme sämtliches extern aufliegendes Verbandmaterial entfernt werden, da ansonsten nicht zwischen aufliegendem Verbandmaterial und versehentlich intraoperativ zurückgelassenem Fremdmaterial differenziert werden kann.

Sofern nach Thoraxverschluss Verbandmaterial detektiert wird, sollte eine klinische Korrelation am Patienten erfolgen. Bei unklarem Befund besteht die Indikation zur Computertomografie, für die keine Kontrastmittelgabe erforderlich ist. Um eine Fremdkörperreaktion zu verhindern, ist zurückgelassenes Fremdmaterial möglichst zeitnah zu entfernen, sodass die Abklärung dieser Fragestellung dringlich ist [268].

## 10.4 Spezifische thorakale Befunde

### 10.4.1 Zustand nach pulmonaler Operation

Nach pulmonaler Operation sind Pneumothoraces, Pleuraergüsse, kleine Einblutungen, ödematöse Lungenparenchym-Veränderungen und Belüftungsstörungen zu erwarten, die im Verlauf eine Regredienz zeigen sollten. Die nicht operierte Lunge, die intraoperativ häufig mit Einlungenventilation beatmet wird, kann postoperativ weiterhin eine Hyperperfusion aufweisen [262]. Diese kann durch das reduzierte Lungenvolumen auf der operierten Seite zudem verstärkt werden.

#### Metastasektomie

Um Lungenmetastasen operativ zu entfernen, kommen je nach Lokalisation und Anzahl der Metastasen unterschiedliche operative Techniken zum Einsatz. Bei solitären, peripher lokalisierten Metastasen wird häufig die lungenparenchymsparende atypische Resektion durchgeführt, bei der Metastasen mit entsprechendem Sicherheitsabstand reseziert werden [265].

Im Operationsgebiet sind häufig homogene Verschattungen abgrenzbar, die durch kleine Einblutungen und angrenzende Belüftungsstörungen erklärt werden können (▶ Abb. 10.5). Im weiteren Verlauf bilden sich diese

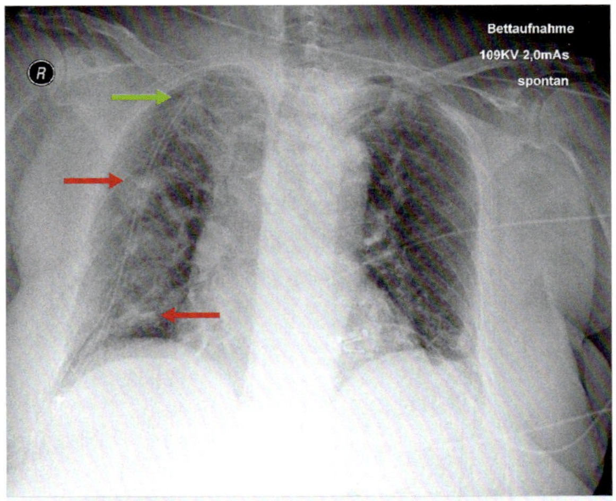


**Abb. 10.5** Pulmonal metastasiertes Urothel-Karzinom nach Metastasektomie im rechten Lungenober- und –unterlappen: Postoperative Dystelektasen in den Operationsfeldern (roter Pfeil). Thoraxdrainage rechts (grüner Pfeil).

Parenchymveränderungen bis auf eine persistierende Narbe zurück.

Bei zentral gelegenen Metastasen kann auch eine Lobektomie oder Pneumektomie erforderlich werden.

Eine Sonderform stellt die videoassistierte Thorakoskopie (VATS) dar, die bei pleuralen und subpleuralen Herden eine Resektion ohne Thorakotomie erlaubt. Die postoperativen Parenchymveränderungen unterscheiden sich nicht.

#### Lobektomie

Bei einem Bronchialkarzinom wird auch in einem frühen Tumorstadium häufig der betroffene Lungenlappen komplett entfernt, um die Wahrscheinlichkeit für ein Lokalrezidiv zu senken [252].

Der geschaffene Freiraum auf der operierten Seite wird in der Regel partiell durch eine Ausdehnung des verbliebenen Lungengewebes aufgefüllt, was zu einem sekundären Emphysem des verbliebenen Lungenlappens führen kann. Darüber hinaus bedingt der Volumenverlust einen nach ipsilateral gerichteten Mediastinalshift und einen Zwerchfellhochstand (▶ Abb. 10.6).

Spezielle postoperative Komplikationen sind insbesondere Pneumonien, persistierende Undichtigkeiten der Luftwege und Atelektasen [270].

#### Pneumektomie

Eine Pneumektomie wird bei fortgeschrittenem Bronchialkarzinom sowie bei unheilbaren Lungenerkrankungen wie ausgeprägten Bronchiektasen oder fortgeschrittener Tuberkulose und in seltenen Fällen auch bei Kindern mit kongenitalen pulmonalen Atemwegsmalformationen durchgeführt [244].

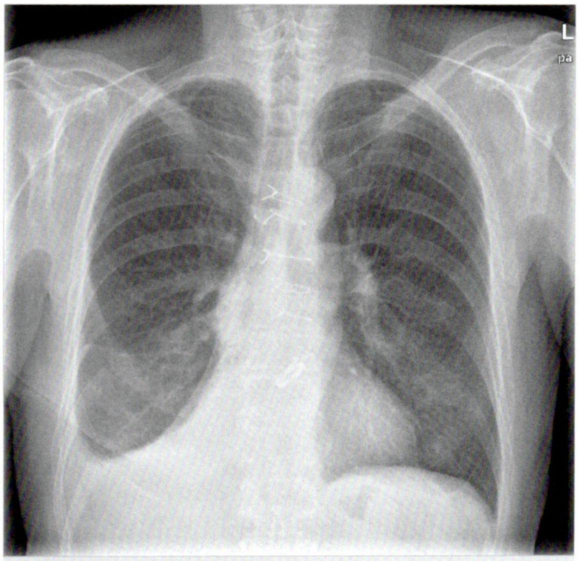


Abb. 10.6 Unterlappenresektion rechts bei Bronchialkarzinom am 15. postoperativen Tag: Ausfüllung des rechten Hemithorax durch konsekutiv gering überblähte Restlunge. Zwerchfellhochstand rechts und diskreter Mediastinalshift nach rechts. Erguss im rechten lateralen Sinus phrenicocostalis. Zustand nach Aortenklappenersatz; intakte Sternalcerclagen.

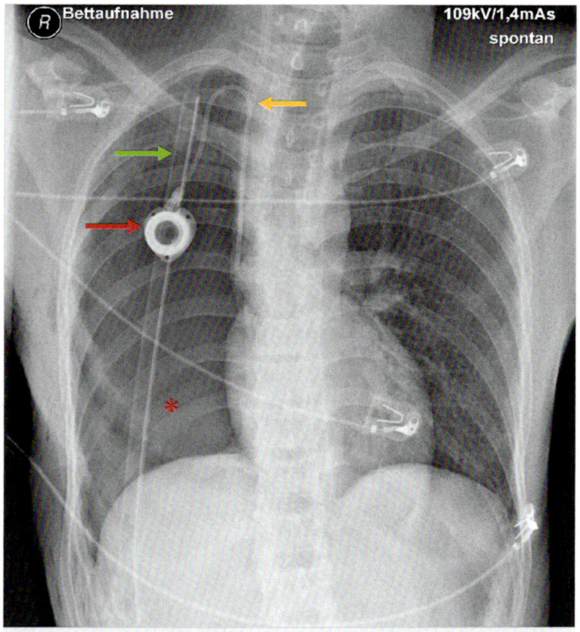


Abb. 10.7 Nach Pneumektomie rechts bei Ewing-Sarkom mit multiplen pulmonalen Metastasen und Pleurabefall: Hypertransparente, überwiegend luftgefüllte Pneumektomie-Höhle rechts (*). Thoraxdrainage rechts (grüner Pfeil). Portkatheter rechts epipektoral (roter Pfeil). Mehrlumen-ZVK rechts transjugulär mit Spitze soeben in der oberen V. cava superior (gelber Pfeil).

Die Pneumektomiehöhle ist unmittelbar postoperativ luftgefüllt (▶ Abb. 10.7). Im Verlauf füllt sich diese Höhle konsekutiv mit Flüssigkeit. Bis zur vollständigen Ausbildung eines Fluidothorax kann daher wie bei einem Fluidopneumothorax in stehender Aufnahmeposition ein Luft-Flüssigkeits-Spiegel nachgewiesen werden (▶ Abb. 10.8).

Nach 2–4 Monaten resultiert eine vollständig flüssigkeitsgefüllte Pneumektomiehöhle mit einem initialen Mediastinalshift zur operierten Seite sowie einer Hyperperfusion und möglichen Überblähung der kontralateralen Lunge. Der Zwerchfellhochstand auf der operierten Seite ist durch die flüssigkeitsbedingte homogene Verschattung des Hemithorax projektionsradiografisch nicht abgrenzbar. Mit der folgenden Ausbildung eines Fibrothorax nehmen die vorgenannten Traktionsphänomene zu.

Komplikationen nach Pneumektomie gehen unbehandelt mit einer hohen Mortalität einher, können jedoch oft radiografisch detektiert werden [267]. Ein sensitiver Marker für Spätkomplikationen nach Pneumektomie ist eine Regredienz des Mediastinalshifts zur Seite der Pneumektomie [274]. Ursachen können beispielsweise ein Hämatothorax, ein Chylothorax oder ein Empyem in der Pneumektomiehöhle sein. Eine Differenzierung ist projektionsradiografisch nicht möglich und erfordert eine weiterführende Diagnostik mittels Computertomografie [248].

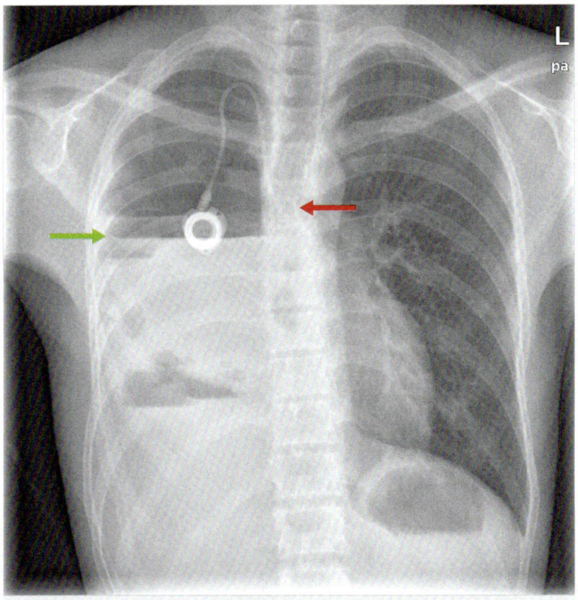


Abb. 10.8 Patient aus ▶ Abb. 10.7 am 12. postoperativen Tag nach Pneumektomie mit partiell flüssigkeits- und partiell luftgefüllter Pneumektomiehöhle und konsekutiver Spiegelbildung (grüner Pfeil). Zunehmender Mediastinalshift nach rechts (roter Pfeil).

## 10.4.2 Zustand nach mediastinaler Operation

Ein Pneumomediastinum ist nach mediastinaler Operation ein häufiger Befund und nicht primär als pathologisch zu werten. Persistiert das Pneumomediastinum länger als 2 Wochen oder weist es eine Progredienz auf, ist dies nicht mehr allein durch die mediastinale Operation erklärbar und sollte weiter abgeklärt werden (Kap. 9.3) [246].

Durch die Nachbarschaft des mediastinalen Operationssitus zur Pleura sind dortige Komplikationen, z. B. Pneumothorax, Pleuraerguss oder Hämatothorax, möglich. Oft werden intraoperativ neben mediastinalen auch pleurale Drainagen eingelegt.

### Ösophagusresektion (mit Magenhochzug)

Eine Ösophagusresektion mit Magenhochzug verändert die thorakale Anatomie und erschwert die Bildinterpretation [261].

Da sich der Magen zumindest teilweise mediastinal befindet, ist das Magenlumen mit entsprechenden Lufteinschlüssen in Projektion auf den Herzschatten nachweisbar. Dies kann mit einem mediastinalen Hämatom verwechselt werden. Clipmaterial markiert den Bereich der Anastomose zwischen proximalem Ösophagusstumpf und Magen im Mediastinum. Die Spitze der Ernährungssonde, sofern intragastral positioniert, kommt oberhalb des Zwerchfells zur Abbildung (▶ Abb. 10.9).

Intraabdominale Luft unmittelbar postoperativ ist nicht als pathologisch zu werten, da sie aus dem mediastinalen Operationsgebiet nach abdominell weitergeleitet werden kann.

Sofern der klinische Verdacht auf eine Anastomoseninsuffizienz oder einen mediastinalen Abszess besteht, ist eine Computertomografie zur weiterführenden Diagnostik indiziert [250]. Diese sollte zur besseren Darstellung einer eventuellen Leckage mit ergänzender Gabe eines wasserlöslichen Kontrastmittels oral oder über eine Magensonde unmittelbar vor Scanbeginn erfolgen.

Projektionsradiografische Hinweise für eine der zuvor genannten Komplikationen sind eine zunehmende Mediastinalverbreiterung oder eine Zunahme der mediastinalen und abdominellen Luft. Der variable Füllungszustand des hochgezogenen Magens erschwert jedoch durch Überlagerung die Beurteilbarkeit der Mediastinalbreite.

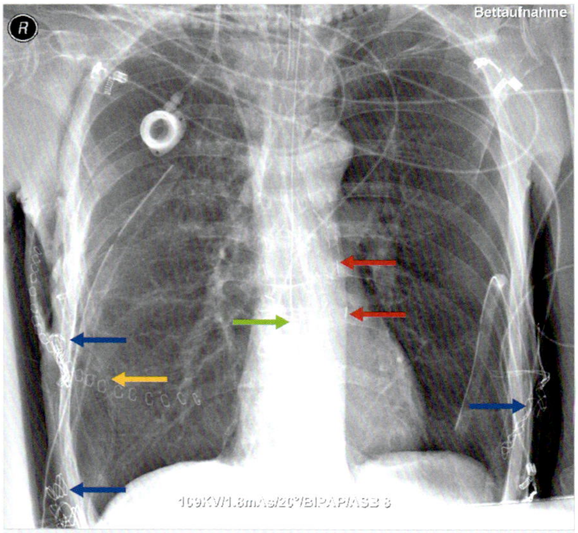


**Abb. 10.9** Unmittelbar nach thorakoabdomineller Ösophagusresektion bei distalem Ösophaguskarzinom: Ernährungssonde oberhalb des Zwerchfells intragastral und damit regelrecht (grüner Pfeil). Mediastinales Clipmaterial (roter Pfeil). Portkatheter rechts epipektoral. Endotrachealtubus regelrecht. Thoraxdrainagen beidseits. Hautklammernaht rechts thorakal (gelber Pfeil). Weichteilemphysem der Thoraxwand rechts. Röntgenmarkierte extern aufliegende Verbandkompressen (blauer Pfeil).

## 10.4.3 Zustand nach herzchirurgischer Operation

Neben den vorgenannten Komplikationen anderweitiger mediastinaler Operationen sind nach kardialer Operation zusätzlich die Herzform und -größe als Hinweis für einen Perikarderguss interessant. Ferner sind die Lungengefäße ein Indikator für die Lungenperfusionsverhältnisse und somit für die kardiale Leistungsfähigkeit.

### Bypassoperation und Klappenersatz

Nach Bypassoperation lassen sich die Clips im Verlauf der Gefäßpräparation nachweisen (▶ Abb. 10.1, ▶ Abb. 10.4), nach Klappenoperation entsprechend die künstlichen Herzklappen, sofern sie röntgendicht sind (▶ Abb. 10.2, ▶ Abb. 10.3, ▶ Abb. 10.10). Durch das Operationstrauma zeigt das Herz verglichen zu den präoperativen Voruntersuchungen in der Regel eine Größenzunahme. Zum Ausschluss eines Perikardergusses bzw. Hämatoperikards [260] ist bei klinischem Verdacht eine echokardiografische Kontrolle durchzuführen. Sollte sich ein unklarer Befund ergeben, besteht die Indikation zur Computertomografie.

Postoperativ entstehen regelhaft Pleuraergüsse mit einem Maximum zwischen dem 2. und 5. postoperativen Tag. Darüber hinaus treten Atelektasen und ödematöse Lungenparenchym-Veränderungen auf, die in der Regel links ausgeprägter sind als rechts [259], wobei die Belüftungsdefizite eine ausgeprägtere Rolle zu spielen scheinen [273].

### Kathetergestützter Aortenklappenersatz (TAVI)

Für Patienten, deren perioperatives Risiko bei einer offenen Klappenersatzoperation sehr hoch ist, besteht die Möglichkeit einer transapikalen oder transarteriellen Klappenimplantation (TAVI = transcatheter aortic valve implantation). Im Gegensatz zur konventionellen Klappenersatzoperation ist das Operationstrauma geringer.

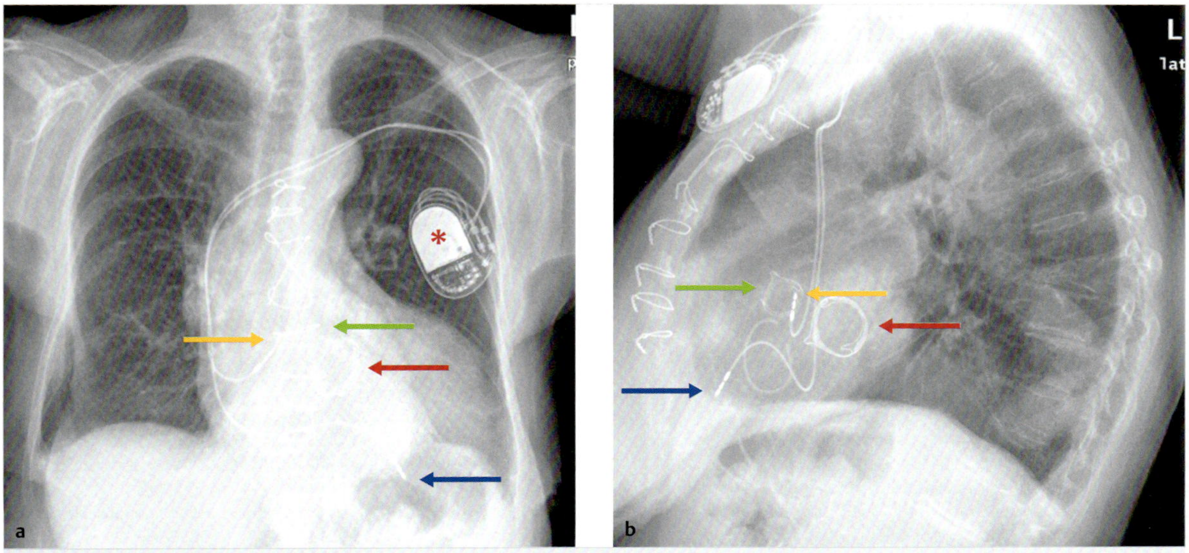


**Abb. 10.10** 7 Wochen nach Aortenklappenersatz (grüner Pfeil), Mitralklappenersatz (roter Pfeil) und Trikuspidalklappenraffung (unterbrochener Ring) bei vorbestehenden Vitien. Postoperativ AV-Block III. Grades mit Implantation eines Schrittmacheraggregates links pektoral (*) mit Sondenspitzen korrekt im rechten Vorhof (gelber Pfeil) und im rechten Ventrikel (blauer Pfeil). Intakte Sternalcerclagen. Clipmaterial in Projektion auf die Leberpforte nach Cholecystektomie.
**a** p. a.-Projektion.
**b** Links-seitliche Projektion.

Für die transfemorale Aortenklappenimplantation ist eine präoperative CT-Angiografie der gesamten Aorta bis zu den proximalen Femoralgefäßen erforderlich, um die erforderliche Prothesengröße zu bestimmen und den Zugangsweg adäquat planen zu können [266]. Bestehen transarteriell Hindernisse wie Gefäßverschlüsse, schweres Kinking oder eine massive Aortenskleorse, wird meist dem transapikalen Zugangsweg der Vorzug gegeben werden.

Postinterventionell gleicht die interventionell eingebrachte Aortenklappe einem Stent mit röntgendichten Metallstreben; die eigentliche Klappe ist nicht sichtbar (▶ Abb. 10.11).

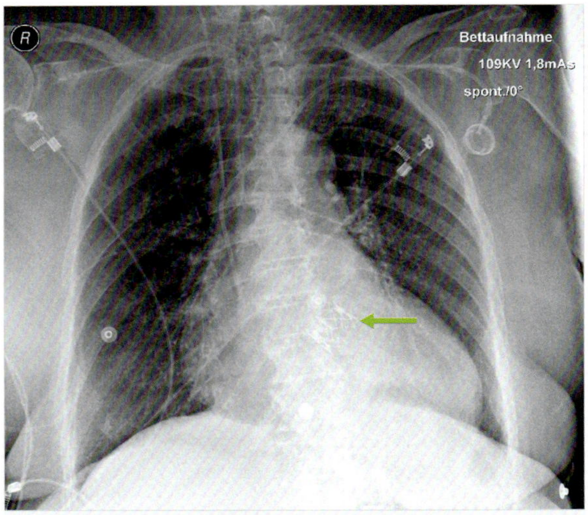


**Abb. 10.11** Nach transfemoraler Aortenklappenimplantation bei Aortenklappenstenose und vorbestehendem Non-Hodgkin-Lymphom: Die Klappenprothese imponiert ähnlich einem Stent mit röntgendichten Metallstreben (grüner Pfeil). Port-Katheter links epipektoral. Jugulariskatheter rechts.

# Literatur


[242] **American College of Radiology.** ACR appropriateness criteria: routine chest radiograf. Revision 2011

[243] **Bejvan** SM, Ephron JH, Takasugi JE et al. Imaging of cardiac pacemakers. AJR Am J Roentgenol 1997; 169: 1371–1379

[244] **Ben-Ishay** O, Nicksa GA, Wilson JM et al. Management of giant congenital pulmonary airway malformations requiring pneumonectomy. Ann Thorac Surg 2012; 94: 1073–1078

[245] **Brodie** D, Bacchetta M. Extracorporeal membrane oxygenation for ARDS in adults. N Engl J Med; 365: 1905–1914

[246] **Burchardi** H. Die Intensivmedizin. 11. Aufl. Berlin: Springer: 1208

[247] **Busch** JD, Herrmann J, Heller F et al. Follow-up of radiologically totally implanted central venous access ports of the upper arm: long-term complications in 127,750 catheter-days. AJR Am J Roentgenol 2012; 199 (2): 447–452

[248] **Chandrashekhara** SH, Bhalla AS, Sharma R et al. Imaging in post-pneumonectomy complications: a pictorial review. J Cancer Res Ther 2011; 7: 3–10

[249] **Conrardy** PA, Goodman LR, Lainge F et al. Alteration of endotracheal tube position. Flexion and extension of the neck. Crit Care Med 1976; 4: 7–12

[250] **Devenney-Cakir** B, Tkacz J, Soto J et al. Complications of esophageal surgery: role of imaging in diagnosis and treatments. Curr Probl Diagn Radiol 2011; 40: 15–28

[251] **Funaki** B. Central venous access: a primer for the diagnostic radiologist. AJR Am J Roentgenol 2002; 179: 309–318
[252] **Ginsberg** RJ, Rubinstein LV. Randomized trial of lobectomy versus limited resection for T1 N0 non-small cell lung cancer. Lung Cancer Study Group. Ann Thorac Surg 1995; 60: 615–622; discussion 622–623
[253] **Godoy** MC, Leitman BS, de Groot PM et al. Chest radiography in the ICU. Part 1. Evaluation of airway, enteric, and pleural tubes. AJR Am J Roentgenol 2012; 198: 563–571
[254] **Hejblum** G, Chalumeau-Lemoine L, Ioos V et al. Comparison of routine and on-demand prescription of chest radiografs in mechanically ventilated adults: a multicentre, cluster-randomised, two-period crossover study. Lancet 2009; 374: 1687–1693
[255] **Henry** DA, LeBolt S. Invasive hemodynamic monitoring: radiologist's perspective. Radiographics 1986; 6: 535–572
[256] **Hornick** PI, Harris P, Cousins C et al. Assessment of the value of the immediate postoperative chest radiograf after cardiac operation. Ann Thorac Surg 1995; 59: 1150–1153; discussion 1153–1154
[257] **Hunter** TB, Taljanovic MS, Tsau PH et al. Medical devices of the chest. Radiographics 2004; 24: 1725–1746
[258] **Hyson** EA, Ravin CE, Kelley MJ et al. Intraaortic counterpulsation balloon: radiographic considerations. AJR Am J Roentgenol 1977; 128: 915–918
[259] **Jain** U, Rao TL, Kumar P et al. Radiographic pulmonary abnormalities after different types of cardiac surgery. J Cardiothorac Vasc Anesth 1991; 5: 592–595
[260] **Katzberg** RW, Whitehouse GH, deWeese JA. The early radiologic findings in the adult chest after cardiopulmonary bypass surgery. Cardiovasc Radiol 1978; 1: 205–215
[261] **Kim** TJ, Lee KH, Kim YH et al. Postoperative imaging of esophageal cancer: what chest radiologists need to know. Radiographics 2007; 27: 409–429
[262] **Kozian** A, Schilling T, Freden F et al. One-lung ventilation induces hyperperfusion and alveolar damage in the ventilated lung: an experimental study. Br J Anaesth 2008; 100: 549–559
[263] **Meltzer** EC, Fins JJ. Extracorporeal membrane oxygenation for ARDS in adults. N Engl J Med 2012; 366: 575–576; author reply 576
[264] **O'Brien** W, Karski JM, Cheng D et al. Routine chest roentgenography on admission to intensive care unit after heart operations: is it of any value? J Thorac Cardiovasc Surg 1997; 113: 130–133
[265] **Pfannschmidt** J, Egerer G, Bischof M et al. Surgical intervention for pulmonary metastases. Dtsch Arztebl Int; 109: 652–658
[266] **Pontone** G, Andreini D, Bartorelli AL et al. Aortic annulus area assessment by multidetector computed tomography for predicting paravalvular regurgitation in patients undergoing balloon-expandable transcatheter aortic valve implantation: a comparison with transthoracic and transesophageal echocardiography. Am Heart J 2012; 164: 576–584
[267] **Pool** KL, Munden RF, Vaporciyan A et al. Radiographic imaging features of thoracic complications after pneumonectomy in oncologic patients. Eur J Radiol 2012; 81: 165–172
[268] Schmid C, Krempel S, Scheld HH. A forgotten gauze swab-clinical and legal considerations. Thorac Cardiovasc Surg 2001; 49: 191–193
[269] **Slaughter** MS, Rogers JG, Milano CA et al. Advanced heart failure treated with continuous-flow left ventricular assist device. N Engl J Med 2009; 361: 2241–2251
[270] **Stolz** AJ, Schutzner J, Lischke R et al. Predictors of atelectasis after pulmonary lobectomy. Surg Today 2008; 38: 987–992
[271] **Tocino** I. Chest imaging in the intensive care unit. Eur J Radiol 1996; 23: 46–57
[272] **Tolsma** M, Kroner A, van den Hombergh CL et al. The clinical value of routine chest radiografs in the first 24 hours after cardiac surgery. Anesth Analg 2011; 112: 139–142
[273] **Verheij** J, van Lingen A, Raijmakers PG et al. Pulmonary abnormalities after cardiac surgery are better explained by atelectasis than by increased permeability oedema. Acta Anaesthesiol Scand 2005; 49: 1302–1310
[274] **Wechsler** RJ, Goodman LR. Mediastinal position and air-fluid height after pneumonectomy: the effect of the respiratory cycle. AJR Am J Roentgenol 1985; 145: 1173–1176

# Teil III

## Bildgebung des Abdomens

# 11 Kardinalsymptome und ihre bildgebende Konsequenz

*K. Waurick*

III

## 11.1 Akutes Abdomen

### 11.1.1 Differenzialdiagnosen des akuten Abdomens

Ein „akutes Abdomen" ist eine chirurgische Notfallsituation, charakterisiert durch den Symptomkomplex akuter Abdominalschmerz, Peritonismus, Motilitätsstörungen, Übelkeit, Erbrechen und vegetative Symptome bis hin zum Schock. Die sofortige Diagnostik und Therapie sind von entscheidender prognostischer Bedeutung.

Infolge der Vielzahl möglicher Erkrankungen, die mit einem akuten Abdomen einhergehen, spielen die sorgfältige Anamneseerhebung und körperliche Untersuchung die entscheidende Rolle für differenzialdiagnostische Überlegungen. Insbesondere Schmerzlokalisation und Schmerzcharakter, Palpations- und Auskultationsbefund helfen, die Arbeitsdiagnose zu erstellen. Zu den Erstmaßnahmen gehören die Anlage eines peripheren Venenkatheters zur Volumensubstitution und Schmerztherapie sowie die Anlage von Blasenkatheter und Magensonde. Je nach Verdachtsdiagnose stehen nach der Notfall-Labordiagnostik (inklusive Urinproben) die weiterführenden apparativen Untersuchungen wie Sonografie, CT, MRT oder Angiografie zur Verfügung.

## 11.2 Gastrointestinale Blutung

Die gastrointestinalen Blutungen lassen sich nach ihrem Ursprung in obere gastrointestinale Blutungen (proximal des Treitz-Bandes), mittlere gastrointestinale Blutungen (zwischen Treitz-Band und Ileozökalklappe) und untere gastrointestinale Blutungen (kolorektal) einteilen. Mit einer Inzidenz von 50–100/100 000/Jahr ist die obere gastrointestinale Blutung die häufigste, gefolgt von der unteren mit 20/100 000/Jahr (unter Ausschluss hämorrhoidaler Blutungen), die mittlere gastrointestinale Blutung ist sehr selten [275].

Die klinische Differenzierung zwischen oberer und unterer gastrointestinaler Blutung kann insbesondere bei Absetzen von Teerstuhl oder Hämatochezie („rote Darmblutung") erschwert sein. Bis zu 11 % der Patienten mit schwerer oberer gastrointestinaler Blutung weisen einen roten Blutabgang peranal auf. Neben den Symptomen Hämatemesis, Meläna, Hämatochezie und der Blutungsmenge führt die Anamneseerhebung zur Verdachtsdiagnose ([275], [278]).

Die diagnostische und unter Umständen therapeutische Methode der Wahl bei Patienten mit oberer oder unterer gastrointestinaler Blutung ist die Endoskopie. Ist eine endoskopische Lokalisation der Blutung nicht möglich, kann bei kontinuierlichem Blutverlust von 0,5–2 ml/min eine Angiografie durchgeführt werden [280].

In Abhängigkeit vom klinischen Zustand des Patienten erfolgt bei Verdacht auf eine obere gastrointestinale Blutung bei anhaltender Blutung, einem Hämoglobinverlust von > 2 g/dl in 24 Stunden oder einem Hämoglobinwert < 10 g/dl, bei Schock oder Orthostase unmittelbar nach hämodynamischer Stabilisierung notfallmäßig eine Ösophagogastroduodenoskopie zur therapeutischen Intervention. Werden diese Kriterien nicht erfüllt, sollte binnen 24 Stunden eine elektive Ösophagogastroduodenoskopie durchgeführt werden [280].

In ▶ Tab. 11.2 sind die Differenzialdiagnosen der gastrointestinalen Blutung aufgeführt.

**Tab. 11.1** Differenzialdiagnosen des akuten Abdomens (kein Anspruch auf Vollständigkeit).

| Lokalisation | Loslassschmerz | Begleitsymptome | Verdachtsdiagnose | Diagnostik |
|---|---|---|---|---|
| diffus | ja | Meteorismus, flache Atmung, Bauchdeckenentlastung, Auskultationsbefund: Totenstille, Fieber, Leukozytose | Peritonitis bei Perforation eines Hohlorganes, primär bakterielle Peritonitis, nicht bakterielle Peritonitis | Projektionsradiografie<br>CT |
| | | dreizeitiger Verlauf<br>• kolikartiger Schmerz<br>• beschwerdefreies Intervall<br>• paralytischer Ileus, Durchwanderungsperitonitis, Abwehrspannung, Schock, blutiger Durchfall | Mesenterialischämie/nicht okklusive Mesenterialischämie (NOMI) | CT<br>DSA |
| | nein | Erbrechen, Meteorismus, Wind- bzw. Stuhlverhalt, abnorme Darmbewegungen, Totenstille/hoch gestellte, klingende Darmgeräusche, ggf. Schockzustand, Schmerz | paralytischer/mechanischer Ileus | Sonografie<br>Projektionsradiografie<br>CT |
| epigastrisch | ja | bretthartes Abdomen, Schocksymptomatik, Sepsis, starker Schmerz, Ulkusanamnese, nicht steroidale Antiphlogistika, Kortikosteroide | Ulkusperforation/Hohlorganperforation | Projektionsradiografie<br>CT |
| | | Gummibauch, Meteorismus, Cullen-/Grey-Turner-Zeichen, verminderte Darmgeräusche, gürtelförmiger Schmerz in Flanke bzw. Thorax, Übelkeit, Erbrechen, Aszites, Meteorismus | akute Pankreatitis | Sonografie<br>CT |
| | nein | pulsierender Tumor, systolisches Strömungsgeräusch, Schwirren, Rücken-/Flankenschmerzen, Dyspnoe, Schock | (gedeckt) perforiertes Aortenaneurysma | CT |
| | | Todesangst, Dyspnoe, hämodynamische Instabilität, Rückenschmerz, Vernichtungsschmerz, Fieber | koronare Herzkrankheit, Pneumonie, Perikarditis, Aneurysma | s. Thoraxschmerz |
| Oberbauch | ja | Koliken rechter Oberbauch, Ausstrahlung Rücken/rechte Schulter, Druckschmerz, Meteorismus, Übelkeit, Erbrechen, Ikterus, Fieber, Leukozytose | Cholezystitis/Cholangitis | Sonografie<br>CT<br>MRT (MRCP) |
| | | Schmerz im linken Oberbauch, mäßige Bauchdeckenspannung, Einschränkung der Atemexkursion, Schulterschmerz, perisplenisches Reiben | Milzinfarkt | Sonografie<br>CT |
| Unterbauch | nein | Fieber, Dysurie, Klopfschmerz im Nierenlager, Übelkeit, Erbrechen, Subileus, Koliken, Flankenschmerz, Ausstrahlung Leiste/Skrotum/Labien | akute Pyelonephritis | Urinuntersuchung<br>Sonografie<br>CT |
| | | ggf. Flankenschmerz, initial: symptomarm, später: rasche Ermüdbarkeit, Übelkeit, Somnolenz, psychische Auffälligkeit | akutes Nierenversagen | Sonografie |
| | ja | Schmerz im linken Unterbauch, Tenesmen, Obstipation/Diarrhö, Entzündungsparameter | Divertikulitis | Sonografie<br>CT |
| | | Unterbauchschmerz einseitig, Schock, ausbleibende Menstruation, frühere Aborte | Tubarruptur | Sonografie |
| suprapubisch | nein | Unterbauchschmerz, Ausstrahlung in Skrotum/Labien, ggf. Schock, kalter Schweiß | Harnverhalt | Sonografie<br>CT |

MRCP: Magnetresonanzcholangiopankreatikografie

11

Tab. 11.2 Differenzialdiagnosen der gastrointestinalen Blutung (kein Anspruch auf Vollständigkeit; es werden die auf Intensivstationen häufig behandelten bzw. ursächlichen Erkrankungen für Blutungen dargestellt).

| Symptome | Blutmenge | Ätiologie, Klinik | Verdachtsdiagnose | Diagnostik |
|---|---|---|---|---|
| Hämatemesis, Meläna, Hämatochezie | viel | Stress, Alkohol, nicht steroidale Antiphlogistika, Kortikosteroide, postoperativ, Verbrennung, Trauma, Helicobacter pylori | Duodenal-/Stressulkus, hämorrhagische Gastritis | ÖGD |
| | | Leberzirrhose, Aszites, Alkoholabusus, abrupter Beginn, schwallartiges Erbrechen | Ösophagus-/Magen(fundus)varizenblutung | ÖGD |
| | wenig – viel | Dyspnoe, schaumiges hellrotes Blut (Hämoptoe), feuchte Rasselgeräusche | Lungenembolie, Pneumonie, Bronchiektasen, Bronchialkarzinom | BRSK<br>CT |
| | mäßig | Alkoholabusus, Reflux, Auslöser: heftiges Erbrechen, epigastrischer/retrosternaler Schmerz, Mediastinal-/Hautemphysem, Pneumothorax | Mallory-Weiss-Syndrom, Boerhaave-Syndrom | ÖGD<br>Ösophagusbreischluck<br>CT |
| | gering | Kardiainsuffizienz, Sodbrennen, retrosternaler Schmerz/Brennen, epigastrische Schmerzen | Refluxösophagitis | ÖGD |
| Meläna, Hämatochezie | variabel | arterielle Embolien, Aortenaneurysma/-dissektion, 3 Stadien: 1) kolikartige Beschwerden, 2) beschwerdefreies Intervall, 3) paralyt. Ileus mit Durchwanderungsperitonitis | Mesenterialischämie | CTA<br>DSA<br>(Koloskopie) |
| | variabel | Spontanschmerz, Tenesmen linker Unterbauch, Obstipation/Diarrhö, Entzündungsparameter | Divertikulose, Divertikulitis (häufigste Ursache der unteren GI-Blutung) | CT, cave: Koloskopie bei akuter Divertikulitis relativ kontraindiziert |
| | mäßig | Diarrhö, Koliken, Antibiotika | pseudomembranöse Enterokolitis | Stuhlprobe, Koloskopie, CT |

BRSK: Bronchoskopie, DSA: digitale Subtraktionsangiografie ÖGD: Ösophagogastroduodenoskopie

# Literatur


[275] **Herold** G. Innere Medizin 2011. Aufl. 2011. Köln: Gerd Herold; 2010

[276] **Hirner** A., Weise K. Chirurgie. 2. Aufl. Stuttgart: Thieme; 2008

[277] **Jachmann-Jahn** U. Klinikleitfaden Leitsymptome und Differenzialdiagnosen. München: Urban & Fischer; 2009

[278] **Pohl** H, Rösch T. Die obere gastrointestinale Blutung: Differenzialdiagnose und Therapie. Intensivmedizin up2date 2009; 5: 189–205

[279] **Siegenthaler** W. Siegenthalers Differenzialdiagnose Innere Krankheiten – vom Symptom zur Diagnose. 19. Aufl. Stuttgart: Thieme; 2005

[280] **Van Aken** H, Reinhart K, Zimpfer M, Welte T. Intensivmedizin. 2. Aufl. Stuttgart: Thieme; 2007

# 12 Röntgenanatomie und Untersuchungstechnik

*A. J. Höink*

## 12.1 Projektionsradiografie

**Merke**

Die klassische Röntgenuntersuchung des Abdomens besteht aus einer Übersichtsaufnahme im Liegen und einer zweiten Projektion in geänderter Patientenposition bei gleichem Strahlengang (anterior-posterior oder posterior-anterior).

Die Aufnahme in Rückenlage dient der Übersicht, beispielsweise hinsichtlich der Darmgasverteilung, dem Nachweis von kalkhaltigen Strukturen (z. B. Nieren- oder Harnleiterkonkremente) und der Erkennung von Fremdmaterialien. Insbesondere zum Nachweis von freier Luft oder gastrointestinalen Luft-Flüssigkeits-Spiegeln wird eine Aufnahme in *Linksseitenlage* (*LSL*) oder *im Stehen* ergänzt. *Standard ist heute die Aufnahme in LSL*, da die Sensitivität bezüglich der Detektion freier Luft gegenüber der Stehendaufnahme höher ist [284]. Zudem wird eine Untersuchung in Linksseitenlage insbesondere von schwerkranken Patienten besser toleriert. Die Übersichtsaufnahmen werden jeweils in Atemstillstand nach Exspiration akquiriert.

**Merke**

Idealerweise wird der Patient vor der Bildakquisition mindestens 5 Minuten auf der linken Körperseite gelagert, um eventuell vorhandener freier Luft Zeit zum Aufsteigen zu geben.

Bei optimal durchgeführter Einstelltechnik sollten die in ▸ Tab. 12.1 (nach [282]) aufgeführten Kriterien erfüllt sein.

Auf der Übersichtsaufnahme des Abdomens sind die folgenden Strukturen zu beurteilen (▸ Abb. 12.1):

- Im rechten Oberbauch ist die *Leberkontur* abzugrenzen. Die *Gallenblase* lässt sich nur lokalisieren, wenn sie röntgendichte Konkremente enthält oder eine Aerobilie vorliegt. Im linken Oberbauch ist die luftgefüllte *Magenblase* nachweisbar; lateral angrenzend ist der *Milzschatten* häufig abzugrenzen.
- Beidseits paravertebral zeigen sich die Konturen der *Nieren*; dabei liegt die linke Niere etwas weiter kranial (ca. BWK 11 bis LWK 2) als die rechte. Medial und kaudal der Nieren kann beidseits der laterale Rand des M. iliopsoas nachvollzogen werden.
- Die *Harnblase* lässt sich bei kräftiger Füllung als homogene Verschattung in Projektion auf das kleine Becken nachweisen. Die *Aorta abdominalis* und die *Aa. iliacae* sind nur sichtbar, wenn sie wandverkalkt sind.
- Im gesamten Abdomen sind meist wenig luftgefüllte Darmschlingen abgrenzbar. Das *Kolon* lässt sich aufgrund seiner Haustrierung und der typischen Lage (Kolonrahmen) vom *Dünndarm* unterscheiden. Die Kerckring-Falten des Dünndarmes sind gegenüber den Haustren des Dickdarmes feiner und pro Darmabschnitt entsprechend zahlreicher.
- Vom *Skelett* sind die kaudalen Rippen, der kaudale Abschnitt der BWS, die gesamte LWS, große Anteile des Beckenskeletts sowie die proximalen Femora erfasst.

Bei speziellen Fragestellungen kann zusätzlich die orale oder rektale Gabe von *Kontrastmittel* erfolgen, um das kontrastierte Darmlumen deutlicher gegenüber den

**Tab. 12.1** Qualitätsanforderungen für Röntgenuntersuchungen des Abdomen nach BÄK (Stand: 11.03.2008, [282]) .

| Anforderung | Kriterien |
|---|---|
| Strahlenschutz | korrekte Indikationsstellung |
| | Rasterstativ oder -kassette |
| korrekte Belichtung | adäquate Kontrastauflösung |
| | geringes Bildrauschen |
| | fehlende Bewegungsunschärfe |
| | Kriterien:<br>• Darstellung der Weichteilschatten, der lumbalen Fettlinien, des seitlichen Psoasrandes, der Nierenkonturen, des unteren Leberrandes, der Verteilung von Gas und Flüssigkeit sowie von verkalkten Strukturen<br>• ausreichende Darstellung der mitabgebildeten Knochen |
| größengetreue Abbildung | a. p.-Projektion (je nach Objektebene ist trotzdem mit einer bis zu 15 %igen Vergrößerung zu rechnen) |
| überlagerungsfreie, symmetrische und komplette Darstellung des Abdomens | Entfernen von Fremdkörpern |
| | Darstellungsbereich von Zwerchfell bis Symphyse (ggf. in 2 Aufnahmen) |
| Atemlage | Exspirationsaufnahme |

12

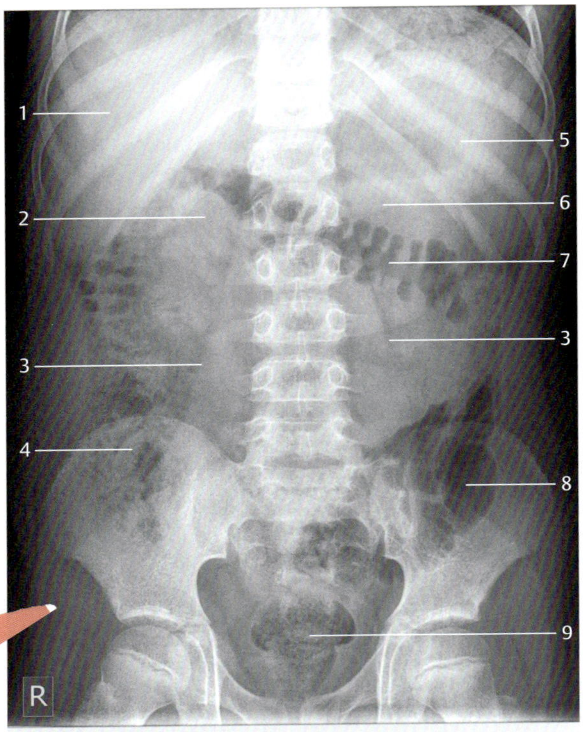


**Abb. 12.1** Übersichtsaufnahme des Abdomens im Liegen. 1: Leber, 2: rechte Niere, 3: M. psoas, 4: Colon ascendens, 5: Magen 6: linke Niere, 7: Colon transversum, 8: Colon descendens, 9: Rektum.

Nachbarstrukturen abgrenzen zu können. Oft werden die Verteilung und die Passage des Kontrastmittels im oberen Gastrointestinaltrakt unter Durchleuchtung dokumentiert. Anschließend wird der Kontrastmitteltransport durch standardisierte Übersichtsaufnahmen des Abdomens nach 1, 2, 4 und gegebenenfalls 8 Stunden verfolgt, bis eine Kontrastierung des Rektums nachgewiesen werden kann.

## 12.2 Sonografie

Die sonografische Untersuchung wird durch standardisierte Schnittbilder dokumentiert (nachfolgendes Schema nach Stenzel [286]). Dies ist umso wichtiger, da die Sonografie, abgesehen von schallfensterbedingten Einschränkungen, eine freie Auswahl der Bildebene ermöglicht.

- Im *Oberbauchquerschnitt* ist das Pankreas in der Längsachse darzustellen; die Leitstruktur ist die V. lienalis. Aorta abdominalis und V. cava inferior sind im Querschnitt dorsal des Pankreas erfasst.
- Der *Oberbauchlängsschnitt* ist ein Längsschnitt durch die Aorta abdominalis mit Darstellung der Abgänge des Truncus coliacus und der A. mesenterica superior.
- Der *Rippenbogenrandschnitt* zeigt beide Leberlappen mit dem Lebervenenstern.
- Im *Schulter-Nabel-Schnitt rechts* gelingt die Darstellung der Gallenblase und des Ductus hepatocholedochus. Dieser kann durch die direkt dorsal angrenzende Pfortader und die V. cava inferior identifiziert werden.
- Der *rechte Flankenschnitt* zeigt die rechte Niere im Längsschnitt, die angrenzende Leber und den zwischen beiden Strukturen abgrenzbaren hepatorenalen Recessus („Morrison Pouch"). Darüber hinaus ist auch der rechte Sinus phrenicocostalis Kranial der Leber zu beurteilen.
- Der *linke Flankenschnitt* zeigt die linke Niere im Längsschnitt, die angrenzende Milz und den zwischen beiden Strukturen abgrenzbaren hepatolienalen Recessus („Koller Pouch").
- Im *links laterodorsalen Interkostalschnitt* ist die Milz in der Längsachse abgebildet, im Milzhilus ist manchmal der Pankreasschwanz abgrenzbar. Kranial der Milz ist der linke Sinus phrenicocostalis zu beurteilen.
- Der *suprapubische Unterbauchlängsschnitt* zeigt die Harnblase. Beim Mann erfolgt die Darstellung der Excavatio rectovesicalis als tiefster Punkt des Peritonealraums mit kaudal hiervon abgrenzbarer Prostata. Bei der Frau ist dorsal der Harnblase im unteren Abschnitt die Vagina, im oberen Abschnitt der Uterus abgrenzbar. Dorsal des Uterus liegt als tiefster Punkt des Peritoneums der „Douglas Pouch".

> **Merke** M!
>
> Pathologische Befunde sind gezielt in mindestens zwei orthogonalen Ebenen darzustellen und zu dokumentieren.

Zusatztechniken wie die Dopplersonografie, die farbkodierte Duplexsonografie oder die Kontrastmittelsonografie können in der weiteren Einordnung der Befunde helfen und wichtige funktionelle Zusatzinformationen liefern.

## 12.3 Computertomografie

> **Merke** M!
>
> In der Intensiv- und Notfallmedizin hat die Mehrschicht-Spiral-CT die Kombination aus Projektionsradiografie und Sonografie bei vielen abdominellen Fragestellungen abgelöst. Insbesondere die Diagnostik des akuten bzw. unklaren Abdomens ist inzwischen eine Domäne der CT [287].

Der Mehrgewinn an Informationen wird analog zur thorakalen Diagnostik durch eine höhere Strahlenexposition erkauft (1,0 mSv bei der Übersichtsaufnahme des Abdomens in einer Ebene gegenüber ca. 10 mSv bei der CT des Abdomens). Umso wichtiger ist es daher, die *Qualitätsanforderungen* für diese Schnittbildtechnologie zu berücksichtigen (► Tab. 12.2 nach [281]).

Tab. 12.2 Qualitätsanforderungen an computertomografische Untersuchungen des Abdomens nach BÄK (Stand: 23.11.2007, [281]) .

| Anforderung | Kriterien |
|---|---|
| Strahlenschutz | korrekte Indikationsstellung |
| | Anpassung des Scanfeldes an die Fragestellung |
| | vollständige Untersuchungsdokumentation (z. B. computed tomography dose index [CTDI] oder dose length product [DLP]) |
| | eventuelle Anwendung eines Bleischutzes auf nicht zu untersuchenden Regionen |
| korrekte Akquisitionsparameter | adäquate Orts- und Kontrastauflösung |
| | vertretbares Bildrauschen |
| | fehlende Bewegungsunschärfe |
| | Kriterien:<br>• Leberstrukturen < 3 mm (Niedrigkontrastobjekte < 10 mm)<br>• Organdetails von Milz, Pankreas, Nieren, Nebennieren und Becken 3–8 mm<br>• Differenzierung von Lymphknoten<br>• Erkennen intraluminaler Gefäßveränderungen |
| größengetreue und überlagerungsfreie Abbildung der Abdominalorgane | erfüllt |
| Atemlage | Atemanhalt in möglichst gleicher Atemlage (typischerweise in Exspiration) |
| Patientenlage | Rückenlage |

Tab. 12.3 Kontrastierungsphasen bezogen auf den Zeitpunkt der intravenösen Kontrastmittelinjektion.

| Kontrastierungsphase | Delay (s) | Fragestellung |
|---|---|---|
| nativ | – | • Hohlorganperforation („freie Luft")<br>• Nieren- und Harnleitersteine<br>• Fremdkörper<br>• Nebennierenadenom (Fettgehalt) |
| früh-arteriell | 15 | arterielle Gefäßdarstellung |
| spät-arteriell | 35 | • leber- und pankreaseigene Tumoren<br>• Nierentumoren |
| portal-venös | 60–90 | • Pfortader- und Lebervenendarstellung<br>• leber- und pankreaseigene Tumoren<br>• Tumor-Staging<br>• Entzündung<br>• Ileus |
| venös | 120–180 | systemische Venen |
| spät (Äquilibrium) | > 180 | • lebereigene Tumoren<br>• ableitende Harnwege |

M!

**Merke**

Zur besseren Differenzierung der nativ nur geringen Dichteunterschiede abdominaler Gewebe ist in den meisten Fällen die *intravenöse Gabe eines iodhaltigen Kontrastmittels* erforderlich.

Abhängig von der Dauer zwischen Kontrastmittelgabe und Datenakquisition sind unterschiedliche Strukturen durch das Kontrastmittel „angefärbt" und somit beurteilbar (▶ Tab. 12.3). Die angegebenen Zeiten unterliegen kreislaufsituationsabhängigen Schwankungen und sind als Richtwerte ohne absoluten Charakter zu verstehen.

Bei speziellen Fragestellungen (z. B. fokale Leberläsionen, Gefäßdissektion) ist die Bildakquisition in mehreren Kontrastierungsphasen erforderlich, die der verantwortliche Radiologe festlegt.

Die orale Gabe röntgendichter iod- oder bariumhaltiger Kontrastmittel ist heutzutage nur noch in Ausnahmefällen erforderlich. Sie ist zudem in vielen Situationen kontraindiziert, beispielsweise bei Aspirationsgefahr (Lungenödem durch hyperosmolare Kontrastmittel, Pneumonitis durch Bariumsulfat), bei Verdacht auf eine Darmperforation (Peritonitis durch Bariumsulfat) oder bei einem Ileus (verstärkter enteraler Flüssigkeitseinstrom durch hyperosmolare Kontrastmittel mit Gefahr der Darmperforation). Daher ist auch die Nutzung der prokinetischen Wirkung von hyperosmolaren Kontrastmitteln ohne radiologische Indikation zur Kontrastmittelgabe kritisch zu betrachten.

Sollte zur Beantwortung der Fragestellung eine Distension und Feinbeurteilung des Darms erforderlich sein, so ist in den meisten Fällen eine sog. „negative Kontrastierung" mit Wasser zu bevorzugen. Darüber hinaus kann bei den meisten Untersuchungen auf eine Kontrastierung des Darms gänzlich verzichtet werden.

## 12.4 Magnetresonanztomografie

Infolge unterschiedlicher Bilderstellungssequenzen ermöglicht die Magnetresonanztomografie eine genauere Gewebecharakterisierung als die Computertomografie. Die Anforderungen an eine gute MRT-Untersuchung sind analog zur CT durch die BÄK definiert worden [283].

Die in ▸ Tab. 12.3 genannten Grundsätze zur intravenösen Kontrastierung gelten gleichermaßen für die MRT. Die Kontrastmittelaufnahme bewirkt einen Signalanstieg in den T1-gewichteten Sequenzen, die mit oder ohne Fettsättigungstechniken akquiriert werden können. Aufgrund der fehlenden Strahlenexposition können ungleich mehr Kontrastmittelphasen ohne Nachteil für den Patienten erfasst werden (z. B. Leberherd-Charakterisierung).

Durch T2-gewichtete Sequenzen kann Flüssigkeit detektiert werden, was beispielsweise in der MR-Urografie oder MR-Cholezystopankreatikografie genutzt wird.

Unter Ausnutzung von Chemical-Shift-Artefakten (sog. In- und Out-of-Phase-Sequenzen) können fetthaltige Mischgewebe, z. B. in Nebennierenadenomen, nachgewiesen werden.

> **Merke** (M!)
>
> Im Vergleich zur CT ist die MRT infolge der längeren Messdauer anfälliger für *Bewegungsartefakte*.

Atmungsbedingte Artefakte werden durch Atemanhaltekommandos oder eine Synchronisation der Datenakquisition mit der Atemlage, ermittelt anhand der Bilddaten (sog. Atemtriggerung oder Navigatortechniken), reduziert. Für eine Untersuchung des Darmes wird die Peristaltik mittels Butylscopolamin oder Glukagon unterbunden. Eine orale Darmkontrastierung kann ebenfalls erfolgen, wobei eisenhaltige Mittel das vom Darm ausgehende Signal unterdrücken (MR-Cholangiopankreatikografie), Wasser hingegen insbesondere in T2-gewichteten Sequenzen zu einer deutlichen Signalanhebung führt (MR-Enteroklysma).

## 12.5 Anatomie

Exemplarisch werden die anatomischen Strukturen anhand dreier Transversalschnitte (CT) des Abdomens erläutert. Die Betrachtung im Lungenfenster erfolgt nur bei Verdacht auf freie intraabdominelle Luft.

### 12.5.1 Weichteilfenster

▸ **Oberbauch.** Im rechten Oberbauch lässt sich die Leber abgrenzen (▸ Abb. 12.2). Die Lebervenen sind mit Kontrastmittel gefüllt und erscheinen daher etwas hyperdenser als das umliegende Parenchym. Zwischen rechtem und linkem Leberlappen zeigt sich das Lig. falciforme und ventrokaudal der Leber das Lig. teres hepatis. Im Leberhilus lassen sich die V. portae, die Aa. hepaticae und der Ductus hepatocholedochus abgrenzen. Die Gallenblase am Unterrand des rechten Leberlappens stellt sich hypodens dar. Im Retroperitoneum rechts lassen sich die Nebenniere und die Niere nachweisen.

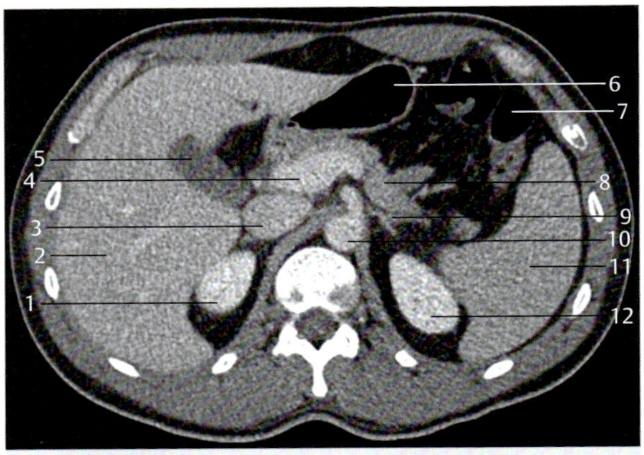


**Abb. 12.2** Transversalschnitt des Oberbauches.
1: rechte Niere, 2: Leber, 3: V. cava inferior, 4: V. portae, 5: Gallenblase, 6: Magen, 7: Colon transversum, 8: Pankreas, 9: linke Nebenniere, 10: Aorta abdominalis, 11: Milz, 12: linke Niere.

Das Pankreas liegt retroperitoneal im Oberbauch ventral der V. lienalis. Die Cauda pancreatis reicht meist bis an die Milz heran, die im linken Oberbauch unmittelbar kaudal des Zwerchfells liegt. Medial der Milz finden sich retroperitoneal die Nebenniere und die Niere. Prävertebral liegt die Aorta abdominalis mit ihren Ästen und rechts lateral hiervon die V. cava inferior. Die Magenblase ist im ventralen linken Oberbauch abgrenzbar.

▸ **Mittelbauch.** Auf einem Transversalschnitt des Mittelbauches lassen sich vor allem Darm- und Gefäßstrukturen nachweisen (▸ Abb. 12.3). Das Kolon ist meist mit Luft und Kopros gefüllt. Der Dünndarm ist kollabiert oder mit wenig Flüssigkeit gefüllt.

Prävertebral verlaufen die Aorta abdominalis und die V. cava inferior. Unmittelbar lateral dieser Gefäße lassen sich die Ureteren nachweisen, ventral liegen die Aa. und Vv. mesentericae.

▸ **Unterbauch.** Im kleinen Becken zeigt sich medial die – nach intravenöser Kontrastmittelgabe mitunter hyperdense – Harnblase (▸ Abb. 12.4). Unmittelbar dorsal liegen beim Mann die Prostata und die Samenbläschen sowie bei der Frau der Uterus. Die Ovarien lassen sich häufig nur schwer abgrenzen.

Unmittelbar präsakral liegt das Rektum. Die Aa. und Vv. iliacae sowie die Ureteren liegen beidseits relativ weit lateral im Retroperitoneum. Im kleinen Becken finden sich zudem häufig größere Abschnitte des Jejunums und des Ileums.

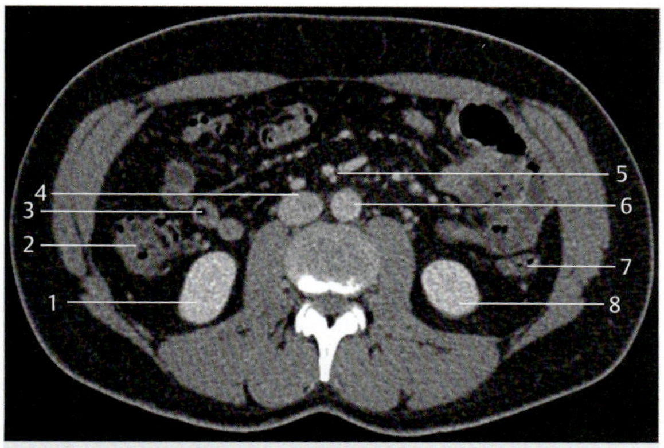


**Abb. 12.3** Transversalschnitt des Mittelbauches.
1: rechte Niere, 2: Colon ascendens, 3: Dünndarm, 4: V. cava inferior, 5: A. und V. mesenterica superior, 6: Aorta abdominalis, 7: Colon descendens, 8: linke Niere.

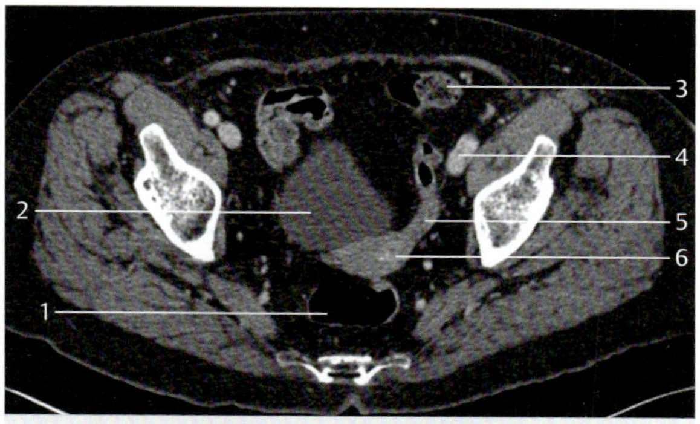


**Abb. 12.4** Transversalschnitt des Unterbauches.
1: Rektum, 2: Harnblase, 3: Colon sogmoideum, 4: A. und V. iliaca externa, 5: Tuba uterina, 6: Uterus.

### 12.5.2 Knochenfenster

Die Wirbelsäule, das Beckenskelett und die proximalen Femora werden im Knochenfenster beurteilt, das so gewählt wird, dass Kompakta und Spongiosa gut differenzierbar sind. Die anatomischen Strukturen und Lagebeziehungen sind durch die überlagerungsfreie, dreidimensionale Zuordnung exakt zu beschreiben.

## Literatur


[281] **Bundesärztekammer** (BÄK). Leitlinie der Bundesärztekammer zur Qualitätssicherung in der Computertomografie. Stand: 23.11.2007

[282] **Bundesärztekammer** (BÄK). Leitlinie zur Qualitätssicherung in der Röntgendiagnostik. Stand: 23.11.2007

[283] **Bundesärztekammer** (BÄK). Leitlinie der Bundesärztekammer zur Qualitätssicherung der Magnetresonanztomografie. Stand: 29.09.2000

[284] **Gans** SL, Stoker J, Boermeester MA. Plain abdominal radiography in acute abdominal pain; past, present, and future. Int J Gen Med 2012; 5: 525–533

[285] **Hoffstetter** P, Schleder S, Jung EM et al. [Plain abdominal radiograph – is there any additional clinical value based on the supine projection?]. Dtsch Med Wochenschr 2011; 136: 2589–2593

[286] **Stenzel** M, Mutze S, Dahse HP et al. Sonografie Standard – Abdomen. Empfehlungen der Sektion Radiologie der DEGUM. Version 1.3. Okt. 2007

[287] **Stoker** J, van Randen A, Laméris W et al. Imaging patients with acute abdominal pain. Radiology 2009; 253: 31–46


12

# 13 Befundsystematik und Urteilsfindung

*A. J. Höink*



## 13.1 Röntgenbild des Abdomens

### 13.1.1 Systematische Bildbetrachtung und -analyse

Bei der Beurteilung radiologischer Untersuchungen gilt das Grundprinzip, dass nicht nur die in der Untersuchungsanforderung genannte Fragestellung beantwortet werden soll, sondern dass *alle* in der Untersuchung enthaltenen Informationen ausgewertet werden müssen. Selbst wenn sich die klinisch geäußerte Verdachtsdiagnose anhand der radiologischen Untersuchung nicht bestätigen lässt, kann eine andere schwerwiegende Erkrankung für die Symptomatik des Patienten verantwortlich sein. Auch klinisch zunächst irrelevant erscheinende Nebenbefunde können im weiteren Verlauf und im Gesamtkontext an Bedeutung gewinnen.

M!

**Merke**

Ein mögliches *Schema* zur systematischen Bild- und Befundanalyse ist nachfolgend aufgeführt:
- Einstelltechnik und Aufnahmequalität
- miterfasste basale Thoraxanteile
- Gastrointestinaltrakt (Magenblase, duodenales C, Dünn- und Dickdarmschlingen), Luft-Flüssigkeits-Spiegel, Distanzierungen und Wanddicke, freie Luft
- Leber, Gallenblase, Pankreas, Milz
- Niere, Harnwege
- Skelettsystem und Weichteilmantel
- Fremdmaterialien

#### Einstelltechnik und Aufnahmequalität

Die Kriterien einer korrekt durchgeführten Röntgenübersicht des Abdomens sind in Kap. 12 aufgeführt. Zudem sind folgende Aspekte bei der Beurteilung zu berücksichtigen:

Bei einer *Fehlrotation* des Patienten liegt der Patient schräg zum Strahlengang, sodass sich die Strukturen verzerrt und in vorgetäuscht falscher Position auf den Bilddetektor projizieren. Dies ist insbesondere hinderlich, wenn Nieren und Ureteren beurteilt werden müssen, jedoch durch die Wirbelsäule verdeckt sind.

Eine *Rasterdezentrierung* (Kap. 8) führt zu einer unterschiedlichen „Schwärzung" von verschiedenen Bildregionen; resultierende Fehlinterpretationen sind jedoch selten. Aufnahmen, die ohne Raster angefertigt werden müssen (z. B. auf der Intensivstation), weisen einen großen Streustrahlenanteil auf und wirken entsprechend unscharf. Der Nutzen solcher Aufnahmen ist im jeweiligen Einzelfall im Kontext des sonstigen Transportrisikos für eine Aufnahmeanfertigung mit Raster in der Radiologie abzuwägen.

Im Folgenden sind typische Fragestellungen aufgelistet, anhand derer die eingangs genannten, systematisch zu beurteilenden Strukturen analysiert werden sollten.

#### Thorax

Die teilerfassten basalen Anteile des Thorax müssen anhand der Fragestellungen zur Analyse thorakaler Untersuchungen beurteilt werden (Details: Kap. 8). Besonderes Augenmerk liegt auch auf der Abgrenzung eines tiefen Recessus costodiaphragmaticus von freier subdiaphragmaler Luft.

#### Gastrointestinaltrakt

*Ist freie intra- oder retroperitoneale Luft nachweisbar?*
- in Linksseitenlage am Leberrand (DD Fettsichel), im Stehen subdiaphragmal; Zeichen einer Hohlorganperforation
  - retroperitoneal: Duodenum, Colon ascendens, Colon descendens
  - intraperitoneal: Magen, Duodenum, Jejunum, Ileum, Colon transversum, Colon sigmoideum
- untypische, nicht freie Verteilung, z. B. Abszesse, nekrotische Tumoren

*Sind Darmsegmente erweitert, und liegt eine pathologische Darmgasverteilung vor?*
- Ileus, toxisches Megakolon, Morbus Hirschsprung, Meteorismus, Status nach Koloskopie

*Sind intestinale Spiegelbildungen abgrenzbar?*
- in gleicher Höhe: eher paralytischer Ileus
- in unterschiedlicher Höhe: eher mechanischer Ileus
- *cave:* immer korrelierend auskultieren

#### Leber, Gallenblase, Pankreas, Milz, Niere, Harnwege

*Sind die Organkonturen abgrenzbar?*
- vergrößerter Leberschatten bei Hepatomegalie
- vergrößerter Milzschatten bei Splenomegalie
- Harnblase bei medianer Verschattung im kleinen Becken
- fehlende Abgrenzbarkeit (z. B. auch des Psoasschattens) infolge von Aszites

*Sind Verkalkungen in Projektion auf die vorgenannten Strukturen abgrenzbar?*
- rechter Oberbauch: Cholezystolithiasis
- obere Quadrantengrenze: chronische Pankreatitis
- Nierenlager beidseitig: Nephrolithiasis
- paravertebral beidseitig: Urolithiasis
- kleines Becken: Urolithiasis, Phlebolithen, verkalkte Uterusmyome
- beliebig: postentzündliche Verkalkungen in Organparenchym oder Lymphknoten

*Sind organbezogene Lufteinschlüsse abgrenzbar?*
- rechter Oberbauch, dendritisch: Aerobilie nach endoskopisch retrograder Cholangiopankreatikografie mit Papillotomie oder biliodigestiver Anastomose

### Skelettsystem und Weichteilmantel

*Besteht eine physiologische Wirbelsäulenkonfiguration?*
- Skoliose
- Schmorl'sche Knötchen, gegebenenfalls Morbus Scheuermann

*Stellen sich die Wirbelkörperkonturen glatt konturiert dar und besteht eine den Nachbarsegmenten vergleichbare Wirbelkörperhöhe?*
- reduziert bei Frakturen, Fehlbildungen, Schmorl'schen Knötchen

*Sind die kaudalen Rippen bezüglich ihres Verlaufes regelrecht?*
- Anlagevarianten (z. B. Gabelrippen), Frakturen, Tumoren

*Liegen Areale mit verminderter oder vermehrter Knochendichte vor?*
- vermehrt durch Konsolidierungen nach Fraktur, Osteoplasien bei Metastasen, Osteomen, Degenerationen
- vermindert durch Osteoporose, osteolytische Metastasen

*Sind fokale Verschattungen oder Aufhellungen im Weichteilmantel sichtbar?*
- Verschattungen durch kutane oder subkutane Tumore, Hämatome, intramammäre Läsionen
- Aufhellung durch Weichteilemphysem (irregulär, Muskelfiederung sichtbar), Mastektomie (homogen)

### Fremdmaterialien

Eine Übersicht über geläufige Fremdmaterialien gibt Kap. 15.3; diese sind in die Beurteilung einzubeziehen.

## 13.2 Sonografie

Die Systematik einer Sonografie des Abdomens und die Dokumentation eines Normalbefundes ergeben sich aus der nach DEGUM vorgeschlagenen Untersuchungsreihenfolge (Kap. 12).

Jeder pathologische Befund muss in mindestens 2 Ebenen dokumentiert werden. Auf den gespeicherten Aufnahmen müssen Körperlage des Patienten und Position des Schallkopfes ersichtlich sein (Piktogramme) [291].

## 13.3 Computer- und Magnetresonanztomografie

► **CT.** Vergleichbar der thorakalen CT weist auch die abdominelle CT einen sehr hohen Informationsgehalt auf. Um die umfassende Berücksichtigung aller relevanten Informationen zu gewährleisten, bedient man sich der gleichen Techniken wie in der thorakalen Bildgebung (z. B. multiplanare Rekonstruktionen, unterschiedliche Fensterungen).

Die Befundreihenfolge sollte von kranial nach kaudal, jeweils jedoch organsystembezogen erfolgen. Dies hat zur Folge, dass viele Schichten mehrfach, jedoch unter jeweils unterschiedlichem Aspekt betrachtet werden. So detektierte Auffälligkeiten werden unter Nennung von Lokalisation, Größe, Form, Begrenzung, CT-Dichte und Textur beschrieben.

Die abschließende Beurteilung ist nur durch Integration der klinischen Situation und des radiologischen Befundes möglich und erfordert somit eine enge Zusammenarbeit zwischen zuweisendem Arzt und Radiologen.

► **MRT.** Dies gilt umso mehr für die MRT, da diese Technik eine noch umfassendere Planung der Untersuchungsdurchführung als die CT erfordert. Bei unvollständiger Kenntnis der klinischen Situation und Fragestellung kann keine gezielte Durchführung und letztlich keine hilfreiche Befunderstellung erfolgen.

## Literatur


[288] **Galanski** M, Prokop M. Ganzkörper-Computertomografie: Spiral- und Multislice-CT. 2. Aufl. Stuttgart: Thieme; 2006

[289] **Hofer** M. CT-Kursbuch. Ein Arbeitsbuch für den Einstieg in die Computertomografie. 6. Aufl. Düsseldorf: Didamed; 2008

[290] **Rummeny** EJ, Reimer P, Heindel W. Ganzkörper-MR-Tomografie. 2. Aufl. Stuttgart: Thieme 2006

[291] **Stenzel** M, Mutze S, Dahse HP et al. Sonografie Standard – Abdomen. Empfehlungen der Sektion Radiologie der DEGUM. Version 1.3. Okt. 2007

# 14 Krankheitsentitäten

## 14.1 Erkrankungen des Gastrointestinaltrakts

*J. Wessling, C. Lanckohr*

III

### 14.1.1 Refluxösophagitis

#### Ätiologie und klinische Symptomatik

Die Refluxösophagitis ist mit einer Prävalenz von 10–20 % bei der erwachsenen Bevölkerung in westlichen Ländern eine häufige Erkrankung ([293], [295]).

M!

**Merke**

Betroffene Patienten leiden unter Sodbrennen sowie dem Reflux von Mageninhalt. Als typische Beschwerden werden Dysphagie, epigastrische Schmerzen und Brennen, Reizhusten, Heiserkeit und retrosternales Druckgefühl beklagt.

In Einzelfällen können die Symptome so stark sein, dass eine klinische Abgrenzung zu anderen akut auftretenden thorakalen Schmerzereignissen (z. B. Angina pectoris, Lungenembolie, Pneumothorax) nicht möglich ist und erst nach diagnostischer Aufarbeitung gelingt.

Die Diagnostik von Ösophaguserkrankungen erfolgt primär durch endoskopische Verfahren und endoluminale Messung des pH-Wertes.

#### Untersuchungsstrategie

M!

**Merke**

Die Diagnose der Refluxösophagitis ist inzwischen Domäne der *Endoskopie*.

*Doppelkontrastverfahren* unter Verwendung von Bariumsulfat mittlerer Dichte und Viskosität kommen noch sporadisch zur Anwendung; diese sollten immer im Stehen und im Liegen durchgeführt werden. In der Routinediagnostik gehören neben der Darstellung und Beurteilung von Schleimhautveränderungen Provokationsmanöver unter Durchleuchtung, um einen Reflux nachzuweisen oder auszuschließen.

Allerdings erlauben der Pressversuch oder der Wasser-Siphontest (in Kopftieflage) nur bedingt Rückschlüsse auf das Vorliegen einer Refluxerkrankung, da diese Manöver auch bei gesunden Patienten einen spontanen Reflux auslösen können. Gewisse Aussagekraft hat hingegen das Wendemanöver von der Rechtsseitenlage in die Rückenlage. Alternativ kann der Patient aufgefordert werden, tief ein- und auszuatmen. Auch hier wird bei Refluxerkrankungen ein spontaner Reflux beobachtet.

Ferner ist auf Zeichen einer Gastroparese bzw. Magenptose zu achten, die für einen sekundären Reflux prädisponieren können. Gleiches gilt für den Nachweis verschiedener Formen der Magenhernien (axiale Gleithernie, fixierte Hiatushernie, gemischte Hernie, paraösophageale Hernie, ▶ Abb. 14.1).

Der Einsatz einer *dynamischen MRT* zur Detektion von Motilitätsstörungen wird diskutiert [294].

#### Typische Befunde

Zumeist ist die *Ösophagusmotilität* abgeschwächt bis fehlend. Daneben lassen sich vermehrt nicht propulsive segmentale bzw. tertiäre Kontraktionen beobachten, die sich unter einer effektiven Therapie zurückbilden können.

Die entzündlichen *Schleimhautveränderungen* können im Doppelkontrast in 4 Stadien eingeteilt werden:

- Das Stadium I mit granulomatösen Mukosaveränderungen bzw. Mikroulzerationen entzieht sich häufig dem radiologischen Nachweis.
- Im Stadium II zeigen sich im distalen und mittleren Drittel des Ösophagus kleine Bariumdepots als Ausdruck oberflächlicher Ulzerationen.
- Im Stadium III imponiert eine zirkuläre Arrosion der Schleimhaut, die von distal bis in den mittleren Ösophagus reichen kann. In Einzelfällen tritt ein solitäres Ulkus nahe dem ösophagogastrischen Übergang auf (sog. marginales Ulkus). Beobachtet wird ferner eine Verdickung der transversalen und longitudinalen Falten durch ein submuköses Ödem. Letztere können ein differenzialdiagnostisches Problem gegenüber einer Varikosis im Rahmen einer portalen Hypertension darstellen.
- Kennzeichnend für das Stadium IV sind peptische Stenosen bzw. Strikturen, die zu entsprechend dysphagischen Beschwerden führen können (▶ Abb. 14.1).

#### Therapeutisches Vorgehen

▶ **Medikamentöse Therapie.** Nach der Diagnose einer Refluxerkrankung ist beim überwiegenden Teil der Patienten ein medikamentöser Behandlungsversuch indiziert [292].

Hier kommen *Protonenpumpeninhibitoren* zum Einsatz, die zur Anhebung des Magen-pH-Wertes führen und somit die schleimhautschädigende Wirkung des zurückfließenden Mageninhaltes verringern. Weitere medikamentöse Ansätze versuchen die oft gestörte Motilität des Ösophagus zu beeinflussen.

▶ **Operative Therapie.** Sehr gute Langzeitergebnisse werden mit der laparoskopischen *Fundoplicatio* erzielt,

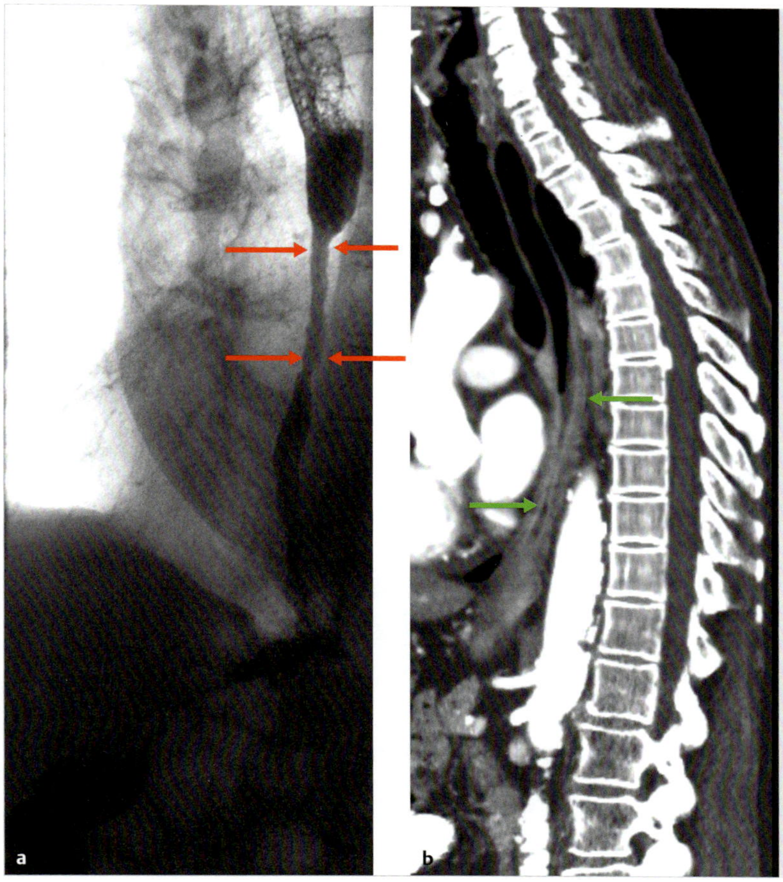


**Abb. 14.1** Langstreckige peptische Stenose des distalen Ösophagus (rote Pfeile).
**a** Monokontrastdarstellung.
**b** In der Computertomografie ist eine deutliche Ösophaguswandverdickung mit verstärkter mukosaler Kontrastmittelaufnahme im Rahmen der chronischen Entzündung abgrenzbar (grüne Pfeile).

bei der der gastroösophageale Übergang chirurgisch rekonstruiert wird. Die Indikation zur Operation wird üblicherweise erst nach erfolglosen konservativen Therapieversuchen gestellt.

## Literatur

[292] **Herbella** FA, Patti MG. Gastroesophageal reflux disease: from pathophysiology to treatment. World J Gastroenterol 2010; 16: 3745–3749

[293] **Koop** H, Schepp W, Muller-Lissner S et al. [Consensus conference of the DGVS on gastroesophageal reflux]. Z Gastroenterol 2005; 43: 163–164

[294] **Kulinna-Cosentini** C, Schima W, Lenglinger J et al. Is there a role for dynamic swallowing MRI in the assessment of gastroesophageal reflux disease and oesophageal motility disorders? Eur Radiol 2012; 22 (2): 364–370

[295] **Lacy** BE, Weiser K, Chertoff J et al. The diagnosis of gastroesophageal reflux disease. Am J Med 2010; 123: 583–592

## 14.1.2 Ösophagusruptur

### Ätiologie und klinische Symptomatik

Die Ösophagusperforation ist ein lebensbedrohliches Krankheitsbild, das sowohl in der Diagnostik als auch in der Therapie mit einer Reihe von Problemen einhergeht. Da es sich um eine eher *seltene Erkrankung* handelt, existieren bislang kaum Behandlungsstandards [299].

> **Merke**
>
> M!
>
> Der überwiegende Teil der Ösophagusperforationen (75–80 %) ist *iatrogen* verursacht.

Das Risiko einer Perforation während flexibler Endoskopie liegt bei 0,03 %; höhere Risikoraten bestehen bei starren Endoskopien, bei endoluminalen Interventionen (Bougierungen, Stenting, Therapie von Ösophagusvarizen). Auch bei transösophagealen Echokardiografien können Verletzungen der Speiseröhre auftreten (Inzidenz: 0,02 %) [297].

Die *Symptome* der Ösophagusperforation sind unspezifisch. Im Vordergrund stehen thorakale Schmerzen, wobei sich hier eine Reihe von Differenzialdiagnosen erge-

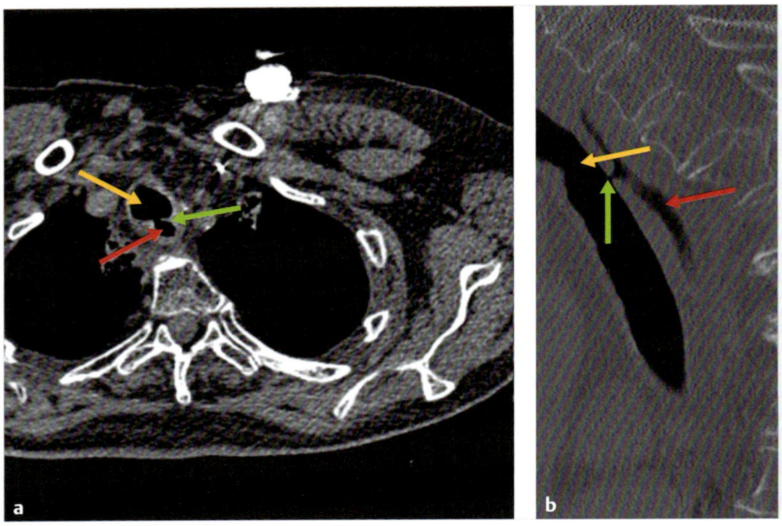


Abb. 14.2 Computertomografie mit Nachweis einer Fistel (grüner Pfeil) zwischen Ösophagus (roter Pfeil) und Trachea (gelber Pfeil).
**a** Axiale Rekonstruktion.
**b** Sagittale Rekonstruktion.

ben. In seltenen Fällen werden Blutungen beobachtet, teils entwickelt sich ein Hautemphysem. Oft werden betroffene Patienten erst durch septische Komplikationen auffällig und sind bei Diagnosestellung bereits kritisch krank. Die bakterielle Kontamination des periösophagealen Gewebes führt im ungünstigsten Fall zu einer Mediastinitis, die mit einer hohen Mortalität assoziiert ist.

M!

**Merke**

Neben der iatrogenen Perforation tritt eine *spontane Ösophagusruptur*, die als Boerhaave-Syndrom bezeichnet wird, klassischerweise bei starkem Erbrechen auf.

Dieses führt durch schlagartige Erhöhung des intraabdominellen Druckes in Verbindung mit einem relaxierten unteren Ösophagussphinkter bevorzugt zu einer Schädigung der thorakalen Ösophaguswand. Die Patienten werden mit einem postemetischen, retrosternalen (Vernichtungs-)Schmerz akut symptomatisch. Rückenschmerzen, Dyspnoe, Schock, Pneumothorax und Mediastinal- bzw. Hautemphyseme können das klinische Bild komplettieren [302].

## Untersuchungsstrategie

▶ **Durchleuchtungsuntersuchung.** Der radiologische Nachweis einer Ösophagusruptur bzw. von Insuffizienzen bei Zustand nach Ösophago- bzw. Gastrojejunostomie erfordert in der Regel die Durchführung einer Durchleuchtungsuntersuchung. Da Fistelungen (▶ Abb. 14.2) oder Aspirationen klinisch selten auszuschließen sind, sollte nicht ionisches wasserlösliches Kontrastmittel verwendet. Die Bildserien werden nach vorheriger Anfertigung einer Nativaufnahme ohne Kontrastmittel bei liegendem Patienten zunächst in der seitlichen bzw. schräg-seitlichen (LPO: left posterior oblique) sowie folgend in der frontalen Ebene erfasst, um überlagerungsbedingte Maskierungen kleinerer Insuffizienzen zu vermeiden.

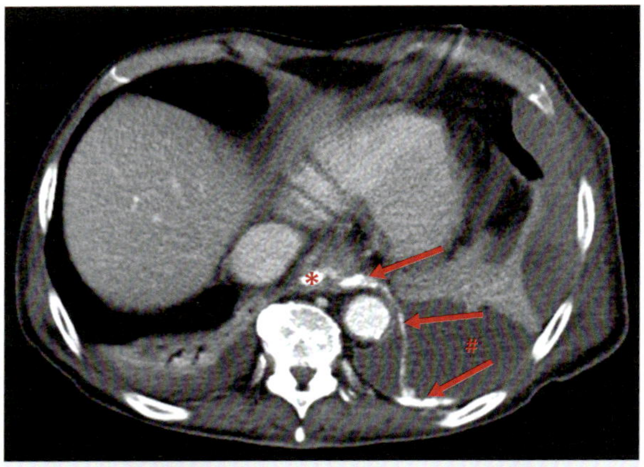


Abb. 14.3 Spontane Ruptur des distalen Ösophagus (*) mit Kontrastmittelaustritt (rote Pfeile) in den Pleuraraum (#).

▶ **CT.** Gelingt trotz des hochgradigen klinischen Verdachts keine durchleuchtungsgestützte Darstellung der Insuffizienz, sollte der Patient sofort computertomografisch weiter abgeklärt werden.

Unmittelbar vor der CT-Untersuchung des Thorax wird dem Patienten erneut ein orales Kontrastmittel verabreicht, um in der Folge auch kleine Kontrastmittel-Extraluminate sensitiv erfassen zu können. Zudem können weitere Befunde (z. B. Fistelungen in die Pleurahöhle) dargestellt werden (▶ Abb. 14.3) [300]. Je nach klinischem Verlauf sind darüber hinaus die Aspekte der Mediastinitis-Diagnostik zu beachten (Kap. 9.3.2).

▶ **Endoskopie.** Gegenüber der endoskopischen Diagnostik sind die radiologischen Untersuchungsverfahren weniger invasiv und sollten deshalb bei unklarer Situation primär durchgeführt werden [299], auch wenn zur Bestimmung der Rupturmorphologie und zur Festlegung des therapeutischen Prozederes im Verlauf meist eine flexible Ösophagoskopie erforderlich ist [296].

## Typische Befunde

Endoskopische Eingriffe sind für etwa 75–80 % aller ösophagealen Perforationen verantwortlich.

Die Kenntnis typischer *Perforationsstellen* ist hierbei bedeutsam: Die meisten endoskopisch verursachten Perforationen finden sich auf Höhe des zervikalen Ösophagus/oberen Ösophagussphinkters an der Hinterwand, da das Endoskop beim Vorschub in Richtung der Hinterwand anguliert wird. Eine Perforation wird einerseits durch das harte Wiederlager der Wirbelsäule, andererseits durch die physiologische Muskellücke auf Höhe des oberen Ösophagussphinkters oder aber durch Begleitfaktoren wie Zenker-Divertikel oder Spondylophyten gefördert. Distale Perforationen finden sich meist in der ösophagogastralen Übergangszone. Insbesondere die Art des endoskopischen Eingriffes lässt Rückschlüsse auf die Perforationszone ziehen. So sind bei distaler Perforation überhäufig endoskopische Ballondilatationsbehandlungen vorausgegangen.

Bei der *Durchleuchtungsuntersuchung* sollte sich der Radiologe darüber bewusst sein, dass der Kontrastmittelaustritt infolge von Überlagerung teilweise nur in einer Ebene erkennbar ist und entsprechend angepasste unterschiedliche Projektionen im Untersuchungsablauf zu dokumentieren sind.

> **Merke** M!
>
> Kleine Leckagen brauchen bis zur ihrem Nachweis mitunter wiederholte Rotationsmanöver des Patienten, da ein Kontrastmittelkontakt zur Wandläsion Voraussetzung für die Darstellung ist.

Darüber hinaus muss das umliegende Fettgewebe das Kontrastmittel erst schwammartig aufsaugen, sodass auch eine längere Kontaktzeit des Kontrastmittels erforderlich ist. Dies kann durch eine liegende Aufnahmeposition und in Grenzen auch durch wiederholte Kontrastmittelgaben erzielt werden.

Im Zweifelsfall empfiehlt sich die unmittelbar nachfolgende Durchführung eines nativen CTs des Thorax.

## Therapeutisches Vorgehen

Während früher sehr invasive operative Eingriffe zur Sanierung von Ösophagusverletzungen notwendig waren, werden heute zunehmend interventionelle Therapieoptionen genutzt (Ösophagusstent). Ein konservatives Vorgehen ist vor allem bei kleinen Verletzungen Erfolg versprechend.

Sollte eine Operation unumgänglich sein (z. B. bei langstreckigen Verletzungen oder Abszedierungen), ist das *chirurgische Prozedere vom jeweiligen Befund abhängig.* Bestenfalls kann eine lokale Übernähung der Perforation erfolgen, in einigen Fällen ist eine Ösophagektomie notwendig ([301], [298]).

> **Merke** M!
>
> Patienten mit einer *Ruptur* des Ösophagus sind lebensbedrohlich erkrankt und sollten auf eine Intensivstation verlegt werden.

Die Behandlung orientiert sich an den allgemein gültigen Grundlagen der Sepsistherapie. Die kalkulierte *Antibiotikagabe* und die bedarfsgerechte *hämodynamische Therapie* bilden hierbei die Eckpfeiler der initialen Therapie. In Rücksprache mit dem behandelnden Chirurgen bzw. Gastroenterologen sollte die Möglichkeit der *enteralen Ernährung* erörtert werden. Falls die (endoskopische) Platzierung einer Ernährungssonde vertretbar ist, kann hierdurch eine parenterale Ernährung vermieden werden.

## Literatur


[296] **Arantes** V, Campolina C, Valerio SH et al. Flexible esophagoscopy as a diagnostic tool for traumatic esophageal injuries. J Trauma 2009; 66 (6): 1677–1682

[297] **Bavalia** N, Anis A, Benz M et al. Esophageal perforation, the most feared complication of TEE: early recognition by multimodality imaging. Echocardiography 2011; 28 (3): E56–59

[298] **Bhatia** P, Fortin D, Inculet RI et al. Current concepts in the management of esophageal perforations: a twenty-seven year Canadian experience. Ann Thorac Surg 2011; 92: 209–219

[299] **Soreide** JA, Viste A. Esophageal perforation: diagnostic work-up and clinical decision-making in the first 24 hours. Scand J Trauma Resusc Emerg Med 2011; 19: 66

[300] **Strauss** C, Mal F, Perniceni T et al. Computed tomography versus water-soluble contrast swallow in the detection of intrathoracic anastomotic leak complicating esophagogastrectomy (Ivor Lewis): a prospective study in 97 patients. Ann Surg 2010; 251 (4): 647–651

[301] **Vallbohmer** D, Holscher AH, Holscher M et al. Options in the management of esophageal perforation: analysis over a 12-year period. Dis Esophagus 2010; 23: 185–190

[302] **Vial** CM, Whyte RI. Boerhaave's syndrome: diagnosis and treatment. Surg Clin North Am 2005; 85 (3): 515–524


# 14.1.3 Ösophagus- und Fundusvarizenblutung

## Ätiologie und klinische Symptomatik

Bei einer Leberzirrhose führt die fortschreitende Vernarbung des Lebergewebes zu einer Widerstandserhöhung im portalen Stromgebiet (portalvenöse Hypertension). In deren Folge bilden sich Kollateralkreisläufe zwischen portalem und kavalem Venensystem aus, beispielsweise in Form von Ösophagus- und Fundusvarizen (► Abb. 14.4).

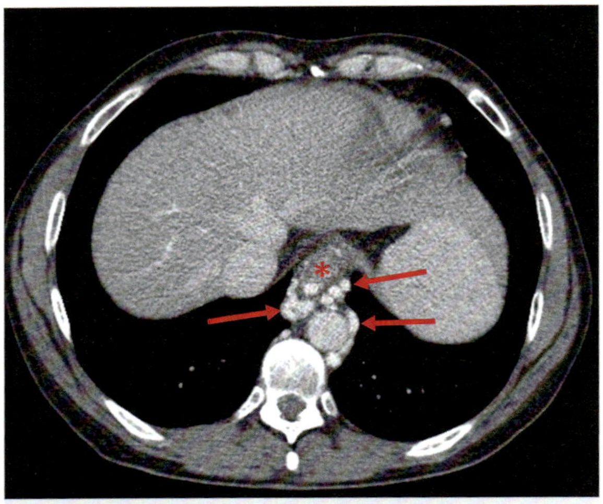

**Abb. 14.4** Den Ösophagus (*) umgebende deutliche elongierte und dilatierte Varizen (rote Pfeile).

> **Merke**
>
> Etwa ein Drittel aller Patienten mit Leberzirrhose erleidet im Krankheitsverlauf eine Blutung aus Ösophagus- oder Fundusvarizen [306].

Neben der akuten Verlaufsform mit Hämatemesis und möglichem hämorrhagischem Schock sind auch schleichende Blutverluste im Rahmen einer Varizenblutung möglich.

In Abhängigkeit vom Schweregrad der Leberzirrhose liegt die Letalität einer akuten Varizenblutung zwischen 10 und 50 %. Lediglich 40 % dieser Patienten versterben an der Blutung; der Großteil erliegt den Komplikationen wie einem akuten Leber- und Nierenversagen oder Infektionen.

## Untersuchungsstrategie und typische Befunde

Die Diagnostik und Therapie der Ösophagus- und Fundusvarizenblutung erfolgen primär *endoskopisch*. Als radiologische Therapieoption ist die Anlage eines transjugulären intrahepatischen portosystemischen (Stent-) Shunts (TIP[S]S) etabliert (▸ Abb. 14.5).

## Therapeutisches Vorgehen

▸ **Stabilisierung.** Die akute Blutung aus Ösophagus- oder Fundusvarizen ist ein lebensbedrohliches Krankheitsbild, das auf einer Intensivstation behandelt werden sollte. Vor einer endoskopischen Intervention ist eine adäquate Instrumentierung und Stabilisierung des Patienten dringend erforderlich. Neben der Kreislauftherapie und Substitution von Volumen-, Gerinnungs- und Blutprodukten ist häufig eine Atemwegssicherung notwendig, insbesondere bei vigilanzgeminderten und dadurch aspirationsgefährdeten Patienten. Die Intubation kann in Anbetracht von teils massiven Blutungen aus der Speiseröhre schwierig sein, sodass Möglichkeiten zur alternativen Atemwegssicherung vorgehalten werden müssen.

▸ **Blutstillung.** Nach initialer Stabilisierung erfolgt die endoskopische Blutstillung.

> **Merke**
>
> Methode der Wahl zur Behandlung von *Ösophagusvarizenblutungen* ist die Gummibandligatur.

Verglichen mit einer Sklerosierungstherapie konnte das Risiko einer Rezidivblutung gesenkt und zudem eine höhere Überlebensrate erzielt werden [307].

> **Merke**
>
> Methode der Wahl bei zur Behandlung von *Magenvarizen* ist die Histoacrylinjektion [307].

Die früher routinemäßige Anlage intraluminaler Kompressionssonden (z. B. Sengstaken-Blakemore-Sonde) zur mechanischen Tamponade der Blutung wird nur noch bei erfolgloser endoskopischer Blutstillung eingesetzt. Grund ist die hohe Rate an Komplikationen wie Aspiration und Perforation bei begrenztem therapeutischem Nutzen und einer hohen Rate von Rezidivblutungen nach Entfernung des Ballons. (Die korrekte Position des Ballons im ösophagogastralen Übergang ist mittels einer den Oberbauch erfassenden Röntgenübersicht des Thorax zu dokumentieren.)

*Chirurgische* Therapieoptionen sind infolge der häufig erfolgreichen endoskopischen Blutstillung nur in Ausnahmefällen indiziert.

▸ **Medikamentöse Therapie.** Parallel zur mechanischen Kontrolle der Blutung wird eine zusätzliche medikamentöse Blutungsbehandlung empfohlen. Medikamente, die den portalvenösen Druck senken, können die Ösophagusvarizenblutung mildern. Zum Einsatz kommen *Somatostatin* und sein Analogon *Octreotid* sowie *Vasopressin* und sein Analogon *Terlipressin*. Die Studienlage zum Einsatz der verschiedenen Substanzen ist begrenzt, eine klare Überlegenheit konnte für kein Therapieregime gezeigt werden ([304], [307]).

▸ **Rezidivprophylaxe.** Nach überstandener akuter Varizenblutung ist eine Rezidivprophylaxe essenziell. Analog zur Akuttherapie stehen medikamentöse und endoskopische Verfahren zur Verfügung. Durch orale Gabe unselektiver Betarezeptorenblocker (z. B. Propanolol) kann eine Senkung des portalvenösen Druckes mit Verringerung des Blutungsrisikos erreicht werden. Darüber hinaus können Varizen endoskopisch unterbunden werden [304].

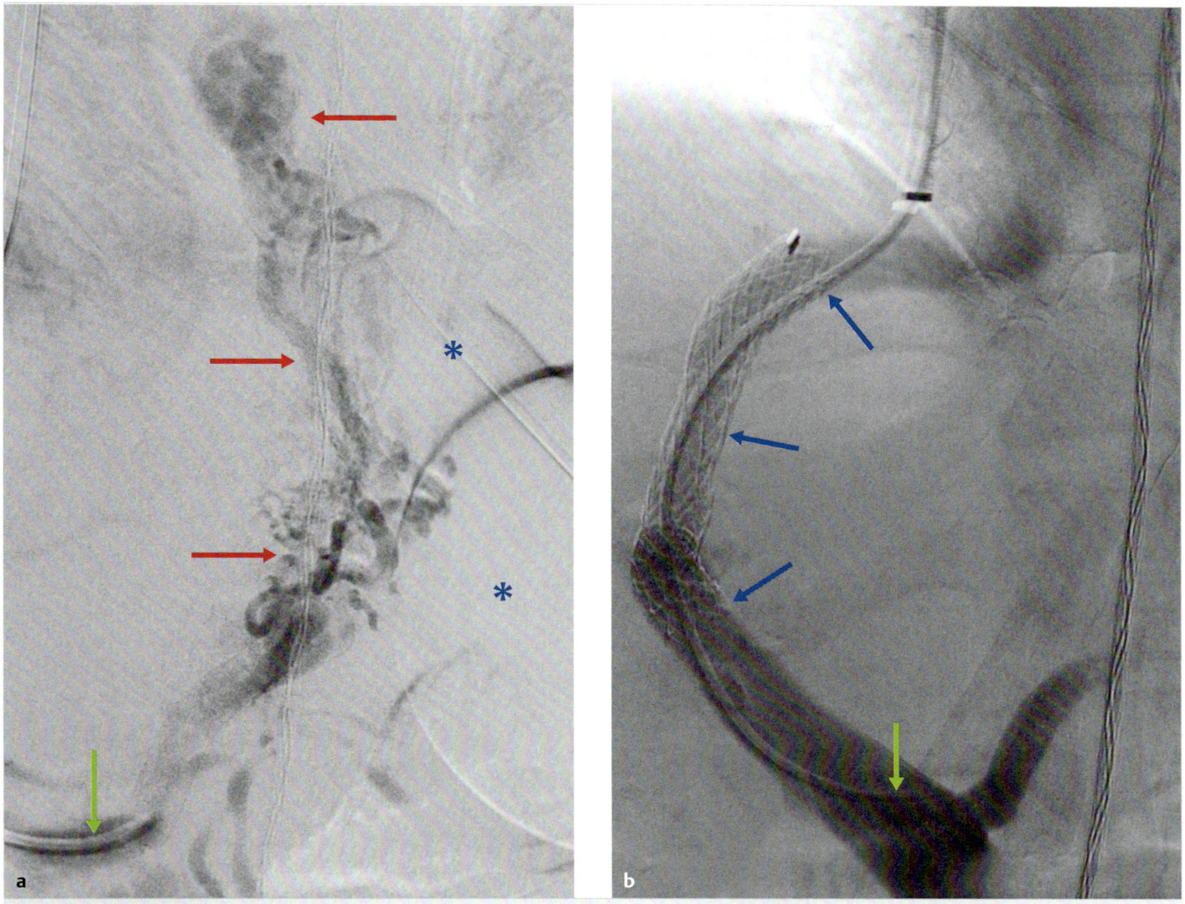


**Abb. 14.5** Akute Varizenblutung mit temporärer Blutstillung mittels Linton-Nachlass-Sonde (*). Kontrastmittelgabe über einen zentral portal platzierten Katheter (grüne Pfeile).
**a** Deutliche Ösophagusvarizen (rote Pfeile) vor TIPS-Anlage.
**b** Flussumkehr in den Varizen nach TIPS-Anlage (blaue Pfeile).

► **TIPS-Anlage.** Anhaltende Blutungen oder Rezidivblutungen trotz durchgeführter Standardtherapie sind als Therapieversagen einzuordnen und gehen mit einer entsprechend schlechten Prognose einher. In dieser Situation ist die Anlage eines Notfall-TIPS indiziert.

Über einen transjugulären Zugang wird die rechte Lebervene sondiert und in Wedge-Position eine angiografische Darstellung mit Kontrastmittel durchgeführt. Dabei kann durch „Überspitzen" der Lebersinusoide eine retrograde Darstellung des Pfortadersystems erfolgen. Dieses kann somit gezielt punktiert, sondiert und mit der Lebervene durch einen gecoverten Stent verbunden werden. Die endoluminale Embolisierung der portokavalen Umgehungskreisläufe in gleicher Sitzung ist meist nicht erforderlich, da infolge der TIPS-Anlage eine Flussumkehr und -reduktion in den Varizen auftritt (► Abb. 14.5).

Nach Studienlage ist nach TIPS-Anlage von einer Hämostaserate von 97–100 %, einer Rezidivblutungsrate von 16–30 % und einer Überlebensrate von 45–83 % auszugehen ([303], [308]). Infolge der hohen Mortalitätsrate von > 50 % bei persistierender Blutung treten mögliche Kontraindikationen der Anlage eines portosystemischen Shunts in den Hintergrund. Für den Einsatz von TIPS besteht ein eingeschränktes zeitliches Fenster. Andernfalls ist die Prognose durch die Komplikationen (Koma, Nierenversagen, respiratorische Insuffizienz u. a.) determiniert.

**Merke** M!

Die TIPS-Anlage wird neben der Stillung akuter Blutungen zur kontrollierten *Senkung des portalvenösen Druckes* eingesetzt.

Dieses moderne interventionelle radiologische Behandlungsverfahren erlebt in der Rezidivprophylaxe von Varizenblutungen und bei therapierefraktärem Aszites eine Renaissance [305].

## Literatur


[303] **Banares** R, Casado M, Rodriguez-Laiz JM et al. Urgent transjugular portosystemic shunt for control of acute variceal bleeding. Am J Gastroenterol 1998; 93: 75–79

[304] **Bari** K, Garcia-Tsao G. Treatment of portal hypertension. World J Gastroenterol 2012; 18: 1166–1175

[305] **Fidelman** N, Kwan SW, LaBerge JM et al. The transjugular intrahepatic portosystemic shunt: an update. AJR Am J Roentgenol 2012; 199 (4): 746–755

[306] **Garcia-Pagan** JC, Reverter E, Abraldes JG et al. Acute variceal bleeding. Semin Respir Crit Care Med 2012; 33: 46–54

[307] **Pohl** H, Rösch T. Die obere gastrointestinale Blutung: Differenzialdiagnose und Therapie. Intensivmedizinup2date 2009; 5: 189–204

[308] **Sanyal** AJ, Freedman AM, Luketic VA et al. Transjugular intrahepatic portosystemic shunts for patients with active variceal hemorrhage unresponsive to sclerotherapy. Gastroenterology 1996; 111: 138–146


III

# 14.1.4 Magen- und Duodenalulkus

## Ätiologie und klinische Symptomatik

Bei der gastroduodenalen Ulkuskrankheit wird zwischen Erosionen und Ulzera differenziert. Als *Erosion* wird ein Defekt der Magenmukosa ohne Beteiligung der Muscularis mucosae bezeichnet. Ein *Ulkus* hingegen penetriert die Muscularis mucosae und erreicht tiefere Wandschichten.

Auslöser der gastroduodenalen Ulkuskrankheit ist ein Ungleichgewicht der schleimhautprotektiven und -schädigenden Faktoren [314]. Am häufigsten sind Magen- und Duodenalulzera mit Helicobacter-pylori-Infektionen assoziiert, aber auch NSAR-Einnahme, Rauchen oder intensivmedizinische Behandlungen zählen zu den Risikofaktoren.

M!

**Merke**

Betroffene Patienten leiden typischerweise unter Oberbauchschmerzen, die teils nahrungsabhängig auftreten. Wichtige *Komplikationen* gastroduodenaler Ulzera sind Blutung, Perforation, Penetration in umliegende Organe und Obstruktion der normalen Passage durch Schwellung und Vernarbung [313].

Im Falle der *Ulkusblutung* sind chronische Verläufe möglich, bei denen der okkulte Blutverlust in den Verdauungstrakt im Vordergrund steht und erst im Rahmen der strukturierten endoskopischen Abklärung die Blutungsquelle im oberen Gastrointestinaltrakt lokalisiert wird. Neben der Ösophagusvarizenblutung stellt die Blutung aus einem Magen- oder Duodenalulkus jedoch weiterhin eine wichtige Ursache der akuten und lebensbedrohlichen oberen gastrointestinalen Blutung dar [311]. Zu den typischen Symptomen zählen Hämatemesis und Meläna.

Die *Perforation* eines Ulkus kann Ursache eines akuten Abdomens sein und geht häufig mit einer Peritonitis einher. Abhängig von der Lokalisation des Geschwürs kann eine Penetration in umliegende Organe entstehen, ohne dass nach Überschreiten der Magen- oder Duodenalwand eine Perforation in die freie Bauchhöhle auftritt. Diese Verläufe zeigen keine typischen klinischen Symptome und werden oft erst nach Auftreten von Blutungskomplikationen oder der Entwicklung einer Peritonitis entdeckt.

## Untersuchungsstrategie

M!

**Merke**

Die bildgebende Diagnose eines Magen- bzw. Duodenalulkus erfolgt in der Regel *endoskopisch* [309].

*Röntgenverfahren*, insbesondere Durchleuchtungsuntersuchungen, spielen im radiologischen Alltag keine relevante Rolle mehr. Diagnostisch stehen die Komplikationen der Ulkuserkrankung – vor allem die Perforation und die Blutung – im Vordergrund.

Bei einer endoskopisch nicht beherrschbaren Blutung besteht die Indikation für eine sofortige *CT- Angiografie*. Das Abdomen wird vollständig und in mehreren Kontrastmittelphasen (typischerweise spätarteriell ca. 35 Sekunden und venös ca. 100 Sekunden nach intravenöser Kontrastmittelgabe) bei einer hohen Flussrate von 4 ml/Sekunde untersucht. Eine orale Kontrastierung, insbesondere mit positiven Kontrastmitteln (z. B. Bariumsulfat, Amidotrizoesäure), ist zu unterlassen, um nicht aktive Blutungsherde vorzutäuschen oder zu maskieren. Moderne Untersuchungsprotokolle mittels Mehrschicht-CT erlauben heute in der Regel den Nachweis einer Blutungsquelle, sodass die *digitale Subtraktionsangiografie* (DSA) anschließend weniger zur Diagnostik als vielmehr zur gezielten interventionellen Therapie eingesetzt werden kann (z. B. Coilembolisation des blutenden Gefäßes) [310].

## Typische Befunde

Nach oraler Gabe von Bariumsulfat können Ulzera in *Durchleuchtungsuntersuchungen* als Schleimhautunregelmäßigkeiten mit unterschiedlich konfigurierten Nischenbildungen nachgewiesen werden.

*Computertomografisch* gelingt der Nachweis nur durch indirekte Zeichen, beispielsweise eine Entzündungsreaktion im Ulkus umgebenden Fettgewebe. Komplikation, z. B. eine Perforation, führen zu freier Luft und Flüssigkeit in der Bauchhöhle, eine Blutung kann nach intravenöser Kontrastmittelgabe als hyperintense intraluminale Fahne nachgewiesen werden.

## Therapeutisches Vorgehen

Der überwiegende Teil der Patienten mit Ulzera des Magens oder des Duodenums erkrankt hieran nicht lebensbedrohlich. Kritische Erkrankungsverläufe sind jedoch durchaus möglich bei akuten Ulkusblutungen sowie infektiologischen Komplikationen im Sinne der peritonealen Sepsis.

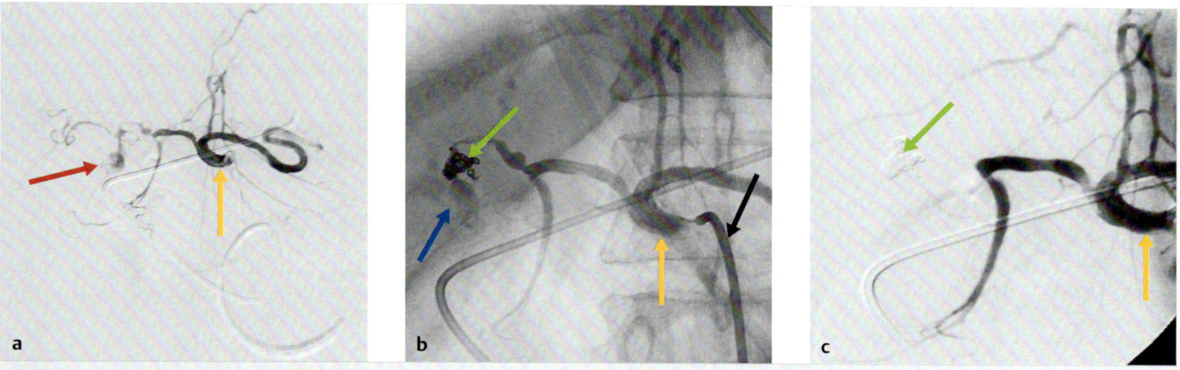


**Abb. 14.6** Embolisationstherapie bei Ulkusblutung. Truncus coeliacus (gelber Pfeil), Katheter (schwarzer Pfeil).
**a** Subtraktionsbild: akute duodenale Blutung (roter Pfeil) aus der A. hepatica propria in das Duodenum.
**b** Nativbild: Coilembolisation (grüner Pfeil) des blutenden Gefäßastes und anfänglich noch abgrenzbare Blutung (blauer Pfeil).
**c** Subtraktionsbild: letztliches Sistieren der Blutung.

### Merke

M!

Zentrale Bedeutung in der Diagnostik und Therapie der Ulkusblutung haben *endoskopische Verfahren* [309].

In Abhängigkeit vom klinischen Zustand des Patienten erfolgt bei Verdacht auf eine obere gastrointestinale Blutung, bei anhaltender Blutung, einem Hb-Verlust von > 2 g/dl in 24 Stunden oder einem Hb < 10 g/dl, bei Schock oder Orthostase unmittelbar nach hämodynamischer Stabilisierung eine Notfall-Ösophagogastroduodenoskopie (ÖGD) insbesondere zur therapeutischen Intervention. Werden diese Kriterien nicht erfüllt, sollte binnen 24 Stunden eine elektive ÖGD durchgeführt werden ([309], [315]).

Die *chirurgische Therapie* des blutenden Ulkus ist heute selten erforderlich. Unumgänglich ist die chirurgische Intervention jedoch bei einer Perforation des Ulkus, hier ist eine Sanierung des peritonealen septischen Fokus essenziell.

Endoskopisch nicht stillbare, lebensbedrohliche Blutungen im Rahmen von Ulkuserkrankungen stellen eine Notfallindikation zur Durchführung einer radiologisch-interventionellen *Embolisationstherapie* in OP-Bereitschaft dar (▸ Abb. 14.6). Dabei werden sowohl Äste der A. gastroduodenalis (aus dem Truncus coeliacus und/oder der A. mesenterica superior) oder der Aa. gastricae selektiv sondiert und mittels Coils embolisiert.

### Merke

M!

Neben der Kontrolle der Komplikation ist in jedem Fall die *Behandlung des Ulkusleidens* indiziert. Im Vordergrund steht die Blockade der gastralen Säuresekretion durch Protonenpumpeninhibitoren (PPI), wodurch eine Abheilung des Defektes ermöglicht wird.

Sollte die Entstehung des Ulkus in Zusammenhang mit der Kolonisation durch Helicobacter pylori stehen, ist eine antibiotische Eradikationsbehandlung notwendig.

Weiterhin unklar ist der Stellenwert der prophylaktischen Gabe von PPI bei *Intensivpatienten* [312]. Obwohl bei kritisch Kranken häufig eine Reihe von Risikofaktoren für die Entstehung von Magen- und Duodenalulzera vorliegen, scheinen Komplikationen eher selten zu sein. Enterale Ernährungsregime besitzen offenbar einen protektiven Effekt, sodass in bestimmten Konstellationen sogar der Verzicht auf die Ulkusprophylaxe bei Intensivpatienten diskutiert wird.

## Literatur


[309] **Fischbach** W, Malfertheiner P, Hoffmann JC et al. [S 3-guideline "Helicobacter pylori and gastroduodenal ulcer disease"]. Z Gastroenterol 2009; 47 (1): 68–102

[310] **Graça** BM, Freire PA, Brito JB et al. Gastroenterologic and radiologic approach to obscure gastrointestinal bleeding: how, why, and when? Radiographics 2010; 30 (1): 235–252

[311] **Marek** TA. Gastrointestinal bleeding. Endoscopy 2011; 43: 971–977

[312] **Marik** PE, Vasu T, Hirani A et al. Stress ulcer prophylaxis in the new millennium: a systematic review and meta-analysis. Crit Care Med 2010; 38: 2222–2228

[313] **Milosavljevic** T, Kostic-Milosavljevic M, Jovanovic I et al. Complications of peptic ulcer disease. Dig Dis 2011; 29: 491–493

[314] **Tytgat** GN. Etiopathogenetic principles and peptic ulcer disease classification. Dig Dis 2011; 29: 454–458

[315] **Van Aken** H, Reinhart K, Zimpfer M, Welte T. Intensivmedizin. 2. Aufl. Stuttgart: Thieme; 2007

## 14.1.5 Hohlorganperforation

### Ätiologie und klinische Symptomatik

> **Merke**
>
> Die Perforation eines intraabdominellen Hohlorgans ist eine potenziell lebensbedrohliche Erkrankung. Grund hierfür ist das Risiko der bakteriellen Kontamination und konsekutiven Infektion der Bauchhöhle (Peritonitis), die eine generalisierte Sepsis auslösen kann.

Alle Teile des Gastrointestinaltrakts von der Mundhöhle bis zum Rektum sind bakteriell besiedelt. Eine Störung der Barrierefunktion der Wand des Verdauungstrakts bedingt eine bakterielle Infektion der umliegenden sterilen Gewebe.

Eine Vielzahl unterschiedlicher Erkrankungen kann zur Perforation eines abdominellen Hohlorgans führen. Typische *Auslöser* im oberen Gastrointestinaltrakt sind Ulzera im Bereich des Magens und des Duodenums, im unteren Verdauungstrakt ist vor allem die Divertikulose des Kolons zu nennen. Aber auch Tumore und Fremdkörper können zu einer Verletzung der Darmwand führen. Neben diesen „spontanen" Perforationen sind iatrogene Schädigungen der Wand des Verdauungstrakts möglich, insbesondere bei endoskopischen Untersuchungen. Obwohl die Inzidenz dieser Komplikation mit < 0,1 % gering ist ([319], [321]), bedingt die große Anzahl derartiger Interventionen eine durchaus alltägliche Relevanz.

> **Merke**
>
> Patienten mit Hohlorganperforationen zeigen *Symptome des akuten Abdomens*.

Während anamnestische Angaben, z. B. ein bekanntes Ulkusleiden, eine Divertikulose des Kolons oder eine kürzlich stattgehabte Endoskopie eine klinische Verdachtsdiagnose begründen können, muss der Beweis pathologischer intra-, retro- und/oder extraperitonealer Luftansammlungen radiologisch erfolgen.

### Untersuchungsstrategie

Der *Nachweis freier Luft* gelingt zumeist mit der Anfertigung einer Abdomen-Übersichtsaufnahme in Linksseitenlage [318].

> **Merke**
>
> Bei unauffälliger Abdomenübersicht und klinisch fortbestehendem Verdacht auf eine Perforation sollte eine CT des Abdomens durchgeführt werden.

Diese weist auch kleinere Mengen freier Luft nach [320].

Neben dem Nachweis von Luft ist auf *entzündliche Komplikationen* zu achten; hier stehen insbesondere die Peritonitis und Abszedierungen im Vordergrund.

*Abszedierungen* können sonografisch und computertomografisch gut nachwiesen werden, wobei die Sonografie wegen der oft eingeschränkten Schallfenster nur selten für eine Ausschlussdiagnostik geeignet ist. Beide Modalitäten ermöglichen die bildgebend gesteuerte radiologisch-interventionelle Drainagetherapie eines detektierten Abszesses.

### Typische Befunde

Größere Mengen *freier Luft* sammeln sich in der Linksseitenlage der Abdomenübersicht in den nicht abhängigen Körperpartien (▶ Abb. 14.7), also unterhalb der rechten

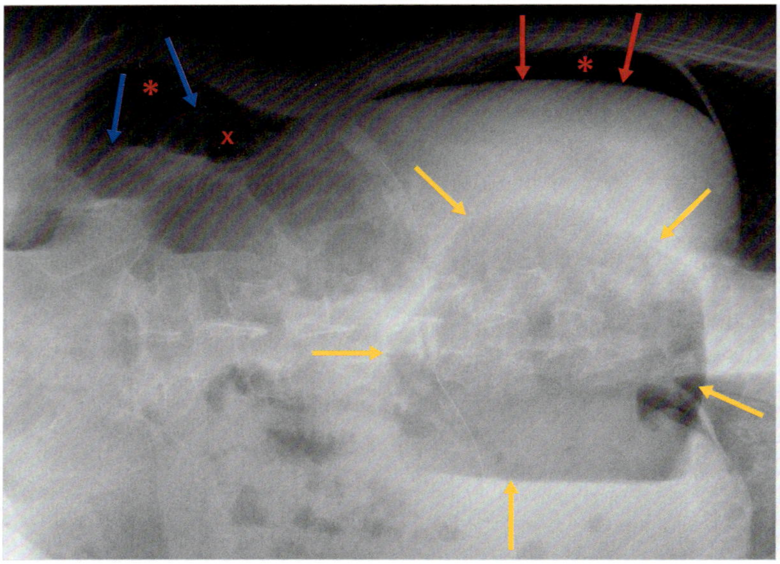

**Abb. 14.7** In der Linksseitenlage Nachweis freier Luft (*) mit Demarkierung der Leberkontur (rote Pfeile) und Kolonwand (blaue Pfeile); Kolonlumen (x). Große Mengen freier Luft epigastrisch (gelbe Pfeile).

lateralen Bauchwand bzw. dem miterfassten rechten Zwerchfell; kleinere Mengen können hingegen dem Nachweis entgehen. Dies gilt insbesondere für Hohlorganperforationen auf der nicht peritonealisierten mesenterialen Seite. Hier tritt die Luft in das mesenteriale Fettgewebe und nicht in die freie Bauchhöhle über. Derartige Lufteinschlüsse lassen sich in der CT bei entsprechender Fensterung auch bei kleinen Mengen sicher detektieren (▶ Abb. 14.8). Projektionsradiografisch darf ein Chilaiditi-Syndrom (zwischen Leber und Zwerchfell interponiertes Kolon mit entsprechend nachweisbarer Haustrierung) nicht mit freier Luft verwechselt werden.

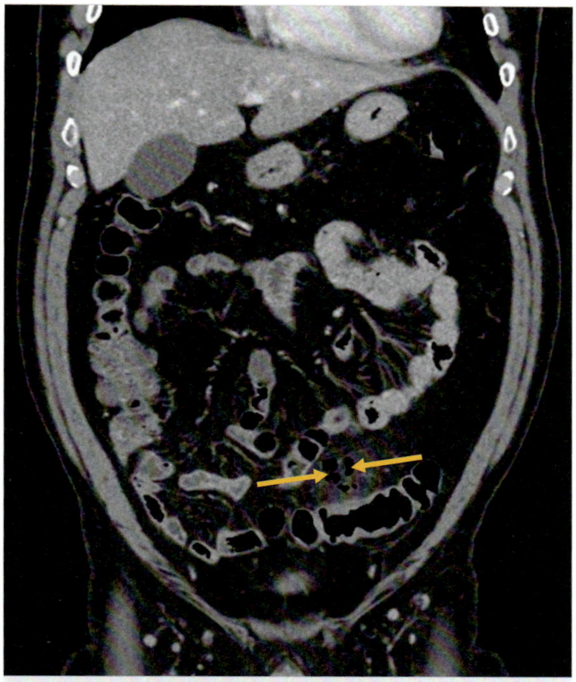

**Abb. 14.8** Mesenterialseitige Darmperforation bei Sigmadivertikulitis mit freier Luft im mesenterialen Fettgewebe (gelbe Pfeile).

*Abdominale Flüssigkeit* ist wegen des geringen Dichteunterschiedes zum umgebenden Gewebe projektionsradiografisch meist nicht darstellbar. Hinweisend können eine schlechte oder fehlende Abgrenzbarkeit der Organkonturen und der Psoasschatten sein. Im Regelfall erfolgt der Nachweis sonografisch oder computertomografisch, wobei auch die Verteilung charakterisiert werden kann. Bei abgekapselten Formationen können Lufteinschlüsse und eine verstärkte wandständige Kontrastmittelaufnahme auf eine Superinfektion hindeuten.

*Abgekapselte Flüssigkeitsverhalte* sind in der Regel einer interventionell radiologischen Drainage unter CT oder Ultraschallkontrolle zugänglich (▶ Abb. 14.9). Hierbei werden meist 8- bis 16-F-Drainagen in Trokar- oder Seldinger-Technik eingebracht. Durchkreuzen Darmstrukturen oder Gefäße den Punktionsweg, können diese durch Injektion von 0,9 %iger Kochsalzlösung (sog. Hydrodissektion) und/oder Umlagerung des Patienten verlagert werden.

## Therapeutisches Vorgehen

> **Merke**
>
> Der Nachweis der intraabdominellen Hohlorganperforation ist eine klassische Indikation für eine notfallmäßige *Laparotomie*, insbesondere bei Nachweis von freier Luft.

Der operative Eingriff dient der Sanierung des septischen Fokus und der Wiederherstellung der Integrität des betroffenen Abschnittes des Verdauungstrakts. In den letzten Jahren wächst das Interesse an endoskopischen Be-

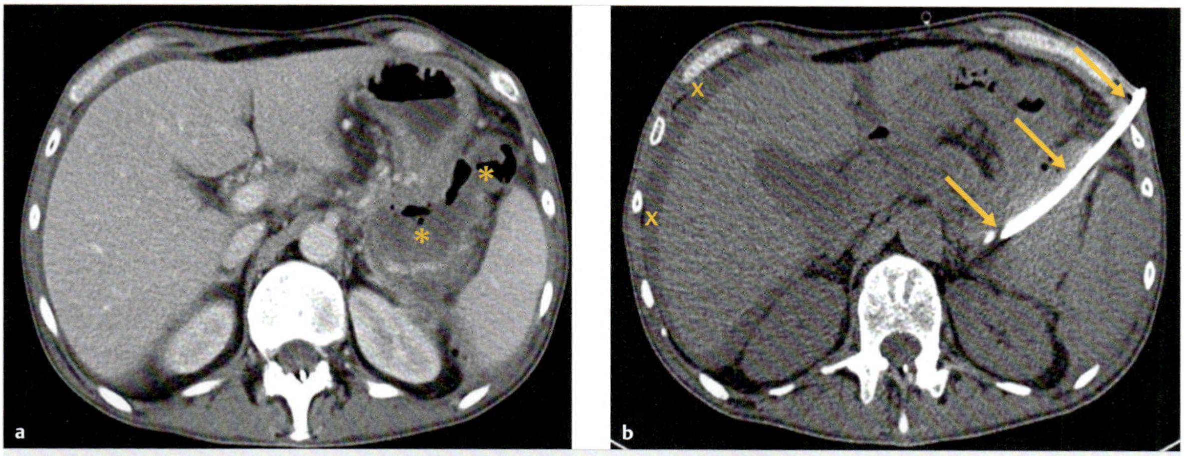


**Abb. 14.9** Postoperativer Abszess (*) im Bereich des Pankreasschwanzes (Quelle: [317]).
**a** Zustand vor Einlage einer 12-F-Drainage.
**b** Zustand nach Einlage einer 12-F-Drainage (gelbe Pfeile); zwischenzeitlich neuer perihepatischer Aszites (x).

handlungsverfahren der Hohlorganperforation, wobei der Fokus dieser Modalitäten auf dem Management endoskopischer Komplikationen liegt ([316], [322]).

## Literatur


[316] **Blero** D, Deviere J. Endoscopic complications–avoidance and management. Nat Rev Gastroenterol Hepatol 2012; 9: 162–172

[317] **Brüwer** M, Wessling J. Bildgebende Verfahren zur abdominalen Diagnostik in der Intensivmedizin. Intensivmed.up2date 2012; 8: 233-254

[318] **Gans** SL, Stoker J, Boermeester MA. Plain abdominal radiography in acute abdominal pain; past, present, and future. Int J Gen Med 2012; 5: 525–533

[319] **Iqbal** CW, Cullinane DC, Schiller HJ et al. Surgical management and outcomes of 165 colonoscopic perforations from a single institution. Arch Surg 2008; 143: 701–706

[320] **Maniatis** V, Chryssikopoulos H, Roussakis A et al. Perforation of the alimentary tract: evaluation with computed tomography. Abdom Imaging 2000; 25 (4): 373–379

[321] **Merchea** A, Cullinane DC, Sawyer MD et al. Esophagogastroduodenoscopy-associated gastrointestinal perforations: a single-center experience. Surgery 2010; 148: 876–880

[322] **Raju** GS. Gastrointestinal perforations: role of endoscopic closure. Curr Opin Gastroenterol 2011; 27: 418–422


# 14.1.6 Ileus

## Ätiologie und klinische Symptomatik

### Definition

Die Unterbrechung der normalen, vorwärts gerichteten Transportfunktion des Darms wird als Ileus bezeichnet.

Eine Störung der Darmmotilität kann einerseits durch ein mechanisches Hindernis verursacht sein (*mechanischer Ileus*), andererseits durch eine Lähmung der Darmmuskulatur (*paralytischer Ileus*). Im Hinblick auf die Lokalisation der Obstruktion kann darüber hinaus zwischen einem *Dünndarm-* und einem *Dickdarmileus* unterschieden werden.

Eine Vielzahl von unterschiedlichen Erkrankungen kann einen Ileus verursachen. Bei den mechanischen Hindernissen sind vor allem postoperative Adhäsionen („Briden-Ileus") ([323], [328]), Tumore ([327], [329]), intraluminale Fremdkörper und Hernien wichtige Ursachen der Passagestörung. Deutlich schwieriger fassbar ist der paralytische Ileus, der als Komplikation einer Reihe anderer Erkrankungen auftreten kann und vor allem bei intensivmedizinischen Patienten häufig auftritt.

Einige Autoren sprechen hier auch von „Darmversagen", das als Organversagen die Sepsis komplizieren kann.

### Merke

Die klinische *Symptomatik* des akuten Ileus fällt in den Bereich des akuten Abdomens mit starken abdominellen Schmerzen und Erbrechen.

Typischerweise handelt es sich bei den akut symptomatischen Verläufen um *mechanische* Hindernisse, die zu einer raschen Obstruktion des Darmlumens führen. Die zur Überwindung des Hindernisses reflektorisch gesteigerte Peristaltik wird als krampfartiger Bauchschmerz wahrgenommen.

*Paralytische* Formen des Ileus entwickeln sich oft weniger akut. Die durch eine reflektorisch stimulierte Peristaltik verursachten Beschwerden wie beim mechanischen Ileus fehlen. Zeichen der Passageverzögerung (Erbrechen, Stuhlverhalt, Distension des Abdomens) ohne plötzlich auftretende starke Schmerzen stehen im Vordergrund des paralytischen Ileus.

## Untersuchungsstrategie

Bildgebend sind bei Verdacht auf Ileus drei Modalitäten in Betracht zu ziehen: Projektionsradiografie, Sonografie und Computertomografie. Alle Verfahren eignen sich grundsätzlich zur Darstellung der Dilatation von Darmschlingen proximal einer Obstruktion bzw. beim paralytischen Ileus aller Darmschlingen ([324], [330]).

### Merke

Während die Abdomenübersichtsaufnahme und die Sonografie bei Verdacht auf Ileus durchaus richtungweisend sind, gelingt häufig erst mit der CT eine zielführende Diagnostik.

So wird der Befund eines Ileus nicht nur objektiviert, sondern vielfach werden auch die Ursachen des Ileus sowie Komplikationen und Begleitphänomene erfasst. In den differenzialdiagnostischen Überlegungen bei Ileus liefert die CT überdies häufig entscheidende Zusatzinformationen.

## Typische Befunde

► **Röntgenbefunde.** Die Abdomenübersicht dient in der Regel der Unterscheidung einer reinen Dünndarmdilatation von einer reinen Dickdarmdilatation bzw. der Kombination beider Formen. Beim *paralytischen* Ileus lässt sich abweichend vom Normalfall (mehr Luft im Kolon, wenig diskontinuierliche Luft im Dünndarm) eine ausgeprägte Luftfüllung zumeist aller Darmschlingen abgrenzen. Die Weite der Darmschlingen kann hierbei noch normal sein (< 4 cm). In der Seitaufnahme (Linksseitenlage) imponieren gehäufte Luft-Flüssigkeits-Spiegel. Als Ausdruck der fehlenden Peristaltik pendeln sich die Flüssigkeitsspiegel in der zu- und abführenden Darmschlinge auf gleichem Niveau ein, während bei erhaltender Peristaltik Stufenbildungen typisch sind.

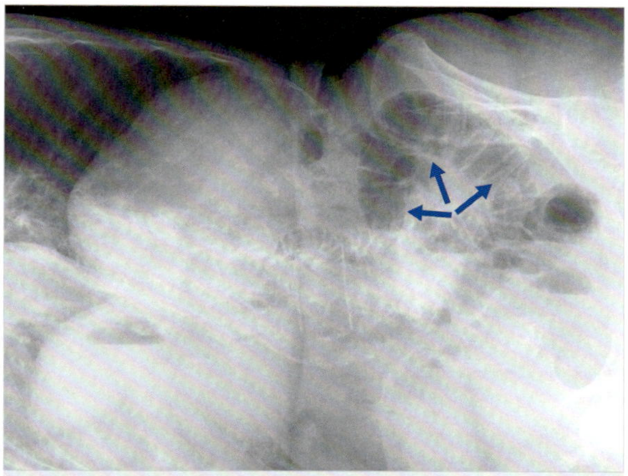

Abb. 14.10 Hufeneisen- bzw. C-förmig distendierte und geblähte Ileumschlinge (blaue Pfeile) bei inkarzerierter Leistenhernie (Quelle: [325]).

**Merke**

M!

Die normale Weite des Dünndarmes beträgt unter 4 cm.

Beim *mechanischen* Ileus ist insbesondere auf distendierte Darmabschnitte zu achten, d. h. auf ein Lumendurchmesser über 4 cm. Derartig distendierte Darmschlingen lassen sich insbesondere vor einer Obstruktion detektieren. In dieser sog. Transitionszone zeigt sich zumeist ein auffallender Abbruch der Luftsäule mit fehlender Luft in den aboralen Darmabschnitten. Die luftgeblähten Darmschlingen neigen ferner dazu, sich „ballonartig" kranialwärts zu bewegen und nehmen hier häufig eine hufeisenförmige Konfiguration an (▶ Abb. 14.10, ▶ Abb. 15.13) oder legen sich serpentinenartig übereinander (▶ Abb. 14.11).

Bei vorliegendem Dickdarmileus ist der Kolonrahmen je nach Verschlusslokalisation partiell oder komplett distendiert. Gleichzeitig dilatierte Dünndarmschlingen sprechen für eine sekundäre Insuffizienz der Ileozökalklappe oder aber eine paralytische Ileusform.

▶ **Sonografiebefunde.** In der Sonografie gelingt mit systematisch fächerndem Quer- und Längsschnitt eine gute Darstellung distendierter und flüssigkeitsgefüllter Darmsegmente (▶ Abb. 14.12). Entscheidender Vorteil als „Echtzeitverfahren" ist beim mechanischen Ileus der Nachweis der charakteristischen Hyper- bzw. sog. Pendelperistaltik proximal bzw. der Hypo- bis Aperistaltik aboral einer Obstruktion oder einer eher generalisierten Darmatonie bei der paralytischen Form. Damit ist die Sonografie insbesondere unter intensivmedizinischen Bedingungen eine wichtige Ergänzung zur Abdomenübersichtsaufnahme. Sie liefert überdies wichtige Zusatzinformationen über relevante Begleitpathologien wie beispielsweise freie abdominelle Flüssigkeit.

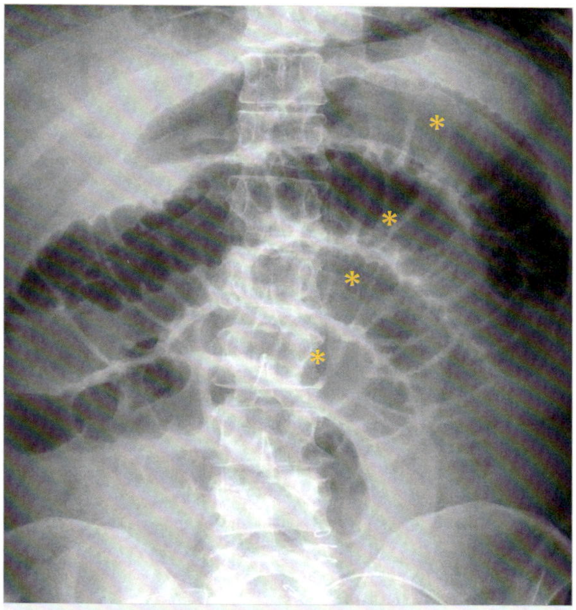


Abb. 14.11 Serpentinenartig übereinander gelagerte distendierte Dünndarmschlingen (*) im Sinne eines Dünndarmileus (Quelle: [325]).

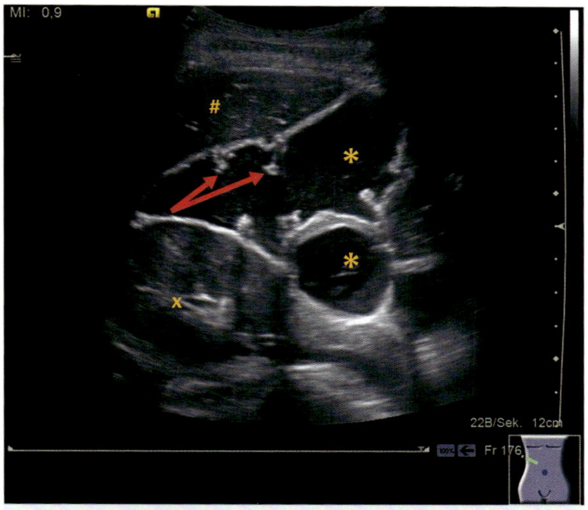


Abb. 14.12 Sonografisch deutlich flüssigkeitsgefüllte Darmschlingen (*), die anhand der Haustrierung (rote Pfeile) und der angrenzenden Leber (#) und Niere (x) als Colon ascendens zu identifizieren sind.

▶ **CT-Befunde.** Die Computertomografie wird bei Verdacht auf Ileus meist als sog. monophasisches Abdomen-CT in der venösen Kontrastierungsphase durchgeführt. Eine orale Gabe von Kontrastmittel (peroral/nasogastral/nasojejunal) ist nicht erforderlich und in der Akutsituation sogar kontraindiziert. So kann bei einem Dickdarmileus das meist hyperosmolare Kontrastmittel (wasserlösliches Gastrografin) zu einem massiven Einstrom von

14

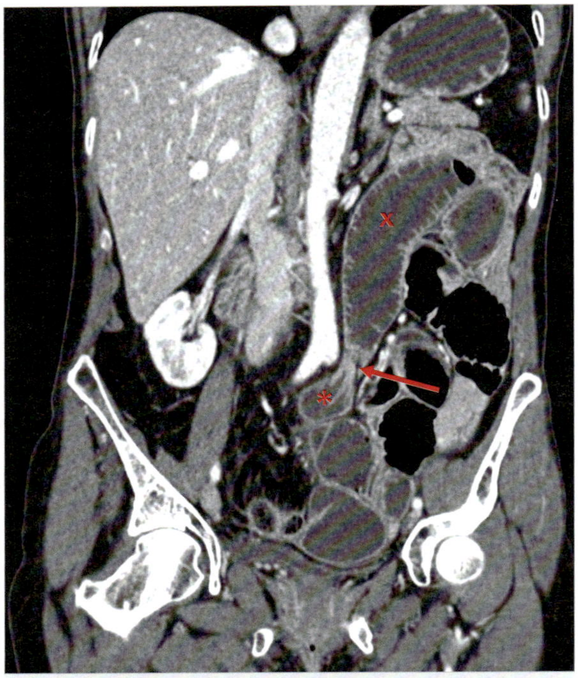

**Abb. 14.13** Dünndarmileus mit gut erkennbarer sog. Transitionszone bei Stenose (roter Pfeil) infolge eines Morbus Crohn. Die Darmschlingen sind oral deutlich dilatiert (x), aboral normal weit (*).

Flüssigkeit in das Darmlumen führen und sich konsekutiv der intraluminale Druck bis zur Perforation erhöhen. In Einzelfällen und bei konkretem Verdacht auf einen Dickdarmileus/eine Perforation kann eine transrektale Gabe von wasserlöslichem Kontrastmittel vor Durchführung der CT erwogen werden.

Radiologischerseits ist bei einem mechanischen Ileus grundsätzlich die sog. *Transitionszone* bzw. *Übergangszone* aufzusuchen; diese gliedert sich in drei Abschnitte:

- dilatierte Darmschlinge mit Flüssigkeit vor der Obstruktion
- obliteriertes Segment mit komprimiertem Lumen unterschiedlicher Länge (▶ Abb. 14.13)
- relativ normal konfigurierter oder kollabierter Darm aboral der Obstruktion

Die genaue Beschreibung des obliterierten Darmsegmentes ist hierbei von besonderer Bedeutung: So erlauben Wanddicke und Beschaffenheit bzw. die unmittelbare Darmwandumgebung häufig genauere Rückschlüsse auf die zugrunde liegenden Ursachen (Entzündung, Adhäsion, Volvulus, Tumor etc.). Beispielsweise zeigt sich beim mechanischen postoperativen Adhäsionsileus ein eher kurzes und glatt begrenztes Übergangssegment mit Kalibersprung zwischen dem prä- und poststenotischen Darmabschnitt. Bei einer ursächlichen Divertikulitis im Rahmen einer mechanischen Kolonobstruktion hilft die

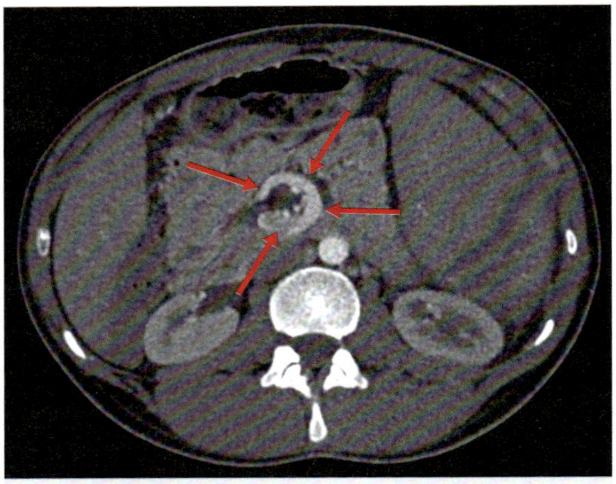

**Abb. 14.14** „Whirl Sign“ mit torquierter V. mesenterica (rote Pfeile).

CT in der Beurteilung der parakolischen Begleitreaktion (mesenteriale Phlegmone vs. Abszess vs. Perforation) und erlaubt nach der Hansen-Stock-Klassifikation eine stadiengerechte Behandlung der Divertikulitis.

Relevant und gleichsam tückisch sind insbesondere der Strangulationsileus sowie der Volvulus. Beim *Strangulationsileus* wird die U- bzw. C-förmig distendierte Darmschlinge an zwei Stellen durch eine enge innere oder äußere Bruchpforte abgeschnürt. Beim *Volvulus* liegt hingegen eine axiale Verdrehung der Darmschlinge an einem Fußpunkt zugrunde mit entsprechender Abschnürung eines Darmsegementes (sog. „Closed-Loop“-Obstruktion). Gefährlich hierbei ist die einhergehende venöse Stase mit Kontrastmittelretention in der Darmwand und möglicher Ausbildung einer hämorrhagischen Infarzierung. Überdies muss bei eher blasser Darmwand eine arterielle Obstruktion vermutet werden. Der findige Radiologe trifft zuweilen auf das sog. „Whirl Sign“ (▶ Abb. 14.14). Dieses beschreibt die auffallende spiralartige Verdrehung der darmzuführenden Gefäße mit Konvergenz der Gefäße zum Fußpunkt der Torsion [326].

Trügerisch für Radiologen ist die *Pseudoobstruktion* des Kolons (Ogilvie-Syndrom) zumeist beim älteren Menschen. Insbesondere das rechte Hemikolon und der Dünndarm sind infolge eines spastisch verengten linksseitigen Kolons (neurologische Dysfunktion des Meißner- oder Auerbach-Plexus) massiv dilatiert. Der Blick auf die Übergangszone zeigt hier keine fassbare Ursache, die meteoristische Überblähung ist im Gegensatz zum Flüssigkeitsgehalt deutlich ausgeprägter als beim „echten“ Ileus.

## Therapeutisches Vorgehen

Die wichtigste *Komplikation* des Ileus ist unabhängig von seiner Ursache die *Peritonitis*. Durch Distension der Darmwand (prästenotisch oder durch generelle Paralyse) wird diese geschädigt, die Barrierefunktion erlischt. Infolge dieses Verlustes der Barrierefunktion treten Bakterien aus dem Darmlumen in das Gewebe und gelangen von dort aus in die Blutbahn (Translokation). Ebenso sind *Perforationen* der Darmwand möglich, die zu einer direkten Kontamination der Bauchhöhle mit Darminhalt führen. Lebensbedrohliche Folge dieser Veränderungen ist die Sepsis.

► **Konservative Therapie.** Die konservative Therapie des Ileus ist nur so lange möglich, wie die *Schädigung der Darmwand reversibel ist.* Die Entlastung des aufgestauten Darminhalts durch Magensonden oder eine endoskopische Beseitigung des Hindernisses können erfolgversprechend sein. Beim paralytischen Ileus besteht die Möglichkeit, die beeinträchtigte Peristaltik medikamentös zu stimulieren (z. B. Neostigmin, Prokinetika) bzw. auslösende Faktoren zu beheben (z. B. Medikamente, Elektrolytstörungen).

► **Operative Therapie.** Mechanische Hindernisse erfordern in der überwiegenden Zahl der Fälle eine operative Behandlung. Das Ausmaß des Eingriffs wird bestimmt vom intraoperativen Befund. Bei ausgedehnter Schädigung der Darmwand sind Resektionen unumgänglich. Teilweise wird auch bei paralytischen Formen des Ileus eine Laparotomie notwendig, bei der nach umfangreicher Inspektion des Darmes eine *Stomaanlage* erfolgt. Hierdurch können intraluminale Stimulationsmaßnahmen verstärkt werden (z. B. Einläufe in die Stomaschenkel), außerdem erlaubt die Externalisierung der Darmmukosa eine direkte Beurteilung der Perfusion.

## Literatur

[323] **Arung** W, Meurisse M, Detry O. Pathophysiology and prevention of postoperative peritoneal adhesions. World J Gastroenterol 2011; 17: 4545–4553

[324] **Balthazar** EJ, Birnbaum BA, Megibow AJ et al. Closed-loop and strangulation intestinal obstruction: CT signs. Radiology 1992; 185: 769–775

[325] **Brüwer** M, Wessling J. Bildgebende Verfahren zur abdominalen Diagnostik in der Intensivmedizin. Intensivmed up2date 2012; 8: 233-254

[326] **Duda** JB, Bhatt S, Dogra VS. Utility of CT whirl sign in guiding management of small-bowel obstruction. AJR Am J Roentgenol 2008; 191 (3): 743–747

[327] **Gainant** A. Emergency management of acute colonic cancer obstruction. J Visc Surg 2012; 149: e3–e10

[328] **Moran** BJ. Adhesion-related small bowel obstruction. Colorectal Dis 2007; 9 (Suppl 2): 39–44

[329] **Ripamonti** CI, Easson AM, Gerdes H. Management of malignant bowel obstruction. Eur J Cancer 2008; 44: 1105–1115

[330] **Small** WC, Rose jr. TA, Rosen MP et al.; Expert Panel on Gastrointestinal Imaging. ACR Appropriateness Criteria® suspected small-bowel obstruction. [Online publication]. Reston (VA): American College of Radiology (ACR). Last update by ERCI August 23, 2011

## 14.1.7 Divertikulitis

### Ätiologie und klinische Symptomatik

Die Divertikulose des Kolons ist eine Zivilisationskrankheit der westlichen Welt. Mit zunehmendem Alter steigt die Prävalenz; schätzungsweise 60–70 % der Menschen über 60 Jahre sind betroffen.

Entsprechend ihrer klinischen Symptomatik werden Patienten in drei Gruppen eingeteilt: Patienten mit asymptomatischer, symptomatischer und komplizierter Sigmadivertikulose/-divertikulitis.

M!

**Merke**

Der überwiegende Teil der Erkrankungen verläuft *klinisch asymptomatisch* (Divertikulose). Etwa 20 % der Patienten werden im Verlauf mit einer inflammatorischen bzw. infektiologischen Komplikation symptomatisch (symptomatische bzw. komplizierte Divertikulitis) [334].

Die typischen Symptome der akuten Divertikulitis sind linksseitige Unterbauchschmerzen und Stuhlunregelmäßigkeiten in Kombination mit generalisierten Entzündungszeichen (Fieber, Leukozytose, CRP-Anstieg).

Eines der klinischen Klassifikationssysteme zur weiteren Differenzierung der akuten Divertikulitis wurde von der European Association for Endoscopic Surgeons mit entsprechenden diagnostischen Empfehlungen vorgestellt (► Tab. 14.1, nach [334], [335]).

### Untersuchungsstrategie

Bei typischer Klinik erfolgt zunächst die *Abdomensonografie*. Diese erlaubt in der Hand des Geübten häufig bereits die Diagnose einer Divertikulitis, zeigt aber Limitationen hinsichtlich einer stadiengerechten Einteilung des

**Tab. 14.1** Klinische Klassifikation der European Association for Endoscopic Surgeons.

| Grad | klinisches Bild | Diagnostik |
|---|---|---|
| I: symptomatische unkomplizierte Divertikulitis | Fieber, krampfhafte Abdominalbeschwerden | Koloskopie mit Biopsie und/oder Kontrastmitteleinlauf (Ausschluss Malignom/Kolitis) |
| II: rezidivierend symptomatische Divertikulitis | rezidivierende Symptome (s. o.) | CT vs. Kontrastmitteleinlauf (zur Lokalisation, Detektion abdomineller Besonderheiten) |
| III: akute komplizierte Divertikulitis | Abszess, Blutung, Striktur, Fistel, Phlegmone, Peritonitis, Perforation, Obstruktion | CT (bei Verdacht auf Abszess/Perforation hohes Risiko einer iatrogenen Perforation bei Endoskopien) |

Schweregrades. So können Perforationen mit freier Luft dem Nachweis entgehen.

Insofern hat sich in der letzten Dekade die *CT-Untersuchung* des Abdomens mit intravenöser Kontrastmittelapplikation als Methode der Wahl durchgesetzt. Auf eine rektale Kontrastierung mit wasserlöslichem Kontrastmittel kann in der Regel verzichtet werden.

## Typische Befunde

> **Merke**
>
> Im deutschsprachigen Raum hat sich das *Klassifikationssystem von Hansen und Stock* zunehmend etabliert [333].

Diese Klassifikation stellt eine prätherapeutische Grundlage für die stadiengerechte Therapie der Divertikulitis dar. Im Wesentlichen werden 4 Stadien unterschieden:

- Im *Stadium 0* liegt eine klinisch asymptomatische Divertikulose vor.
- Das *Stadium I* beschreibt eine auf die Kolonwand beschränkte, nicht wandüberschreitende Entzündung von Divertikeln im Sinne einer unkomplizierten Divertikulitis. In der CT zeigt sich allenfalls eine umschriebene Darmwandverdickung.
- *Stadium II* umfasst die komplizierten Formen der Divertikulitis. Hier werden 3 Ausprägungsgrade unterschieden:
  - Im *Stadium IIa* liegt die phlegmonöse Form der akuten komplizierten Divertikulitis vor (► Abb. 14.15). In der CT zeigt sich typischerweise eine Imbibierung des mesenterialen Fettgewebes ohne Zeichen der Perforation.
  - Im *Stadium IIb* liegen eine gedeckte Perforation mit extraluminalen Gaseinschlüssen und/oder eine intra-/extramurale Abszessbildung (► Abb. 14.16) vor.
  - Im *Stadium IIc* liegt eine freie Perforation mit den klinischen Zeichen eines akuten Abdomens vor. Die freie Luft lässt sich in der Abdomenübersicht oder in der CT perforationsfern nachweisen.
- Als *Stadium III* definieren Hansen und Stock die chronisch rezidivierende Form der Divertikulitis. Computertomografisch findet man zumeist eine Wandverdickung durch Hypertrophie der Muscularis propria sowie Fibrosierungen eventuell mit Stenosen.

## Therapeutisches Vorgehen

► **Konservative Therapie.** Der erste Schub einer akuten unkomplizierten Divertikulitis kann konservativ behandelt werden. Zentral sind hierbei die Gabe von *Antibiotika*, *Schmerzmitteln* sowie eine *Nahrungskarenz*. Bei 50–70 % der konservativ behandelten Patienten heilt die akute Divertikulitis folgenlos aus. Lediglich 20 % der Patienten im ersten akuten Schub entwickeln Komplikationen.

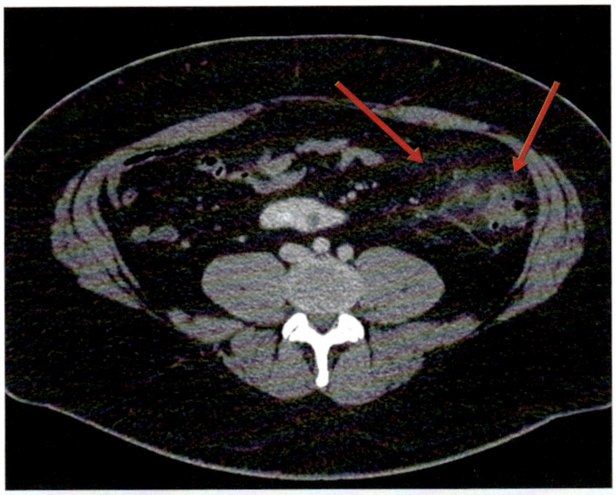

Abb. 14.15 Divertikulitis mit parakolischer Phlegmone im Sinne eines Hansen-Stock-Stadiums IIa (roter Pfeil) (Quelle: [331]).

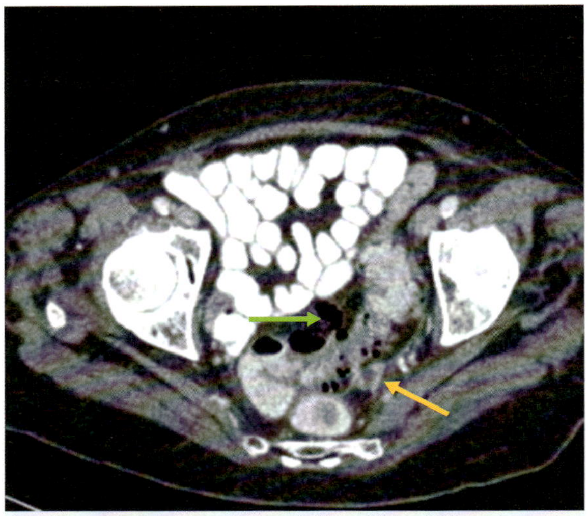

Abb. 14.16 Divertikulitis mit extramuraler Abszedierung (gelber Pfeil) und perikolischer mesenterialer Luft (grüner Pfeil) im Sinne eines Hansen-Stock-Stadiums IIb.

Hingegen entwickeln bis zu 60 % der Patienten mit rezidivierenden Schüben Komplikationen [335].

► **Operative Therapie.** Die Indikation zur operativen Intervention ist abhängig von der Krankheitsschwere und auftretenden Komplikationen (z. B. Abszessbildung, Blutung, Fistelbildung).

Hier ist die CT-Diagnostik ein wichtiges Entscheidungskriterium. Grundsätzlich ist bei begrenzter Abszessbildung auch die radiologisch-interventionelle Platzierung von Drainagen möglich. Letztlich existieren bezüglich der operativen Therapie kontroverse Meinungen bezüglich des Zeitpunkts, der Art und der Technik des Eingriffs [336]. Insgesamt wird im akuten Schub heute zurückhaltend und zunehmend laparoskopisch operiert. Da eine endgültige Sanierung im akuten Schub häufig nicht möglich ist und daher ein zweizeitiges Verfahren mit temporärer Stomaanlage erforderlich wird („Hartmann-Situation"), wird versucht, ein Abklingen der Entzündung unter konservativer Therapie abzuwarten, um dann im Verlauf eine Operation unter optimalen Bedingungen durchführen zu können. Unterschiedliche chirurgische Verfahren werden derzeit in klinischen Studien miteinander verglichen [332].

► **Medikamentöse Therapie.** Neben der operativen Behandlung der Divertikulitis stehen Fragen nach der Pathogenese und daraus abgeleitete medikamentöse Therapieansätze im Zentrum des wissenschaftlichen Interesses.

Ähnlichkeiten der Divertikulitis mit chronisch entzündlichen Darmerkrankungen und Hinweise auf lokale Veränderung der mikrobiologischen Darmflora bei der Entstehung der chronischen bzw. akuten Entzündung erfordern neue therapeutische Strategien. Vor dem Hintergrund dieser Erkenntnisse wird die klassische Hypothese, dass eine akute Divertikulitis als Komplikation der Stuhlimpaktierung im Divertikel entsteht, immer mehr in Zweifel gezogen. Basierend auf diesen neuen pathophysiologischen Erkenntnissen werden aktuell Behandlungen mit *Antiphlogistika* und Modulationen der Darmflora mit *Probiotika* untersucht.

## Literatur


[331] **Brüwer** M, Wessling J. Bildgebende Verfahren zur abdominalen Diagnostik in der Intensivmedizin. Intensivmed.up2date 2012; 8: 233-254

[332] **Daniels** L, de Korte N, Winter D et al. Overtreatment of sigmoid diverticulitis: plea for a less aggressive approach. Dig Dis 2012; 30: 86–91

[333] **Hansen** O, Graupe F, Stock W. Prognostic factors in perforating diverticulitis of the large intestine. Chirurg 1998; 69 (4): 443–449

[334] **Hemming** J, Floch M. Features and management of colonic diverticular disease. Curr Gastroenterol Rep 2010; 12: 399–407

[335] **Sheth** A, Longo W, Floch M. Diverticular disease and diverticulitis. Am J Gastroenterol 2008; 103:1–7

[336] **Stocchi** L. Current indications and role of surgery in the management of sigmoid diverticulitis. World J Gastroenterol 2010; 16: 804–817


# 14.1.8 Pseudomembranöse Kolitis

## Ätiologie und klinische Symptomatik

> **Merke** M!
>
> Infektionen mit Clostridium difficile zählen zu den häufigsten Auslösern einer nosokomialen Diarrhö.

Die pseudomembranöse Kolitis ist eine Verlaufsform der Clostridium-difficile-Infektion, bei der endoskopisch pathognomonische Wandveränderung im Kolon gefunden werden („Pseudomembranen"). Typischerweise leiden betroffene Patienten unter Durchfällen und unspezifischen abdominellen Beschwerden, wie Schmerzen, Krämpfen und Meteorismus. Auch schwere Verlaufsformen sind möglich, bei denen das klinische Bild eines akuten Abdomens entsteht und die Patienten septisch dekompensieren [337].

> **Merke** M!
>
> Das *toxische Megakolon* zählt zu den gefürchteten Komplikationen der pseudomembranösen Kolitis.

Diese paralytische Dilatation des Dickdarms auf Durchmesser > 6 cm kann bei einer Reihe von Kolitiden auftreten (z. B. Colitis ulcerosa), die Infektion mit Clostridium difficile ist jedoch mittlerweile die häufigste Ursache [338]. Das frühzeitige Erkennen des Megakolons ist essenziell, da nur durch aggressive Maßnahmen ein weiteres Fortschreiten verhindert werden kann. Unbehandelt führt die paralytische Dilatation des Dickdarms zum Ileus, der durch Wandperforation und Peritonitis lebensbedrohlich werden kann.

## Untersuchungsstrategie

Die radiologische Diagnose einer pseudomembranösen Kolitis wird in der Computertomografie des Abdomens meist als Zufallsbefund im Rahmen der Abklärung unspezifischer Abdominalbeschwerden gestellt. Eine dezidiertere Darmdiagnostik (z. B. CT- oder MR-Enteroklysma) ist zur Diagnosestellung nicht erforderlich.

## Typische Befunde

Infolge einer pseudomembranösen Kolitis kommt es zu einer ausgeprägten Darmwandverdickung im Kolon mit Bevorzugung des rechtsseitigen Hemikolons [340]. Stuhlreste und Flüssigkeit werden durch die allseitige Wandverdickung unter Einschluss der Plicae semicirculares in die „Zange genommen" und komprimiert.

> **Merke** M!
>
> In der Computertomografie entsteht der Bildeindruck eines Giraffenfells (► Abb. 14.17).

Die Diagnose erfolgt in der Regel durch einen Zytotoxinassay (Ergebnis nach 3–5 Tagen) oder weniger sensitiven Enzymimmunoassay (Ergebnis nach wenigen Stunden). Differenzialdiagnostisch ist insbesondere bei immunsupprimierten Patienten eine Cytomegalievirus-Infektion zu diskutieren.

Zu den Komplikationen zählen das toxisches Megakolon, die Darmperforation, die Durchwanderungsperitonitis und der septische Schock. Die massive Darmdistension des toxischen Megakolons ist sowohl projektionsradiografisch als auch computertomografisch gut nachzuweisen.

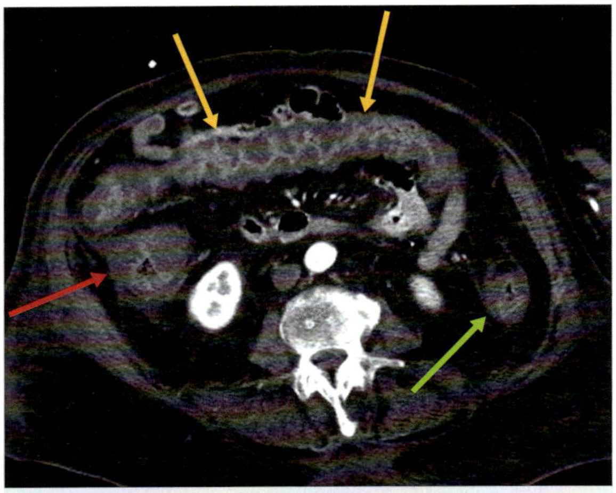

**Abb. 14.17** Pseudomembranöse Kolitis mit Bildeindruck eines Giraffenfells im längs erfassten Kolon transversum (gelbe Pfeile). Wandverdickung auch des Colon ascendens (roter Pfeil) und descendens (grüner Pfeil)(Quelle: [341]).

## Therapeutisches Vorgehen

Neben bildgebenden Verfahren basiert die Diagnostik der pseudomembranösen Kolitis auf der endoskopischen Untersuchung, bei der die charakteristischen Wandveränderungen detektiert werden können. Ergänzend können mikrobiologische Untersuchungen den Nachweis des Clostridientoxins im Stuhl liefern.

> **Merke**
>
> Da der überwiegende Teil der Clostridieninfektionen als Nebenwirkung einer antibiotischen Behandlung betrachtet werden muss, ist das *Absetzen des auslösenden Antibiotikums* essenziell.

Oft ist dies ohne Nachteile für den Patienten möglich. Ist eine Unterbrechung der antimikrobiellen Therapie nicht vertretbar, sollte zumindest die Therapiedauer so kurz wie möglich gehalten werden.

► **Therapie der Clostridieninfektion.** Infektionen mit Clostridium difficile ihrerseits können ebenfalls durch eine Reihe von Antibiotika wirksam behandelt werden [339]. Am weitesten verbreitet ist die Behandlung mit *Metronidazol*, das bei schwereren Verlaufsformen mit oral verabreichtem *Vancomycin* kombiniert wird. Eine mittlerweile gute Datenlage existiert für *Fidaxomicin*, das sich als mindestens gleichwertig gegenüber den etablierten Antibiotika gezeigt hat. Problematisch sind die offenbar häufiger werdenden Rezidive der Infektion. Hier scheint Fidaxomicin allen anderen Antibiotika überlegen zu sein.

► **Therapie des toxischen Megakolons.** Das toxische Megakolon ist als kritische Komplikation zu werten, die für betroffene Patienten durch Darmperforation und nachfolgende septische Dekompensation lebensbedrohlich sein kann. Neben der *antimikrobiellen Therapie* kommen in diesem Fall *endoskopische Verfahren* zur Darmdekompression zum Einsatz.

Ziel dieser Maßnahmen ist die Linderung der Darmdistension, welche die Paralyse verstärkt und Perfusionsstörungen der Darmwand verursachen kann. Bei Vorliegen einer Darmperforation bzw. bei Zeichen der Durchwanderungsperitonitis mit folgender Sepsis ist ein *chirurgisches Vorgehen* unvermeidlich. Oft sind umfangreiche Darmresektionen erforderlich, die bis zur totalen Kolektomie mit Anlage eines Ileostomas reichen können.

## Literatur


[337] **Hookman** P, Barkin JS. Clostridium difficile associated infection, diarrhea and colitis. World J Gastroenterol 2009; 15: 1554–1580

[338] **Leifeld** L, Kruis W. Current management of toxic megacolon. Z Gastroenterol 2012; 50: 316–322

[339] **Lo** VA, Zacur GM. Clostridium difficile infection: an update on epidemiology, risk factors, and therapeutic options. Curr Opin Gastroenterol 2012; 28: 1–9

[340] **Schulze** M, Fritz J, Joanoviciu SD et al. Pseudomembranous colitis: CT-findings. Fortschr Röntgenstr 2009; 181 (2): 107–109

[341] **Wessling** J, Bürke B. CT und MRT des Dünndarms. Radiologie up2date 2012; 12: 203-227


# 14.2 Erkrankungen der Parenchymorgane

*B. Buerke, C. Lanckohr*

## 14.2.1 Akute Pankreatitis

### Ätiologie und klinische Symptomatik

> **Definitioin**
>
> Die akute Pankreatitis ist definiert als eine akute, *nicht bakterielle Entzündung* des Pankreas. Zu den Leitsymptomen der Pankreatitis zählen plötzlich auftretende, typischerweise gürtelförmige Oberbauchbeschwerden und ein Anstieg der Pankreasenzyme.

In Deutschland liegt die *Inzidenz* der akuten Pankreatitis bei 42,8 Fällen pro 100 000 Patientenjahre. Etwa 80 % der akuten Pankreatitiden sind auf Alkoholabusus und biliäre Erkrankungen zurückzuführen. Die Letalitätsraten liegen in Abhängigkeit von der Schwere der Erkrankung zwischen < 1 und 20 % ([348] , [353]).

Die akute Pankreatitis wird heute nach der überarbeiteten *Atlanta-Klassifikation* anhand dreier diagnostischer Kriterien bewertet [351]:

- Vorliegen von abdominellen Beschwerden, die den klinischen Verdacht auf eine akute Pankreatitis erlauben (Oberbauchschmerzen, teils mit Ausstrahlung in den Rücken)

- Messwerte der Serumamylase und/oder Lipase, die wenigstens dreifach zum oberen Referenzwert erhöht sind
- typische Befunde in der abdominellen Bildgebung (Sonografie, CT, MRT)

Bei Vorliegen von wenigstens zwei dieser Kriterien kann die Diagnose der akuten Pankreatitis gestellt werden. Eine weitere Einteilung erfolgt nach den Befunden der bildgebenden Diagnostik.

## Untersuchungsstrategie

Zeichen einer akuten Pankreatitis können mittels Sonografie und Computertomografie nachgewiesen werden. Die Bildgebung dient vor allem zwei Zielen:
- Einordnung des Schweregrades
- Nachweis von Komplikationen (z. B. von Pankreasparenchym- oder peripankreatischen Nekrosen)

Aufgrund der fehlenden Strahlenexposition, der weiten (auch bettseitigen) Verfügbarkeit wird initial vielfach die *Sonografie* eingesetzt. Die Durchführbarkeit ist jedoch wegen der retroperitonealen Lage des Pankreas, bei Darmgasüberlagerung oder bei Adipositas deutlich erschwert, sodass insbesondere die Ausdehnung von peripankreatischen Befunden bei Komplikationen nicht ausreichend erfasst werden kann.

Daher ist insbesondere bei unklaren Befunden oder klinischem Verdacht auf eine Komplikation eine *Computertomografie* indiziert. Zur adäquaten Erfassung des Organbefundes sowie eventueller Komplikationen sollte diese kontrastmittelgestützt erfolgen.

## Typische Befunde

Bildmorphologisch werden eine leichte und schwere Form der akuten Pankreatitis unterschieden.

> **Merke**
>
> Die *leichte Form* ist gekennzeichnet durch ein Ödem im Interstitium mit konsekutiver Schwellung des Pankreas.

Die ödematösen Veränderungen führen sonografisch zu einer verminderten Echogenität, computertomografisch zu einer Hypodensität von Teilen oder des gesamten Pankreas. Zu berücksichtigen ist, dass auch bei eindeutigen klinischen Befunden die Bildgebung in bis zu 30 % der Fälle keine Veränderung aufweist.

> **Merke**
>
> Bei der *schweren Form* wird zwischen exsudativer und nekrotisierender Pankreatitis unterschieden.

**▸ Serös-exsudative Pankreatitis.** Sie ist durch peripankreatische Flüssigkeitsansammlungen gekennzeichnet, wobei sich diese Ansammlungen entlang der präformierten anatomischen Wege, beispielsweise entlang der Gerota-Faszie oder der Mesenterialwurzel, ausbreiten und Fasziengrenzen zunächst gewahrt werden (▸ Abb. 14.18). Das Organparenchym weist dabei keine Nekrosen auf.

**▸ Nekrotisierende Pankreatitis.** Bei dieser Form (▸ Abb. 14.19) zeigen sich in der kontrastmittelgestützten Computertomografie zum umgebenden Pankreasparenchym hypodense Nekroseareale sowie gegebenenfalls hyperdens zur Darstellung kommende Einblutungen (▸ Abb. 14.20). Der Nekroseanteil des Pankreasparenchyms ist ein Kriterium zur Schweregradbeurteilung der Pankreatitis. Insbesondere die nekrotisierenden Areale weisen gehäuft Infektionen auf. Eine Ausdehnung über die Organgrenzen hinaus ist in Form sog. Nekrosestraßen möglich.

Etwa 4 Wochen nach Beginn der Symptomatik kann es zur Abkapselung der Flüssigkeitsbildung durch Granulationsgewebe in Form von *Pseudozysten* (bei serös-exsudativer Genese) respektive sog. „walled-off pancreatic necrosis“ (bei nekrotisierender Pankreatitis) kommen, die über Monate bestehen können (▸ Abb. 14.21).

Bei unklarem klinischem Befund, therapierefraktärem Verlauf oder plötzlicher Verschlechterung der klinischen Symptomatik sollte eine Bildgebung zum Ausschluss der häufigsten Komplikationen (Hämorrhagie, Pseudozyste, Sekundärinfektion oder Gefäßarrosion, vor allem der A. splenica oder der A. gastroduodenalis) durchgeführt werden. Des Weiteren dient die Bildgebung in diesen Fällen der Planung einer interventionellen Drainagetherapie oder deutlich seltener einer Operation.

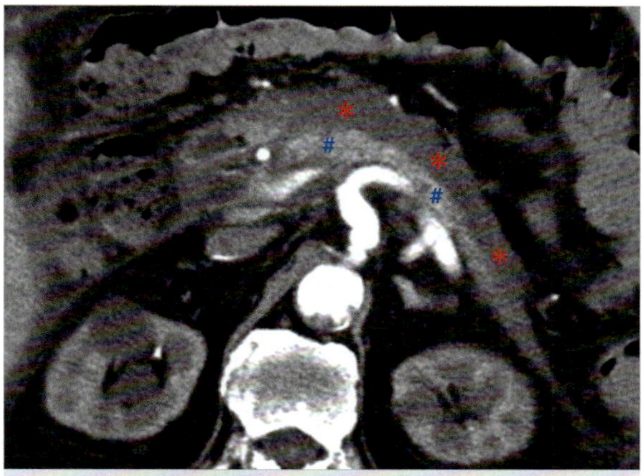

**Abb. 14.18** Deutliche Auftreibung des Pankreas mit Verstreichen der Oberflächenkontur und peripankreatischer Flüssigkeitsansammlungen (#). Zentral findet sich noch normal kontrastmittelaufnehmendes Pankreasparenchym (*).

## Therapeutisches Vorgehen

► **Therapie in der Anfangsphase.** Etwa 20 % der Patienten mit akuter Pankreatitis erkranken an der schweren Form, die einer intensivmedizinischen Behandlung bedarf. Zu Beginn der kritischen Erkrankung steht das sog. systemisch inflammatorische Reaktionssyndrom (SIRS), begleitet von einem variabel ausgeprägten Multiorganversagen, dessen klinisches Bild häufig nicht von der schweren Sepsis bzw. dem septischen Schock unterschieden werden kann. Hieraus erklärt sich die weiterhin kontrovers geführte Diskussion über den Stellenwert der prophylaktischen Gabe von Antibiotika in der frühen Krankheitsphase.

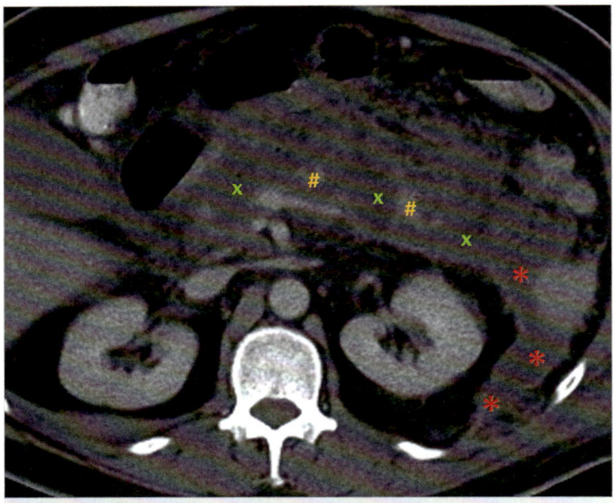

Abb. 14.19 Weitgehende Aufhebung der Organkontur des Pankreas mit deutlicher Imbibierung des peripankreatischen Fettgewebes. Nur noch geringe Anteile des Pankreas weisen eine normale Kontrastmittelaufnahme auf (#), während die nekrotischen Anteile hypodens zur Abbildung kommen (x). Links lateral der Niere hat sich bereits eine Nekrosestraße (*) ausgehend vom Pankreas entwickelt.

> **Merke** M!
>
> Grundsätzlich muss von einem unkritischen Einsatz von Antibiotika *bei fehlendem Verdacht auf einen infektiösen Fokus* abgeraten werden.

► **Therapie der bakteriellen Superinfektion.** Dieser Phase des „sterilen" Gewebeunterganges schließt sich 2–3 Wochen nach Krankheitsbeginn eine Phase mit einem erhöhten Risiko einer bakteriellen Superinfektion an. In diesem Zusammenhang spielt die radiologische Bildgebung eine zentrale Rolle in der Diagnostik und Therapie, denn primär werden radiologisch oder endoskopisch interventionelle Verfahren zur Nekrosensanierung und Gewinnung mikrobiologischer Proben angestrebt, wobei die endoskopische Gewinnung in der Regel auch aufgrund des geringeren interventionellen Aufwandes primär durchgeführt wird.

Lediglich ausgedehnte infizierte Nekrosen in Verbindung mit septischen Komplikationen gelten als Indikation zur chirurgischen Intervention. Darüber hinaus wird bei biliärer Pankreatitis eine zeitnahe Cholezystektomie nach Stabilisierung des Patienten empfohlen ([343], [349]).

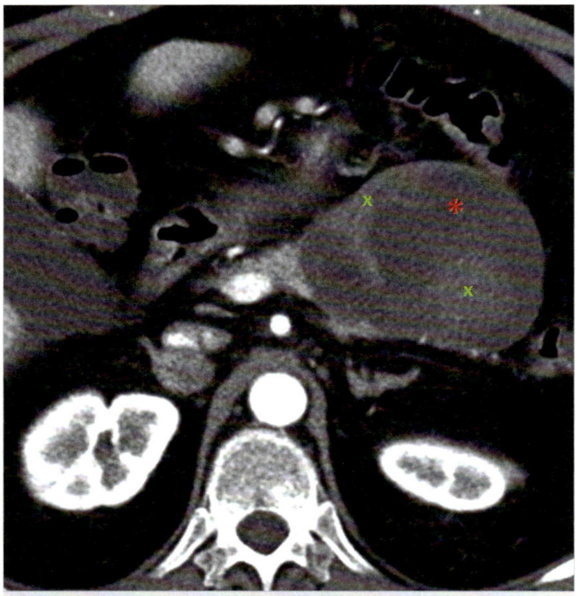

Abb. 14.20 Als Komplikation einer Pankreatitis hat sich im Übergang Pankreaskorpus/-schwanz eine Pseudozyste (*) ausgebildet. Diese weist unscharf leicht hyperdens zur Abbildung kommende Einblutungen (x) auf.

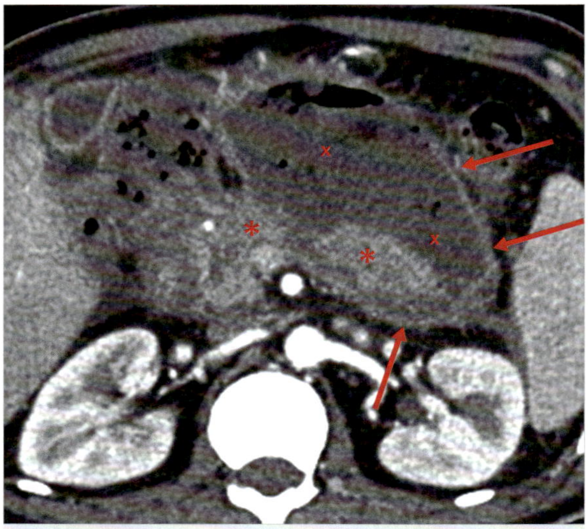

Abb. 14.21 Als Zeichen der sekundären Infektion zeigen sich innerhalb einer ventral des Pankreas (*) lokalisierten Pseudozyste (x) multiple kleinere Lufteinschlüsse bzw. ein Luftspiegel. Zudem nehmen die Randbereiche der Pseudozyste Kontrastmittel (rote Pfeile) auf und sind inhomogen zum umgebenden Fettgewebe berandet.

**Merke**

Neben der symptomatischen Therapie muss bei bakteriellen Superinfektionen eine *resistogrammgerechte Antibiotikatherapie* eingeleitet werden.

## Literatur


[342] **Baudin** G, Chassang M, Gelsi E et al. CT-guided percutaneous catheter drainage of acute infectious necrotizing pancreatitis: assessment of effectiveness and safety. AJR Am J Roentgenol 2012; 199 (1): 192–199

[343] **Brisinda** G, Vanella S, Crocco A et al. Severe acute pancreatitis: advances and insights in assessment of severity and management. Eur J Gastroenterol Hepatol 2011; 23: 541–551

[344] **Freeman** ML, Werner J, van Santvoort HC et al.; International Multidisciplinary Panel of Speakers and Moderators. Interventions for necrotizing pancreatitis: summary of a multidisciplinary consensus conference. Pancreas 2012; 41 (8): 1176–1194

[345] **Frossard** JL, Steer ML, Pastor CM. Acute pancreatitis. Lancet 2008; 371 (9 607): 143–152. DOI: 10.1016/S 0140–6 736(08)60 107–5

[346] **Gluck** M, Ross A, Irani S et al. Endoscopic and percutaneous drainage of symptomatic walled-off pancreatic necrosis reduces hospital stay and radiographic resources. Clin Gastroenterol Hepatol 2010; 8 (12): 1083–1088

[347] **Hoffmeister** A, Mayerle J et al. S 3-Leitlinie Chronische Pankreatitis: Definition, Ätiologie, Diagnostik und konservative, interventionell endoskopische und operative Therapie der chronischen Pankreatitis. Leitlinie der Deutschen Gesellschaft für Verdauungs- und Stoffwechselkrankheiten (DGVS). Z Gastroenterol 2012; 50 (11): 1176–1224

[348] **Phillip** V, Huber W, Hagemes F et al. Incidence of acute pancreatitis does not increase during Oktoberfest, but is higher than previously described in Germany. Clin Gastroenterol Hepatol 2011; 9: 995–1000

[349] **Schepers** NJ, Besselink MG, van Santvoort HG et al. Early management of acute pancreatitis. Best Prat Res Clin Gastroenterol. 2013; 27: 727–743

[350] **Seifert** H, Wehrmann T, Schmitt T et al. Retroperitoneal endoscopic debridement for infected peripancreatic necrosis. Lancet 2000; 356 (9 230): 653–655

[351] **Thoeni** RF. The revised Atlanta Classification of acute pancreatitis: its importance for the radiologist and its effect on treatment. Radiology 2012; 262: 751–764

[352] **van Santvoort** HC, Besselink MG, Bakker OJ et al.; Dutch Pancreatitis Study Group. A step-up approach or open necrosectomy for necrotizing pancreatitis. N Engl J Med. 2010; 362 (16): 1491–1502

[353] **Waldthaler** A, Schulte K, Malfertheiner P. Causes and mechanisms in acute pancreatitis. Dig Dis 2010; 28: 364–372


## 14.2.2 Cholangitis und Cholezystitis

### Ätiologie und klinische Symptomatik

**Definition**

Die akute Cholangitis ist eine *bakterielle Infektion* der Gallenwege, die mit einem gestörten Galleabfluss assoziiert ist.

Ursächlich ist in vielen Fällen ein Gallensteinleiden, das zu einer intraluminalen Obstruktion mit sekundärer bakterieller Infektion führt. Die isolierte Entzündung der Gallenblase (Cholezystitis) wird von der Entzündung der sonstigen Gallenwege abgegrenzt [357].

**Tab. 14.2** Diagnosekriterien der akuten Cholangitis (Quelle: nach [358]).
Diagnose wahrscheinlich: 1 Punkt aus A und einer aus B oder C; definitive Diagnose: je 1 Punkt aus A, B und C

| Kriterium | Symptom |
|---|---|
| A: systemische Inflammation | Fieber (> 38 °C)/Schüttelfrost |
| | z. B. Leukozytose/-penie (< 4 000/µl bzw. > 10 000/µl), CRP Anstieg (≥ 1 mg/dl), andere Entzündungszeichen |
| B: Cholestase | Ikterus (Bilirubin ≥ 2 mg/dl) |
| | erhöhte Leberenzyme (AP, GGT, AST, ALT) > 1,5fach des Normwertes |
| C: Bildgebung | biliäre Dilatation |
| | ätiologische Hinweise in der Bildgebung (Stent, Steine, Striktur etc.) |

AP: alkalische Phosphatase, ALT: Alanin-Aminotransferase, AST: Aspartat-Aminotransferase, GGT: γ-Glutamyltransferase

Typischerweise klagen betroffene Patienten über rechtsseitige Oberbauchbeschwerden, weisen systemische Infektzeichen auf und sind ikterisch („Charcot-Trias"). Entsprechend der modifizierten „Tokyo Guidelines" erfolgt eine klinische Evaluation der Symptomkomplexe systemische Inflammation, Cholestase und Gallenwegobstruktion (▸ Tab. 14.2) ([355], [358], [362]).

Neben rechtsseitigen Oberbauchbeschwerden sind anamnestische Hinweise für eine biliäre Erkrankung wie Gallensteine und Gallengangstents Indizien für eine akute Cholangitis. Differenzialdiagnostisch sollte eine akute Hepatitis ausgeschlossen werden.

Zur Abklärung des Ikterus ist eine bildgebende Diagnostik der Gallenwege indiziert, die oft Aufschluss über die Ursache der Gallenwegobstruktion liefern kann.

### Untersuchungsstrategie

Bei Verdacht auf eine Cholangitis oder Cholezystitis sollte zunächst eine *Sonografie* der Leber durchgeführt werden. Bei unklarem Befund oder Verdacht auf die Ausbildung eines Abszesses sollte die Indikation zur Durchführung einer *kontrastmittelgestützten CT* gestellt werden.

### Typische Befunde

▸ **Gallenwege.** Typischerweise sind die intra- und extrahepatischen *Gallenwege dilatiert*. Vielfach sind kleinere Luftansammlungen innerhalb der Gallenwege zu finden (Aerobilie). In der kontrastmittelgestützten CT kann meist eine geringe Kontrastmittelaufnahme der Gallenwegwand (▸ Abb. 14.22a) beobachtet werden. Cholangitische *Abszesse* zeigen die übliche Bildmorphologie eines Abszesses mit peripherer Kontrastmittelaufnahme und zentraler, hypodenser Einschmelzung (▸ Abb. 14.22b), wobei das Verteilungsmuster der meist multiplen Abszesse eine Gallengangassoziation erkennen lässt.

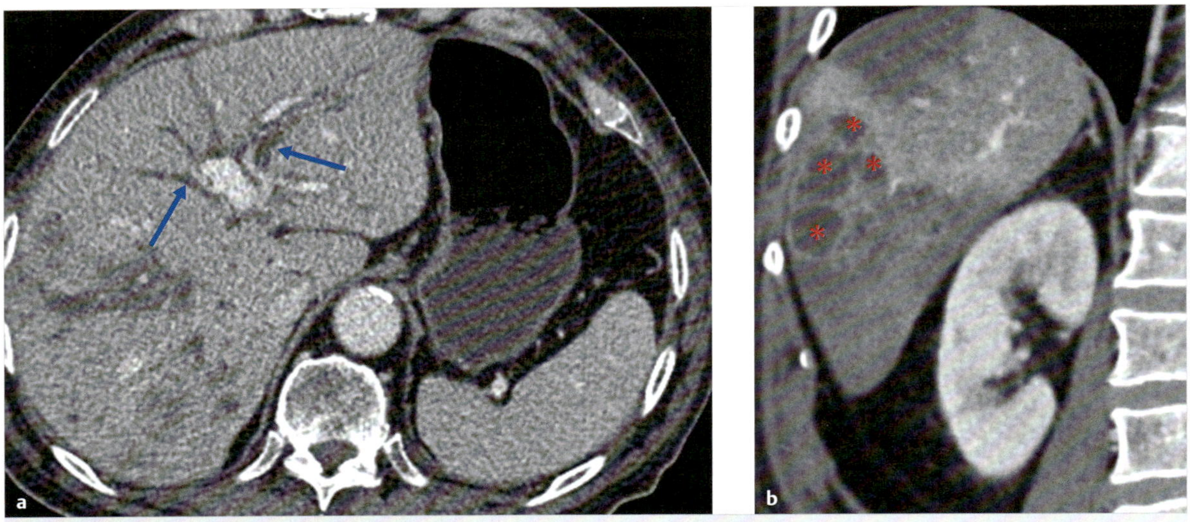


**Abb. 14.22** Kontrastmittelgestützte CT bei Cholangitis.
**a** Dilatierte intrahepatische Gallenwege (blaue Pfeile) vor allem im rechten Leberlappen.
**b** Im Verlauf Ausbildung von cholangitischen Abszedierungen (*).

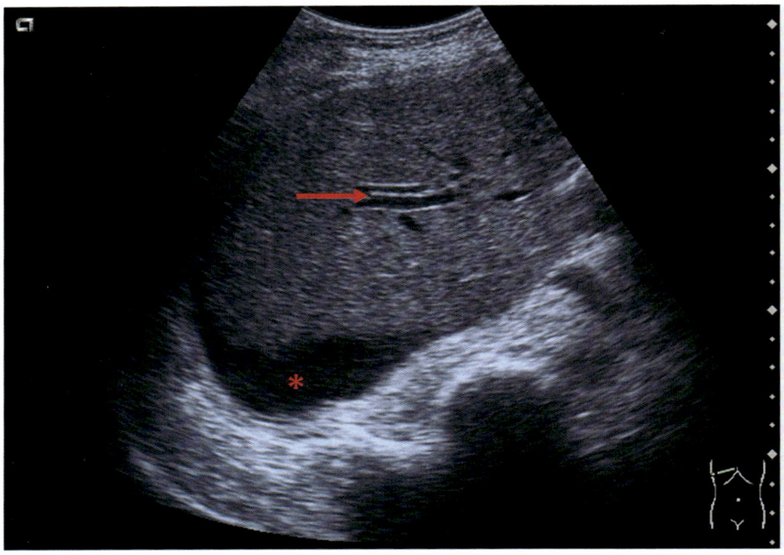

**Abb. 14.23** Doppelflintenzeichen aus Pfortaderast und erweitertem Gallenweg (roter Pfeil); Aszites (*).

► **Gallenblase.** Sie weist in der Regel eine in der Sonografie sowie der Computertomografie gleichermaßen erkennbare dünne Wand (< 3 mm) auf. Pathologische Veränderungen der Gallenblasenwand, unter anderem *Verdickungen* oder benachbarte *Flüssigkeitsansammlungen* sind vor allem mittels Sonografie gut zu erkennen. In der kontrastmittelgestützten Computertomografie weist die Gallenblase im physiologischen Zustand keine Kontrastmittelaufnahme auf. Verdickung, Kontrastmittelaufnahme und perivesikale Flüssigkeit sind auch in der Computertomografie Zeichen für einen pathologischen Prozess.

M!

**Merke**

Normale intrahepatische Gallenwege sind sowohl sonografisch als auch computertomografisch kaum zu erkennen.

Der Ductus hepaticocholedochus (DHC) weist physiologischerweise einen Durchmesser von bis zu 5 mm auf. Im Falle einer Cholestase kommt das sog. *Doppelflintenzeichen* (► Abb. 14.23) aus erweitertem Gallengang und Pfortadervenen zur Darstellung, das insbesondere sonografisch gut zu erkennen ist. Nach Entfernung der Gallenblase ist aufgrund der Reservoirfunktion des DHC ein

Durchmesser von bis zu 10 mm noch als normal zu erachten.

Im Falle einer pathologischen Erweiterung ist insbesondere mittels (Endo-)Sonografie die genaue Lokalisation der Ursache, z. B. ein DHC-Konkrement oder eine Raumforderung im Bereich des Pankreaskopfes, nachzuweisen.

## Therapeutisches Vorgehen

Der klinische Verlauf einer bakteriellen Infektion der Gallenwege bzw. der Gallenblase kann sehr unterschiedliche Schweregrade aufweisen. Im ungünstigsten Fall entwickelt sich ein komplizierter septischer Erkrankungsverlauf, der eine intensivmedizinische Behandlung erfordert. Von zentraler Bedeutung ist die bildgebende Diagnostik, da eine Gallenwegobstruktion der sofortigen, in der Regel *endoskopischen Intervention* (endoskopisch retrograde Cholangiopankreatikografie, ERCP) bedarf. Falls diese technisch nicht erfolgreich durchzuführen ist (z. B. nach Gastrektomie), besteht die umgehende Notwendigkeit der radiologisch-interventionellen perkutanen transhepatischen Cholangiografie und Drainage (PTCD).

> **Merke** M!
>
> Die *mechanische Dekompression der Gallengänge* ist nicht nur unabdingbar für eine erfolgreiche Sanierung des infektiologischen Fokus, sondern verbessert darüber hinaus die biliäre Sekretion von Antibiotika infolge des verminderten intraluminalen Druckes.

Größere *Abszesse* sollten sonografisch oder computertomografisch kontrolliert perkutan drainiert werden. Die komplikationsträchtigere chirurgische Therapie wird nur dann verfolgt, wenn eine endoskopische Behandlung scheitert bzw. interventionell nicht beherrschbare Komplikationen aufgetreten sind. Ein Beispiel hierfür wäre eine gangränöse Perforation der Gallenblase mit der Gefahr einer konsekutiven Peritonitis.

> **Merke** M!
>
> Patienten, die durch ein Gallensteinleiden an einer Cholangitis bzw. Cholezystitis erkranken, profitieren von der sekundär prophylaktischen *Entfernung der Gallenblase*.

Dieser Eingriff erfolgt typischerweise nach Überwindung der akuten Krankheitsphase und sollte idealerweise während des gleichen Krankenhausaufenthaltes durchgeführt werden.

## Literatur


[354] **Attasaranya** S, Fogel EL, Lehman GA. Choledocholithiasis, ascending cholangitis, and gallstone pancreatitis. Med Clin North Am 2008; 92: 925–960

[355] **Hirota** M, Takada T, Kawarada Y et al. Diagnostic criteria and severity assessment of acute cholecystitis: Tokyo Guidelines. J Hepatobiliary Pancreat Surg 2007; 14: 78–82

[356] **Holalkere** NS, Soto J. Imaging of miscellaneous pancreatic pathology (trauma, transplant, infections, and deposition). Radiol Clin North Am 2012; 50: 515–528

[357] **Kimura** Y, Takada T, Kawarada Y et al. Definitions, pathophysiology, and epidemiology of acute cholangitis and cholecystitis: Tokyo Guidelines. J Hepatobiliary Pancreat Surg 2007; 14: 15–26

[358] **Kiriyama** S, Takada T, Strasberg SM et al. New diagnostic criteria and severity assessment of acute cholangitis in revised Tokyo guidelines. J Hepatobiliary Pancreat Sci 2012; 19: 548–556

[359] **Lee** JG. Diagnosis and management of acute cholangitis. Nat Rev Gastroenterol Hepatol 2009; 6: 533–541

[360] **Menu** Y, Vuillerme MP. Non-traumatic abdominal emergencies: imaging and intervention in acute biliary conditions. Eur Radiol 2002; 12: 2397–2406

[361] **Perez-Johnston** R, Sainani NI, Sahani DV. Imaging of chronic pancreatitis (including groove and autoimmune pancreatitis). Radiol Clin North Am 2012; 50: 447-466 50: 447–466

[362] **Wada** K, Takada T, Kawarada Y et al. Diagnostic criteria and severity assessment of acute cholangitis: Tokyo Guidelines. J Hepatobiliary Pancreat Surg 2007; 14: 52–58


## 14.2.3 Milzinfarkt

### Ätiologie und klinische Symptomatik

Milzinfarkte können – je nach Größe – durch einen ischämiebedingten Schmerz im linken Oberbauch symptomatisch werden. Meist sind Sie jedoch Zufallsbefunde bei der Sonografie oder der kontrastmittelgestützten Computertomografie des Abdomen.

Ätiologisch sind sie am häufigsten auf arterielle Embolien aus dem Herzen oder der Aorta zurückzuführen. Ferner ist an einen Verschluss der Milzarterie durch subendotheliale Infiltrate im Rahmen einer Leukämie oder durch eine Gefäßinfiltration bei tumorösen oder entzündlichen Erkrankungen des Pankreas zu denken.

### Typische Befunde

Der Milzinfarkt stellt sich in der Sonografie echoarm, in der kontrastmittelgestützten Computertomografie hypodens als scharf berandete, peripher, d. h. subkapsulär lokalisierte keilförmige Läsion dar [363] (▶ Abb. 14.24). Zum Teil sind auch mehrere landkartenartig konfigurierte Milzinfarkte zu finden. Insbesondere die Ausdehnung der Läsion bis zur Kapsel der Milz stellt ein differenzialdiagnostisches Kriterium dar. Sekundär kann es zu Einblutungen in die Infarktareale kommen, die sich in der Computertomografie hyperdens zum umgebenden infarzierten Milzparenchym abgrenzen. Im Verlauf nehmen die Infarktareale an Dichte zu, können aber auch zystisch degenerieren oder Verkalkungen entwickeln.

In Abhängigkeit von der Grunderkrankung sollte eine dedizierte Bildgebung angeschlossen werden, um eine

III

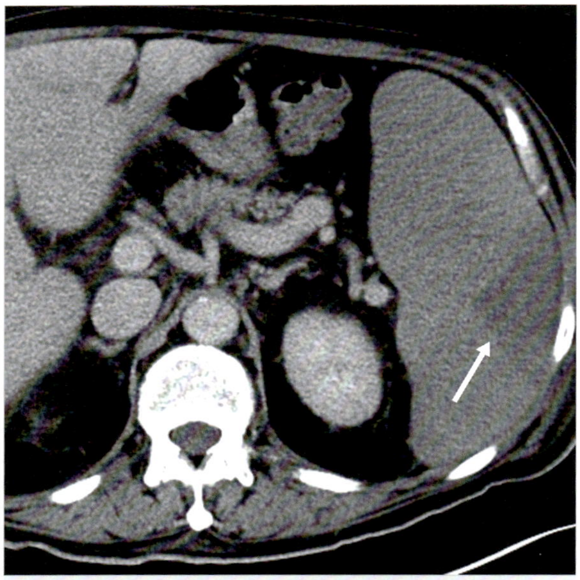

**Abb. 14.24** Der im Vergleich zum umgebenden Milzparenchym hypodens zur Darstellung kommende Milzinfarkt (Pfeil) weist die typische keilförmige Konfiguration auf und erreicht die Kapsel.

Emboliequelle in Herz und Aorta oder eine tumoröse Infiltration der Milzarterie, z. B. bei Pankreaskarzinom, oder eine entzündliche Infarzierung im Rahmen einer akuten Pankreatitis auszuschließen.

Eine Verlaufskontrolle des Milzinfarkts ist in der Regel nicht indiziert.

## Therapie

Die radiologische Diagnose eines Milzinfarkts zieht keine spezifische Therapie nach sich.

**Merke**

Im Vordergrund steht die Behandlung der Grunderkrankung, die Ursache der Infarzierung ist [364].

Bei arteriellen Embolien stehen Antikoagulanzien und Thrombozytenaggregationshemmer zur Verfügung, tumoröse und entzündliche Erkrankungen müssen entsprechend der jeweiligen Leitlinien konservativ oder operativ therapiert werden. Blutungen oder infektiologische Komplikationen von Milzinfarkten sind selten.

## Literatur


[363] **Antopolsky** M, Hiller N, Salameh S et al. Splenic infarction: 10 years of experience. Am J Emerg Med 2009; 27: 262–265

[364] **Balcar** I, Seltzer SE, Davis S et al. CT patterns of splenic infarction: a clinical and experimental study. Radiology 1984; 151 (3): 723–729


# 14.3 Erkrankungen des Urogenitalsystems

*W. Heindel, C. Lanckohr*

## 14.3.1 Pyelonephritis

### Ätiologie und klinische Symptomatik

**Definition**

Die akute Pyelonephritis ist eine interstitielle, bakterielle, destruktive Entzündung des Nierenbecken-Kelchsystems und des Nierenparenchyms.

Die Pyelonephritis zählt zu den häufigsten Nierenerkrankungen. Frauen sind 2- bis 3-mal häufiger betroffen als Männer.

Entsprechend ihrer Ätiologie werden *unkomplizierte* von komplizierten Pyelonephritiden differenziert. Eine *komplizierte* Pyelonephritis liegt vor, wenn diese auf dem Boden von funktionellen oder anatomischen Veränderungen entsteht (▶ Tab. 14.3; [368], [370]).

Mit über 80 % ist der aszendierende, kanalikuläre Infektionsweg (via Harnleiter) der häufigste Infektionsweg, hämatogene oder lymphogene Infektionen sind seltener.

► **Erreger.** Escherichia coli ist der häufigste Erreger der *unkomplizierten* Pyelonephritis, gefolgt von Proteus mirabilis und Klebsiella pneumoniae, selten werden auch andere Enterobacteriaceae nachgewiesen [366].

Bei *komplizierten* Harnwegsinfekten kommen darüber hinaus Pseudomonaden, Citrobacter und Enterobacter aus der Familie der Enterobacteriaceae im gramnegativen Bereich sowie Enterokokken und Staphylokokken als grampositive Erreger (20–40 %) sowie Candida infrage.

**Tab. 14.3** Hinweise auf komplizierende Faktoren von Harnwegsinfektionen.

| anatomische Veränderungen | funktionelle Veränderungen |
|---|---|
| angeboren (z. B. Ureterabgangsstenose, Harnblasendivertikel, Harnröhrenklappen, Phimose) | funktionell (Niereninsuffizienz, Blasenentleerungsstörungen) |
| erworben (z. B. Steinleiden, Strikturen, Tumore, Prostatahyperplasie, Schwangerschaft) | Immunsuppression bei Diabetes mellitus, Leberinsuffizienz, HIV, immunsuppressive Therapie |
| | Fremdkörper (Blasenkatheter, Harnleiterschienen, Nephrostomie) |

**Merke**

*Klinisch* präsentieren sich die Patienten mit der typischen Trias, bestehend aus Fieber bis 40 °C mit Schüttelfrost, Dysurie, sowie Klopfschmerz im Nierenlager einhergehend mit Flankenschmerzen. Inappetenz, Übelkeit und Erbrechen können das klinische Bild komplettieren [368].

▸ **Diagnostik.** Diagnostisch dienen die *Urinmikroskopie* sowie *Urin-* und *Blutkulturen* zum Nachweis einer Pyelonephritis. Typische Befunde im Urinsediment sind eine ausgeprägte Leukozyturie (eventuell Leukozytenzylinder), eventuell eine Erythrozyturie, eine Bakteriurie und Proteinurie. Ferner können laborchemisch erhöhte Entzündungsparameter (CRP, BSG, unter Umständen Leukozytose) vorliegen [368].

## Untersuchungsstrategie

In der klinischen Praxis wird häufig die *Sonografie* als erstes und unmittelbar am Patienten anwendbares bildgebendes Verfahren eingesetzt, obwohl typische oder weiterführende Befunde nur bei 20–25 % der Patienten zu erwarten sind [366].

**Merke**

Im Falle einer nicht konklusiven sonografischen Diagnostik stellt die CT die bildgebende Methode der Wahl dar.

Methode der Wahl zur bildgebenden Abklärung akuter bakterieller Pyelonephritiden ist heute die *Computertomografie* und hat damit die Ausscheidungsurografie weitgehend abgelöst. Dies gilt auch für die seltene emphysematöse und die xanthogranulomatöse Pyelonephritis, bei denen mithilfe der CT spezifische Befunde und eine exakte Einschätzung extra renaler Komplikationen möglich werden.

Bei bestimmten Patienten wie Schwangeren oder Kindern können – ohne Strahlenexposition – analoge Befunde auch durch eine *MRT*, gegebenenfalls ergänzt durch eine *MR-Urografie*, erhoben werden.

## Typische Befunde

▸ **Sonografiebefunde.** Im Ultraschall ist eine interstitielle Nephritis schwierig nachzuweisen. Typische Befunde können kongenitale Anomalien und Parenchymveränderungen sein: Hydronephrose, Nierenschwellung, Veränderungen der Echogenität entweder durch ein Gewebeödem (echoarm) oder Gewebeeinblutungen (echoreich) sowie ein Verlust der kortikomedulären Differenzierbarkeit und der Nachweis von Abszessen. Neben der Niere selbst muss immer die Harnblase mituntersucht werden.

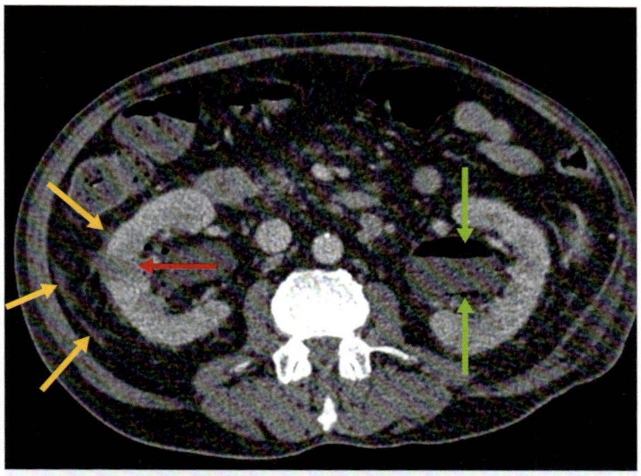

**Abb. 14.25** Beidseitige Pyelonephritis, rechts mit nephrografischem Defekt nach Kontrastmittelgabe (roter Pfeil); zudem reaktive Flüssigkeitsexsudationen im perirenalen Fettgewebe (gelbe Pfeile). Links komplizierende emphysematöse Pyelitis mit entsprechenden Lufteinschlüssen (grüne Pfeile).

Pathologische Lufteinschlüsse sowie Verkalkungen der Nieren und der ableitenden Harnwege können mit hoher Genauigkeit in der nativen *Computertomografie* dargestellt werden und sind oft bereits im Topogramm zur Untersuchungsplanung sichtbar.

Anschließend wird 50–90 Sekunden nach Kontrastmittelgabe eine kontrastmittelverstärkte Untersuchung des Abdomens angeschlossen.

▸ **CT-Befunde.** Typische Befunde einer akuten Entzündung sind eine Schwellung der Niere, ein typischerweise streifenartiger oder verzögerter nephrografischer Effekt, eine verzögerte Kontrastierung der Kelche und eine Erweiterung oder Nichtabgrenzbarkeit des ableitenden Harnsystems (▸ Abb. 14.25). Die zugrunde liegende tubuläre Obstruktion, das interstitielle Ödem und der Vasospasmus führen zu keilförmigen oder streifigen Arealen geringerer Anreicherung des Nierenparenchyms.

Als Ausdruck der gestörten Nierenfunktion kann das Kontrastmittel andererseits noch nach 3–6 Stunden nachweisbar sein. Mit der Zeit normalisiert sich entweder dieses pathologisch verzögerte Enhancement oder es kommt zu einer narbigen Ausheilung mit Parenchymeinziehungen. Bei rundlichen Befunden muss differenzialdiagnostisch an hämatogene Abszedierungen gedacht werden. Diese Verdachtsdiagnose lässt sich durch Urin- und Blutkulturen sichern, die typischerweise – die ansonsten eher seltener anzutreffenden – Staphylokokken oder Streptokokken zeigen. Unter Therapie hinkt die Normalisierung des radiologischen Befundes lange der klinischen Heilung hinterher.

Als relevante *Komplikationen*, insbesondere bei Diabetikern, sind intra- oder extrarenale Abszedierungen zu beachten, die in Einzelfällen eine Ausbreitung bis in Nachbarstrukturen wie den M. psoas aufweisen können.

► **Sonderformen.** Eine seltene Sonderform mit akuter Lebensgefahr ist die *emphysematöse Pyelonephritis*, die durch charakteristische bläschenförmige oder lineare Gasansammlungen zu diagnostizieren ist. Beim Typ 1 finden sich Parenchymdestruktionen mit Luftansammlungen ohne pathologische Flüssigkeitsansammlungen, beim Typ 2 treten intra- und perirenale Gasansammlungen typischerweise zusammen mit größeren Abszessen auf. Davon zu unterscheiden ist die emphysematöse Pyelitis mit Gasansammlungen ausschließlich im ableitenden Harnsystem.

Eine weitere Sonderform ist die *xanthogranulomatöse Pyelonephritis*, die durch die Befundkonstellation einer vergrößerten, funktionslosen Niere, ein zentrales Konkrement im Nierenbecken, Erweiterung der Kelche und entzündliche Veränderungen des perirenalen Fettgewebes charakterisiert wird.

► **Differenzialdiagnose.** Als seltene Differenzialdiagnose muss bei pelvoinfundibulären Strikturen, Papillennekrosen, kortikalen hypodensen Raumforderungen, narbigen Einziehungen und Verkalkungen auch an Nierenmanifestationen einer *Tuberkulose* gedacht werden.

## Therapeutisches Vorgehen

> **Merke**
>
> Die Behandlung der Pyelonephritis bzw. Urosepsis erfolgt gemäß den allgemeinen Behandlungsempfehlungen zur Sepsis [367].

Vor Beginn der kalkulierten Antibiotikatherapie (► Tab. 14.4) sollten Urinkulturen und gegebenenfalls Blutkulturen abgenommen werden mit dem Ziel, die *Antibiotikatherapie* schnellstmöglich erregerspezifisch (resistogrammgerecht) durchführen zu können.

Bei komplizierten, obstruktiven Pyelonephritiden hat die Sanierung des infektiösen Fokus, d. h. eine *schnellstmögliche Harnableitung*, oberste Priorität. Je nach Lokalisation der Obstruktion eignen sich sowohl perkutane als auch endourologische Techniken, um den Harnstau zu entlasten [369]. Endoskopische Verfahren ermöglichen oft eine kausale Therapie der Abflussbehinderung, beispielsweise die Entfernung von Konkrementen.

Bei ausgedehnten Abszedierungen im Bereich der Niere ist in manchen Fällen eine dringliche *Nephrektomie* unvermeidlich.

## Literatur


[365] **Bodmann** KF, Grabein B. Empfehlungen zur kalkulierten parenteralen Initialtherapie bakterieller Erkrankungen bei Erwachsenen – Update 2010. Chemother J 2010; 19:179–255

[366] **Craig** WD, Wagner BJ, Travis MD. Pyelonephritis: radiologic-pathologic review. Radiographics 2008; 28 (1): 255–277

[367] **Dellinger** RP, Levy MM, Rhodes A et al. Surviving Sepsis Campaign: international guidelines for management of severe sepsis and septic shock, 2012. Intensive Care Med. 2013; 39: 165–228

[368] **Fünfstück** R, Wagenlehner FME, Ölschläger T et al. Harnwegsinfektionen: Zystitis, Pyelonephritis, Urosepsis. Dtsch Med Wochenschr 2012; 137: 198–201

[369] **Uppot** RN. Emergent nephrostomy tube placement for acute urinary obstruction. Tech Vasc Interv Radial 2009; 12: 154–161

[370] **Wagenlehner** FM, Hoyme U, Kaase M et al. Unkomplizierte Harnwegsinfektionen. S 3 Leitlinie. Dtsch Arztebl Int 2011; 108 (24): 415–423


**Tab. 14.4** Empfehlungen zur empirischen Antibiotika-Initialtherapie bei urogenitalen Infektionen (nach Paul-Ehrlich-Gesellschaft für Chemotherapie e. V.).

| Diagnose | Initialtherpie | Therapiedauer |
|---|---|---|
| akute unkomplizierte Pyelonephritis | Cephalosporine 3a, Fluorchinolon 2/3, Aminopenicillin/BLI, Aminoglykosid | 5–7–(10) Tage |
| Harnwegsinfektionen<br>• kompliziert<br>• nosokomial<br>• katheterassoziiert | Cephalosporin 3a, Fluorchinolon 2/3, Aminopenicillin/BLI, Carbapenem 2 (Ertapenem) | 3–5 Tage nach Entfieberung bzw. Fokussanierung |
| | bei Versagen und Risikofaktoren: Cephalosporin 3b/4, Acylaminopenicillin/BLI, Carbapenem 1 (Doripenem, Imipenem, Meropenem), (Fluconazol) | |
| Urosepsis | *nosokomial*: Fluorchinolon 2/3, Cephalosporin 3a/3b/4, Acylaminopenicillin/BLI, Carbapenem 1 | 7–10 Tage (Kombinationstherapie) |
| | *ambulant*: Aminopenicillin/BLI, Fluorchinolon 2/3, Cephalosporin 3a, Carbapenem 2 | |

BLI: Betalaktamase-Inhibitoren

## 14.3.2 Akutes Nierenversagen

### Ätiologie und klinische Symptomatik

**Definition**

Das akute Nierenversagen ist eine plötzlich einsetzende, prinzipiell reversible Einschränkung der exkretorischen (glomerulären und tubulären) Nierenfunktion assoziiert mit einer persistierend hohen Mortalitätsrate von bis zu 50 % [372].

Im Rahmen der meist multifaktoriellen Genese liegen in 47 % der Fälle eine Sepsis und in 32 % eine Hypovolämie als häufigste Ursachen vor [371].

Die im Jahr 2004 vorgeschlagene RIFLE-Klassifikation (**r**isk, **i**njury, **f**ailure, **l**oss, **e**nd stage renal disease) wurde 2007 durch das Acute Kidney Injury Network (AKIN) modifiziert (▶ Tab. 14.5) [374].

Bei Vorliegen der diagnostischen Kriterien des akuten Nierenversagens (Anstieg der Retentionsparameter, Hypervolämie, Oligo- bzw. Anurie) ist eine diagnostische Abklärung der möglichen Ursache indiziert [375].

Ätiologisch können prä-, intra- und postrenale Ursachen des akuten Nierenversagens differenziert werden. Zu den *prärenalen Ursachen* zählen Hypotension, Hypovolämie und Herzinsuffizienz, zu den *postrenalen Ursachen* gehören Obstruktionen der Ureteren, der Harnblase sowie der Urethra.

Bei den intrarenalen Nierenschädigungen werden endogene und exogene Toxine differenziert. Zu den *endogenen Toxinen* zählen Hämoglobin, Myoglobin und Zytokine. Zur Gruppe der *exogenen Toxine* gehören Medikamente, Chemikalien und bakterielle Noxen [374].

### Untersuchungsstrategie

Hauptaufgabe der Radiologie ist die Bestätigung bzw. der Ausschluss des postrenalen Nierenversagens.

**Merke**

Verfahren der Wahl zur Detektion einer Harnstauung ist die *Sonografie*.

Unklare sonografische Befunde, beispielsweise bei adipösen Patienten, können durch eine *MRT-Untersuchung* inklusive MR-Urografie geklärt werden. Infolge des nephrotoxischen Potenzials von Kontrastmitteln (MRT und CT; Kap. 3) ist dessen Gabe oft kontraindiziert, für viele Fragestellungen allerdings auch entbehrlich.

Beim Verdacht auf eine Urolithiasis als Ursache für eine Harnstauung ist eine *Niedrig-Dosis-CT* indiziert, die heute die Abdomenübersicht (mit und ohne Ausscheidungsurografie) weitestgehend abgelöst hat.

### Typische Befunde

Eine Differenzierung zwischen *prä- und intrarenalem Nierenversagen* auf Basis der Ultraschallmorphologie gelingt nur selten [373]. Die möglichen Befunde umfassen – je nach Schweregrad – eine angehobene kortikale Echogenität, eine aufgehobene kortikomedulläre Differenzierung, eine Betonung der Pyramiden sowie perirenale Flüssigkeitsansammlungen. Das Volumen der Niere ist normal bis vergrößert; erst in chronischen Stadien kann eine Reduktion des Organvolumens auftreten.

**Merke**

Morphologisches Korrelat für das *postrenale Nierenversagen* ist die *Harnwegobstruktion*.

Eine Verlegung des Harnabflusses führt zunächst zu einer Erweiterung des Nierenbeckens, in der Folge auch der Nierenkelche und der Ureteren (▶ Abb. 14.26); je nach Ausprägung kann eine Stadieneinteilung gemäß ▶ Tab. 14.6 erfolgen. Von einem Harnstau muss ein physiologisches ampulläres Nierenbecken unterschieden werden, bei dem die Nierenkelche schlank sind.

Oftmals ursächliche Konkremente stellen sich hyperintens im CT bzw. röntgendicht in der Projektionsradiografie des Abdomens dar, sofern Kalkgehalt und Größe hinreichend sind. Weitere Ursachen für eine Harnstauung sind extraurethrale Raumforderungen (z. B. Malignom, Morbus Ormond, inflammatorische Aortenaneurysma), deren Darstellung idealerweise nach Kontrastmittelgabe erfolgt (cave: Niereninsuffizienz; s. Kap. 3).

**Tab. 14.5** AKIN-Kriterien des akuten Nierenversagens (Quelle: nach [374]).

| AKIN-Stadium | Serumkreatinin | Diurese |
|---|---|---|
| I | 1,5- bis 2facher Anstieg oder Anstieg ≥ 0,3 mg/dl | < 0,5 ml/kg KG/h (6 Stunden) |
| II | 2- bis 3facher Anstieg | < 0,5 ml/kg KG/h (12 Stunden) |
| III | > 3facher Anstieg oder Anstieg > 4 mg/dl mit akutem Anstieg ≥ 0,5 ml/dl | < 0,3 ml/kg KG/h (24 Stunden) oder Anurie |

**Tab. 14.6** Stadien der Hydronephrose.

| Stadium | Morphologie |
|---|---|
| I | Erweiterung des Nierenbeckens und ggf. der Kelche, keine Vergrößerung des Organs |
| II | wie I, zusätzlich Vergrößerung der Niere |
| III | wie II, zusätzlich Verschmälerung des Parenchymsaums |
| IV | hydronephrotische Sackniere ohne funktionstüchtiges Parenchym |

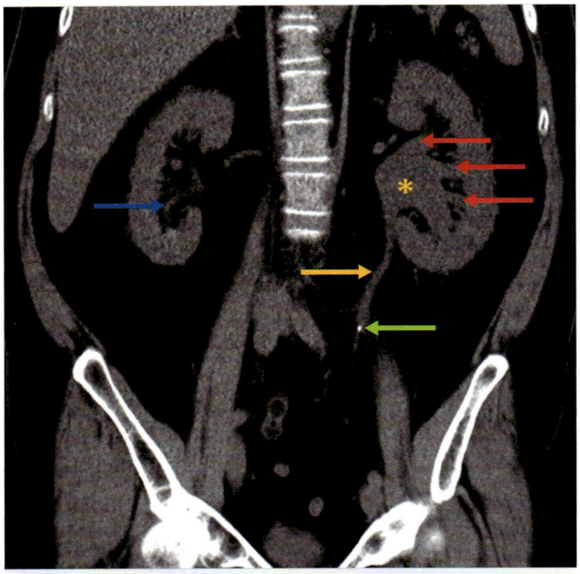

Abb. 14.26 Harnleiterkonkrement (grüner Pfeil) mit konsekutiver Harnabflussstörung und Ektasie des proximalen Ureters (gelber Pfeil), der Nierenbeckens (*) sowie der Nierenkelche (rote Pfeile); normale Kelchweite gegenseitig (blauer Pfeil).

## Therapeutisches Vorgehen

Die Therapie des akuten Nierenversagens besteht in erster Linie aus der *Behandlung der zugrunde liegenden Ursache*, soweit diese identifiziert werden konnte. Dies könnte das Absetzen nephrotoxischer Substanzen, der Ausgleich einer Hypovolämie oder die Behandlung eines septischen Krankheitsbildes sein.

Bei Vorliegen eine Harnabflussstörung mit nachfolgendem postrenalem Nierenversagen ergibt sich hier die Indikation zur *notfallmäßigen Entlastung des Harnstaus*.

Eine *Nierenersatztherapie* erscheint bei Vorliegen der folgenden Kriterien indiziert [372]:

- seit 6 Stunden bestehende Anurie
- schwere Oligurie (Urinmenge < 200 ml binnen 12 Stunden)
- Hyperkaliämie (> 6,5 mmol/l)
- schwere Azidose (pH < 7,2 bei normalem oder niedrigem $paCO_2$)
- Hypervolämie (Lungenödem)
- Azotämie (Harnstoff > 180 mg/dl, Kreatinin > 3,4 mg/dl)
- urämische Komplikationen (Enzephalopathie, Neuropathie, Perikarditis)

## Literatur


[371] **Ali** T, Khan I, Simpson W et al. Incidence and outcomes in acute kidney injury: a comprehensive population-based study. J Am Soc Nephrol 2007; 18: 1292–1298

[372] **Bellomo** R, Kellum JA, Ronco C. Acute kidney injury. Lancet 2012; 380: 756–766

[373] **Khati** NJ, Hill MC, Kimmel PL. The role of ultrasound in renal insufficiency: the essentials. Ultrasound Q 2005; 21 (4): 227–244

[374] **Schmidt** C, Steinke T, Moritz S. Akutes Nierenversagen und Sepsis – nur eine Organdysfunktion bei septischem Multiorganversagen? Anaesthesist 2010; 59: 682–699

[375] **Srisawat** N, Kellum JA. Acute kidney injury: definition, epidemiology, and outcome. Curr Opin Crit Care 2011; 17: 548–555


## 14.3.3 Harnverhalt

### Ätiologie und klinische Symptomatik

Der akute Harnverhalt ist gekennzeichnet durch ein Unvermögen, die volle Harnblase spontan zu entleeren.

> **Merke**
> Harndrang, Schmerzen im Unterbauch und ein suprapubischer Tumor sind die typischen *Symptome* dieses Krankheitsbildes.

Als Ursachen kommen mechanisch bedingte infravesikale Obstruktionen, neurogene, posttraumatische, pharmakologische und psychogene Blasenentleerungsstörungen infrage (▸ Tab. 14.7, nach [376], [378]). Differenzialdiagnostisch muss ein akutes Nierenversagen ausgeschlossen werden.

### Untersuchungsstrategie

Eine Beurteilung der Harnblase ist sowohl sonografisch als auch computer- und magnetresonanztomografisch möglich.

*Methode der Wahl* ist die *Sonografie*, die in der Regel mit einem 3,5-MHz-Sektor oder Parallelschallkopf in Rückenlage des Patienten durchgeführt wird.

> **Merke**
> Während eine nicht gefüllte Harnblase nur eingeschränkt abgrenzbar und somit nur begrenzt oder nicht beurteilbar ist, lässt sich bei ausreichender Harnblasenfüllung bzw. beim Harnverhalt die Harnblasenwand gut darstellen.

Sagittale und angulierte transversale Standardeinstellungen werden durch Auflage des Schallkopfs unmittelbar oberhalb der Symphyse erreicht.

Grundsätzlich ist bei einem Harnverhalt unklarer Genese eine *endoskopische* Diagnostik von Harnröhre und Harnblase indiziert.

### Typische Befunde

Ziel der Untersuchung ist zunächst die Bestätigung der klinischen Verdachtsdiagnose und danach die Prüfung, ob eine der vorgenannten Ursachen (▸ Tab. 14.7) sonografisch nachweisbar ist (▸ Abb. 14.27).

Tab. 14.7 Ursachen des Harnverhalts.

| mechanische Obstruktion | andere Ursachen | neurogene Blasenentleerungsstörung |
|---|---|---|
| Erkrankungen der Prostata (benigne Prostatahyperplasie, Prostatakarzinom) | posttraumatisch | Diabetes mellitus |
| Organprolaps | schwangerschaftsassoziiert | Bandscheibenvorfall (L 1–5) |
| akute Infektionen (Prostatitis, Vulvovaginitis, Zystitis) | psychogen | Konus-Kauda-Syndrom |
| Erkrankungen der Harnblase (Tumoren, Steine, Sphinktersklerose) | pharmakologisch (z. B. Anticholinergika, Sympathomimetika, Muskelrelaxanzien, Antidepressiva, Antiparkinson-Medikamente) | Meningomyelozele |
| Erkrankungen der Harnröhre (Harnröhrenklappen, -striktur, Meatusstenose, Urethrastein, urethrale Fremdkörper | | intraoperative Nervenläsion |
| Phimose | | nach rückenmarksnahen Regionalanästhesien |
| | | Poliomyelitis |
| | | multiple Sklerose |
| | | Hirntumoren |

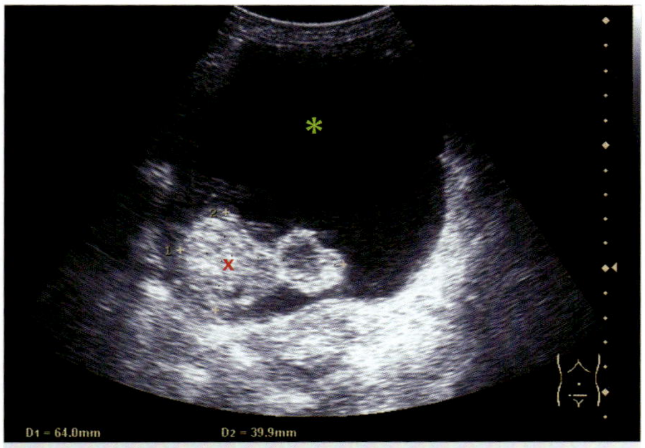

Abb. 14.27 Harnverhalt mit deutlich vergrößerte Harnblase (*) bei Makrohämaturie und Koagelbildung (x).

► **Harnblasenvolumen.** Durch Quantifizierung der Durchmesser in mehreren Ebenen kann das Volumen der Harnblase abgeschätzt werden. Bis zu einem Harnblasenvolumen von 300 ml kann nach einer Ellipsoidformel das Harnblasenvolumen mit einer ausreichenden Genauigkeit berechnet werden:

$$\text{Volumen}\ (\text{cm}^3 = \text{ml}) = 6 \times \text{Breite}\ (\text{cm}) \times \text{Höhe}\ (\text{cm}) \times \text{Tiefe}\ (\text{cm})$$

Bei höheren Füllungsvolumina beispielsweise beim akuten Harnverhalt wird das Harnblasenvolumen nach dieser Formel leicht unterschätzt [377].

Im Verlauf sollte nach akutem Harnverhalt geprüft werden, ob die Harnblase nach Miktion vollständig entleert wurde oder Restharn (definiert als > 50 ml) vorliegt.

► **Weitere Beurteilungskriterien.** Neben dem Füllungsgrad muss die systematische Bildanalyse die *Lage der Harnblase* (z. B. Verlagerung durch Raumforderung oder vergrößerte Prostata), die *Wandstruktur* (z. B. Verdickung durch Harnblasentumor) und das *Echoreflexverhalten des Harnblasenlumens* (z. B. hyperechogen durch Konkremente oder Einblutungen) beinhalten.

Die Untersuchung der Harnblase schließt eine Beurteilung der peritonealen und subperitonealen Umgebung der Harnblase ein.

## Therapeutisches Vorgehen

M!

### Merke

Im Vordergrund der Therapie des akuten Harnverhalts steht die *sofortige, komplette Entlastung der gestauten Harnblase.*

Neben der Behandlung der Akutsymptomatik (Schmerz) dient diese Maßnahme der Vermeidung von Komplikationen wie dem postrenalen akuten Nierenversagen sowie von Harnwegsinfekten bis hin zur Urosepsis [378]. Laborchemisch sollten daher sowohl die Infektparameter als auch die Nierenfunktionsparameter kontrolliert werden.

Technisch erfolgt die Entlastung der Harnblase bevorzugt durch eine *transurethrale Katheterisierung*, bei frustraner transurethraler Katheterisierung oder Kontraindikationen ist die Anlage eines *suprapubischen Katheters* indiziert. Ein besonderes Augenmerk gilt dabei den Komplikationen der schnellen Dekompression wie Hämaturie, Hypotension und postobstruktiver Diurese [378].

Die weitere Behandlung des akuten Harnverhaltes ist abhängig von der zugrunde liegenden Ätiologie und umfasst sowohl *chirurgische* als auch *medikamentöse* Therapieoptionen [378].

## Literatur


[376] **Hirner** A, Weise K. Chirurgie. 2. Aufl. Stuttgart: Thieme 2008

[377] **Knorr** H, Strauss I, Seichert N. Sonografische Zystometrie unter Berücksichtigung der Harnblasenform und der Harnblasenfüllung. Ultraschall Med 1990; 11 (3): 150–154

[378] **Selius** BA, Subedi R. Urinary retention in adults: diagnosis and initial management. Am Fam Physician 2008; 77 (5): 643–650


III

# 14.3.4 Extrauterine Gravidität und Tubarruptur

## Ätiologie und klinische Symptomatik

Etwa 2 % aller Schwangerschaften entwickeln sich als Extrauteringravidität (EUG) außerhalb des Cavum uteri. Über 95 % der Extrauteringraviditäten sind in den Eileitern lokalisiert, 2–3 % in den Cornua uteri. Implantationen in anderen Lokalisationen (Ovar, Bauchhöhle, Uteruswand) sind selten. 9 % der maternalen Todesfälle sind auf Extrauteringraviditäten zurückzuführen. Zu den häufigsten Todesursachen – meist in Zusammenhang mit einer Tubarruptur – zählen Blutungen, Infektionen und anästhesiologische Komplikationen [380].

> **Merke** M!
>
> Der *Symptomkomplex* aus abdominellen Beschwerden und vaginaler Schmierblutung bei ca. 6-wöchiger Amenorrhö sollte den Verdacht auf eine Extrauteringravidität lenken.

Diagnostisch schließen sich die Bestimmung des ß-HCG (HCG: humanes Choriongonadotropin) und eine vaginale Sonografie an, in der bereits 6 Wochen post menstruationem eine extrauterine Nidation nachgewiesen werden kann.

Die Risikofaktoren für eine extrauterine Schwangerschaft werden in 3 Risikogruppen gestaffelt. Zu der Hochrisikogruppe zählen stattgehabte Extrauteringraviditäten, Tubarsterilität, intrauterine Kontrazeptiva (Spirale), Entzündungen des kleinen Beckens sowie die Salpingitis isthmica nodosa. Chlamydien- und Neisseria-gonorrhoeae-Infektionen, Infertilität, mehr als 1 Sexualpartner und Rauchen zählen zu der Gruppe des moderaten Risikos. Ein geringes Risiko für eine EUG besteht bei intratuberinem Gametentransfer und bei Patientinnen < 18 und > 35 Jahren. Bei 50 % der betroffenen Frauen liegen keine *Risikofaktoren* für eine Extrauteringravidität vor.

## Untersuchungsstrategie

> **Merke** M!
>
> Methode der Wahl im Rahmen der bildgebenden Diagnostik ist die *transvaginale Sonografie*.

Der *transabdominalen Sonografie* ist sie aufgrund der topografischen Nähe des Schallkopfes zur Untersuchungsregion und der damit verbundenen geringeren Impedanz und dem Potenzial einer höheren räumlichen Auflösung überlegen.

## Typische Befunde

Der *direkte* sonografische Beweis einer Extrauteringravidität kann in ca. 10 % der Fälle durch die Darstellung embryonaler Herzaktionen außerhalb des Uterus erbracht werden.

Die demgegenüber häufigeren, *indirekten* Zeichen sind ein aufgebautes Endometrium ohne Gestationssack, eine Raumforderung in der Adnexregion und freie Flüssigkeit im Abdomen (▶ Abb. 14.28). Die häufigsten indirekten Ultraschallbefunde sind in ▶ Tab. 14.8 aufgeführt.

Die Kombination dieser Zeichen unter Einbezug der klinischen Befunde erlaubt in den meisten Fällen die Diagnosestellung, wohingegen jedes Zeichen für sich vergleichsweise unspezifisch ist. Einerseits kann freie Flüssigkeit bei 20 % aller Frauen mit einer Frühschwangerschaft nachgewiesen werden. Andererseits kann durch ein intrauterines Hämatom ein sog. Pseudogestationssack entstehen (ca. 20 %), der im Vergleich zu einem echten Gestationssack zentral lokalisiert ist und von durchgängig gleich breiter Dezidua begrenzt ist.

*Differenzialdiagnostisch* müssen sowohl klinisch als auch sonomorphologisch unter anderem die Adnexitis, ein Tuboovarialabszess und eine stielgedrehte Ovarialzyste bzw. ein Ovarialtumor abgegrenzt werden.

**Tab. 14.8** Sonografische Zeichen einer Extrauteringravidität (Quelle: nach [379]).

| Lokalisation | Morphologie | Häufigkeit (%) |
|---|---|---|
| Uterus | leeres, aufgebautes Endometrium | ca. 80 |
| Peritonealraum/Douglas-Raum | freie Flüssigkeit | ca. 70 |
| | • echoarm oder echoleer (frisches Blut) | |
| | • echoinhomogen (Hämatom mit Koageln) | |
| Adnexregion | Raumforderung | ca. 75 |
| | • inhomogen-komplex (Hämatozele, Trophoblast) | 25 |
| | • Ringstruktur (Chorionhöhle) | ca. 50 |
| | • Chorionhöhle mit Herzaktion | ca. 10 |

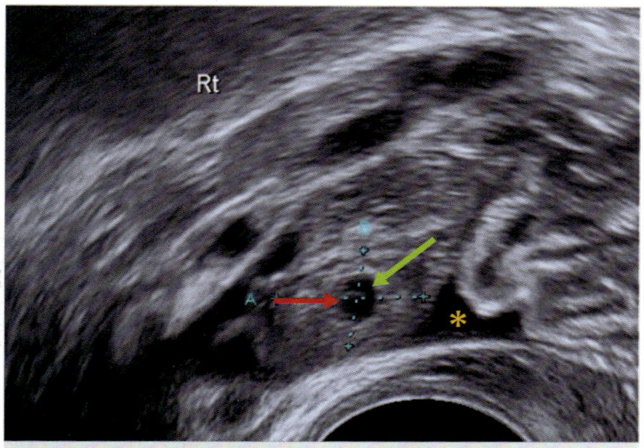


**Abb. 14.28** Extrauterine Gravidität mit Fruchthöhle (grün) und Dottersack (rot) sowie angrenzender freier Flüssigkeit (*) bei Ruptur. (Mit freundlicher Genehmigung von Dr. Ralf Schmitz, Klinik für Frauenheilkunde und Geburtshilfe, Universitätsklinikum Münster.)

### Therapeutisches Vorgehen

> **Merke**
>
> Die Diagnose einer Extrauteringravidität bedingt praktisch immer Maßnahmen zur Beendigung der fehlimplantierten Schwangerschaft.

Nur in Einzelfällen konnten Föten mit atypischer Implantation ein lebensfähiges Gestationsalter erreichen. Dieser geringen Chance des Überlebens steht das hohe Risiko der Mutter, lebensbedrohliche Komplikationen zu erleiden, gegenüber.

Abhängig vom Gestationsalter und der hämodynamischen Situation kommen operative – meist *laparoskopische* – Verfahren oder *medikamentöse* Therapien zur Anwendung. Letztere basieren auf einer oralen oder intravenösen Gabe von Methotrexat. Hierdurch werden die rasch proliferierenden Zellen des Fötus und des Gestationssacks abgetötet, sodass eine operative Intervention vermieden werden kann. Voraussetzungen hierfür sind bei hämodynamisch stabilen Patientinnen folgende Parameter:

- ß-HCG < 5 000 mIU/ml
- Extrauteringravidität < 3,5 cm ohne fetale Herzaktivität
- kein Hinweis auf eine Ruptur

Unvermeidlich ist die Operation bei Verläufen, die mit starken intraabdominellen oder vaginalen Blutungen oder einer Ruptur der Tuba uterina einhergehen.

### Literatur

[379] **Baltzer** J, Friese K, Graf M et al. Praxis der Gynäkologie und Geburtshilfe: Das komplette Praxiswissen in einem Band. 1. Aufl. Stuttgart: Thieme; 2004

[380] **Marion** LL, Meeks GR. Ectopic pregnancy: history, incidence, epidemiology, and risk factors. Clin Obstet Gynecol 2012; 55: 376–386

# 14.4 Erkrankungen der abdominellen Gefäße

## 14.4.1 Abdominelles Aortenaneurysma

*M. Köhler, H. Welp*

### Ätiologie und klinische Symptomatik

> **Definition**
>
> Ein abdominelles Aortenaneurysma ist definiert als pathologische Erweiterung der abdominellen Aorta auf einen Durchmesser von über 3 cm [386].

Entsprechend ihrer Lokalisation werden *suprarenale*, *juxtarenale* und *infrarenale* Aortenaneurysmen unterschieden. In 95 % der Fälle ist das Bauchaortenaneurysma infrarenal lokalisiert, in 2 % sind alle Viszeralarterien und in 3 % die Nierenarterien mit betroffen. Je nachdem, ob die Nierenarterien aus dem Aneurysma entspringen oder das Aneurysma bis an diese heranreicht, spricht man von einem suprarenalen bzw. juxtarenalen Aortenaneurysma [392].

Die *Prävalenz* des abdominellen Aortenaneurysmas ist abhängig vom Alter und Geschlecht des Patienten, Männer sind 4- bis 6-mal häufiger betroffen als Frauen. Während nur ca. 1 % der 55- bis 64-jährigen Männer erkrankt ist, steigt die Prävalenz ab dem 65. Lebensjahr um 2–4 % pro Dekade ([394], [396]).

*Pathogenetisch* ist das Aortenaneurysma am häufigsten auf eine Arteriosklerose zurückzuführen. Neben dem Alter und dem männlichen Geschlecht zählt das Rauchen zu den Hauptrisikofaktoren. Zu weiteren prädisponierenden Faktoren gehören arterieller Hypertonus, Hypercholesterinämie, periphere bzw. zentrale arterielle Verschlusskrankheit und koronare Herzerkrankung ([381], [386]).

Ferner können zystische Medianekrosen, eine Takayasu-Arteriitis oder Syphilis die Aneurysmabildung begünstigen. Zu den angeborenen Erkrankungen, die insbesondere bei jüngeren Patienten mit einem Aortenaneurysma assoziiert sind, zählen unter anderem das Marfan-Syndrom, das Ehlers-Danlos-Syndrom, das Loeys-Dietz-Syndrom, die familiäre Prädisposition, bikuspide Aortenklappen sowie polyzystische Nieren ([382], [390]).

> **Merke**
>
> Der Großteil der abdominellen Aortenaneurysmen ergibt sich als Zufallsbefund im Rahmen einer bildgebenden Diagnostik des Abdomens und ist *klinisch asymptomatisch*.

Gelegentlich werden Patienten mit unspezifischen Beschwerden wie Bauch-, Rücken- und Flankenschmerzen oder distalen Embolien symptomatisch. Bei akutem abdominellem Vernichtungsschmerz, erniedrigten Hämatokritwerten und einer arteriellen Hypotonie muss eine gedeckte oder freie Ruptur des Aneurysmas ausgeschlossen werden ([384], [386]).

Elektiv operierte asymptomatische Patienten haben mit einer *Letalitätsrate* zwischen 2,5 und 13 % eine relativ gute Prognose. Bei Patienten mit perforiertem Bauchaortenaneurysma hingegen ist die Prognose schlecht; nur 50 % der Patienten erreichen lebend das Krankenhaus, von diesen versterben weitere 50 % im perioperativen Verlauf ([386], [387]).

## Untersuchungsstrategie

► **Sonografie.** Als Screeningverfahren bei abdominellen Aortenaneurysmen ist die Sonografie mit einer Sensitivität von bis zu 95 % und einer Spezifität von bis zu 100 % das bevorzugte Verfahren ([386], [393]). Sie ermöglicht eine Quantifizierung der longitudinalen und transversalen Aneurysmagröße, die topografische Einordnung in Bezug zu den Viszeralgefäßabgängen und die Abgrenzung einer eventuellen Teilthrombosierung bzw. von Verkalkungen.

► **CT.** Eine präzisere anatomische Darstellung und Quantifizierung ohne Einschränkungen durch ein gegebenes Schallfenster ist mittels CT möglich [386]. Diese sollte sowohl in der Kontrolle eines unklaren sonografischen Befundes als auch in der präoperativen Planung als CT-Angiografie in einer arteriellen Kontrastierungsphase durchgeführt werden (► Abb. 14.29) [386]. Mithilfe von ergänzenden Bildrekonstruktionen kann auch bei stark abknickenden Aortenpathologien die optimale Passform einer möglichen endovaskulären Prothese bestimmt werden [389].

► **MRT.** Die MRT erlaubt eine der CT vergleichbare präzise Darstellung der Aortenmorphologie.

> **Merke** M!
>
> Aufgrund der fehlenden Strahlenexposition ist die MRT – neben der Sonografie – das Verfahren der Wahl bei der Verlaufskontrolle jüngerer Patienten mit bekanntem Aortenaneurysma.

Hinsichtlich der Detektion entzündlicher Wandveränderungen ist die MRT der CT überlegen [395].

Bei Verdacht auf eine Aortenruptur sollte – sofern klinisch keine sofortige OP-Indikation besteht – eine Diagnostik mittels Sonografie oder Computertomografie erfolgen.

► **Digitale Subtraktionsangiografie.** Sie spielt in der Diagnostik und Verlaufskontrolle von Aortenaneurysmen keine relevante Rolle mehr, ist jedoch zur Bildsteuerung im Rahmen der endovaskulär-interventionellen Versorgung essenziell.

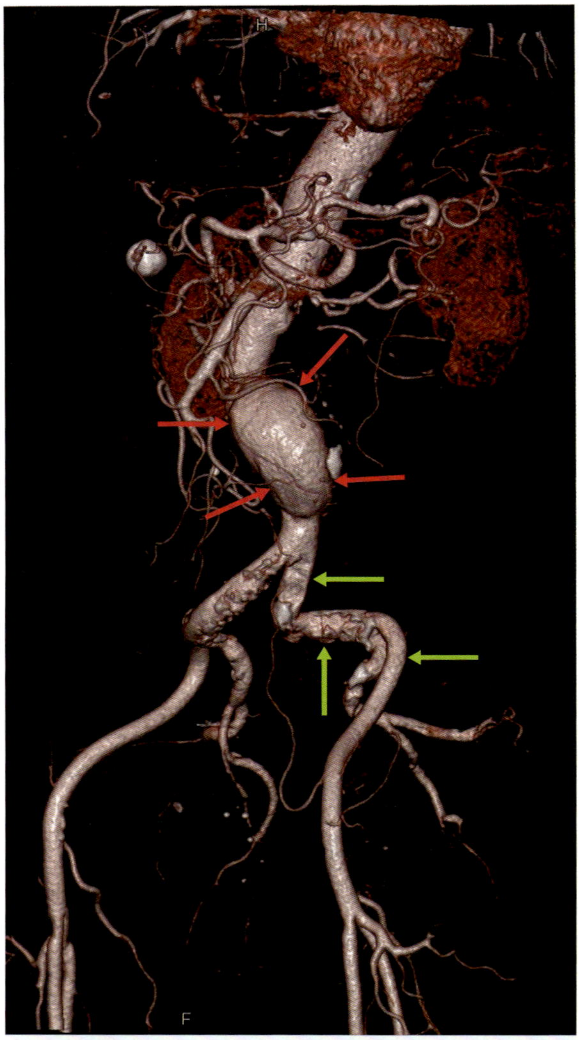


**Abb. 14.29** Computertomografisch dreidimensionale Oberflächenrekonstruktion eines infrarenalen Bauchaortenaneurysmas (rote Pfeile); deutlich elongierte Iliakalarterien links (grüne Pfeile).

## Typische Befunde

Projektionsradiografisch sind abdominelle Aortenaneurysmen nur abgrenzbar, wenn deutliche Verkalkungen der Aortenwand vorliegen. Da diese typischerweise intimal lokalisiert sind, werden Teilthrombosierungen (Thrombusappositionen auf der Intima) erfasst, Patholgien der Tunica media (z. B. intramurale Hämatom, Dissektionen) oder sog. „falsche“ Aneurysmen hingegen nicht.

► **Wahres und falsches Aneurysma.** Ein *falsches* Aneurysma (Synonym: Aneurysma spurium, Pseudoaneurysma) wird durch Adventitia und/oder perivaskuläres Bindegewebe begrenzt; Intima und Media sind durchbrochen. Oft liegt eine postoperative, posttraumatische oder inflamma-

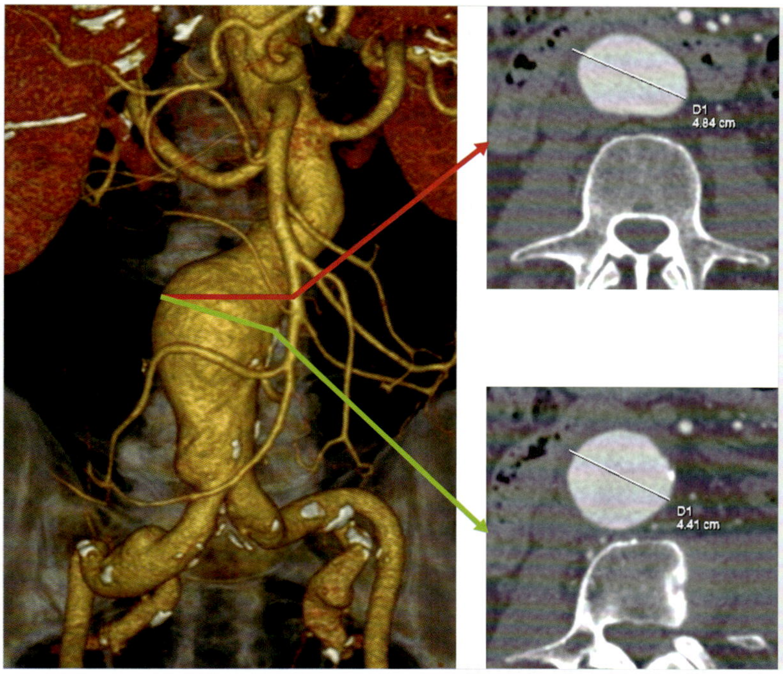


**Abb. 14.30** Auswirkung der falschen Planung (roter Pfeil; 4,8 cm) einer Diameterbestimmung in der koronaren Ebene (sagittale Einstellung nicht gezeigt) im Vergleich zur korrekt durchgeführten Messung (grüner Pfeil; 4,4 cm); in beiden Fällen wurde der Thrombussaum in die Messung einbezogen.

torische Genese vor. Die Morphologie entspricht einem penetrierenden Aortenulkus mit schmalem Aneurysmahals, exzentrischer Lage und sakkiformer Konfiguration.

Bei einem *wahren* Aneurysma sind alle drei Wandschichten erweitert und die Morphologie ist typischerweise spindelförmig.

> M!
>
> **Merke**
>
> Eine Differenzierung zwischen wahrem und falschem Aneurysma ist mittels CT und MRT sowie in einigen Fällen auch sonografisch möglich.

Die *morphologische Beschreibung* eines Bauchaortenaneurysmas muss den jeweils – zum Gefäßverlauf orthogonal bestimmten („double oblique") – maximalen supra-, juxta- und infrarenalen Aortendurchmesser mit und ohne eine eventuelle Teilthrombosierung umfassen (▶ Abb. 14.30). Ferner ist die kraniokaudale Ausdehnung sowohl metrisch als auch in Bezug auf die Viszeralgefäßabgänge und die Iliakalgefäße zu beschreiben. Im Hinblick auf eine endovaskuläre Versorgung sind darüber hinaus die Länge und der Durchmesser des Aneurysmahalses (= normal weiter Anteil der Aorta unterhalb der Nierenarterien) und das Ausmaß der iliakalen Gefäßelongation relevant.

▶ **Befunde bei endovaskulärer Versorgung.** Die endovaskuläre Versorgung eines Aneurysmas erfolgt angiografisch kontrolliert durch transfemorale Einbringung eines kunststoffummantelten („gecoverten") aortalen Stents, der je nach iliakaler Morphologie mono- oder biiliakal erweitert werden kann, um dortige Aneurysmen in der gleichen Sitzung mit zu behandeln (▶ Abb. 14.31).

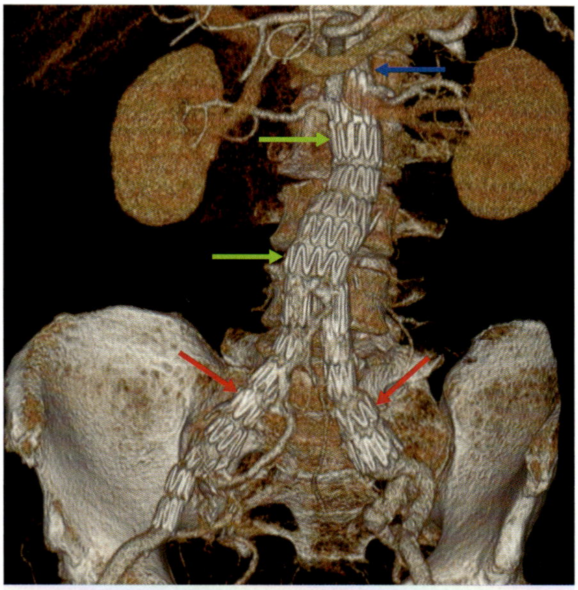

**Abb. 14.31** Computertomografische Kontrolluntersuchung nach endovaskulärer Stentgraftversorgung mit aortal gecovertem (grüne Pfeile) und ungecovertem (blauer Pfeil) Anteil und gleichzeitiger biiliakaler Versorgung (rote Pfeile).

*Komplikationen* nach endovaskulärer Therapie umfassen vor allem die Ausbildung von sog. *Endoleaks* beispielsweise durch ein undichtes proximales oder distales Stentende (Typ I), einen retrograden Blutfluss über Lumbalarterien oder die A. mesenterica inferior in das eigentlich durch den Stent ausgeschaltete Lumen (Typ II), eine insuffiziente Interkonnektion bei mehrteiligen Prothesen (Typ III) oder eine erhöhte Prothesenporosität (Typ IV). Da die Größe eines so versorgten Aneurysmas auch ohne nachweisbaren Kontrastmittelübertritt in den Thrombussaum zunehmen kann (Typ V, sog. Endotension), ist bei Kontrolluntersuchungen stets der Gesamtdurchmesser zu bestimmen und im Verlauf zu beurteilen [397].

► **Befunde nach operativer Versorgung.** Nach operativem Aortenersatz sind neben *Anastomosenproblemen* (Stenosen oder Aneurysmen) auch seltenere Komplikationen wie z. B. die Ausbildung einer *aortoduodenalen Fistel* als seltene Ursache einer gastrointestinalen Blutung zu berücksichtigen. In seltenen Fällen kann eine solche auch ohne vorherige Operation auftreten und ist dann oft Folge eines inflammatorischen Aneurysmas.

► **Aortenruptur.** Die Ruptur eines Aortenaneurysmas ist sonografisch und computertomografisch durch ein überwiegend retroperitoneales (2/3 der Fälle), mitunter auch ein peritoneales (1/3 der Fälle) Hämatom charakterisiert. Duplexsonografisch kann ein die Aorta überschreitendes Flusssignal im Bereich der Ruptur detektiert werden. Das computertomografische Pendant ist die Kontrastmittelextravasation, die ab einer Blutungsrate von mehr als 0,5 ml/s nachweisbar ist.

## Therapeutisches Vorgehen

Die *Rupturgefahr* steigt in Abhängigkeit von der Größe des Aneurysmas (► Tab. 14.9, nach [381]), der Wachstumsrate und dem Geschlecht. Wachstumsraten von > 0,5 cm in 6 Monaten sind mit einem deutlich erhöhten Rupturrisiko assoziiert. Männer scheinen eine geringere Rupturneigung aufzuweisen als Frauen ([381], [386]).

► **Asymptomatische Patienten.** Bis zu einem Durchmesser von 5,5 cm werden asymptomatische abdominelle Aortenaneurysmen *konservativ* behandelt und engmaschig (mindestens 2- bis 3-mal jährlich) überwacht. Neben einer Nikotinabstinenz werden insbesondere *Betablocker*, aber auch *Statine* zur Hemmung der Aneurysmaexpansion eingesetzt [388].

**Tab. 14.9** Jährliches Rupturrisiko in Abhängigkeit von der Aneurysmagröße.

| Größe (cm) | jährliches Rupturrisiko (%) |
|---|---|
| < 4 | 0 |
| 4–4,9 | 0,5–5 |
| 5–5,9 | 3–15 |
| 6–6,9 | 10–20 |
| 7–7,9 | 20–40 |
| > 8 | 30–50 |

► **Symptomatische Patienten.** Bei symptomatischen Patienten und Patienten mit einer Wachstumsrate von mehr als 0,5 cm in 6 Monaten bzw. einem Aneurysmadurchmesser von mehr als 5,5 cm wird eine *operative* oder *endovaskuläre* Ausschaltung empfohlen [388].

M!

**Merke**

Die Dringlichkeit der Operation ist abhängig von der klinischen Symptomatik und einer stattgehabten Ruptur. Der symptomatische Patient sollten innerhalb von 24 Stunden versorgt werden; rupturierte Aortenaneurysmen stellen eine *absolute Notfallindikation* dar.

Bei offen rupturierten Aortenaneurysmen und *instabilen Patienten* ist derzeit die *offene Operation* das Standardverfahren. Hämodynamisch stabile Patienten mit offener Ruptur und Patienten mit gedeckt perforierten Aneurysmen können sowohl endovaskulär als auch operativ versorgt werden [386].

► **AHA-Empfehlungen.** Den Leitlinien der American Heart Association (AHA) entsprechend, sollten Patienten mit geringem und mittlerem Risiko chirurgisch offen operiert werden (Klasse-I-Empfehlung). Bei Hochrisikopatienten wird eine endovaskuläre Aneurysmaausschaltung empfohlen (Klasse-IIa-Empfehlung) [388]. Während die 30-Tages-Mortalitätsraten bei den endovaskulär versorgten Patienten in 3 von 4 Studien signifikant gesenkt werden konnte (0,2–1,7 vs. 2,3–4,7 %), wurde dieser initiale Überlebensvorteil im Langzeitverlauf nicht nachgewiesen; hier gleichen sich die Überlebensraten an ([383], [385]). Als Ursachen werden zum einen die Komorbiditäten der Hochrisikopatienten und zum anderen die erhöhte Inzidenz von Endoleaks diskutiert [391].

Insbesondere hinsichtlich des Langzeitüberlebens und der erhöhten Rate an Endoleaks gibt die AHA allenfalls eine schwache Empfehlung für die interventionelle Aneurysmaversorgung bei Patienten mit geringem und mittlerem Operationsrisiko (Klasse-IIb-Empfehlung) [388].

## Literatur


[381] **Aggarwal** S, Qamar A, V Sharma V et al. Abdominal aortic aneurysm: A comprehensive review. Exp Clin Cardiol 2011; 16 (1): 11–15

[382] **Cury** M, Zeidan F, Lobato AC. Aortic disease in the young: genetic aneurysm syndromes, connective tissue disorders, and familial aortic aneurysms and dissections. Int J Vasc Med 2013; Volume 2013 (2013) Article ID267 215, 7 pages

[383] **De Bruin** JL, Baas AF, Buth J, et al. Long-term outcome of open or endovascular repair of abdominal aortic aneurysm. N Engl J Med 2010; 362: 1881–1889

[384] **Gawenda** M, Brunkwall J. Ruptured abdominal aneurysm – the state of play. Dtsch Arztebl Int 2012; 109: 727–732

[385] **Greenhalgh** RM, Brown LC, Powell JT et al. Endovascular versus open repair of abdominal aortic aneurysm. N Engl J Med 2010; 362: 1863–1871

[386] **Gussmann** A, Kühn J, Weise U. Leitlinie der Deutschen Gesellschaft für Gefäßchirurgie (vaskuläre und endovaskuläre Chirurgie) (DGG) Leit-

linien zum Bauchaortenaneurysma und Beckenarterienaneurysma. Deutsche Gesellschaft für Gefäßchirurgie und Gefäßmedizin; 2008
[387] **Harris** LM, Faggioli GL, Fiedler R et al. Ruptured abdominal aortic aneurysms: factors affecting mortality rates. J Vasc Surg 1991; 14: 812–818
[388] **Hirsch** AT, Haskal ZJ, Hertzer NR et al. ACC/AHA 2005 Practice Guidelines for the management of patients with peripheral arterial disease (lower extremity, renal, mesenteric, and abdominal aortic): A collaborative report from the American Association for Vascular Surgery/Society for Vascular Surgery, Society for Cardiovascular Angiography and Interventions, Society for Vascular Medicine and Biology, Society of Interventional Radiology, and the ACC/AHA Task Force on Practice Guidelines (Writing Committee to Develop Guidelines for the Management of Patients With Peripheral Arterial Disease): Endorsed by the American Association of Cardiovascular and Pulmonary Rehabilitation; National Heart, Lung, and Blood Institute; Society for Vascular Nursing; Trans-Atlantic Inter-Society Consensus; and Vascular Disease Foundation. Circulation 2006; 113: e463–e654
[389] **Kicska** G, Litt H. Preprocedural planning for endovascular stent-graft placement. Semin Intervent Radiol 2009; 26 (1): 44–55
[390] **Koeppel** TA, Greiner A, Jakobs MJ. DGG Leitlinie Thorakale und Thorakoabdominelle Aortenaneurysmen. Deutsche Gesellschaft für Gefäßchirurgie und Gefäßmedizin; 2010
[391] **Lederle** FA. Endovascular repair of abdominal aortic aneurysm – round two. N Engl J Med 2005; 352: 2443–2514
[392] **Logan** AJ, Bourantas NI. Mortality from ruptured abdominal aortic aneurysm in wales. Br J Surg 2000; 87 (7): 966–967
[393] **Pande** RL, Beckman JA. Abdominal aortic aneurysm: populations at risk and how to screen. J Vasc Interv Radiol 2008; 19 (6 Suppl): S2–S8
[394] **Powell** JT, Greenhalgh RM. Clinical practice. Small abdominal aortic aneurysms. N Engl J Med 2003; 348: 1895–1901
[395] **Restrepo** CS, Ocazionez D, Suri R et al. Aortitis: imaging spectrum of the infectious and inflammatory conditions of the aorta. Radiographics 2011; 31: 435–451
[396] **Singh** K, Bonaa KH, Jacobsen BK et al. Prevalence of and risk factors for abdominal aortic aneurysms in a population-based study: the Tromso Study. Am J Epidemiol 2001; 154: 236–244
[397] **Stavropoulos** SW, Charagundla SR. Imaging techniques for detection and management of endoleaks after endovascular aortic aneurysm repair. Radiology 2007; 243 (3): 641–655

## 14.4.2 Akutes Aortensyndrom

*M. Köhler, H. Welp*

### Ätiologie und klinische Symptomatik

**Definition**

Unter dem Begriff akutes Aortensyndrom werden akut lebensbedrohliche Erkrankungen der Aorta unterschiedlicher Ätiologie zusammengefasst, deren klinisches Erscheinungsbild und Therapie einander ähneln. Neben der *akuten Aortendissektion* werden auch *intramurale Hämatome, penetrierende atherosklerotische Ulzera* und *Aortenrupturen* zu den akuten Aortensyndromen gezählt ([401], [406]).

Die Einteilung der Aortendissektionen erfolgt in Abhängigkeit von der Lokalisation des Entrys und Reentrys (bzw. ihrer Ausdehnung) nach Stanford und DeBakey (Kap. 9.4.3).

► **Inzidenz, Risikofaktoren.** Mit einer *Inzidenz* von 2,9–3,5 pro 100 000 Personenjahre ist die akute Dissektion die häufigste Form des akuten Aortensyndroms. Davon betreffen etwa 25 % der Dissektionen die Aorta descendens sowie 5–10 % den Aortenbogen und die abdominelle Aorta [402]. Männer sind in einem Verhältnis von 5:1 häufiger erkrankt als Frauen. Insbesondere der arterielle Hypertonus als Hauptrisikofaktor für Typ-B-Dissektionen (70–80 %) scheint für den Altersgipfel um das 60.–70. Lebensjahr verantwortlich. Bei Typ-A-Dissektionen, die in 60 % der Fälle mit einem arteriellen Hypertonus assoziiert sind, liegt der Häufigkeitsgipfel ein Jahrzehnt früher.

Weitere *Risikofaktoren* für die Entstehung einer aortalen Dissektion sind bikuspide Aortenklappen, Aortenwurzeldilatationen, Coarctatio aortae, anuloaortale Dilatation, chromosomale Anomalien (z. B. Turner-Syndrom), Aortenbogenhypoplasie, aortale Arteriitis, hereditäre Bindegewebeerkrankungen (z. B. Marfan-Syndrom, Ehlers-Danlos-Syndrom), Schwangerschaft, Präeklampsie und Kokainabusus [401]. Dissektionen treten saisonal gehäuft im Frühling, Herbst und Winter bevorzugt in den Morgenstunden zwischen 6 und 10 Uhr auf [401].

Hinsichtlich ätiologischer, pathophysiologischer und diagnostischer Besonderheiten sei an dieser Stelle auf Kap. 9.4.3 verwiesen.

**Merke**

*Leitsymptom* des akutes Aortensyndroms ist der plötzlich einsetzende, reißende, schneidende thorakale Vernichtungsschmerz, der bei der Typ-A-Dissektion eher anterior, der Typ-B-Dissektion eher dorsal, interskapulär, zum Teil abdominell lokalisiert ist [402].

Mit einer Prävalenz von 30–50 % sind Pulsdefizite bei thorakoabdominellen und Aortenbogenaneurysmen häufig nachzuweisen. Spinale Ischämien treten bei 2–10 % der Typ-B-Dissektionen eher selten auf.

► **Typ-B-Dissektionen.** Gemäß ihrer klinischen Präsentation werden Typ-B-Dissektionen in *unkomplizierte* und *komplizierte* Dissektionen eingeteilt. Zu den Charakteristika der komplizierten Dissektion zählen die stattgehabte oder drohende Ruptur, refraktärer Schmerz und Hypertension sowie Malperfusionssyndrome im Sinne einer renalen oder mesenterialen Ischämie [399].

Die Krankenhausmortalitätsraten für die *unkomplizierte* Typ-B-Dissektion liegen bei unter 10 % [402]. Bei *komplizierten* Typ-B-Dissektionen, die 15–20 % aller Typ-B-Dissektionen ausmachen, liegt die Krankenhausletalitätsrate bei einer offenen operativen Korrektur bei 33 % verglichen mit 11 % bei einem endovaskulären Eingriff [400]. Für Patienten mit viszeraler Malperfusion steigt die Mortalitätsrate bei operativen Interventionen auf 50–88 %. Aus diesem Grund ist bei diesen Patienten eine interventionelle Fenestration der Dissektionsmembran angezeigt [401].

## Untersuchungsstrategie

Beim klinischen Bild eines akuten Aortensyndroms muss die Diagnose einer Aortendissektion, eines intramuralen Hämatoms oder eines penetrierenden atherosklerotischen Ulkus schnellstmöglich bestätigt bzw. ausgeschlossen werden.

> **Merke**
>
> Da die Lokalisation aortaler Pathologien klinisch mitunter nur ungenau beschrieben werden kann und beispielsweise thorakale Dissektionen oft bis nach iliakal reichen, sollte im Regelfall die Darstellung der gesamten thorakoabdominellen Aorta erfolgen.

► **CT.** *Methode der Wahl* ist die kontrastmittelverstärkte Computertomografie. Gründe hierfür sind einerseits die gute Verfügbarkeit und geringe Invasivität, andererseits eine hohe Sensitivität von 83–95 % und Spezifität von 97–100 % [409]. Mittels einer EKG-synchronisierten Aufnahmetechnik können auch durch die Herzbewegung bedingte Artefakte im Bereich der Aortenwurzel vermieden werden, sodass eine Beurteilung der Aorta thoracalis ascendens sicher möglich ist (Kap. 9.4.3). Neben der arteriellen Untersuchungsphase zur Beurteilung der Aorta und ihrer Gefäßabgänge ist insbesondere abdominell die Anfertigung einer Untersuchung in der Spätphase erforderlich. Einerseits kann so die verzögerte Perfusion des falschen Lumens eine Dissektion von einem intramuralen Hämatom abgegrenzt werden, andererseits sind eventuelle ischämische Schädigungen viszeraler Organe besser beurteilbar.

► **MRT.** Die MRT ist der CT in der Darstellung aortaler Dissektionen ebenbürtig ([404], [408]). Vorteile sind die fehlende Strahlenexposition, der hohe Weichteilkontrast zur besseren Gefäßwanddarstellung und die Erstellung dynamischer Sequenzen (sog. Cine-Sequenzen) zu Beurteilung der Dissektionsmembran. Wegen der längeren Untersuchungsdauer und der eingeschränkten Interventionsmöglichkeiten bei instabilen Patienten ist der Einsatz in der Notfalldiagnostik nicht sinnvoll; Verlaufskontrollen bei bekannter, klinisch stabiler Dissektion sind hingegen möglich und vor allem bei jungen Patienten indiziert.

► **Sonografie, Echokardiografie.** Mithilfe der *transabdominellen Sonografie* kann die Dissektionsmembran dargestellt werden und eine Beteiligung viszeraler Gefäßabgänge durch eine ergänzende doppler- bzw. duplexsonografische Untersuchung erfolgen. Eine lückenlose Beurteilung der Aorta ist infolge häufiger Darmgasüberlagerungen und mitunter auch konstitutionsbedingt jedoch meist nicht möglich, sodass ein Diagnoseausschluss nicht erfolgen kann.

Der Stellenwert der *Echokardiografie* in der Beurteilung der thorakalen Aorta ist in Kap. 9.4.3 erörtert.

► **Katheterangiografie.** Die Indikation zur Katheterangiografie besteht in der Regel nur zur Durchführung einer interventionellen Therapie (z. B. Fenestrierung oder Stentversorgung). Zur Planung dieser Maßnahmen ist die genaue Kenntnis der Dissektionsmorphologie anhand einer vorherigen CT oder MRT unabdingbar.

## Typische Befunde

*Projektionsradiografisch* sind Aortendissektion, intramurale Hämatome und penetrierende atherosklerotische Ulzera nicht zu diagnostizieren. Im Gegensatz zu Aortenaneurysmen (Kap. 14.4.1) sind eventuelle intimale Verkalkungen nicht verlagert, da die Pathologie die Intima durchbricht und in der Media lokalisiert ist. Im Falle einer Ruptur kann das periaortale Hämatom zu einer Maskierung der Psoasschatten führen.

Die grundlegenden *computer-* und *magnetresonanztomografischen* Charakteristika von Aortendissektion, intramuralen Hämatomen und penetrierenden atherosklerotischen Ulzera sind in Kap. 9.4.3 aufgeführt.

► **True-Lumen Collapse.** Abdominell sind insbesondere das distale *Reentry* (bei über 50 % der Patienten iliakal) und eventuelle weitere Defekte der Intima zu beschreiben, die sich als Unterbrechungen in der Dissektionsmembran abgrenzen lassen. Das Vorliegen solcher Defekte bewirkt eine Druckentlastung des falschen Lumens und senkt somit die Gefahr eines sog. „*True-Lumen Collapse*" (► Abb. 14.32). Bei einem solchen übersteigt der Druck im falschen Lumen den Druck im wahren Lumen, sodass Letzteres kollabiert. Die hiervon abgehenden Gefäßostien sind verlegt und die abhängigen Organe mit der Gefahr einer ischämischen Schädigung minderperfundiert. Darüber hinaus kann auch ein Fortschreiten einer Dissektion oder eines intramuralen Hämatoms in die Viszeralgefäße vorliegen. Dies kann entweder durch eine wandhämatombedingte Lumenverlegung oder aber durch thrombembolische Ereignisses, die durch die Dissektion begünstigt werden, eine Minderperfusion auslösen.

► **Ischämien, Infarkte.** Als Folge können beispielsweise Darmischämien, Nieren- und Milzinfarkte auftreten. Pankreas, Magen, Duodenum und Leber sind wegen der oft gut kollateralisierten arteriellen Gefäßversorgung bzw. der dualen Versorgung über die Vasa privata (A. hepatica propria) und publica (V. portae) seltener betroffen. Eine Organbeurteilung ist in der Spätphase besser möglich, da eventuelle physiologische Perfusionsinhomogenitäten weitestgehend ausgeglichen sind.

Bei Beteiligung der Spinalarterien resultiert – je nach Höhe der Pathologie – eine Paraplegie. Das morphologische Korrelat ist eine *spinale Ischämie*, die kernspintomografisch als T 2-Signal-Anhebung des Myelons nachgewiesen werden kann. Indikativ kann auch eine STIR-Signal-

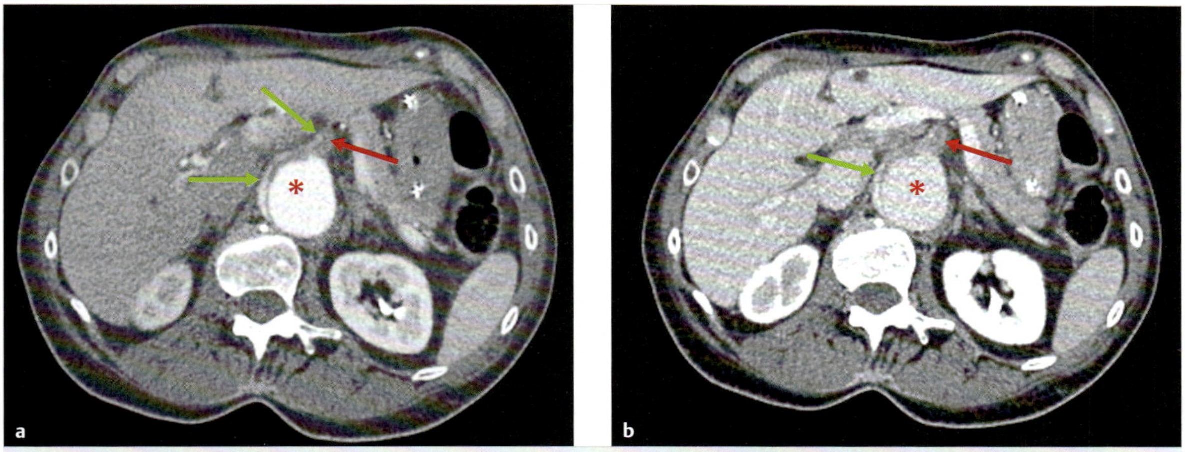


Abb. 14.32 True-Lumen Collapse mit großem falschem Lumen (*) und nur noch marginaler Kontrastierung des wahren Lumens (grüne Pfeile) und der abgehenden A. mesenterica superior (rote Pfeile).
**a** Arterielle Kontrastierungsphase.
**b** Venöse Kontrastierungsphase.

Anhebung der Wirbelkörper (Versorgung aus der A. spinalis anterior) auf gleicher Höhe sein.

Ein Fortschreiten von Dissektion oder intramuralen Hämatomen in die Iliakal- und Femoralarterien kann im Falle einer Lumenverlegung eine *Extremitätenischämie* verursachen, die – neben den meist eindeutigen klinischen Symptomen – eine verzögerte oder fehlende Kontrastierung der Beinarterien aufweist.

> **Merke**
>
> Zur Behandlung einer mesenteriellen, renalen, spinalen oder peripheren Ischämie im Rahmen eines True-Lumen Collapse kann eine angiografisch gesteuerte, interventionelle *Fenestration der Dissektionsmembran* erfolgen.

Bei dieser wird unter Verwendung von transseptalen Nadeln und Ballonkathetern eine Perforation und folgende Dilatation der Dissektionsmembran durchgeführt. Der hier stark vereinfacht geschilderte Interventionsablauf darf jedoch nicht über die Komplexität und das hohe prozedurale Risiko hinwegtäuschen, das die Durchführung durch einen interventionell erfahrenen Untersucher erforderlich macht [403].

Für die Interventionsplanung ist eine qualitativ hochwertige Schnittbildgebung die Grundvoraussetzung; in seltenen Fällen kann eine ergänzende endovaskuläre Sonografie während der Intervention zur korrekten Identifikation des wahren und falschen Lumens erforderlich sein.

Sonografisch ist die Dissektionsmembran als schmale intraluminale Linie mit pulssynchroner Beweglichkeit abgrenzbar.

## Therapeutisches Vorgehen

► **Medikamentöse Therapie.** Zur *Initialtherapie* der Typ-B-Dissektionen zählen die medikamentöse Schmerztherapie sowie die Senkung des systemischen arteriellen Blutdruckes ($RR_{syst.}$) und der Herzfrequenz mit den Zielparametern $RR_{syst.}$ 100–120 mmHg und einem Puls zwischen 60 und 80 pro Minute [401]. Medikamente der ersten Wahl sind Betablocker, bei unzureichender Blutdruckkontrolle wird die additive Gabe von Natriumnitroprussid empfohlen [401].

> **Merke**
>
> Für die *unkomplizierte Typ-B-Dissektion* ist die medikamentöse Therapie mit einer Krankenhaussterblichkeit von < 10 % weiterhin das Verfahren der Wahl.

4–30 % der Patienten zeigen im Verlauf eine Spontanheilung mit Verschwinden der Dissektionsmembran, bei weiteren 10 % lässt sich eine komplette Thrombosierung des falschen Lumens nachweisen [411]. Mit einer 3-Jahres-Überlebensrate von 78 % – zurückzuführen auf Verlaufskomplikationen wie Aneurysmabildung in 25–40 % und sekundäre Aortenrupturen in 10–20 % der Fälle – ist die Langzeitprognose jedoch schlecht [410].

Daher wird zunehmend auch bei mit unkompliziertem Verlauf einer Typ-B-Dissektion mit hohem Risiko für unerwünschte Ereignisse eine endovaskuläre Therapie diskutiert. Zur endgültigen Abschätzung der optimalen Therapie unkomplizierter Dissektionen mit hohem Risiko bedarf es prospektiver, kontrollierter randomisierter Langzeitstudien [405].

Zu den *Risikofaktoren* für unerwünschte Ereignisse zählen [405]:

- Aortendurchmesser ≥ 4 cm mit einem offenen falschen Lumen
- falsches Lumen ≥ 22 mm in der proximalen Aorta descendens
- rezidivierender oder therapierefraktärer Schmerz und/oder arterieller Hypertonus
- intramurales Hämatom mit Ausbildung eines penetrierenden Aortenulkus in der proximal Aorta descendens



► **Offener Prothesenersatz.** Mit Ausnahme eines begleitenden Aneurysmas sollte der operative Aortenersatz auf die proximale Aorta descendens beschränkt bleiben, da der langstreckige Ersatz mit deutlich erhöhten Mortalitäts- und spinalen Ischämieraten einhergeht [402]. (Verantwortlich für die hohen operativen Mortalitäts- und Komplikationsraten ist das thorakale Crossclamping; s. Kap. 9.4.2.)

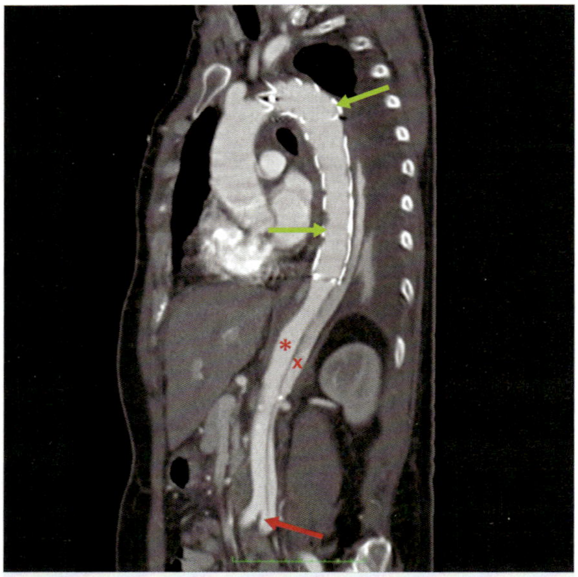


**Abb. 14.33** Endovaskuläre thorakale Stentversorgung (grüne Pfeile) mit Perfusion beider Lumina (wahres Lumen: *, falsches Lumen: x); distaler iliakaler Reentry (roter Pfeil).

**Merke**

Bei *kompliziertem Verlauf* einer Typ-B-Dissektion ist der transthorakal offene Prothesenersatz das bisherige Standardverfahren.

► **Endovaskuläre Stentimplantation.** Insbesondere aufgrund der hohen Mortalitätsraten (6–69 %) und der Persistenz eines falschen Lumens in 25–50 % der Fälle wird die Notfalloperation in den letzten 10 Jahren zunehmend von der endovaskulären Aneurysmaausschaltung verdrängt (► Abb. 14.33, ► Abb. 14.34). Die endovaskuläre Therapie zeichnet sich durch eine deutlich reduzierte Krankenhausletalität (9 %) und eine hohe technische Erfolgsrate (95 %) bei geringer Konversionsrate (0,6 %) aus [407]. Auch eine gezielte mesenteriale und renale Revaskularisation über ostiumnahe Stentimplantationen aortaler Seitenäste ist technisch möglich.

Zu den *Frühkomplikationen* der endovaskulären Therapie zählen Schlaganfälle (3,1 %), die Entstehung einer Typ-A-Dissektion (2 %), Paraplegien (1,9 %), Dialysepflichtigkeit (2,1 %), Darmischämien (0,9 %) und Amputationen (0,2 %) [407]. Mit einer Überlebensrate von 88 %, einer endovaskulären und operativen Reinterventionsrate von 7,6 bzw. 2,8 % und einer 0,8 %igen Inzidenz sekundärer Aortenrupturen werden 20 Monate postinterventionell zufriedenstellende Ergebnisse erzielt [398].

Zur endgültigen Abschätzung der *Langzeitprognose* endovaskulärer Stentimplantationen bedarf es weiterer prospektiver, kontrollierter randomisierter Langzeitstudien [407].

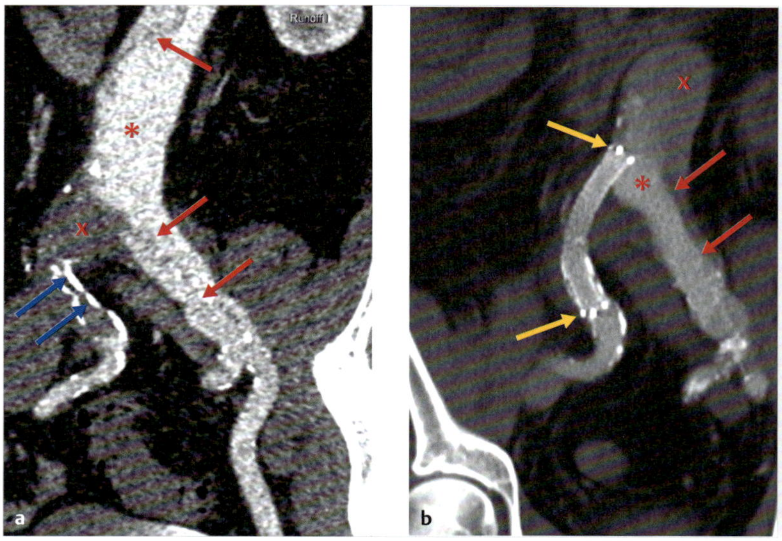


**Abb. 14.34** Endovaskuläre Therapie eines Iliakalarterienverschlusses bei Dissektion.
**a** Von aortal bis in die linke A. iliaca communis reichende Dissektionsmembran (rote Pfeile); ausgeprägtes Wandhämatom rechts iliakal (x) mit konsekutivem Verschluss der rechten deutlich wandverkalkten A. iliaca communis (blaue Pfeile).
**b** Nach radiologisch-interventioneller Stentversorgung (gelbe Pfeile) regelrechte Perfusion des wahren, iliakalen Lumens (*).

## Literatur


[398] **Böckler** D, Schumacher H, Ganten M, et al. Complications after endovascular repair of acute symptomatic and chronic expanding Stanford type B aortic dissections. J Thorac Cardiovasc Surg 2006; 132: 361–368

[399] **Coady** MA, Ikonomidis JS, Cheung AT et al. Surgical management of descending thoracic aortic disease: open and endovascular approaches: a scientific statement from the American Heart Association. Circulation 2010; 121: 2780–2804

[400] **Fattori** R, Tsai TT, Myrmel T et al. Complicated acute type B dissection: is surgery still the best option? A report from the International Registry of Acute Aortic Dissection. JACC Cardiovasc Interv. 2008; 1: 395–402

[401] **Gawenda** M, Aleksic M, Brunkwall J. Leitlinien der Deutschen Gesellschaft für Gefäßchirurgie (vaskuläre und endovaskuläre Chirurgie) (DGG) Aortale Dissektion. (Leitlinie zur Diagnostik und Therapie von Typ B-Dissektionen) Vorstand der Deutschen Gesellschaft für Gefäßchirurgie; 2008

[402] **Hagan** PG, Nienaber CA, Isselbacher EM et al. The International Registry of Acute Aortic Dissection (IRAD): new insights into an old disease. JAMA 2000; 283: 897–903

[403] **Hartnell** GG, Gates J. Aortic fenestration: a why, when, and how-to guide. Radiographics 2005; 25 (1): 175–189

[404] **Hiratzka** LF, Bakris GL, Beckman JA et al. American College of Cardiology Foundation/American Heart Association Task Force on Practice Guidelines, American Association for Thoracic Surgery, American College of Radiology, American Stroke Association, Society of Cardiovascular Anesthesiologists, Society for Cardiovascular Angiography and Interventions, Society of Interventional Radiology, Society of Thoracic Surgeons, Society for Vascular Medicine. 2010 ACCF/AHA/AATS/ACR/ASA/SCA/SCAI/SIR/STS/SVM guidelines for the diagnosis and management of patients with thoracic aortic disease: a report of the american college of cardiology Foundation/American heart association task force on practice guidelines, american association for thoracic surgery, american college of radiology, american stroke association, society of cardiovascular anesthesiologists, society for cardiovascular angiography and interventions, society of interventional radiology, society of thoracic surgeons, and society for vascular medicine. Circulation 2010; 121 (13): e266–369

[405] **Hughes** GC, Andersen ND, McCann RL. Management of acute type B arotic dissection. J Thorac Cardiovasc Surg 2013; 145: 202–207

[406] **Nienaber** CA, Powell JT. Management of acute aortic syndromes. Eur Heart J 2012; 33 (1): 26–35b

[407] **Parker** JD, Golledge J. Outcome of endovascular treatment of acute type B aortic dissection. Ann Thorac Surg 2008; 86: 1707–1712

[408] **Shiga** T, Wajima Z, Apfel CC et al. Diagnostic accuracy of transesophageal echocardiography, helical computed tomography, and magnetic resonance imaging for suspected thoracic aortic dissection: systematic review and meta-analysis. Arch Intern Med 2006; 166 (13): 1350–1356

[409] **Thrumurthy** SG, Karthikesalingam A, Patterson BO et al. The diagnosis and management of aortic dissection. Br Med J 2012; 344: d8 290

[410] **Tsai** TT, Fattori R, Trimarchi S et al. Long-term survival in patients presenting with type B acute aortic dissection: insights from the International Registry of Acute Aortic Dissection. Circulation 2006; 114: 2226–2231

[411] **Tsai** TT, Evangelista A, Nienaber CA et al. Partial thrombosis of the false lumen in patients with acute type B aortic dissection. N Engl J Med 2007; 357: 349–359


## 14.4.3 Akute mesenteriale Ischämie

*M. Köhler, C. Lanckohr*

### Ätiologie und klinische Symptomatik

Die akute mesenteriale Ischämie (AMI) wird entsprechend ihrer Ätiologie in eine ***embolische***, ***thrombotische*** und ***nicht okklusive*** Form (NOMI) eingeteilt.

Trotz ihrer geringen Inzidenz von < 1 % der Ursachen des akuten Abdomens hat die AMI infolge ihrer persistierend hohen Letalität von 60–80 % eine große klinische Relevanz [415]. Insbesondere die frühzeitige Diagnosestellung und Therapie haben einen entscheidenden Einfluss auf die Prognose. Ziel der Therapie ist es, die Ausdehnung der Darmnekrose zu minimieren und damit die bakterielle Translokation mit konsekutiver Peritonitis und septischer Dekompensation einzudämmen.

> **Merke** (M!)
>
> Die *klinische Symptomatik* der intestinalen Perfusionsstörung ist unspezifisch.

Lediglich das Vorliegen eines Vorhofflimmerns oder anderer kardialer Emboliequellen oder eine bekannte chronische mesenteriale Ischämie können die Verdachtsdiagnose einer akuten mesenterialen Ischämie erhärten. Auch die Laborparameter, Lactat, D-Dimere und iFABP (intestinales fettsäurebindendes Protein) bieten weder die Möglichkeit der Diagnosesicherung noch des Diagnoseausschlusses ([412], [416]).

Aus diesem Grund kommt bildgebenden Verfahren eine zentrale Rolle bei der Abklärung des Verdachts auf eine mesenteriale Ischämie zu.

### Untersuchungsstrategie

*Nicht invasive* Verfahren zur Beurteilung der mesenterialen Durchblutung sind die farbkodierte Duplexsonografie sowie die Computer- und die Kernspintomografie. Als *invasives* Verfahren ist die kathetergestützte Angiografie zu nennen.

► **Farbkodierte Duplexsonografie.** Sie kann als Basisverfahren – bei adäquatem Schallfenster und günstiger Patientenkonstitution – in der Hand des geübten Untersuchers abgangsnahe arterielle Hauptstammverschlüsse, Pfortader- und Hauptstammthrombosen der V. mesenterica superior erfassen [418]. Distale Gefäßabschnitte sind jedoch nicht verlässlich darstellbar, so dass kein Ischämieausschluss erfolgen kann.

► **CT.** Mithilfe der Computertomografie sind neben der guten Beurteilbarkeit parenchymatöser Organe und des Intestinums sowohl arterielle Durchblutungsstörungen bis auf Segmentarterienebene als auch Seitastthrombosen der Mesenterialvenen sicher zu beurteilen.

**Merke**

Die Computertomografie ist aufgrund ihrer hohen Genauigkeit und Reproduzierbarkeit (Sensitivität: 93 %, Spezifität: 100 %) die *Methode der Wahl* ([413], [420]).

Voraussetzungen sind die intravenöse Kontrastmittelgabe und die nachfolgende Durchführung einer biphasischen CT-Untersuchung. Die erste Kontrastierungsphase dient der arteriellen, die spätere zweite Kontrastierungsphase der venösen Gefäßbeurteilung, wobei das Abdomen jeweils komplett erfasst werden sollte [413]. Die venöse Kontrastierungsphase ermöglicht darüber hinaus den Nachweis möglicher ischämischer Organschäden. Eine orale Darmkonstrastierung ist zu unterlassen, da diese einerseits zu einer Untersuchungsverzögerung führt und andererseits die aufzufindenden mukosalen Pathologien maskiert [418].

► **MRT.** Das Verfahren ist in der Notfalldiagnostik wegen der langen Untersuchungsdauer nicht indiziert, kann jedoch zur *Kontrolle* bei chronischer mesenterialer Ischämie durchgeführt werden ([414], [420]).

► **Kathetergestützte Angiografie.** Eine spezielle Form der akuten mesenterialen Durchblutungsstörung, die nicht okklusive Mesenterialischämie (NOMI; Kap. 14.4.4), ist weder sonografisch noch computertomografisch sicher zu diagnostizieren. Bei Verdacht auf eine NOMI muss deshalb zeitnah die kathetergestützte diagnostische Angiografie mit gleichzeitiger Möglichkeit der interventionellen Therapie erfolgen [419].

## Typische Befunde

► **Sonografiebefunde.** In der Duplexsonografie sind arterielle Hauptstammverschlüsse der *A. mesenterica superior* oder des Truncus coeliacus als Abbruch des Flusssignals detektierbar. Sollte noch ein Flusssignal nachweisbar sein, kann bei einer maximalen systolischen Geschwindigkeit von mehr als 275 cm/s bzw. einer maximalen enddiastolischen Geschwindigkeit von 45 cm/s eine relevante Stenose angenommen werden [414].

Bei einer frischen Hauptstammthrombose der *V. mesenterica superior* ist das Lumen der Vene hypointens, voluminös aufgetrieben und sonografisch nicht kompressibel. Darüber hinaus können im Akutstadium sonografisch wandverdickte Darmschlingen nachweisbar sein.

► **CT-Befunde.** Computertomografisch (und auch sonografisch) ist eine arterielle Thrombose von einer arteriellen Embolie nicht zu differenzieren. Beide Formen sind durch eine Kontrastmittelaussparung im Hauptstamm oder der Segmentarterien der *A. mesenterica superior* identifizierbar.

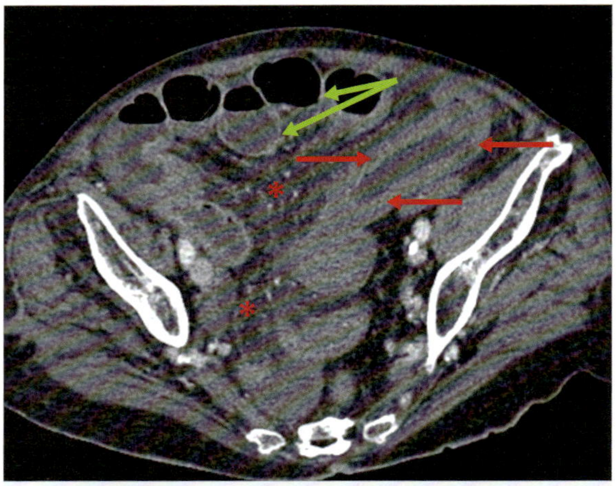

**Abb. 14.35** Mesenterialvenenthrombose mit reduziertem venösem Kontrastmittelrückfluss und mesenterialem Ödem (*); konsekutives Wandödem (rote Pfeile); zum Vergleich gesunde Darmschlingen (grüne Pfeile).

Die frische venöse Thrombose der *V. mesenterica superior* kann anhand des hypodensen, nicht kontrastierten Gefäßlumens insbesondere in der (portal)venösen Phase nachgewiesen werden. Auch Seitastthrombosen sind in der Regel gut diagnostizierbar. Als indirekter Hinweis besteht im betroffenen Drainagegebiet ein mesenteriales Ödem, das durch eine verstärkte Gefäßinjektion und eine milchglasartige Dichteanhebung des Fettgewebes charakterisiert ist (► Abb. 14.35).

Ischämische Darmsegmente weisen oftmals *Wandveränderungen* auf. Während Wandverdickungen (normal: 3–5 mm) eher venösen Infarzierungen zugeschrieben werden, kann bei einer arteriellen Okklusion eine ausgeprägte Wandausdünnung (► Abb. 14.36) infolge der Minderperfusion und des Muskeltonusverlustes nachweisbar sein [417]. Als Ursachen für eine Wandverdickung können ein Ödem, eine intramurale Hämorrhagie oder eine Superinfektion genannt werden.

Die CT-Dichte der Darmwand ist bei ödematösen Veränderungen durch den Wassergehalt herabgesetzt. Eine Dichteanhebung der Darmwand ist nicht regelhaft mit einer Kontrastmittelaufnahme gleichzusetzen, sondern kann vielmehr auch durch eine intramurale Hämorrhagie verursacht sein. Bei Versagen der mukosalen Barrierefunktion kann sich durch bakterielle Permeation eine *Pneumotosis coli* mit intramuralen Lufteinschlüssen (► Abb. 14.36), die im Extremfall über mesenteriale Venen bis in die Pfortader transportiert werden können, ausbilden.

Gegenüber der akuten ist die *chronische mesenteriale Ischämie* abzugrenzen; sie weist die vorgenannten Darmveränderungen nicht auf und ist durch typische postprandiale abdominelle Schmerzen charakterisiert.

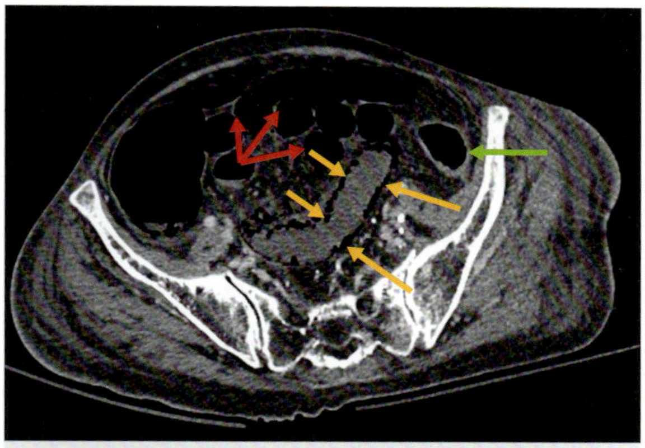

**Abb. 14.36** Mesenterialarterienverschluss mit typischerweise verdünnten Darmwänden (rote Pfeile); segmental bereits deutliche Pneumatosis coli (gelbe Pfeile) durch die ischämische Wandschädigung; zum Vergleich gesunde Darmschlinge (grüner Pfeil).

## Therapeutisches Vorgehen

► **Lysetherapie.** Interventionell-angiografische Verfahren bieten begrenzte Möglichkeiten und sind nur *in frühen Krankheitsphasen* anzuwenden, wenn noch keine strukturellen Schäden der Darmwand entstanden sind (NOMI, chronische Mesenterialischämie). Die Indikation zur Lysetherapie embolischer Verschlüsse erfolgt im interdisziplinären Konsens bei älteren Patienten mit hohem perioperativem Risiko.

> **Merke**
>
> Das Zeitfenster für die Lysetherapie beträgt 10 Stunden.

► **Heparinisierung.** Die Mesenterialvenenthrombose sollte *bei Fehlen peritonitischer Zeichen* konservativ durch effektive Heparinisierung behandelt werden.

► **Laparotomie.** Im Vordergrund der chirurgischen Intervention der akuten mesenterialen Ischämie steht die Rekanalisation der verschlossenen mesenterialarteriellen Strombahn.

> **Merke**
>
> Die Diagnose der akuten okklusiven mesenterialen Ischämie bedingt in der überwiegenden Zahl der Fälle eine *notfallmäßige* chirurgische Intervention durch Laparotomie.

Nach Wiederherstellung der Perfusion müssen irreversibel geschädigte Darmanteile reseziert werden [421]. Infolge des Erholungspotenzials des geschädigten Darmes wird oft eine begrenzte Resektion vorgenommen und eine programmierte Relaparotomie angestrebt. Bei infauster Prognose endet der Eingriff als Probelaparotomie und die betroffenen Patienten werden einem palliativen Therapiekonzept zugeführt.

## Literatur


[412] **Acosta** S, Nilsson T. Current status on plasma biomarkers for acute mesenteric ischemia. J Thromb Thrombolysis 2012; 33: 355–361

[413] **Aschoff** AJ, Stuber G, Becker BW et al. Evaluation of acute mesenteric ischemia: accuracy of biphasic mesenteric multi-detector CT angiography. Abdom Imaging 2009; 34 (3): 345–357

[414] **Cognet** F, Ben Salem D, Dranssart M et al. Chronic mesenteric ischemia: imaging and percutaneous treatment. Radiographics 2002; 22 (4): 863–879

[415] **Debus** ES, Muller-Hulsbeck S, Kolbel T et al. Intestinal ischemia. Int J Colorectal Dis 2011; 26: 1087–1097

[416] **Demir** IE, Ceyhan GO, Friess H. Beyond lactate: is there a role for serum lactate measurement in diagnosing acute mesenteric ischemia? Dig Surg 2012; 29: 226–235

[417] **Furukawa** A, Kanasaki S, Kono N et al. CT diagnosis of acute mesenteric ischemia from various causes. AJR Am J Roentgenol 2009; 192 (2): 408–416

[418] **Klar** E, Rahmanian PB, Bücker A et al. Acute mesenteric ischemia: a vascular emergency. Dtsch Arztebl Int 2012; 109 (14): 249–256

[419] **Kramer** SC, Gorich J, Oertel F et al. Non-occlusive mesenteric ischemia. Rofo 2003; 175 (9): 1177–1183

[420] **Oliva** IB, Davarpanah AH, Rybicki FJ et al., Expert Panel on Vascular Imaging. ACR Appropriateness Criteria® imaging of mesenteric ischemia. Reston (VA): American College of Radiology; 2012: 6 [online publication]

[421] **Wyers** MC. Acute mesenteric ischemia: diagnostic approach and surgical treatment. Semin Vasc Surg 2010; 23: 9–20


# 14.4.4 Nicht okklusive Mesenterialischämie (NOMI)

*M. Köhler, H. Welp*

## Ätiologie und klinische Symptomatik

> **Definition**
>
> Der Begriff nicht okklusive Mesenterialischämie wurde erstmals 1958 von N. Ende verwendet und umschreibt alle Erkrankungen, bei denen eine Ischämie im Versorgungsgebiet der A. mesenterica superior und der A. mesenterica inferior auftritt, ohne dass eine Okklusion dieser Gefäße vorliegt [424].

Sie ist für etwa 20–30 % aller Fälle der akuten Mesenterialischämie verantwortlich und betrifft hauptsächlich Patienten im Alter von über 50 Jahren nach akutem Myokardinfarkt, mit chronisch kongestiver Herzinsuffizienz, Aortenklappeninsuffizienz, Nieren- und Lebererkrankungen sowie Patienten nach kardiochirurgischen Eingriffen vor allem mit Einsatz der Herz-Lungen-Maschine [422].

Nach kardiochirurgischen Eingriffen wird die *Inzidenz* dieser Komplikation mit 0,05–0,1 % angegeben. Als präoperative *Risikofaktoren* gelten Niereninsuffizienz, Herzrhythmusstörungen, reduzierte linksventrikuläre Pumpfunktion und Patientenalter. Als intraoperative Risikofaktoren werden die Operations- und Bypasszeit, Katecholamingaben, Bluttransfusionen und Schrittmacherstimulation genannt. Aber auch unerwünschte Arzneimittelwirkungen von Pharmaka mit starker vasokonstriktorischer Potenz wie Digitalis, Phenylephrin, Amphetaminen, Vasopressin und Kokain können das Auftreten einer nicht okklusiven Mesenterialischämie bewirken [427].

**Merke**

M!

*Pathophysiologisch* steht eine ausgeprägte Vasokonstriktion der mesenterialen Strombahn im Vordergrund, ausgelöst durch einen generalisierten Schockzustand mit reduziertem Herzzeitvolumen und konsekutiver Aktivierung des Sympathikus.

Durch die arterielle Minderperfusion der Darmwand können innerhalb kürzester Zeit Nekrosen mit konsekutiver Peritonitis auftreten. Ist das Nekrosestadium bereits erreicht, weist die Erkrankung eine Letalität von bis zu 90 % auf [426].

Die *klinischen Symptome* der Erkrankung sind oft unspezifisch. Frühzeichen fehlen häufig und meist sind unspezifische abdominelle Schmerzen das einzige klinische Zeichen. Andere Symptome wie ein distendiertes Abdomen, Abwehrspannung, Hypotension, Fieber, abgeschwächte oder fehlende Darmgeräusche, Übelkeit, Erbrechen und Diarrhö treten in absteigender Häufigkeit auf.

*Laborchemisch* können ein Laktatanstieg, eine Azidose und erhöhte Serumspiegel der Kreatininkinase hinweisend sein; sie sind aber keinesfalls beweisend für das Vorliegen einer NOMI [422].

## Untersuchungsstrategie

Bei dem klinischen Verdacht einer NOMI ist die Indikation zur Angiografie großzügig zu stellen.

**Merke**

M!

Die *Angiografie* kann als einziges bildgebendes Verfahren den Befund einer NOMI sicher darstellen.

Zum Nachweis einer NOMI wird ein Selektivkatheter in den Hauptstamm der A. mesenterica superior eingelegt. Dieser kann entweder über einen Leistenzugang oder alternativ über einen transbrachialen Zugang eingebracht werden. Um eine Aussage über das Ausmaß der NOMI insbesondere im Verlauf machen zu können, ist die maschinelle Kontrastmittelapplikation mit definierten Flussraten zu empfehlen. In der klinischen Routine hat sich dabei eine Flussrate von 3–5 ml/s bei einem Kontrastmittelvolumen zwischen 20 und 25 ml bewährt.

Aufgrund der zeitaufgelösten, dynamischen Untersuchungstechnik können sowohl Aussagen bezüglich der zentralen und peripheren arteriellen mesenterialen Durchblutung als auch des venösen Kontrastmittelabflusses über die V. mesenterica superior gemacht werden.

Neben der Darstellung der *Vasospasmen* im mesenterialen Stromgebiet besteht die Möglichkeit, mit dem selektiv in der A. mesenterica superior platzierten Katheter eine *Pharmakotherapie* durchzuführen.

## Typische Befunde

*Angiografisch* sind Vasospasmen in Form umschriebener Gefäßstenosen oder als eine generalisiere Kaliberreduktion sämtlicher Gefäßäste abgrenzbar. Die verzögerte Darmperfusion kann direkt dargestellt werden (▶ Abb. 14.37).

Auch wenn in ausgeprägten Fällen die vorgenannten Befunde auch *computertomografisch* abgegrenzt werden können, erfordern die Diagnosestellung und insbesondere der Ausschluss stets eine Katheterangiografie.

Vorteil der CT ist die Darmwandbeurteilung im Hinblick auf eventuelle ischämische Schädigungen und der Erfassung von eventuellen Differenzialdiagnosen. Bezüglich der Morphologie gelten die in Kap. 14.4.3 angeführten Aspekte.

## Therapeutisches Vorgehen

**Merke**

M!

Die nicht okklusive Mesenterialischämie ist nach wie vor eine Erkrankung mit sehr hohen Letalitätsraten. Entscheidend für eine erfolgreiche Behandlung sind die frühzeitige Diagnosestellung und die Einleitung einer entsprechenden Therapie.

Insbesondere bei Patienten höheren Alters nach kardiochirurgischen Eingriffen oder mit entsprechenden Begleiterkrankungen oder Risikoprofil sollte bei unklaren abdominellen Beschwerden frühzeitig an das Vorliegen einer nicht okklusiven Mesenterialischämie gedacht werden. Bei begründetem Verdacht hat die Angiografie gegenüber nicht invasiven Untersuchungsmethoden den Vorteil, dass unmittelbar mit der Therapie begonnen werden kann.

▶ **Medikamentöse Therapie.** Sobald die Diagnose angiografisch gesichert wurde, sollte mit der intraarteriellen Infusion eines Vasodilatators begonnen werden; bewährt hat sich die Verwendung von Papaverin. Alternativ kommt Prostaglandin E2 zum Einsatz. Nitro- bzw. Nifedipinpräparate haben sich aufgrund der Gefahr einer systemischen hypotensiven Wirkung nicht bewährt. Tritt 20–30 Minuten nach Beginn der Infusion eine Besserung der klinischen Symptomatik ein, wird die Behandlung für 24

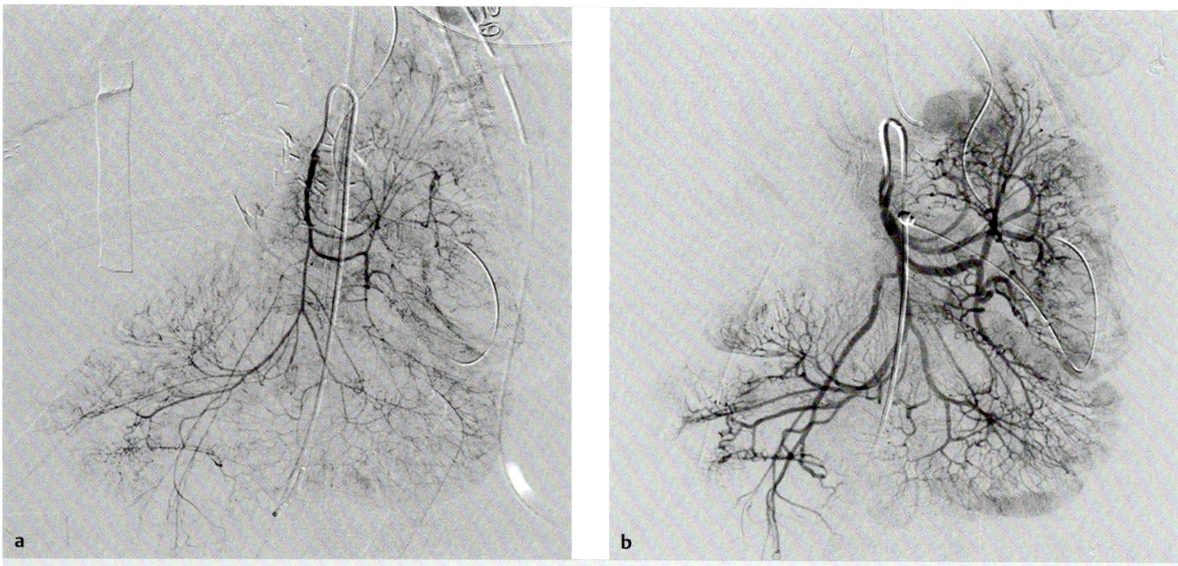

**Abb. 14.37** Nicht okklusive Mesenterialischämie.
**a** Angiografische Initialdiagnostik: erheblicher Vasospasmus des Hauptstammes und der peripheren Segmentarterien der Mesenterialgefäße; deutliche Rarefizierung der parenchymatösen Kontrastierung.
**b** Zustand 48 Stunden nach Einleitung einer vasodilatativen Therapie über den Mesenterialkatheter: deutliche Befundbesserung mit weitgehend normalisierter Weite des mesenterialen Hauptstammes und der peripheren Segmentarterien.

Stunden fortgesetzt und im Rahmen einer Kontrollangiografie die Auflösung der Vasospasmen dokumentiert (▶ Abb. 14.37). Bei noch persistierenden Spasmen kann die Behandlung über einen Zeitraum von bis zu 5 Tagen fortgesetzt werden.

▶ **Laparotomie, Resektion.** Treten erneut Zeichen einer Peritonitis auf oder kommt es zu keiner Befundbesserung unter Papaverininfusion, sind eine explorative Laparotomie und gegebenenfalls die Resektion ischämischer Darmabschnitte indiziert. Hierbei wird die Papaverininfusion perioperativ für 24 Stunden fortgesetzt. Falls eine Second-Look-Operation geplant ist, wird die Papaverinbehandlung bis zu deren Durchführung weitergeführt ([423], [425]).

## Literatur


[422] **Bassiouny** HS. Non-occlusive mesenteric ischaemia. Surg Clin North Am 1997; 77 (2): 319–326

[423] **Dowschke** W, Berger M et al. Therapie-Handbuch Innere Medizin. 1. Aufl. München. Urban&Fischer. 2011

[424] **Ende** N. Infarction of the bowel in cardiac failure. N Engl J Med 1958; 2012; 258 (18): 879–881

[425] **Klotz** S, Vestring T, Rötker J et al. Diagnosis and treatment of nonocclusive mesenteric ischemia after open heart surgery. Ann Thorac Surg 2001; 72 (5): 1583–1586

[426] **Kramer** SC, Gorich J, Oertel F et al. Non-occlusive mesenteric ischemia. Rofo 2003; 175 (9): 1177–1183

[427] **Schutz** A, Eichinger W, Breuer M et al. Acute mesenteric ischemia after open heart surgery. Angiology 1998; 49 (4): 267–273


## 14.4.5 Peritonitis

*A. J. Höink, C. Lanckohr*

### Ätiologie und klinische Symptomatik

**Definition**

Die Entzündung des Bauchfells (Peritonitis) ist eine schwerwiegende Komplikation einer Vielzahl intraabdominaler Erkrankungen.

Der Großteil der Peritonitiden wird als *sekundär* klassifiziert und entsteht nach direkter bakterieller Kontamination des Bauchraums (z. B. als Durchwanderungsperitonitis, postoperativ oder nach Hohlorganperforation).

Die eher seltene *primäre* Peritonitis wird durch hämatogene, lymphogene oder kanalikuläre (via Adnexe) Keimaussaat eines extraabdominalen Infektfokus hervorgerufen und tritt bevorzugt bei Patienten mit Leberzirrhose und Aszites sowie bei immunsupprimierten Personen auf.

Persistiert eine primäre oder sekundäre Peritonitis trotz adäquater Behandlung, wird zum Teil die Bezeichnung *tertiäre* Peritonitis verwendet [431].

**Merke**

Die *klinische Symptomatik* der Peritonitis entspricht der des akuten Abdomens mit den Leitsymptomen akuter Bauchschmerz, Motilitätsstörung und Verschlechterung des Allgemeinzustandes.

Oft entstehen Funktionseinschränkungen der Bauchorgane, die sich beispielsweise durch Erbrechen, Diarrhö oder einen reflektorischen paralytischen Ileus bemerkbar machen. Neben den abdominellen Beschwerden können die betroffenen Patienten mit schweren allgemeinen Krankheitszeichen auffallen. Hier ist vor allem die Entstehung einer Sepsis eine lebensbedrohliche Komplikation, die eine intensivmedizinische Therapie erfordert.



Die *diagnostische Abklärung* der Peritonitis bzw. des akuten Abdomens wird dadurch erschwert, dass es neben den häufigen Ursachen (z. B. Appendizitis, Divertikulitis, Pankreatitis, Cholangitis, postoperative Anastomoseninsuffizienz) eine Vielzahl seltener Auslöser gibt. Auch bei sorgfältiger Anamnese und körperlicher Untersuchung ist in vielen Fällen lediglich eine Verdachtsdiagnose zu stellen, die vor Indikationsstellung eines operativen Eingriffs durch bildgebende Verfahren abgeklärt werden muss.

## Untersuchungsstrategie

M!

### Merke

Die Auswahl der radiologischen Methode zur Diagnostik der Peritonitis wird maßgeblich von der *klinischen Verdachtsdiagnose* bestimmt, die als Ursache der Peritonitis vermutet wird. Ein allgemeingültiges Vorgehen existiert nicht.

▶ **Sonografie.** Sonografisch können sowohl Folgen der Peritonitis, beispielsweise Aszites, Abszesse oder ein sekundärer Ileus, als auch einige der zugrunde liegenden Ursachen (s. u.) nachgewiesen werden. Aufgrund der bettseitigen Verfügbarkeit, der fehlenden Strahlenexposition und des Potenzials, auch relevante Differenzialdiagnosen darzustellen, sollte die Indikationsstellung zur sonografischen Diagnostik großzügig erfolgen.

▶ **Projektionsradiografie.** Bei Verdacht auf eine Hohlorganperforation als Ursache der Peritonitis reichen zum Beweis meist projektionsradiografische Aufnahmen des Abdomens aus, auf denen sich insbesondere in Linksseitenlage die freie intra- und/oder retroperitoneale Luft nachweisen lässt. Eine gedeckte Darmperforation, wie sie beispielsweise als Komplikation einer Divertikulitis auftreten kann, entgeht dem projektionsradiografischen Nachweis jedoch.

▶ **CT.** Im Falle einer inkonklusiven sonografischen und projektionsradiografischen Diagnostik ist die Durchführung einer Computertomografie des Abdomens indiziert. Andererseits ist auch bei projektionsradiografischem Nachweis freier Luft – der in der Regel eine absolute OP-Indikation darstellt – vor dem operativen Eingriff häufig die zusätzliche Diagnostik mittels CT erforderlich. In dieser können die Perforationsstelle, das Ausmaß der Peritonitis und eventuelle Komplikationen (z. B. Abszedierungen) präoperativ lokalisiert werden, sodass das geeignete OP-Verfahren (Laparoskopie versus Laparotomie) gewählt werden kann.

## Typische Befunde

▶ **Sonografiebefunde.** Sonografisch können vornehmlich *indirekte Zeichen* einer Peritonitis diagnostiziert werden; dazu gehören der Nachweis von Aszites, Abszessen, Darmwandverdickungen (eventuell mit Pendelperistaltik und vermehrter intraluminaler Flüssigkeit) sowie ein verdicktes und echoreiches Mesenterium [430]. Mithilfe der Duplexsonografie lässt sich unter Umständen eine Hyperämie des peritonealen bzw. mesenterialen Fettgewebes als Hinweis auf einen entzündlichen Prozess diagnostizieren. Des Weiteren lassen sich gegebenenfalls entzündliche Organpathologien wie eine Cholezystitis oder eine Appendizitis detektieren, die ursächlich für eine primär lokoregionäre, im Verlauf auch diffuse Peritonitis sein können.

▶ **Röntgenbefunde.** Projektionsradiografisch kann eine ursächliche Hohlorganperforation (Kap. 14.1.5) durch perihepatische (in Linksseitenlage) oder subdiaphragmale (im Stehen) Luftansammlungen abgrenzbar sein. Bei einem retroperitonealen Perforationsort treten die Konturen des M. iliopsoas und der Nieren deutlicher hervor. Auch eine deutliche Aszitesbildung (> 500 ml) lässt sich diagnostizieren: Hinweise auf intraperitoneale Flüssigkeitsansammlungen sind unter anderem die Unschärfe des lateralen Randes des M. iliopsoas sowie eine Medialisierung des lateralen Leberrandes (*Hellmer sign*) [429].

▶ **CT-Befunde.** In der kontrastmittelgestützten Computertomografie gelingt meist der *direkte Nachweis* entzündlicher peritonealer Veränderungen. Diese führen zu einer verstärkten Kontrastmittelaufnahme des gleichzeitig verdickt erscheinenden Peritoneums und einer entzündlichen Imbibierung des mesenterialen Fettgewebes und des Omentums (▶ Abb. 14.38).

Zusätzlich lassen sich die oben genannten indirekten Zeichen der Peritonitis abgrenzen. Die CT bietet dabei den entscheidenden Vorteil, dass entzündliche, traumatische oder maligne Ursachen der Peritonitis meist im selben Untersuchungsgang detektiert und die Art der intraperitonealen Flüssigkeitskollektionen (serös, eitrig, hämorrhagisch) unterschieden werden können.

## Therapeutisches Vorgehen

Die Therapie der Peritonitis bzw. der auslösenden Erkrankung ist abhängig von ihrer Lokalisation. Viele Formen der Peritonitis bedürfen einer chirurgischen Intervention, um ein weiteres Fortschreiten der Erkrankung zu verhindern.

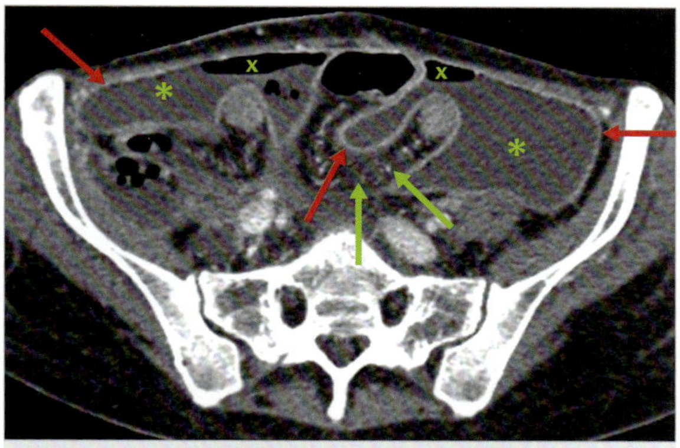


**Abb. 14.38** Peritonitis mit verstärkter Kontrastmittelaufnahme des Peritoneums (rote Pfeile), freier intraabdominaler Flüssigkeit (*) und Luft (x) sowie mesenterialer Imbibierung (grüne Pfeile).

M!

## Merke

Das Vorhandensein größerer Mengen freier Flüssigkeit (Blut, Darminhalt) oder freier Luft als Zeichen der Hohlorganperforation sowie der Nachweis relevanter entzündlicher Verhalte bedingt üblicherweise eine *sofortige Operation*.

Nach Ausschluss dieser Befunde ist im Einzelfall eine *konservative Behandlung* möglich, die sich auf die Kontrolle der (Schmerz-)Symptome, die Stabilisierung der Vitalfunktionen und eine adäquate antibiotische Therapie der Infektion stützt.

Neuerdings werden konservative Behandlungsstrategien durch *endoskopische* und *interventionell-radiologische Maßnahmen* unterstützt, falls hierdurch beispielsweise eine Abszessdrainage möglich ist oder eine Blutung gestillt werden kann. Zunehmend werden auch *laparoskopische Techniken* eingesetzt, die nicht nur wichtige diagnostische Hinweise liefern können, sondern auch therapeutische Möglichkeiten bieten.

## Literatur

[428] **Delorme** S, Debus J. Sonographie. 2. Aufl. Stuttgart: Thieme; 2005: 57–58

[429] **Federle** MP, Jeffrey RB, Woodward PJ et al. Diagnostic Imaging. Abdomen. 2nd ed. Altona, Manitoba: Friesens; 2010: 12–15 (II 1)

[430] **Hanbridge** AE, Lynch D, Wilson SR. US of the Peritoneum. Radiographics 2003; 23: 663–684

[431] **Weledji** EP, Ngowe MN. The challenge of intra-abdominal sepsis. Int J Surg 2013; 11: 290–295

14

# 15 Postoperative Veränderungen des Abdomens

B. Buerke

## 15.1 Ätiologie und klinische Symptomatik



Vielfach soll mittels Bildgebung bei unklarer Symptomatik nach einer Abdominal-OP geklärt werden, ob es zu einer Komplikation gekommen ist. Daneben stellt sich oft die Frage, ob eingebrachte Fremdkörper, beispielsweise eine Drainage oder ein Katheter, eine korrekte Lage aufweisen. Daher ist die Kenntnis der postoperativ zu erwartenden abdominellen Normalbefunde von Wichtigkeit.

## 15.2 Untersuchungsstrategie

▶ **Sonografie.** Bei unklarer postoperativer Symptomatik nach einer abdominellen Operation ist aufgrund der weiten Verfügbarkeit und der potenziellen Durchführbarkeit am Krankenbett zunächst eine sonografische Untersuchung gerechtfertigt. Diese kann unter anderem die Frage nach freier intraabdomineller Flüssigkeit oder nach einer Abszedierung vielfach klären.

▶ **CT.** Bei weiter unklarem Befund bzw. entsprechend schwerwiegender Symptomatik sollte ein *kontrastmittelgestütztes CT* durchgeführt werden. Die Abdomenübersicht in Rücken- und Linksseitenlage dient vor allem dem Ausschluss von freier Luft im Rahmen einer Hohlorganperforation und der Beurteilung der Luftverteilung innerhalb des Intestinums sowie dem Nachweis von Luft-Flüssigkeits-Spiegeln. Unter spezieller Fragestellung können Kontrastmitteldarstellungen etwa von operativen Anastomosen des Gastrointestinaltrakts oder der Magen-Darm-Passage eine sinnvolle Ergänzung sein.

## 15.3 Intraabdominelle Fremdkörper

### 15.3.1 Nasogastrale Magensonde

Bei korrekter Lage projiziert sich die Spitze einer nasogastralen Magensonde auf den linken Oberbauch (▶ Abb. 15.1). Aufgrund von Seitenlöchern sollten mindestens 5–10 cm der Sonde infradiaphragmal bzw. intragastral lokalisiert sein. Bei distal ösophagealer Lage kann über die Sonde applizierte Flüssigkeit, mit der Gefahr einer Aspiration, retrograd transportiert werden. Weitere zu korrigierende Fehllagen finden sich intratracheal bzw. intrabronchial.

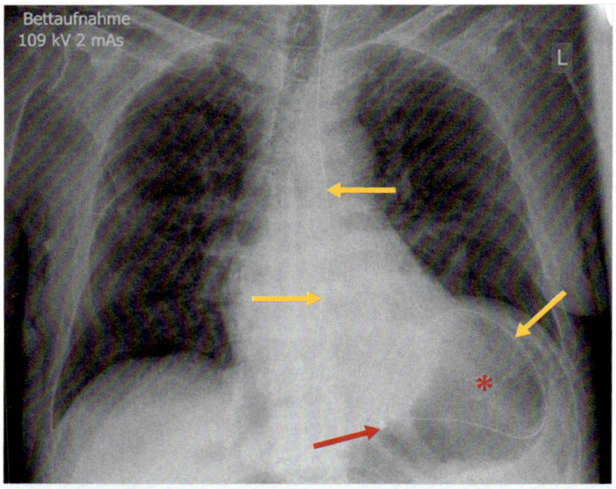


**Abb. 15.1** Korrekte Lage einer nasogastralen Sonde (gelbe Pfeile) in der Thoraxübersicht mit Projektion der Spitze (roter Pfeil) auf den Magen (*). Bei größeren intragastralen Schlaufen sollte die Sonde um einige Zentimeter zurückgezogen werden.

## 15.3.2 PEG- und PEJ-Sonde

Die PEG-Sonde (PEG: perkutane endoskopische Gastrostomie) projiziert sich bei korrekter Lage auf den linken Oberbauch. Die Bestätigung der korrekten intragastralen bzw. -jejunalen Lage einer PEG- bzw. PEJ-Sonde (PEJ: perkutane endoskopische Jejunostomie) sollte aus strahlenhygienischen Aspekten mittels projektionsradiografischer Aufnahmen des Abdomens in zwei Ebenen (a.-p. bzw. p.-a. und seitlich) erfolgen. Eine vorherige Applikation weniger Milliliter wasserlöslichen Röntgenkontrastmittels, das sich bei korrekter Lage intragastral projiziert und nicht im Peritonealraum verteilt, kann die Beurteilung erleichtern (▶ Abb. 15.2).

Bei bereits bestehendem Verdacht auf eine Fehllage sollte die Indikation zur durchleuchtungsgestützten Lagekontrolle gestellt werden, bei der die intragastral befindliche Fixierungsplatte in der Seitprojektion adäquat abgebildet werden kann, um gegebenenfalls ein Abfließen von synchron applizierten Röntgenkontrastmittel in den Peritonealraum bei Fehllage oder bei Undichtigkeit im Bereich der gastralen Punktionsstelle erkennen zu können.

## 15.3.3 Galledrainage

Die korrekte Lage der nach operativen Manipulationen am Ductus choledochus eingebrachten T-Drainage erfolgt durchleuchtungsgestützt mit retrograder Kontrastierung über den externen Schenkel, bei der sich Drainage, Ductus choledochus und intrahepatische Gallenwege kontrastieren. Neben einem Verschluss ist eine Verletzung des Ductus choledochus mit Extravasation von Kontrastmittel in die Peritonealhöhle eine mögliche Komplikation (▶ Abb. 15.3).

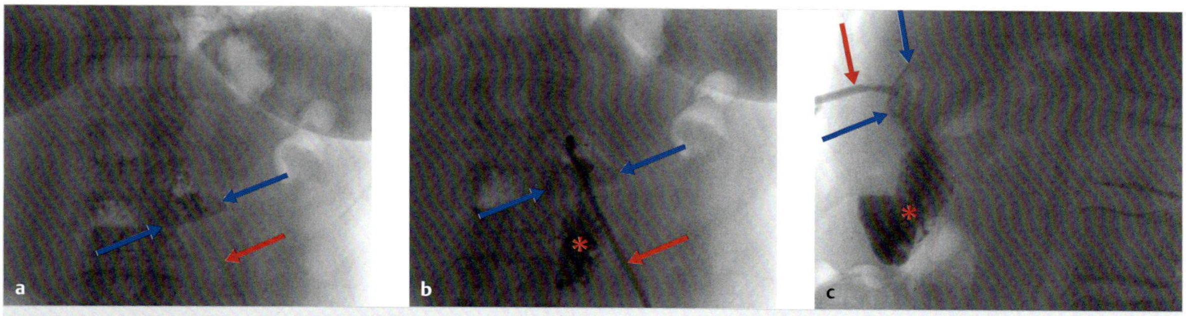


**Abb. 15.2** PEJ-Sonde.
**a** Nativaufnahme zur Kontrolle einer PEJ-Sonde mit korrekter Lage der Fixierungsplatte (blaue Pfeile) in Projektion auf Magen bzw. Dünndarm.
**b** Kontrastmittelgabe über den Drainageschlauch (roter Pfeil) und folgende Kontrastierung des Dünndarms (*).
**c** Auch in der obligaten Seitprojektion ist kein peritoneales Kontrastmittelextraluminat nachweisbar.

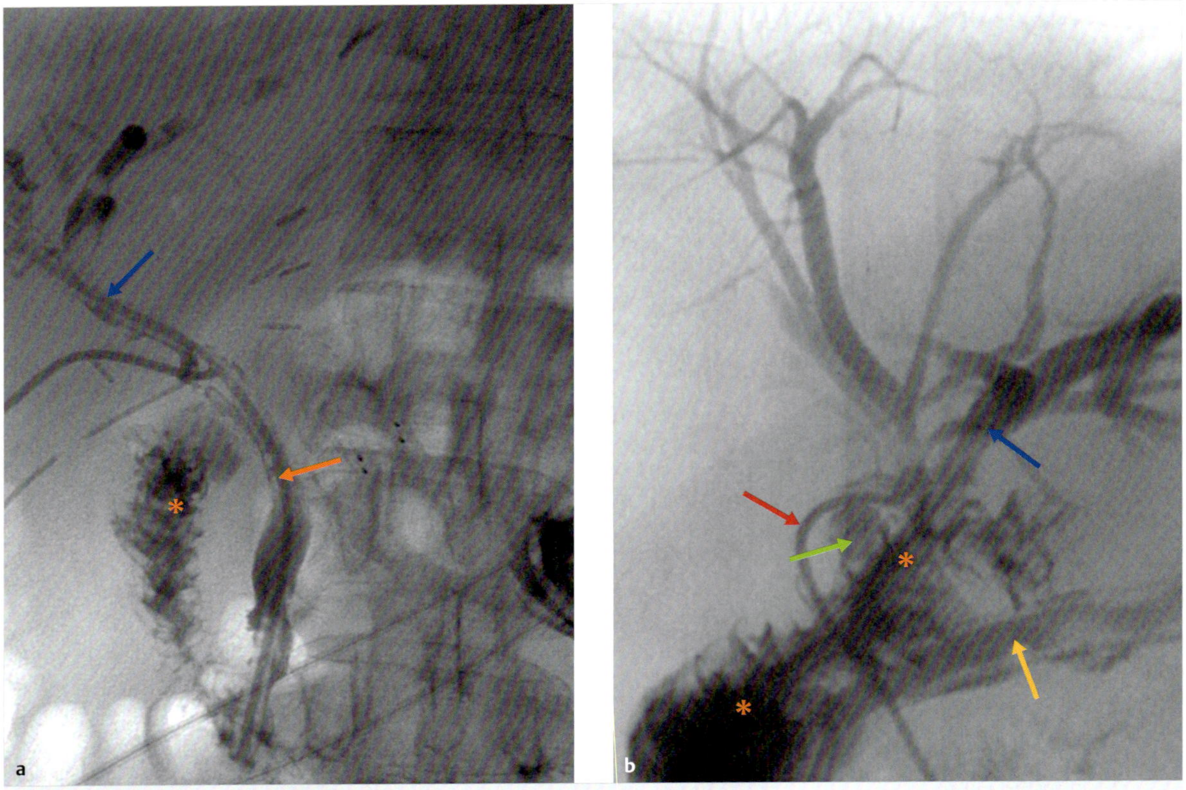


**Abb. 15.3** Retrograde Kontrastmitteldarstellungen intraoperativ eingelegter T-Drainagen. Jeweils Darstellung des Drainageschlauches (roter Pfeil) und der T-förmig angeordneten Schenkel im Ductus hepatocholedochus (oranger Pfeil) und in den zentralen hepatischen Gallenwegen (blauer Pfeil); Kontrastmittelabfluss in das Duodenum (*).

**a** Regelrechte Kontrolluntersuchung. Die intrahepatischen Kontrastierungsdefekte entsprechen kleinen Luftperlen.

**b** Leckage mit peritonealer Kontrastmittelansammlung (grüner Pfeil), die jedoch über die Drainage abgeleitet wird (gelber Pfeil).

## 15.3.4 Anastomosen-Nahtmaterial

Nahtmaterial einer Darmanastomose kommt in der CT hyperdens zur Abbildung (▶ Abb. 15.4) und sollte nicht mit einer Kontrastmittelanreicherung infolge einer Blutung verwechselt werden. Im Vergleich zu anreicherndem Gewebe verändert sich die Dichte des Nahtmaterials zwischen verschiedenen Kontrastmittelphasen einer CT nicht.

## 15.3.5 Perkutane Nephrostomie und Harnleiterschiene

Die zur Behandlung eines Harnaufstaus perkutan angelegten *Nierenfistelkatheter* (perkutane Nephrostomie) projizieren sich bei regelhafter Lage auf das Nierenbecken. Vielfach wird zur Kontrolle der korrekten Lage retrograd Kontrastmittel appliziert, welches das Nierenbeckenkelchsystem und gegebenenfalls den Ureter kontrastiert (▶ Abb. 15.5). Bei Fehllage bzw. Insuffizienz der Eintrittsstelle kann ein Urinom entstehen. Des Weiteren können sich bei Gefäßverletzungen renale und perirenale

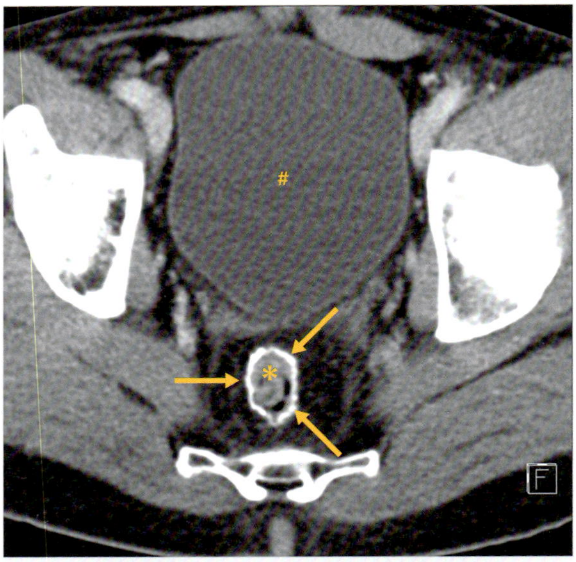


**Abb. 15.4** Hyperdense Darstellung des Nahtmaterials (gelbe Pfeile) einer unauffälligen Darmanastomose im Colon sigmoideum; dieses ist stuhlgefüllt (*). Harnblase (#).

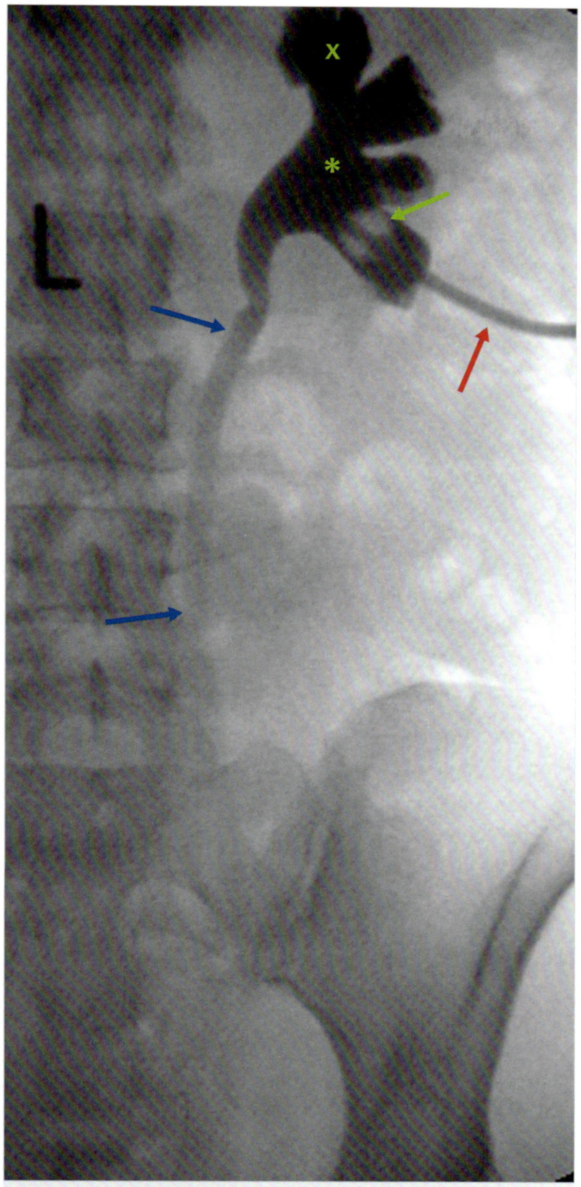


**Abb. 15.5** Regelrechte Lagekontrolle eines perkutan verlaufenden Nierenfistelkatheters (roter Pfeil) unter retrograder Applikation von Kontrastmittel mit Darstellung von Nierenkelchen (x), Nierenbecken (*) und Ureter (blaue Pfeile). Der Kontrastierungsdefekt (grüner Pfeil) entspricht dem geblockten Ballon des Katheters.

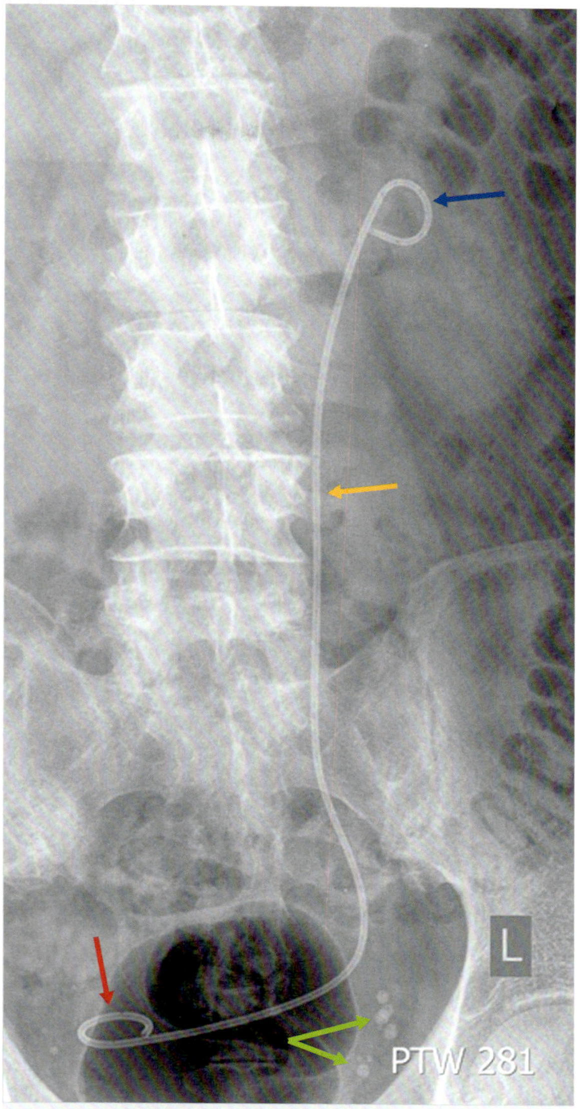


**Abb. 15.6** Korrekte Lage eines Doppel-J-Katheters mit proximaler Pigtail-Konfiguration im Nierenbecken der linken Niere (blauer Pfeil) und distaler Pigtail-Konfiguration in der Harnblase (roter Pfeil). Die Kalkstrukturen im kleinen Becken (grüner Pfeil) weisen eine für Phlebolithen typische randständig betonte Kalzifizierung auf und liegen zudem nicht im Ureterverlauf (gelber Pfeil).

Blutungen ausbilden. In diesen Fällen ist zur weiteren Abklärung eine Sonografie und selten eine Computertomografie indiziert.

Die Anlage einer *Doppel-J-Schiene* erfolgt transversikal durch retrograde Sondierung des Ureters; typischerweise liegen eine proximale Pigtail-Konfiguration im Nierenbecken und eine distale Pigtail-Konfiguration in der Harnblase vor (▸ Abb. 15.6).

### 15.3.6 Iatrogener Fremdkörper

Bei länger bestehenden abdominellen Beschwerden, insbesondere unklaren rezidivierenden oder therapieresistenten Abszedierungen, muss bei einem postoperativen Zustand stets auch an versehentlich innerhalb des Körpers verbliebenes Fremdmaterial (z. B. OP-Tupfer) gedacht werden.

Daher sollte auf Projektionsradiografien oder in einem CT erkennbares Fremdmaterial, das meist durch einen

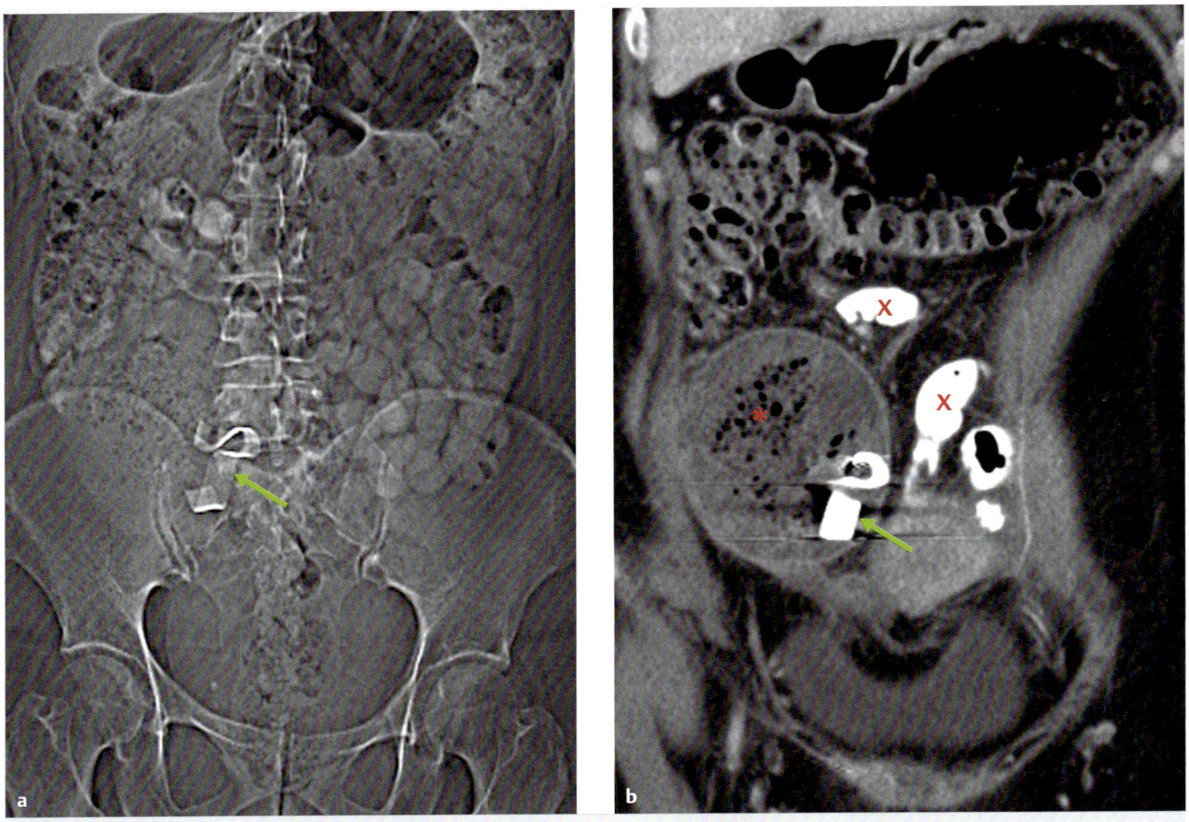


**Abb. 15.7** Nach gynäkologischer OP verbliebener Fremdkörper mit gut abgrenzbarer Röntgenmarkierung (grüner Pfeil).
**a** Der Fremdkörper ist bereits in der Projektion zu erkennen.
**b** Der Nachweis des umgebenden Hämatoms (*) gelingt erst in der CT. Hierin finden sich multiple kleinere Lufteinschlüsse (x) als Ausdruck einer sekundären Infektion.

strahlendichten Röntgenfaden bzw. eine entsprechende Markierung kenntlich gemacht ist (▶ Abb. 15.7), stets klinisch korreliert und bei Unstimmigkeiten eine Klärung sichergestellt werden.

## 15.4 Typische Abdominalbefunde

### 15.4.1 Freie intraabdominelle Luft

Freie Luft innerhalb der Peritonealhöhle ist ein typischer Befund nach Abdominal-OP (▶ Abb. 15.8). Differenzialdiagnostisch stellt sie jedoch ein Problem dar, da innerhalb der ersten Tage nach einer OP nicht differenziert werden kann, ob die Luft Residuum der OP oder Zeichen einer Hohlorganperforation, einer Anastomoseninsuffizienz oder einer Infektion ist. Innerhalb der ersten 3 Tage ist in rund 56 % der Fälle die freie Luft resorbiert und in rund 70 % zwischen dem 4. und 18. Tag. Allerdings können geringe Mengen freier Luft noch nach bis zu 24 Tagen nach OP nachweisbar sein. Aufgrund der langen Resorptionszeit sollte daher insbesondere die Zunahme freier Luft im Verlauf als Zeichen einer Komplikation gewertet werden.

Zum Nachweis freier Luft dient in der Regel die *Projektionsradiografie* in Linksseitenlage, bei der sich die Luft oberhalb der Leber ansammelt. Im Vergleich zur Projektionsradiografie ist die *CT* hinsichtlich des Nachweises freier Luft deutlich sensitiver. Unterschieden werden sollte zwischen freier *peritonealer* und retroperitonealer Luft.

> **Merke** M!
>
> Sofern keine einliegenden Katheter die Luftansammlungen erklären, ist bei *zunehmender retroperitonealer Luft* in der Regel von einem pathologischen Prozess auszugehen.

Hierbei ist unter anderem an eine Perforation des Duodenums oder des Rektums zu denken. Auch eine iatrogene Ursache, z. B. im Rahmen einer Endoskopie, ist zu berücksichtigen. Differenzialdiagnostisch kann außerdem eine Infektion vorliegen.

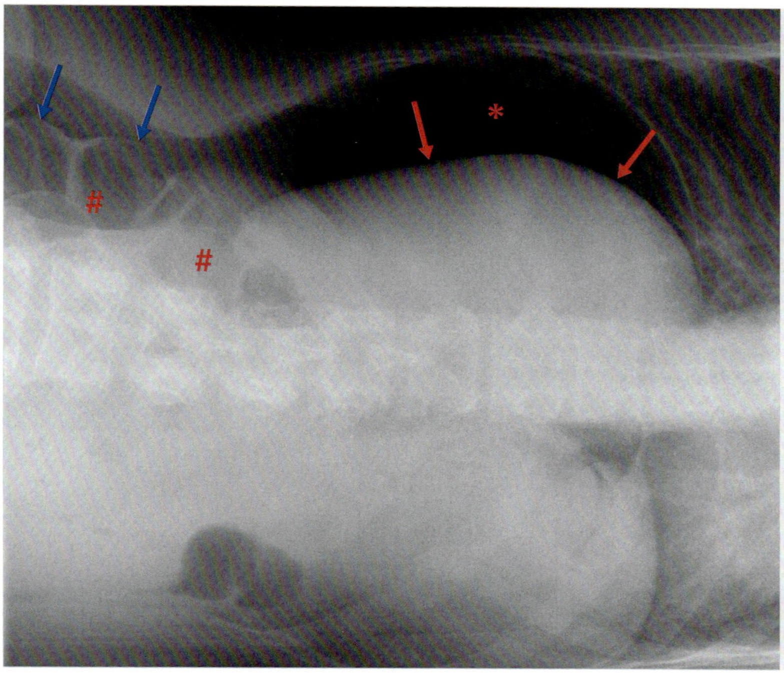


**Abb. 15.8** Abdomenübersicht in Linksseitenlage mit freier intraabdomineller Luft im Bereich der rechten Flanke bzw. der Leber (*) nach Endometriose-OP; scharfe Demarkierung der Leberkontur (rote Pfeile); durch Haustrierung und abgrenzbare Wandkontur identifizierbares Colon ascendens (#).

## 15.4.2 Postoperativer Aszites

Ein geringer Aszites ist ein typischer Befund in postoperativen Verlaufskontrollen (▸ Abb. 15.9). Dieser ist aufgrund der anatomischen Begebenheiten insbesondere im kleinen Becken (Douglas-Raum) bzw. peri- und infrahepatisch (Mourisson Pouch) zu finden. Dieser Aszites wird in der Regel innerhalb weniger (<4) Wochen resorbiert. Auch eine geringe Kontrastmittelaufnahme des Peritoneums ist vielfach infolge einer Abdominal-OP zu beobachten.

Dieser postoperative Aszites ist zu unterscheiden von exzessiven Flüssigkeitsansammlungen im Rahmen einer Entzündung *(infektiöse Peritonitis)*, bei der sich eine deutlich stärker ausgeprägte Kontrastmittelaufnahme unter Umständen mit Verdickung des Peritoneums zeigt. *Hämorrhagischer* Aszites, als Zeichen der aktiven oder bereits chronischen Blutung, weist im Vergleich zu *serösem* Aszites eine höhere Dichte von mehr als 40 HE auf (▸ Abb. 15.9).

Differenzialdiagnostisch ist bei größerem postoperativem Aszites gegebenenfalls auch an eine *Anastomoseninsuffizienz* zu denken, insbesondere dann, wenn sich die Flüssigkeitsansammlungen in direkter Nachbarschaft zur Anastomose befinden. Im Rahmen einer (sekundären) Infektion kann es zur Ausbildung eines Abzesses kommen.

## 15.4.3 Postoperative Blutung

Bei Verdacht auf eine Blutungen nach Abdominal-OP (primär: innerhalb von 24 Stunden, sekundär: > 24 Stunden), die postoperativ beispielsweise infolge einer Infektion oder einer Anastomoseninsuffizienz auftritt, ist eine rasche Bildgebung anzustreben. Zu Einblutungen kommt es vor allem in die freie Bauchhöhle bzw. in das Mesenterium und Retroperitoneum.

Mittels *Sonografie* kann zunächst freie, gegebenenfalls blutig imbibierte Flüssigkeit ausgeschlossen werden, wobei der direkte Blutnachweis in der Peritonealhöhle meist nicht sicher gelingt. Schwierig ist sonografisch die Differenzierung zwischen „normaler" postoperativer freier Flüssigkeit, sodass in der Regel eine *kontrastmittelgestützte Computertomografie* angestrebt werden sollte, die bei Anhalt auf eine aktive Blutung biphasisch in arterieller und venöser Phase angefertigt wird.

Insbesondere eine Dichte von mehr als 40 HE deutet auf ein *Hämatom* bzw. eine *blutige Imbibierung* hin (▸ Abb. 15.9b), lässt jedoch eine eindeutige Differenzierung von einer blutig imbibierten Abszedierung nicht zu. Eine *aktive Blutung* kann anhand einer extravasalen Kontrastmittelansammlung diagnostiziert werden, die in der Regel Dichtewerte von > 70–80 HE aufweist.

M!

**Merke**

Eine Blutung ist in der Regel ab einem Blutverlust von 0,5 ml/min zu detektieren.

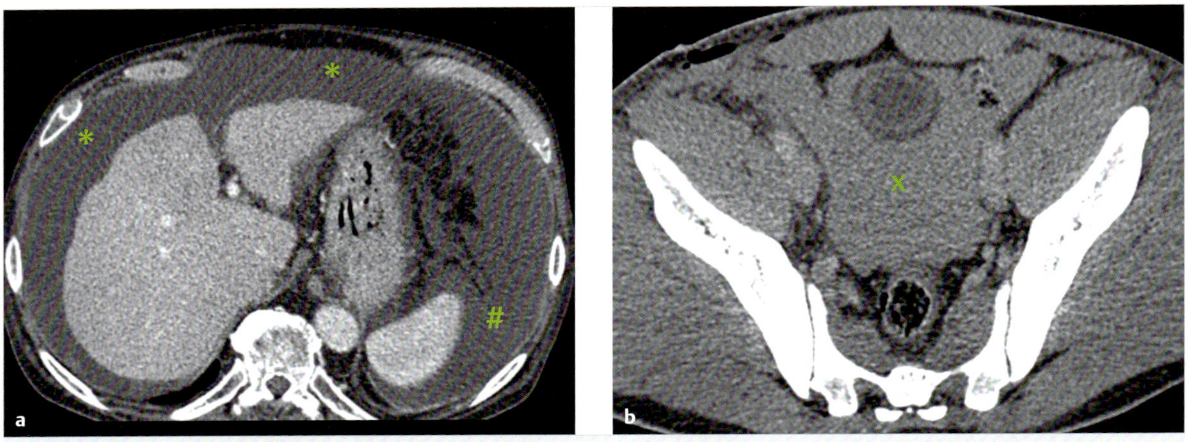


**Abb. 15.9** Postoperativer Aszites.
**a** Seröser Aszites perihepatisch (*) und perisplenisch (#).
**b** Die im Vergleich deutlich höhere Dichte (x) deutet auf eine hämorrhagische Imbibierung des Aszites im kleinen Becken hin.

Gekammerte und retroperitoneal lokalisierte Hämatome besitzen zudem einen raumfordernden Effekt auf die Umgebungsstrukturen und verlagern hierdurch die Retroperitonealorgane.

## 15.4.4 Peritonitis

Eine gefürchtete Komplikation nach Abdominal-OP ist die Peritonitis (Kap. 14.4.5), die infolge einer Anastomoseninsuffizienz oder Hohlorganperforation auftritt und in der Regel der chirurgischen Intervention bedarf.

> **Merke** M!
>
> Bei einem Nachweis freier und vor allem zunehmender intraabdomineller Luft ist postoperativ in Verbindung mit einer entsprechenden Symptomatik immer an eine Peritonitis zu denken.

In der Abdomenübersicht und der Sonografie sind in der Regel Zeichen der Darmtransportstörung mit geblähten Dünn- und Dickdarmschlingen sowie eine Flüssigkeitsfüllung mit Spiegelbildungen erkennbar. Zusätzlich ist häufig freie intraabdominelle Flüssigkeit nachweisbar. Die Verdickung des Peritonealblatts mit Kontrastmittelaufnahme ist computertomografisch erkennbar (► Abb. 15.10). Da die genannten Zeichen auch physiologisch als Reizzustand nach Abdominal-OP vorkommen können, kann die Differenzierung rein bildmorphologisch schwierig sein.

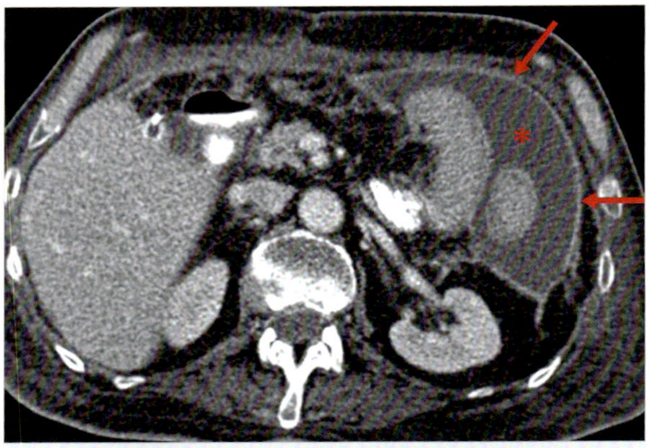

**Abb. 15.10** Peritonitis nach Abdominal-OP mit Kontrastmittelaufnahme und Verdickung des Peritonealblatts (rote Pfeile) und peritonealer Flüssigkeit (*). Der Übergang in eine Abszedierung ist bildmorphologisch fließend, was die Differenzialdiagnose zum Teil erschwert.

## 15.4.5 Abszess

Abszesse bilden sich aufgrund von Keimkontamination, z. B. im Rahmen einer Anastomoseninsuffizienz, im Bereich des OP-Gebiets aus, können aber bei entsprechender Verbreitung im Peritonealraum auch andere Quadranten des Abdomens betreffen.

► **Sonografie.** Sonografisch sind Abszesse durch eine gekammerte Flüssigkeitsansammlung gekennzeichnet, die zum Teil schwierig von einer Darmschlinge zu differenzieren sein kann. Die *fehlende Peristaltik* ist jedoch ein wichtiges sonografisches differenzialdiagnostisches Kriterium. Des Weiteren weist der Inhalt der Flüssigkeitsformation eine inhomogene Echogenität auf, teilweise finden sich auch Lufteinschlüsse.

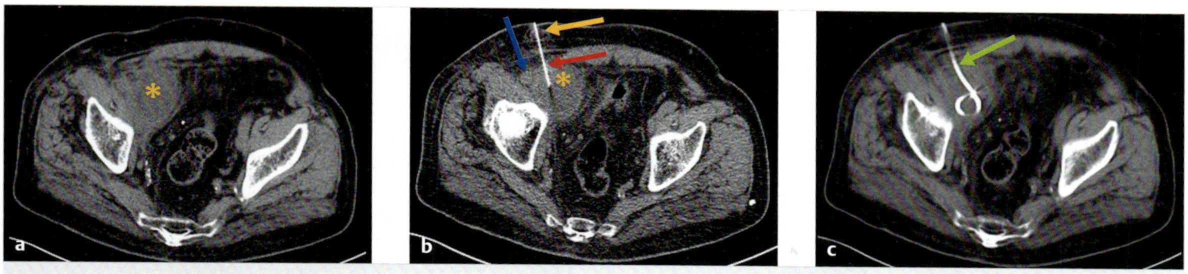

Abb. 15.11 CT-gesteuerte Drainagenanlage.
a Infizierte rechts inguinale Lymphozele (*) in direkter Nähe zu den femoralen und iliakalen Gefäßen (blauer Pfeil).
b Lokalanästhesie (gelb) und CT-gesteuerte Punktion (roter Pfeil).
c In Seldinger-Technik eingebrachte Pigtail-Drainage (grüner Pfeil).

► **CT.** Zur Bestätigung des Verdachts auf einen bestehenden Abszess und zur Klärung des genauen Lagebezugs zu Organen oder des OP-Areals ist in der Regel ein *kontrastmittelgestütztes CT* des Abdomens indiziert. Um eine sichere Abszessabgrenzung von flüssigkeitsgefüllten Darmschlingen zu ermöglichen, ist eine orale bzw. intestinale Kontrastierung mit iodhaltigem Kontrastmittel anzuraten. In der CT weisen Abszedierungen einen kontrastmittelaufnehmenden Randsaum auf, der irregulär konfiguriert sein kann. Zum Teil sind Binnensepten oder Lufteinschlüsse zu erkennen. Die Dichte innerhalb des Abszesses liegt bei rund 30–40 HE, während seröse postoperative Flüssigkeitsansammlungen eine Dichte von 20 HE nicht überschreiten.

► **Transkutane Drainage.** Sie stellt eine suffiziente Therapieoption bei einem abdominellen Abszess dar (► Abb. 15.11). Die Drainageanlage kann CT- oder sonografiegesteuert erfolgen. Zur Schonung angrenzender Strukturen hat sich in der klinischen Routine insbesondere bei tiefer liegenden oder kleineren Abszessen eine CT-gestützte Drainageanlage durchgesetzt.

Um eine Okklusion der Drainagelöcher zu vermeiden und eine möglichst vollständige Abszessentleerung auch eingedickter Bestandteile zu erzielen, müssen Drainagen mehrfach täglich mit steriler Kochsalzlösung gespült und anschließend entleert werden.

**Merke**

M!

Eine Drainage sollte – fehlende Zeichen einer sekundären Infektion vorausgesetzt – bis zur vollständigen Entleerung des Abszesses belassen werden.

Der Therapieerfolg ist vor der geplanten Drainageentfernung, spätestens jedoch erstmalig am 3. Tag nach Anlage mittels Sonografie oder Computertomografie zu kontrollieren.

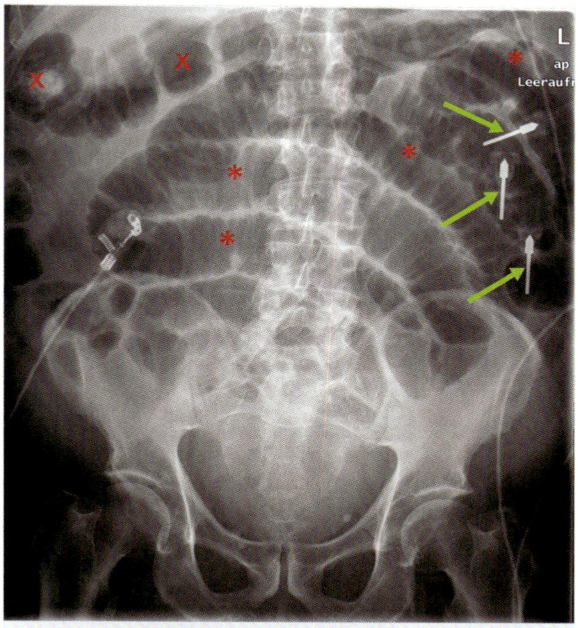


Abb. 15.12 Postoperativer paralytischer Ileus mit geblähten Dünn- (*) und Dickdarmschlingen (x). Eine Spiegelbildung ist in Rückenlage im posterior-anterioren Strahlengang nicht nachweisbar; teilerfasste temporäre Schrittmacherkabel (grüne Pfeile) nach Herz-OP.

## 15.4.6 Postoperative Darmatonie/Ileus

Infolge einer Abdominal-OP kommt es häufig zu einer Darmatonie (► Abb. 15.12), die von einem Ileus bzw. einem Darmverschluss (► Abb. 15.13) zu differenzieren ist. Eine postoperative Darmatonie kann auch auftreten, wenn am Darm lediglich manipuliert wurde und dieser nicht Gegenstand der OP war. Kennzeichen in der Abdomenübersicht sind geblähte Dünn- und Dickdarmschlingen sowie Luft-Flüssigkeits-Spiegel in der Linksseitenaufnahme.

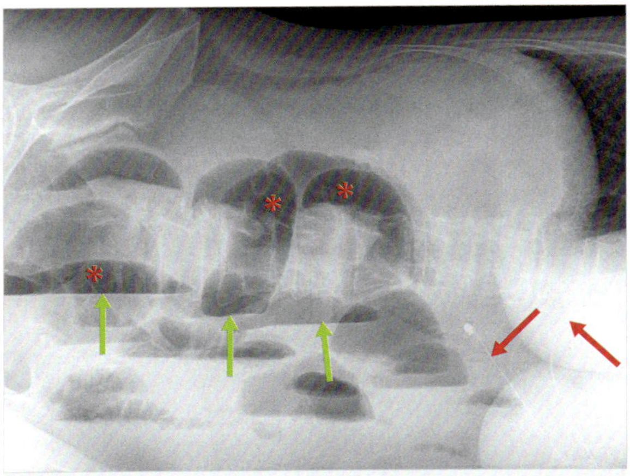

**Abb. 15.13** Durch Briden bedingter mechanischer Ileus mit Passagehindernis im Ileum; konsekutiv distendierte Dünndarmschlingen (*) mit multiplen Spiegelbildungen (grüne Pfeile); luft- und stuhlentleerter Kolonrahmen als Zeichen eines absoluten Passagestopps. Der Magen ist infolge der Magensondenanlage (rote Pfeile) nicht gefüllt.

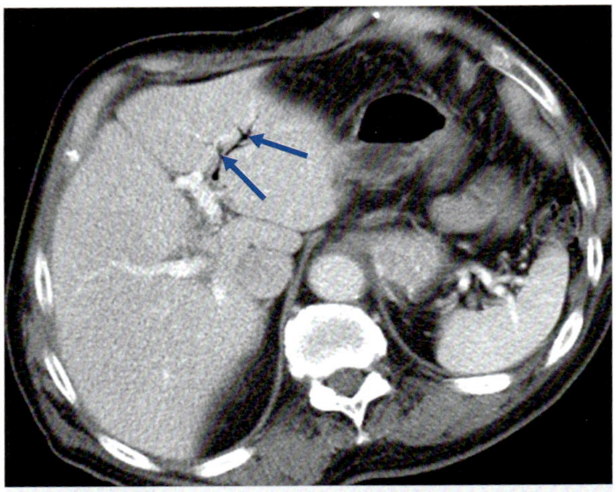

**Abb. 15.14** Postoperative Aerobilie mit dendritisch konfigurierter, in den Gallenwegen abgrenzbarer Luft (blaue Pfeile). Eine Aerobilie kann insbesondere nach Operation einer biliodigestiven Anastomose, aber auch nach einer ERCP mit Papillotomie abgrenzbar sein.

# 15.5 Spezifische Befunde nach abdominellen Organeingriffen

## 15.5.1 Zustand nach Leber- und Gallenwegs-OP

Nach partieller Leberresektion oder Gallenwegschirurgie können sich Biliome entwickeln oder Insuffizienzen der biliodigestiven Anastomose auftreten. *Biliome*, die vielfach unterhalb der Leberkapsel oder im Bereich des Resektionsrandes lokalisiert sind, weisen eine Dichte von < 20 HE auf und können so von einem Hämatom unterschieden werden. Ein Galleleck wird vielfach durch die Entleerung von Galle über eine einliegende Drainage klinisch auffällig. Sofern eine externe Galleableitung über eine T-Drainage in den Ductus hepaticus-choledochus, z. B. nach Lebertransplantation, angelegt wurde, sollte eine mögliche *Anastomoseninsuffizienz* mittels retrograder Kontrastmittelapplikation in der Durchleuchtung ausgeschlossen wird.

Des Weiteren sind häufig Luftansammlungen innerhalb der Gallenwege nach Gallenwegs-OP *(Aerobilie)* zu finden, die sich in der CT mit luftäquivalenten Dichtewerten dunkel bzw. schwarz abgrenzen (▶ Abb. 15.14).

## 15.5.2 Zustand nach Pankreas-OP

Aufgrund der retroperitonealen Lage des Pankreas und des daraus resultierenden langen operativen Zugangswegs ist der postoperative Situs insbesondere in der Sonografie unübersichtlich bzw. die Pankreasloge nicht einsehbar.

Infolge einer Anastomoseninsuffizienz sind in der CT meist *peripankreatische Flüssigkeitsansammlungen* zu finden. Bei sekundärer Infektion kann sich eine *Abszedierung* ausbilden, die unter anderem durch eine randständige Kontrastmittelanreicherung, gegebenenfalls auch durch kleinere Lufteinschlüsse, gekennzeichnet ist. Diese können nach Diagnosestellung im CT unmittelbar im Anschluss einer Drainagetherapie zugeführt werden.

## 15.5.3 Zustand nach Nieren-OP

Nach Nieren-OP, Probebiopsie oder extrakorporaler Stoßwellenlithotripsie, können Blutungen mit Ausbildung eines *Hämatoms*, das innerhalb der Nierenkapsel oder im Perirenalraum lokalisiert sein kann, auftreten. Zur Abklärung kann zunächst eine Sonografie durchgeführt werden, im weiteren Verlauf ist eine kontrastmittelgestützte CT indiziert, mit der ein Hämatom unter anderem anhand der CT-Dichte detektiert werden kann.

Weiterhin ist bei perirenalen Flüssigkeitsansammlungen nach einer Nieren-OP an *Serome*, *Urinome* oder *Lymphozelen* zu denken, die in der CT eine Dichte von < 30 HE aufweisen. Bei entsprechender Symptomatik muss auch eine Abszedierung berücksichtigt werden (▶ Abb. 15.11).

> **Merke**
>
> Während Serome und Lymphozelen vielfach keiner dringenden Intervention bedürfen, sollten *Urinome* zur schnellen Sanierung rasch identifiziert werden.

Das Bestehen eines Urinoms ist durch eine Kontrastierung des Lumens in der Spätphase des CT abzuleiten, in

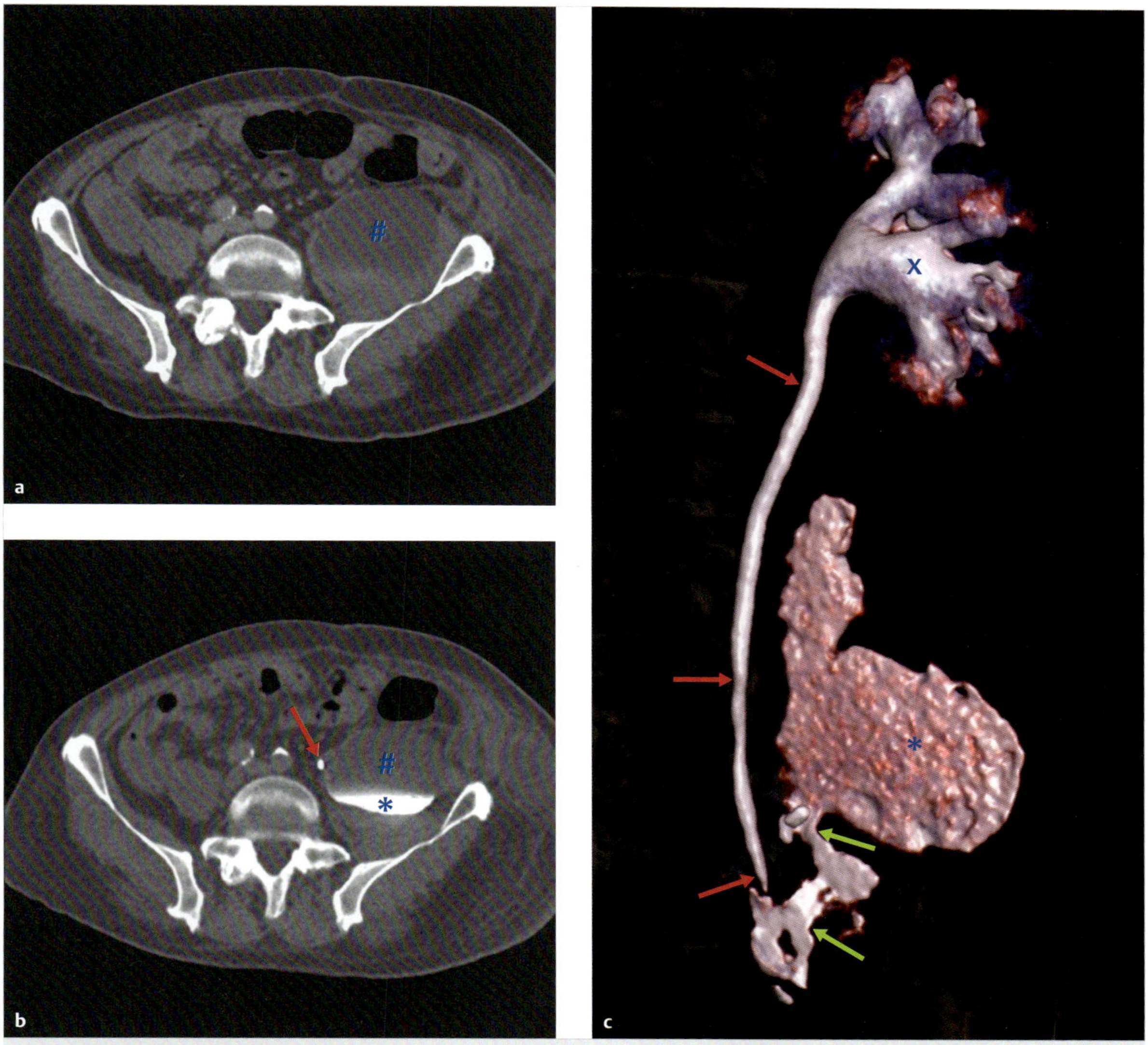


**Abb. 15.15** Postoperatives Urinom (Spätaufnahme).
**a** Sedimentation innerhalb einer Flüssigkeitsformation (#) ventral des linken M. iliopsoas.
**b** Der deutliche Kontrastmittelübertritt (*) sichert die Diagnose – linker Ureter (roter Pfeil).
**c** 3D-Rekonstruktion mit abgebildetem Nierenbeckenkelchsystem (x) und linkem Ureter, der im distalen Drittel eine Verletzung mit breiter Insuffizienz (grüne Pfeile) aufweist.

der das Kontrastmittel über das Ureterleck oder eine Anastomoseninsuffizienz gelangt (▶ Abb. 15.15). Bei längerem Bestehen kann es zu einer sekundären Infektion kommen, die an einer peripheren Kontrastmittelaufnahme und einer zunehmenden Dichte des Urinominhalts erkennbar ist.

## 15.5.4 Abdominelle Gefäß-OP

Nach einer abdominellen Gefäß-OP, beispielsweise einer Aortenprothesen-Implantation, zeigt sich neben den operativen Veränderungen im Zugangsweg vielfach ein perivaskuläres bzw. periaortales *Hämatom*, ohne dass eine akute Blutung besteht.

Da eine *akute Blutung* bei einer Gefäß-OP eine häufige Komplikation darstellt, sollte bei entsprechendem klinischem Verdacht rasch ein kontrastmittelgestütztes CT mit arterieller und venöser Phase angefertigt werden, um einen Kontrastmittelaustritt als Zeichen der aktiven Blutung identifizieren zu können (▶ Abb. 15.16). Die genaue Lokalisation der aktiven Blutung beispielsweise im Anastomosenbereich ist in diesem Zusammenhang für die genaue Planung der erforderlichen Reoperation bzw. der endovaskulären Versorgung wichtig.

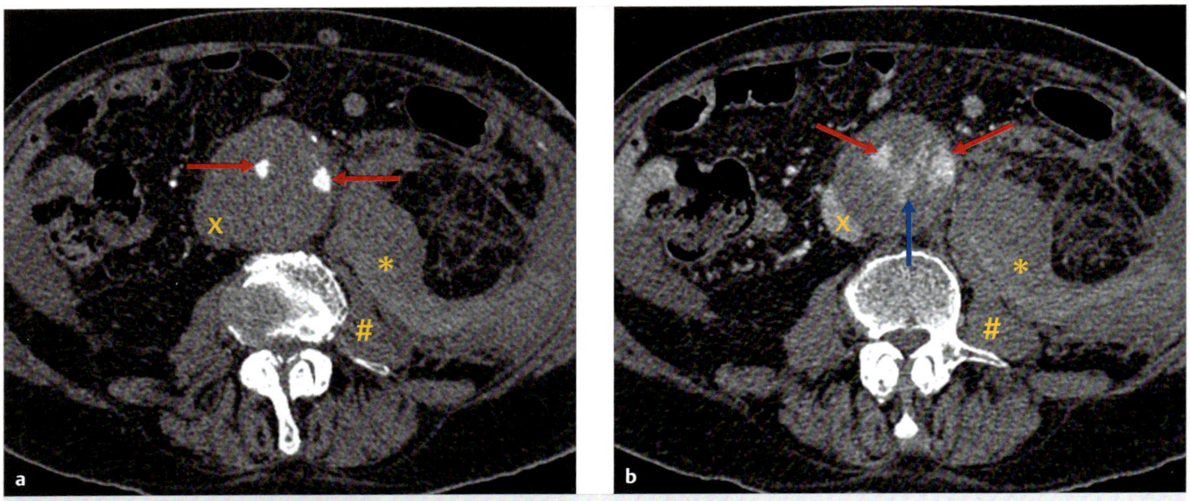


**Abb. 15.16** Postoperative akute Blutung nach gefäßchirurgischer Y-Prothesen-Implantation.

**a** Arterielle Kontrastierungsphase mit guter Darstellung der iliakalen Prothesenschenkel (rote Pfeile) nach Y-Prothesen-Implantation.

**b** Venöse Kontrastierungsphase mit Kontrastmittelaustritt (blauer Pfeil) in das periprothetische Hämatom aus einer distalen Anastomoseninsuffizienz. Ein Kontrastmittelübertritt in das überwiegend retroperitoneale Hämatom (*), ventral des M. psoas (#) ist nicht abgrenzbar. Die V. cava inferior (x) ist durch das Hämatom imprimiert.

# Teil IV

## Bildgebung des ZNS

IV

# 16 Kardinalsymptome und ihre bildgebende Konsequenz

*K. Waurick*

## 16.1 Kopfschmerz

In diesem Kapitel werden ausschließlich die Differenzialdiagnosen symptomatischer Kopfschmerzen erläutert (▶ Tab. 16.1); die idiopathischen Formen des Kopfschmerzes wie Migräne, Spannungskopfschmerz, Clusterkopfschmerz, bleiben unerwähnt.

IV

Symptomatische Kopfschmerzen infolge einer Grunderkrankung, wie Meningitis, Subarachnoidalblutung, intrazerebraler Blutung, treten häufig als Akutereignis bei vormals asymptomatischen Patienten auf. Wertvolle Informationen hinsichtlich der differenzialdiagnostischen Einteilung liefern der zeitliche Verlauf, die Schmerzlokalisation sowie der Schmerzcharakter. Der plötzlich (perakut) einsetzende Vernichtungskopfschmerz beispielsweise ist pathognomisch für die Subarachnoidalblutung.

**Tab. 16.1** Differenzialdiagnosen des Kopfschmerzes (es besteht kein Anspruch auf Vollständigkeit).

| Beginn | Charakter/Lokalisation | Begleitsymptome | Verdachtsdiagnose | Diagnostik |
|---|---|---|---|---|
| perakut (Sekunden bis Minuten) | heftig, diffus | Schwindel, Übelkeit, Erbrechen, Sehstörung, Nasenbluten, Angina-pectoris-Anfälle | hypertensive Krise | Blutdruckmessung, ggf. KHK-Ausschluss, neurologische Untersuchung |
| | Leitsymptom: Vernichtungskopfschmerz | vorausgegangene Kopfschmerzen („sentinel leakage"), vegetative Symptome, Bewusstseinsstörung, fokale neurologische Defizite, Meningismus | Subarachnoidalblutung, Vasospasmen | CT mit CTA, ggf. CTP |
| | weniger vernichtend, lokalisierbar | Übelkeit, Erbrechen, Bewusstseinstrübung, fokale Ausfälle | intrazerebrale Blutung | CT mit CTA |
| | uncharakteristisch, zum Teil Dauerkopfschmerz geringeren Ausmaßes | Herdsymptome | zerebrale Ischämie | CT mit CTA, ggf. CTP<br>MRT mit MRA |
| | ziehende, heftige einseitige Kopf-, Gesichts-, Halsschmerzen | ipsilaterale kaudale Hirnnervenausfälle, Horner-Syndrom | Karotis-/Vertebralisdissektion | MRT mit MRA<br>CT mit CTA |
| akut (Minuten bis Stunden) | diffus, stärkste Kopfschmerzen | vorausgegangenes Krankheitsgefühl, Erbrechen, Bewusstseinstrübung, hohes Fieber, Meningismus, Lichtscheu, Herdsymptomatik, Krampfanfälle | Meningitis/Enzephalitis, Hirnabszess | MRT<br>CT |
| | heftige Kopfschmerzen | psychiatrisch agitierter Ausnahmezustand, Erbrechen | Verschlusshydrozephalus | MRT<br>CT |
| einschleichend | diffuse, hartnäckige dumpfe Dauerkopfschmerzen | Übelkeit, Erbrechen, eventuell Fieber, Meningismus, Herdsymptome, Krampfanfälle, Bewusstseinsstörung | Sinus-/Hirnvenenthrombose | MRT mit MRA<br>CT mit CTA |
| | chronisch, leicht bis akut, episodisch, diffus, konstant | Verlangsamung, Antriebslosigkeit, Schlafbedürfnis | chronisches Subduralhämatom | CT mit CTA<br>MRT mit MRA |

CTA: CT-Angiografie, CTP: CT-Perfusion, MRA: MR-Angiografie

## 16.2 Bewusstseinsstörungen

Pathophysiologisch können Bewusstseinsstörungen durch metabolische Stoffwechselentgleisungen oder mechanische Destruktion von Hirngewebe hervorgerufen werden. In der initialen Diagnostik müssen metabolische Ursachen, wie Hypoglykämien, Hypo- oder Hyperthyreose, urämische und hepatische Entgleisungen, Elektrolytstörungen, Hypoxie, Hypothermie, Schock und Intoxikationen, ausgeschlossen werden. Die Beurteilung von Hirnstammreflexen und neurologischen Herdsymptomen in Kombination mit der bildgebenden Diagnostik, z. B. einer CCT, ermöglicht die weitere differenzialdiagnostische Einteilung (▸ Tab. 16.2).

(Auf Hirntumore, Migräne, Luft- und Fettembolie sowie Epilepsien wird in diesem Kapitel nicht eingegangen.)

## 16.3 Periphere Paresen (Tetraparese/Paraparese) und Paralysen

Neben raumfordernden spinalen Läsionen, wie Blutungen, Abszessen, Bandscheibenvorfällen, können auch Gefäßerkrankungen, wie das A.-spinalis-anterior- und das Leriche-Syndrom mit Lähmungen einhergehen. Erste differenzialdiagnostische Hinweise ergeben sich aus dem zeitlichen Verlauf sowie dem Schmerzcharakter (▸ Tab. 16.3). Beim Leriche-Syndrom beispielsweise steht der Ischämieschmerz im Vordergrund der Symptomatik. Die Durchführung einer MRT ist für die endgültige Diagnosestellung meist obligat.

**Tab. 16.2** Differenzialdiagnosen von Bewusstseinsstörungen.

| **normale Hirnstammreflexe, keine neurologischen Herdsymptome** | | **normale Hirnstammreflexe, neurologische Herdsymptome** | | **pathologische Hirnstammreflexe** | |
|---|---|---|---|---|---|
| **CCT o. p. B.** | **CCT mit path. Befund** | **CCT o. p. B.** | **CCT mit path. Befund** | **CCT o. p. B.** | **CCT mit path. Befund** |
| Meningoenzephalitis/Enzephalitis | generalisiertes Hirnödem | isodenses subdurales Hämatom | intrazerebrales, epidurales, subdurales Hämatom | Basilaristhrombose | Blutung (Pons, Mittelhirn, Kleinhirn) |
| Subarachnoidalblutung mit normalem CCT | bilaterale Kontusionsherde | Sinusvenenthrombose | Kontusion | Basilarisspasmus bei Migräne | Hirnstammkontusion |
| axonales Schertrauma | Subduralhämatom | Status epilepticus | ischämischer Infarkt | Hirnstammenzephalitis | Hirnstamminfarkt |
| Luft-/Fettembolie | Subarachnoidalblutung | Enzephalomyelitis disseminata | Hirntumor/-metastasen | | Kleinhirntumor, -abszess, -blutung, -infarkt |
| | Hydrozephalus | | Herpes-Enzephalitis | | Hirnstammtumor |
| | | | Hirnabszess | | |

Hirnstammreflexe: Pupillenreflex, vestibulookulärer Reflex, Kornealreflex, Pharyngealreflex, Trachealreflex, Blinkreflex
Neurologische Herdsymptome: z. B. Aphasie, Hemiparese, Hirnnervenausfälle
CCT: kranielle Computertomografie, o. p. B.: ohne pathologischen Befund, path.: pathologisch

Tab. 16.3 Differenzialdiagnosen von peripheren Paresen und Paralysen (es besteht kein Anspruch auf Vollständigkeit).

| Beginn | Zusatz | Schmerzcharakter | Begleitsymptome | Verdachtsdiagnose | Diagnostik |
|---|---|---|---|---|---|
| akut | | intensive Rückenschmerzen, einschießende Beinschmerzen, Brennen, Stechen, Hitze- oder Kältemissempfindungen | radikuläre Schmerzen, Lähmung, dissoziierte Sensibilitätsstörung, Harn-/Stuhlinkontinenz | A.-spinalis-anterior-Syndrom | MRT<br>ggf. CT mit CTA |
| | | Ischämieschmerz untere Extremität | kalte, pulslose untere Extremitäten, Paraparese | Leriche-Syndrom | CTA<br>DSA |
| | | starke Rückenschmerzen | dissoziierte Sensibilitätsstörung, Para-/Tetraparese, vegetative Dysregulation, spinaler Schock | spinale Blutung (Hämatomyelie) | MRT<br>ggf. DSA |
| subakut | | starke Rückenschmerzen | wiederholt Rückenschmerzen, Sensibilitätsstörung, schlaffe Lähmung | Bandscheibenvorfall | MRT<br>Myelografie mit Myelo-CT |
| | | Schmerzen | radikuläre Schmerzen, Meningismus, Fieber, ggf. sensomotorische Defizite | spinaler epiduraler Abszess, Epiduralhämatom | MRT<br>CT bei KI für MRT, ggf. Myelografie mit Myelo-CT |
| traumatisch | | | beidseitige Lähmung, Sensibilitätsstörung, Harn-/Stuhlinkontinenz, unterhalb der Läsion spontanes Schwitzen; Kaudasyndrom: periphere Lähmung beider Beine, Reithosenanästhesie, Harn-/Stuhlinkontinenz, Impotentia coeundi; Konussyndrom: Harn-/Stuhlinkontinenz | Querschnittslähmung, zentrale Rückenmarkschädigung, Konus- oder Kaudasyndrom | Projektionsradiografie<br>CT<br>MRT |
| | Lagerungsschaden | | sensible/motorische Ausfälle, postoperativ | Plexusläsion/Läsion einzelner Nerven | MRT |

KI: Kontraindikationen

# Literatur


[432] **Jachmann-Jahn** U. Klinikleitfaden Leitsymptome und Differenzialdiagnosen. München: Urban & Fischer; 2009

[433] **Poeck** K, Hacke W. Neurologie. 10. Aufl. Berlin: Springer; 1988

[434] **Pöpping** DM, Wenk M, Van Aken HK. Nervenschäden bei Regionalanästhesie Neurologische Komplikationen durch die Epiduralanalgesie. Anästhesiol Intensivmed Notfallmed Schmerzther 2012; 47: 3 336–3 343

[435] **Siegenthaler** W. Siegenthalers Differenzialdiagnose Innere Krankheiten – vom Symptom zur Diagnose. Stuttgart: Thieme; 2005

[436] **Van Aken** H, Reinhart K, Zimpfer M, Welte T. Intensivmedizin. 2. Aufl. Stuttgart: Thieme; 2007

# 17 Röntgenanatomie und Untersuchungstechnik

*S. Kloska*



## 17.1 Einleitung

Die Darstellung des zentralen wie des peripheren Nervensystems erfolgt heute computer- und magnetresonanztomografisch. Projektionsradiografische Techniken sind nur noch in wenigen Ausnahmefällen indiziert (z. B. Myelografie) und werden selbst dann typischerweise durch Schnittbildverfahren ergänzt (Myelo-CT).

## 17.2 Computertomografie

Die moderne Mehrzeilen-Spiral-Computertomografie kann in einer Untersuchungszeit von wenigen Sekunden das gesamte Neurokranium und die hirnversorgenden Gefäße darstellen.

Der Patient wird in Rückenlage mit inkliniertem Kopf gelagert und die Untersuchungsschichten werden parallel zur Verbindungslinie vom Hinterrand des Foramen magnum zur Frontobasis geplant. Auf diese Weise können – unter Schonung der strahlensensiblen Augenlinsen – sämtliche Hirnstrukturen erfasst werden. Diese sog. paraaxiale Schichtführung unterscheidet sich von der streng axialen Untersuchungsplanung der MRT und hat zur Folge, dass sich die in einer Untersuchungsschicht abgrenzbaren Strukturen zwischen den beiden Modalitäten unterscheiden können.

▶ Abb. 17.1 zeigt transversale Rekonstruktionen des Neurokraniums.

Die korrekte Durchführung einer CT des Schädels setzt die Berücksichtigung der in ▶ Tab. 17.1 (nach [437]) angeführten Aspekte voraus.

Analog zu den Anforderungen der CT des Schädels sind bei der Darstellung der Wirbelsäule die in ▶ Tab. 17.2 (nach [437]) genannten Aspekte zu beachten.

## 17.3 Magnetresonanztomografie

Die MRT weist gegenüber der CT einen höheren Weichteilkontrast auf, der eine bessere Differenzierung der neurokraniellen und intraspinalen Strukturen ermöglicht. Durch spezielle Sequenztechniken ermöglicht die MRT aber nicht nur eine hoch aufgelöste Darstellung der Morphologie, sondern auch die Erfassung metabolischer und funktioneller Gewebeparameter, wie Sauerstoffgehalt, Diffusion oder Perfusion.

*Nachteilig* sind die lange Messdauer (je nach Untersuchungsprotokoll typischerweise zwischen 20 und 30 Minuten) mit erforderlicher guter Compliance und die zu berücksichtigenden Kontraindikationen.

**Tab. 17.1** Qualitätsanforderungen für computertomografische Untersuchungen des Schädels nach BÄK (Stand: 23.11.2007, [437]).

| Anforderung | Kriterien |
|---|---|
| Strahlenschutz | korrekte Indikationsstellung |
| | Anpassen des Scanfeldes an die Fragestellung |
| | vollständige Untersuchungsdokumentation (z.B computed tomography dose index [CTDI] oder dose length product [DLP]) |
| | eventuelle Anwendung eines Bleischutzes für die Augen(-linsen) |
| charakteristische Bildmerkmale | Darstellung des gesamten Gehirns vom Foramen magnum bis über die Mantelkante |
| | Darstellung der äußeren und inneren Liquorräume von Großhirn, Kleinhirn und Hirnstamm, Form, Größe und Begrenzung der Ventrikel |
| | entsprechend der klinischen Fragestellung auch hoch auflösende Darstellung der knöchernen Strukturen von Schädelbasis und Kalotte |
| | nach Kontrastmittelgabe: Darstellung der größeren arteriellen und venösen Gefäße, Differenzierung von Strukturen mit geringen Dichteunterschieden und Störungen der Blut-Hirn-Schranke |
| korrekte Akquisitionsparameter | adäquate Orts- und Kontrastauflösung |
| | vertretbares Bildrauschen |
| | fehlende Bewegungsunschärfe |
| | Kriterien:<br>• Hochkontrastobjekte: ≤ 1 mm<br>• Niedrigkontrastobjekte: 2–3 mm<br>• Differenzierung von weißer und grauer Substanz<br>• Erfassung umschriebener Dichteänderungen<br>• Nachweis feiner Verkalkungen<br>• Unterscheidung von kortikalem und spongiösem Knochen |

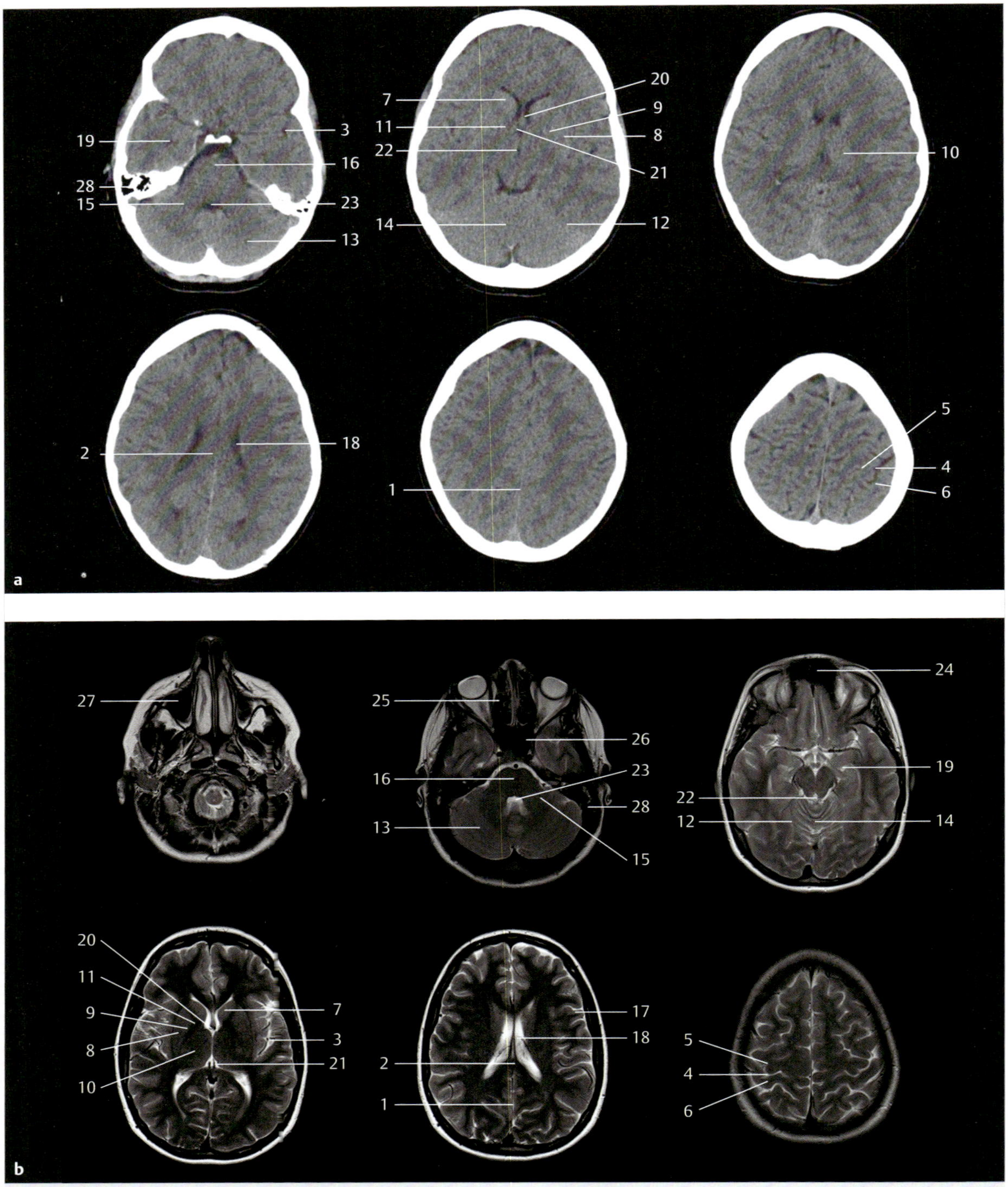


**Abb. 17.1** Transversale Rekonstruktionen des Neurokraniums.
1: Falx, 2: Corpus callosum, 3: Fissura Sylvii, 4: Sulcus centralis, 5: Gyrus praecentralis, 6: Gyrus postcentralis, 7: Nucleus caudatus, 8: Putamen, 9: Globus pallidum, 10: Thalamus, 11: Capsula interna, 12: Tentorium, 13: Kleinhirnhemisphäre, 14: Vermis cerebelli, 15: Pedunculus cerebelli, 16: Pons, 17: Meningen, 18: Seitenventrikel, 19: Temporalhorn, 20: Foramen Monroi, 21: dritter Ventrikel, 22: Aquädukt, 23: vierter Ventrikel, 24: Sinus frontalis, 25: Sinus ethmoidalis, 26: Sinus sphenoidalis, 27: Sinus maxillaris, 28: Mastoid
**a** Computertomografie.
**b** Transversale T 2-gewichtete Bilder in der Magnetresonanztomografie.

Tab. 17.2 Qualitätsanforderungen für computertomografische Untersuchungen der Wirbelsäule nach BÄK (Stand vom 23.11.2007, [437]).

| Anforderung | Kriterien |
|---|---|
| Strahlenschutz | korrekte Indikationsstellung |
| | Anpassen des Scanfeldes an die Fragestellung |
| | vollständige Untersuchungsdokumentation (z.B computed tomography dose index [CTDI] oder dose length product [DLP]) |
| charakteristische Bildmerkmale | Darstellung der gesamten Wirbel mit umgebenden paravertebralen Weichteilen |
| | Nachweis von Form und Weite des Spinalkanals mit den Recessus laterales und den Wirbelbogengelenken |
| | Abbildungen des Duralsacks mit Myelon, Cauda equina, Nervenwurzeln, der Ligamente und des epiduralen Fettgewebes |
| | nach Kontrastmittelgabe intrathekal: Differenzierung des Myelon, der Cauda equina und der Nervenwurzeln |
| korrekte Akquisitionsparameter | adäquate Orts- und Kontrastauflösung |
| | vertretbares Bildrauschen |
| | fehlende Bewegungsunschärfe |
| | Kriterien:<br>• Hochkontrastobjekte: ≤ 1 mm<br>• Niedrigkontrastobjekte: 2–3 mm<br>• Erfassung der intraspinalen Weichteilstrukturen<br>• Dichteunterschied zwischen Bandscheibengewebe und Nervenwurzeln sowie Dura<br>• Form der Bandscheibe<br>• Weite des Spinalkanals |

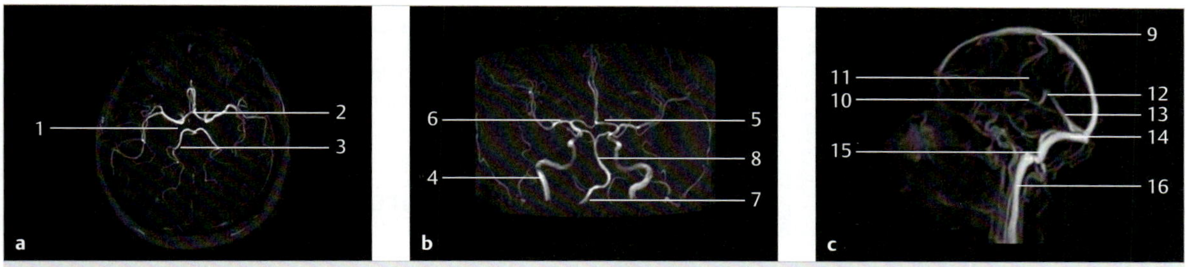


**Abb. 17.2** Maximum-Intensitäts-Projektionen der zerebralen Arterien und Venen in der MR-Angiografie.
1: A. communicans posterior, 2: A. communicans anterior, 3: A. cerebri posterior, 4: A. carotis interna, 5: A. cerebri anterior, 6: A. cerebri media, 7: A. vertebralis, 8: A. basilaris, 9: Sinus sagittalis superior, 10: V. basalis Rosenthal, 11: Sinus sagittalis inferior, 12: V. cerebri magna Galeni, 13: Sinus rectus, 14: Sinus transversus, 15: Sinus sigmoideus, 16: V. jugularis interna

**a** Transversale Projektion der arteriellen TOF-Angiografie (TOF: Time-of-Flight).

**b** Koronare Projektion der arteriellen TOF-Angiografie.

**c** Sagittale Maximum-Intensitäts-Projektionen der zerebralen Sinus und Venen in der kontrastmittelunterstützten venösen Magnetresonanztomografie-Angiografie.

Auch für die MRT des Schädels (▸ Abb. 17.2) und der Wirbelsäule (▸ Abb. 17.3) existieren dedizierte Anforderungen an die Untersuchungsdurchführung und -qualität [438].

## 17.4 Kontrastmittel

Zur Beantwortung zahlreicher Fragestellungen ist eine Untersuchungsdurchführung nach intravenöser Kontrastmittelgabe erforderlich

Viele pathologische Prozesse, wie beispielsweise Entzündungen, Tumoren oder Gewebeuntergang durch Infarzierung, gehen mit einer Störung der Blut-Hirn-Schranke einher. In diesen Arealen kommt es zur Extravasation und Akkumulation des Kontrastmittels, das in der CT oder MRT nachgewiesen werden kann.

Ferner erfordert die Gefäßdarstellung in der CT immer eine Kontrastmittelgabe. Neben der statischen *CT-Angiografie* kann auch eine dynamische sog. *CT-Perfusion* angefertigt werden. Bei dieser wird über einen Zeitraum von meist einer Minute repetitiv im Abstand von 1–2 Sekunden das vorher definierte Untersuchungsvolumen erfasst. Aus der Kontrastmitteldynamik in diesem Volumen können für die Schlaganfall- und Tumordiagnostik wichtige Parameter errechnet werden.

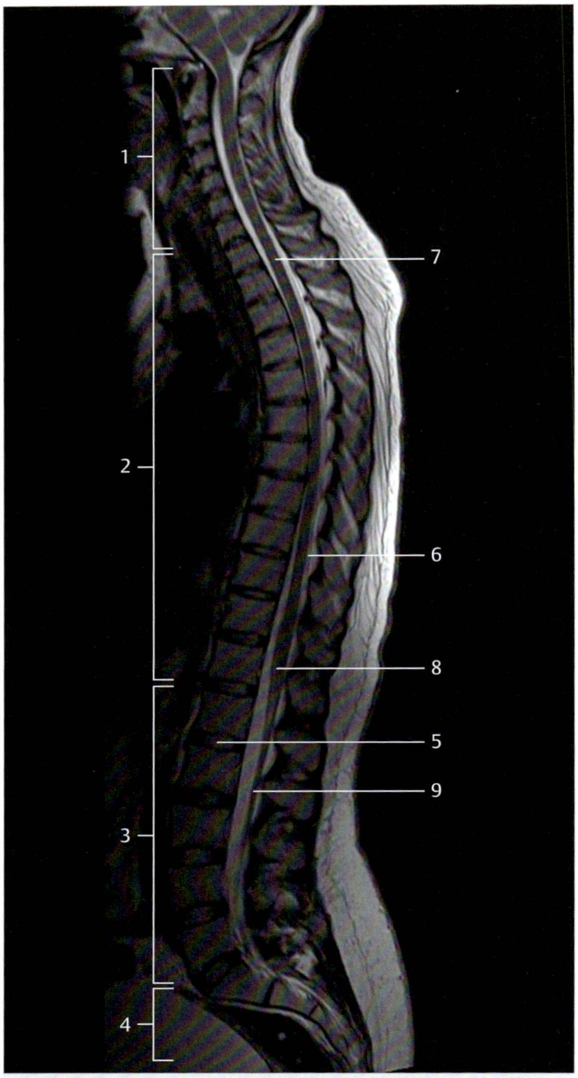


Abb. 17.3 Sagittales T2-gewichtetes Bild der Wirbelsäule in der Magnetresonanztomografie.
1: Halswirbel, 2: Brustwirbel, 3: Lendenwirbel, 4: Os sacrum, 5: Bandscheibe, 6: Spinalkanal, 7: Myelon, 8: Conus medullaris, 9: Cauda equina

Die vorgenannten Techniken sind analog auch in der *MRT* möglich. Für eine rein angiografische Darstellung existieren zudem Spezialtechniken, die eine native Darstellung der Gefäße ermöglichen, beispielsweise TOF-Angiografie (TOF: Time-of-Flight), venöse KM-Angiografie (KM: Kontrastmittel) (▶ Abb. 17.2).

Zusammenfassend ergeben sich in Abhängigkeit von der Fragestellung die in ▶ Tab. 17.3 angeführten Untersuchungstechniken.

Tab. 17.3 Kontrastierungsphasen bezogen auf den Zeitpunkt der intravenösen Kontrastmittelinjektion; jeweils für CT und MRT, sofern nicht explizit erwähnt.

| Kontrastierungsphase | Delay | Fragestellung |
|---|---|---|
| nativ | – | Blutung |
| | | frischer (<6 Stunden) Hirninfarkt (nur MRT) |
| | | subakuter (>6 Stunden) oder alter Hirninfarkt |
| | | Liquorzirkulationsstörung |
| | | verkalkende Pathologien |
| | | Frakturen |
| arteriell | ca. 15 s | arterielle Gefäßdarstellung |
| | | Hirninfarkt |
| | | Gefäßmalformation |
| venös | ca. 35 s | venöse Gefäßdarstellung |
| | | Sinusvenenthrombose |
| | | Gefäßmalformation |
| spät | >5 min | Tumor |
| | | Entzündung |
| | | Infarktalter |
| | | Gefäßmalformation |

## 17.5 Anatomie

Exemplarisch werden die anatomischen Strukturen des Neurokraniums, der hirnversorgenden Gefäße und der Wirbelsäule erläutert.

### 17.5.1 Neurokranium

Das *Großhirn* ist aus zwei spiegelbildlichen Hemisphären aufgebaut. Beide Großhirnhemisphären sind durch die Fissura longitudinalis cerebri voneinander getrennt. Über die Comissura anterior und posterior sowie das Corpus callosum sind die beiden Großhirnhemisphären miteinander verbunden (▶ Abb. 17.4).

Die Oberfläche des Großhirns ist durch Gyri und Sulci gekennzeichnet, die als Bezug zur anatomischen Gliederung in die einzelnen Lappen dienen. So trennt die Fissura Sylvii (Sulcus lateralis) den Frontal- und Parietallappen vom Temporallappen, wohingegen der Sulcus centralis den Frontal- vom Parietallappen trennt. Der Sulcus parietooccipitalis trennt den Parietal- vom Okzipitallappen. Ventral angrenzend an den Sulcus centralis befindet sich der Gyrus praecentralis, der Teil des *motorischen Kortex* ist und maßgeblich an der Willkürmotorik der kontralateralen Körperhälfte beteiligt ist. Dorsal angrenzend an den Sulcus centralis befindet sich der Gyrus postcentralis, der einen wesentlichen Teil des *sensiblen Kortex* darstellt. Der akustische Kortex ist im Temporallappen lokalisiert und umfasst unter anderem die Heschl'sche Querwindung im Gyrus temporalis superior. Die Verarbeitung visueller Informationen findet im Okzipitallappen statt,

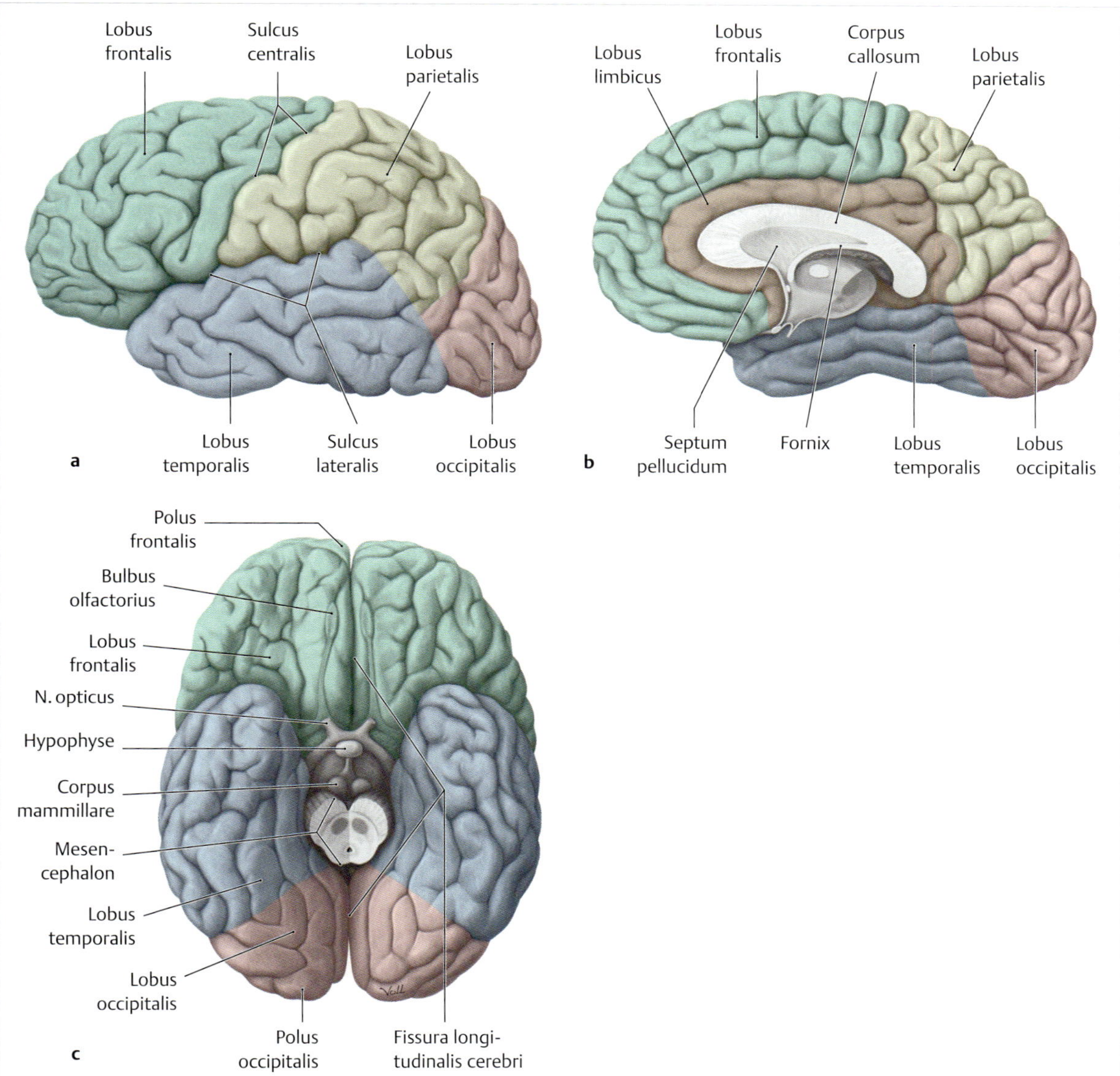


**Abb. 17.4** Gliederung der Großhirnhemisphären in Lappen (Quelle: [442]).

wobei maßgebliche Anteile des *visuellen Kortex* an den Sulcus calcarinus angrenzen.

Die *Basalganglien* sind paarig angelegte subkortikale Kerngebiete des Großhirns und funktionell miteinander verknüpft. Sie stellen einen wichtigen Bestandteil motorischer, kognitiver und limbischer Regelmechanismen dar. Zu den Basalganglien gehören Nucleus caudatus, Putamen, Globus pallidus, Substantia nigra und Nucleus subthalamicus. Der paarig angelegte Thalamus stellt eine weitere Ansammlung von Kerngebieten dar und nimmt den größten Teil des Dienzephalons ein. Funktionell moduliert der Thalamus Afferenzen zum und Efferenzen vom Großhirnkortex. Begrenzt von Thalamus und Nucleus caudatus medial sowie Pallidum und Putamen lateral liegt beidseits die Capsula interna, durch die ein Großteil der zur Großhirnrinde aufsteigenden bzw. von der Großhirnrinde absteigenden Bahnen verläuft.

Das *Kleinhirn* liegt dorsal des Hirnstamms in der hinteren Schädelgrube und ist vom Großhirn durch das Tentorium getrennt. Es besteht aus den paarigen Kleinhirnhemisphären sowie dem unpaarig in der Mittellinie lokalisierten Vermis cerebelli. Über die paarigen Pedunculi cerebelli ist das Kleinhirn mit dem Di- und Mesenzephalon sowie der Pons und der Medulla oblongata verbunden. Funktionell stehen die Gleichgewichtsorientierung und die Bewegungskoordination im Vordergrund. Der *Hirnstamm* stellt die Verbindung zwischen dem Dienzephalon und dem Myelon dar und besteht aus dem Mesenzephalon, der Pons sowie der Medulla oblongata. Durch den Hirnstamm verlaufen sämtliche auf- und absteigenden Bahnen. Zudem sind im Hirnstamm unter anderem Kerngebiete der Hirnnerven III bis XII lokalisiert.

Das Hirnparenchym wird von den Meningen umgeben. Zwischen der unmittelbar der Hirnoberfläche anliegenden Pia mater und der Arachnoidea befindet sich der liquorgefüllte Subarachnoidalraum, der die *äußeren Liquorräume* bildet. Zu den *inneren Liquorräumen* gehören die paarig angelegten Seitenventrikel und die hiervon ausgehenden Temporalhörner. Die Seitenventrikel kommunizieren über die Foramina Monroi mit dem dritten Ventrikel. Dieser steht wiederum über den Aquädukt mit dem vierten Ventrikel in Kontakt. Über die Foraminae Luschkae et Magendii steht der vierte Ventrikel wiederum mit dem perimedullären Subarachnoidalraum in Verbindung.

An das äußere Blatt der Dura mater, die ein Bestandteil der Meningen ist, grenzt die Schädelkalotte. Im Foramen magnum der Schädelkalotte liegt der Übergang von der Medulla oblongata zum Myelon, das sich in den Spinalkanal weiter fortsetzt. Zudem lassen sich im Schädelknochen die physiologisch luftgefüllten, teils paarig angelegten *Nasennebenhöhlen* (Sinus frontalis, Sinus ethmoidalis, Sinus sphenoidalis, Sinus maxillaris) sowie das paarige Mastoid abgrenzen.

## 17.5.2 Zerebrale Gefäße

### Arterien

Die arterielle Versorgung des Gehirns erfolgt über vier Arterien. In der vorderen Zirkulation ist dies die paarige A. carotis interna, in der hinteren Zirkulation handelt es sich um die paarige A. vertebralis (▶ Abb. 17.5).

▶ **A. carotis interna.** Aus der A. carotis interna gehen im intraduralen Abschnitt die A. ophthalmica, die *A. communicans posterior* als Anastomose zur A. cerebri posterior und die A. choroidea anterior ab, die neben dem Plexus choroideus auch den Hippocampus, Teile des Mittelhirns und Teile der Capsula interna mit Blut versorgt. Die A. carotis interna teilt sich auf in die A. cerebri anterior und die A. cerebri media. Die *A. cerebri anterior* unterteilt sich in die Pars praecommunicalis (A1), aus der die A. recurrens Heubneri entspringt, und die A. pericallosa, aus der im weiteren Verlauf die A. callosomarginalis abgeht, die mit kortikalen Ästen die Mantelkante bis zum Gyrus praecentralis versorgt. Die Aa. cerebri anteriores kommunizieren direkt miteinander über die *A. communicans anterior.*

Die *A. cerebri media* hat als ersten Abschnitt die Pars sphenoidalis (M1), aus der die Aa. lenticulostriatae entspringen, die die Basalganglien und die Capsula interna

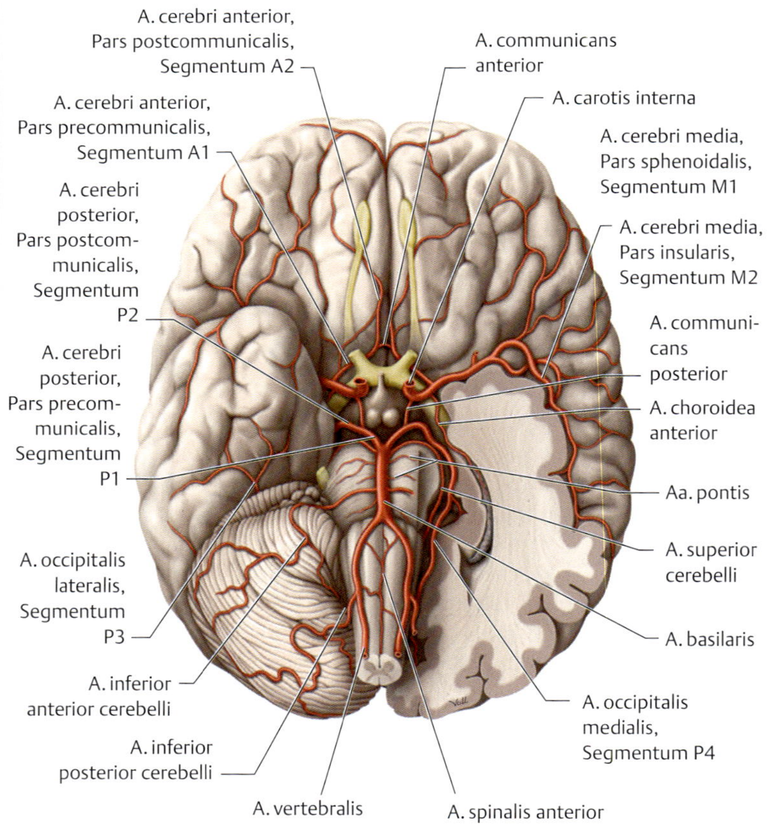


**Abb. 17.5** Oberflächlicher Verlauf der Großhirnarterien (Quelle: [442]).

arteriell versorgen. Die Pars sphenoidalis teilt sich variabel in 2 oder 3 Äste (daher Bezeichnung als Mediabifurkation oder -trifurkation) auf. Entsprechend dem anatomischen Verlauf werden die weiteren Gefäßabschnitte in die Pars insularis (M2), die Pars opercularis (M3) und die Pars terminalis (M4) unterteilt.

▸ **A. vertebralis.** Die paarige A. vertebralis unterteilt sich extrakraniell in die Pars praevertebralis (V1), die Pars transversaria (V2) und die Pars atlantica (V3). Der weitere Gefäßabschnitt, die Pars intracranialis (V4), liegt bereits intradural. Aus diesem Abschnitt der A. vertebralis gehen die A. spinalis anterior und posterior zur arteriellen Versorgung des Rückenmarks sowie die A. cerebelli inferior posterior zur Versorgung der basalen Kleinhirntonsillen ab.

Die *A. basilaris* entsteht aus dem Zusammenfluss der beiden Aa. vertebrales und verläuft in der Mittellinie ventral des Hirnstamms. Aus der A. basilaris gehen eine Vielzahl von kleinen Arterien zum Hirnstamm (Aa. pontis) sowie die paarige A. cerebelli inferior anterior und die paarige *A. cerebelli superior* zur arteriellen Versorgung der Kleinhirnhemisphären sowie zusätzlich durch die Aa. cerebelli superiores zur arteriellen Versorgung des Kleinhirnwurms und des Kleinhirnstiels ab. Die A. basilaris teilt sich im weiteren Verlauf in die paarige *A. cerebri posterior* auf. Aus dem Abschnitt vor der Mündung der A. communicans posterior (Pars praecommunicalis; P1) entspringen die Aa. thalamoperforatae und versorgen arteriell die dorsalen Anteile des Thalamus. Aus der Pars postcommunicalis (P2) gehen die Aa. choroideae posteriores medialis et lateralis ab, die neben dem Plexus choroideus auch Teile des Thalamus mit Blut versorgen und mit der A. choroidea anterior anastomosieren. In der Pars quadrigemina (P3) entspringen die kortikalen Äste zur Versorgung des Okzipitallappens und von Teilen des Parietallappens.

▸ **Circulus arteriosus Willisii.** Die basalen Hirnarterien bilden durch Anastomosen über die A. communicans anterior und die paarigen Aa. communicantes posteriores einen Gefäßring, den Circulus arteriosus Willisii. Dieser ist variabel ausgebildet und dient der Kollateralisierung des Gehirns bei Verschluss einer oder mehrerer zuführender Arterien. Er kann jedoch auch nur teilweise angelegt sein, sodass nicht immer sicher davon ausgegangen werden kann, dass bei einem Verschluss einer oder mehrere der vier zuführenden Arterien eine ausreichende Kollateralisierung vorhanden ist.

## Venen

Die venöse Drainage des Zerebrums erfolgt über ein oberflächliches und ein tiefes Venensystem sowie die klappenlosen Sinus durae matris, die durch die beiden Blätter der Dura mater gebildet werden (▸ Abb. 17.6).

Das *oberflächliche Venensystem* besteht aus pialen Venen, die in den Sinus sagittalis superior drainieren. Zum

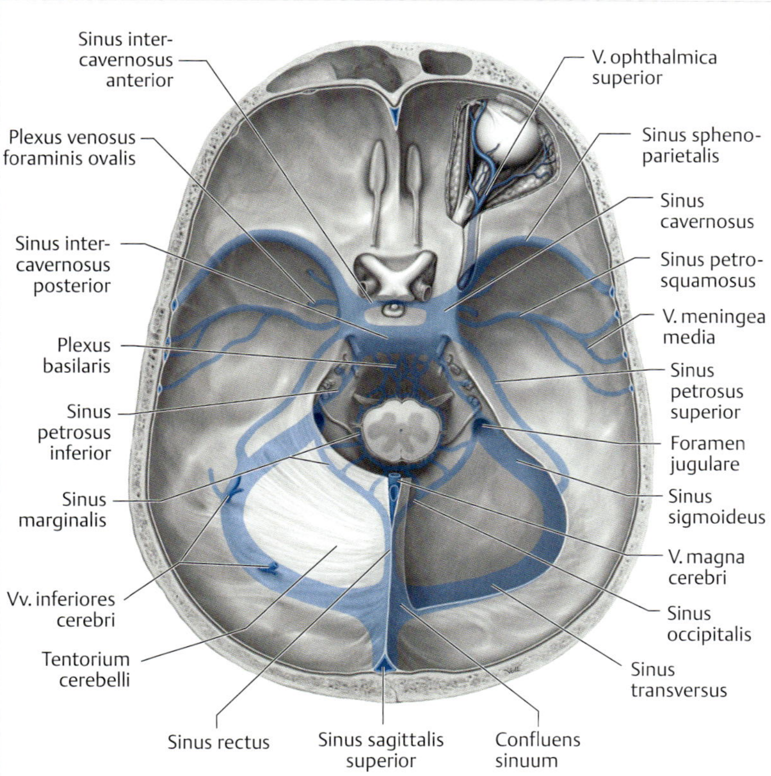


**Abb. 17.6** Sinus durae matris an der Schädelbasis (Quelle: [442]).

*tiefen Venensystem* gehören die paarige V. cerebri interna und die paarige V. basalis Rosenthal, die vorwiegend die Basalganglien und die Thalami venös drainieren. Sie münden in die unpaarige V. cerebri magna Galeni.

Im Weiteren wird das venöse Blut über den Sinus rectus, in den noch der Sinus sagittalis inferior mündet, am Confluens sinuum in den paarigen Sinus transversus geleitet. Am Confluens sinuum mündet zudem der Sinus sagittalis superior. Der Sinus transversus mündet beidseits in den Sinus sigmoideus und weiter in die V. jugularis interna. Die Sella turcica umgebend, besteht ein netzartiges venöses Drainagegeflecht, der Sinus cavernosus. In diesen drainiert unter anderem venöses Blut aus der Hypophyse. Durch den Sinus cavernosus bzw. an seiner duralen Begrenzung angeheftet, verlaufen beidseits die A. carotis interna sowie die Hirnnerven III, IV und VI. Der Sinus cavernosus drainiert venöses Blut über den paarigen Sinus petrosus superior zum Sinus sigmoideus sowie über den paarigen Sinus petrosus inferior zum Bulbus venae jugularis. Zwischen intra- und extrakraniellen Venen bestehen Anastomosen vom Sinus sagittalis superior über die Vv. emissariae zu den Vv. diploae in der Galea.

### 17.5.3 Wirbelsäule

Die Wirbelsäule ist aus 7 *Halswirbeln*, 12 *Brustwirbeln* sowie 5 *Lendenwirbeln* aufgebaut. Kaudal schließen sich das *Os sacrum* und das *Os coccygis* an. Zwischen den Wirbelkörper-Grundplatten und -Deckplatten sind die *Bandscheiben* lokalisiert. Diese bestehen zentral aus einem gallertartigen Kern, dem Nucleus pulposus, und werden von einem fibrösen Ring, dem Annulus fibrosus, umgeben. Die Wirbel selbst sind über Bandapparate miteinander verbunden. Durch die Verbindung von Wirbeln, Bandscheiben und Bandapparat ist eine Beweglichkeit von Hals-, Brust- und Lendenwirbelsäule gegeben.

Die Wirbelkörper bilden gemeinsam mit den Wirbelbögen den *Spinalkanal*, der bis in das Os sacrum reicht und in den sich die das Gehirn umgebenden Meningen schlauchartig bis in die Spinalkanalspitze fortsetzen.

Innerhalb der Meningen befindet sich der spinale Subarachnoidalraum, in dem das *Myelon* liegt, das beim Erwachsenen physiologisch auf Höhe des 1.–2. Lendenwirbelkörpers mit dem Conus medullaris endet. Die nachfolgend anschließende Cauda equina beinhaltet lumbale und sakrale Nervenwurzeln.

In jedem Wirbelkörpersegment sowie den Sakralsegmenten tritt jeweils paarig eine *Nervenwurzel* durch die beidseitigen Neuroforamina, die durch die angrenzenden Wirbel gebildet werden, aus. Dabei bestehen paarig 8 zervikale (C 1–C 8), 12 thorakale (Th 1–Th 12), 5 lumbale (L 1–L 5) und 5 sakrale (S 1–S 5) Nervenwurzeln. Das Myelon ist ein gering ovalärer Strang, der in der transversalen Ansicht zentral schmetterlingsförmig konfiguriert aus grauer Substanz besteht. Die graue Substanz umgebend, findet sich weiße Substanz. An der grauen Substanz werden das paarige Vorder- und Hinterhorn sowie die Verbindung der Anteile der grauen Substanz, die Comissura grisea, unterschieden. Zentral in der Comissura grisea liegt der mit dem Liquorraumsystem in Kontakt stehende Canalis centralis. In den anterioren Anteilen des Myelons besteht eine umschriebene Einstülpung, die Fissura mediana anterior.

Das Myelon ist von der Pia mater umgeben und von der Arachnoidea (spinalis) durch den Liquor cerebrospinalis getrennt; die äußere Schicht bildet die Dura mater. Außerhalb des Duralsacks füllen epidurales Fettgewebe und der epidurale Venenplexus den Spinalkanal auf, der zum Knochen durch das Periost begrenzt ist. Anheftungen der Dura mater an die knöchernen Strukturen bestehen am Foramen magnum und am Os sacrum.

Die *arterielle Blutversorgung* des Myelons erfolgt über die unpaarige A. spinalis anterior sowie die paarig angelegte A. spinalis posterior. Zudem erfolgen arterielle Zuflüsse zu den Aa. spinales anteriores et posteriores zur arteriellen Versorgung des Myelons aus den Aa. radiculares. In aller Regel besteht ein dominierender Zufluss der A. spinalis anterior aus der A. radicularis magna (A. Adamkiewicz), die üblicherweise in Höhe der Segmente Th 9–Th 12 lokalisiert ist.

Die *venöse Drainage* erfolgt über ein perimedulläres Venengeflecht, das aus den Vv. spinales anteriores und posteriores gebildet wird und im Weiteren unter anderem zum Plexus venosus vertebralis internus drainiert.

## Literatur


[437] **Bundesärztekammer** (BÄK). Leitlinie der Bundesärztekammer zur Qualitätssicherung in der Computertomographie. Stand 23.11.2007

[438] **Bundesärztekammer** (BÄK). Leitlinie der Bundesärztekammer zur Qualitätssicherung der Magnet-Resonanz-Tomographie. Stand 29.09.2000

[439] **Harnsberger** HR, Osborn AG, Ross J, MacDonald A. Diagnostic and surgical Imaging Anatomy: Brain, Head and Neck, Spine. Philadelphia: Lippincott Williams & Wilkins; 2006

[440] **Kretschmann** HJ, Weinrich W. Klinische Neuroanatomie und kraniale Bilddiagnostik. Atlas der Magnetresonanztomografie und Computertomografie. Stuttgart: Thieme; 2007

[441] **Schünke** M, Schulte E, Schumacher U, Ross LM, Lamperti ED. Thieme Atlas of Anatomy: Head and Neuroanatomy. Latin Nomenclature. New York: Thieme; 2010

[442] **Schünke** M, Schulte E, Schumacher U. Prometheus LernAtlas der Anatomie: Kopf, Hals und Neuroanatomie. Stuttgart: Thieme; 2012

# 18 Befundsystematik und Urteilsfindung

*S. Kloska*

## 18.1 Einleitung

Die Befundung einer Untersuchung des zentralen Nervensystems umfasst – wie bei Untersuchungen anderer Körperregionen auch – sowohl die grundsätzliche Beurteilung anatomischer Strukturen des untersuchten Organsystems als auch die spezifische Beantwortung der klinischen Fragestellung, die die Indikation zu der Untersuchung dargestellt. Wie bei anderen Organsystemen auch sind zudem spezifische Untersuchungsaspekte wie etwa die Verwendung von Kontrastmittel, die vorliegenden Rekonstruktionsfenster in der Computertomografie oder die angewendeten Sequenzen in der Magnetresonanztomografie bei der Beurteilung zu berücksichtigen.

Grundsätzlich sollte in einem ersten Befundungsschritt die systematische Erfassung und Beurteilung verschiedener anatomischer Strukturen erfolgen. Diese sollen hinsichtlich der Abweichung von der normalen Anatomie beurteilt werden. In einem zweiten Befundungsschritt sollte nochmals gezielt die Untersuchung im Hinblick auf die klinische Fragestellung begutachtet werden.

## 18.2 Kopf

> **Merke** (M!)
>
> Die Beurteilung einer Schnittbilduntersuchung des Kopfes beinhaltet die standardisierte Bildanalyse von Neuro- und Viszerokranium.

► **Neurokranium.** Am Neurokranium wird initial die *Symmetrie der Weichteilstrukturen* beurteilt, um Asymmetrien, beispielsweise durch anlagebedingte Störungen oder raumfordernde Prozesse, zu erfassen.

In einem weiteren Schritt wird das *Hirnparenchym* auf die seitensymmetrische Abgrenzbarkeit verschiedener anatomischer Strukturen, beispielsweise von Kortex, Marklager, Basalganglien und Thalami, untersucht. Zudem wird das Hirnparenchym hinsichtlich fokaler oder generalisierter pathologischer Dichte- bzw. Signalalterationen beurteilt.

Angrenzend an das Hirnparenchym befinden sich die inneren und äußeren Liquorräume. Die Weite des *Liquorsystems* wird bezüglich einer umschriebenen oder generalisierten Verschmälerung oder Erweiterung sowie einer pathologischen Dichte- bzw. Signaländerung beurteilt.

Das Neurokranium umgebend und unmittelbar an die Tabula interna an die Schädelkalotte angrenzend, befinden sich die *Meningen*. Sie werden hinsichtlich einer fokalen oder generalisierten Verdickung bzw. Dichte- bzw. Signaländerungen untersucht.

► **Viszerokranium.** Das Viszerokranium und die Schädelkalotte werden ebenfalls hinsichtlich Dichte- bzw. Signalauffälligkeiten sowie raumnehmender oder raumgebender Läsionen beurteilt. Am Schädelknochen werden zudem die üblicherweise luftgefüllten Räume (Nasennebenhöhlen, Mastoidzellen, Mittelohr) – sofern abgebildet – erfasst.

► **Kontrastmittel.** Bei Bildern nach Kontrastmittelgabe wird beurteilt, ob eine pathologische parenchymale oder meningeale Kontrastmittelanreicherung besteht. Sofern eine dedizierte Gefäßdarstellung durchgeführt wurde, werden die dargestellten zerebralen Gefäße in Bezug auf relevante Stenosen oder Verschlüsse, anderweitige Gefäßmalformationen oder Anlagevarianten beurteilt. Ist keine direkte Gefäßdarstellung erfolgt, können zumindest orientierend auf den Parenchymbildern die Arterien und Venen hinsichtlich auffälliger Dichte- bzw. Signalalterationen sowie auffälliger Gefäßdarstellungen evaluiert werden.

## 18.3 Wirbelsäule

> **Merke** (M!)
>
> Die Beurteilung einer Schnittbilduntersuchung der Wirbelsäule beinhaltet die standardisierte Bildanalyse sowohl von den Anteilen des Bewegungsapparates als auch von den spinalen Strukturen des zentralen Nervensystems.

► **Bewegungsapparat.** Bei den Anteilen des Bewegungsapparates stehen an der Wirbelsäule die Wirbel und Bandscheiben sowie die Bandstrukturen im Vordergrund. Neben der Vollständigkeit der Wirbelanzahl und der regelrechten Anlage wird insbesondere das Signalverhalten der *Wirbelkörper* hinsichtlich fokaler Läsionen oder generalisierter Signalveränderungen, z. B. im Rahmen einer myeloproliferativen Erkrankung, beurteilt. Bei den *Bandscheiben* werden das Signalverhalten und die Weite des Zwischenwirbelraums begutachtet sowie mögliche Signalveränderungen der angrenzenden Wirbelkörper-Grundplatte und -Deckplatte erfasst.

► **ZNS.** Der Spinalkanal wird auf Einengungen durch diskogene, ossäre oder tumoröse Veränderungen beschrieben, zudem werden Signalveränderungen des Subarachnoidalraums und des Myelons bzw. der Cauda equina analysiert. Weiterhin werden die Abgänge der Nervenwurzeln hinsichtlich intra- oder extraforaminaler Einengungen und Nervenwurzelkompressionen beurteilt.

In Bildern nach intravenöser *Kontrastmittelgabe* wird festgestellt, ob eine pathologische Anreicherung der Meningen oder des Myelons sowie der Strukturen des spinalen Bewegungsapparates besteht.

## 18.4 Radiologischer Befundbericht

Der radiologische Befundbericht sollte nach formalen Kriterien strukturiert aufgebaut sein:

Die *klinischen Angaben* stellen in Verbindung mit der Fragestellung die *rechtfertigende Indikation* für die Durchführung der Untersuchung dar. Dies ist in besonderer Weise bei der Anwendung ionisierender Strahlen (Computertomografie, digitale Subtraktionsangiografie) oder einer Kontrastmittelapplikation im juristischen Sinne von Bedeutung. Angaben zur Technik geben Aufschluss über die etwaige Verwendung von Kontrastmittel oder spezifische Untersuchungstechniken (z. B. Sequenzwahl in der Magnetresonanztomografie).

Die *Befunddeskription* beschreibt das grundlegende Erscheinungsbild des untersuchten Abschnitts des zentralen Nervensystems und legt bei pathologischen Befunden detailliert Lokalisation (intraaxial, extraaxial, duraständig; sub-, epidural, subarachnoidal), Größe und Verhalten der Läsion gegenüber den umgebenden Gewebestrukturen (verdrängend, infiltrierend, raumgebend) dar. Zudem werden das Dichte- bzw. Signalverhalten der Läsion gegenüber dem normalen Gewebe beschrieben (hypo-, iso- oder hyperdens in der Computertomografie bzw. hypo-, iso- oder hyperintens in der Magnetresonanztomografie) sowie gegebenenfalls die Intensität und das Muster des Kontrastmittelverhaltens (homogen, inhomogen, randständig) erläutert.

Aus diesen Kriterien wird die beschriebene Pathologie des zentralen Nervensystems in der *Beurteilung* des Befundberichts ätiologisch eingeordnet, und eine auf der Bildgebung basierende Diagnose bzw. die möglichen Diagnosen werden ihrer Wahrscheinlichkeit nach genannt. Es sollen stets – sofern verfügbar – weitere klinische Informationen (Klinik, Laborparameter, andere Untersuchungsmodalitäten) für die Beurteilung berücksichtigt werden, um die möglichen bildmorphologischen Differenzialdiagnosen weiter einzugrenzen.

## Literatur

[443] **Breitenseher** M, Hrsg. MR-Trainer Wirbelsäule. Stuttgart: Thieme; 2003

[444] **Hosten** N, Liebig T. CT von Kopf und Wirbelsäule. Stuttgart: Thieme; 2011

[445] **Möller** TB, Reif E. CT- und MRT-Normalbefunde. Stuttgart: Thieme; 1998

[446] **Uhlenbrick** D, Forsting M. MRT und MRA des Kopfes: Indikationsstellung; Wahl der Untersuchungsparameter; Befundinterpretation. Stuttgart: Thieme; 2011

# 19 Krankheitsentitäten

## 19.1 Hirnödem

*A. Kemmling, H. Freise*

### 19.1.1 Ätiologie und klinische Symptomatik

Der Monro-Kelli-Doktrin entsprechend, ist das Gesamtvolumen des Schädelinhaltes, bestehend aus den Komponenten Hirnparenchym (80–85 Vol%), Liquor (7–10 %) und zerebralem Blutvolumen (5–8 Vol%), konstant. Jede Volumenzunahme einer der drei Komponenten geht infolge der Begrenzung durch die Schädelkalotte auf Kosten der anderen beiden Komponenten [451]. Bei erhaltenen Kompensationsmechanismen führt die Volumenzunahme einer Komponente zunächst nicht zu einem Hirndruckanstieg (ICP); sind die Kompensationsmechanismen jedoch erschöpft, kommt es zu einer Dekompensation der intrakraniellen Compliance mit einem steilen Druckanstieg [451].

> **M!**
> **Merke**
> Das Hirnödem ist eine typische Ursache einer intrakraniellen Druckerhöhung.

Als pathologische Zunahme des zerebralen Wassergehaltes entsteht das Hirnödem bei nahezu jeder Form der Hirnverletzung ([452], [461]). Ätiologisch werden drei Formen unterschieden:

- extrazelluläres Hirnödem
- zytotoxisches (zelluläres) Hirnödem
- kombiniertes Hirnödem

► **Extrazelluläres Hirnödem.** Unabhängig von der Ätiologie (vasogen bzw. onkotisch oder hydrostatisch) zeichnet sich das extrazelluläre Hirnödem durch eine Zunahme des extraglialen parenchymatösen Flüssigkeitsgehaltes aus [452].

Unter physiologischen Bedingungen reguliert die Blut-Hirn-Schranke den Substrat- und Wassereinstrom aus dem Gefäßsystem in das Gehirn. Tight Junctions zwischen kapillären Endothelzellen verhindern eine Diffusion von Ionen und größeren Molekülen und sind nur für Wasser permeabel. Einflussfaktoren auf den Austausch von Flüssigkeiten zwischen Intravasalraum und Gehirn sind nur der hydrostatische Druck und osmotische Gradienten.

Beim *vasogenen* oder *onkotischen Hirnödem* führt eine Störung der Blut-Hirn-Schranke – ausgelöst durch Entzündungsmediatoren – durch Hirntumoren, Traumata, Entzündungen, Blutungen und Hirnischämien zu einer Dysfunktion der Tight Junctions mit konsekutiver Akkumulation von Plasmaproteinen, Wasser und Ionen im Extrazellularraum.

Das *hydrostatische Hirnödem* entsteht infolge von Ultrafiltrationsmechanismen bei einer hypertensiven Entgleisung oder Sinusvenenthrombose infolge einer intravasalen Drucksteigerung.

Auch eine Erhöhung des Liquordrucks, beispielsweise bei einem Hydrocephalus occlusus, führt zur Entstehung eines hydrostatischen, in diesem Falle periventrikulär betonten hydrostatischen Ödems [452].

► **Zytotoxisches Hirnödem.** Diese Form des Hirnödems beruht auf einer osmotisch bedingten Schwellung von Gliazellen und Neuronen [452]. Als Ursache kommen ein erhöhter intrazellulärer osmotischer Druck durch die Blockade physiologischer Transportproteine infolge von Hypoxie, ein osmotisches Ungleichgewicht infolge einer Ketoazidose oder Hämodialyse sowie extrazelluläre Hypoosmolalität beim Syndrom der inadäquaten ADH-Sekretion (SIADH) oder Wasserintoxikation infrage [452]. Die Integrität der Blut-Hirn-Schranke ist erhalten.

► **Kombiniertes Hirnödem.** Häufig kommt es im Verlauf einer Erkrankung zu Mischformen des Hirnödems ([452], [461]).

> **M!**
> **Merke**
> Die Symptomatik des Hirnödems reicht infolge der unterschiedlichen Genese, Lokalisation und Ausdehnung (lokal, generalisiert) von leichten Kopfschmerzen, Übelkeit und fokalen Defiziten bis hin zu tiefer Bewusstlosigkeit und Zeichen der Einklemmung mit Bradykardie und Hypertension.

Störungen der Homöostase des Elektrolyt- und Glukosehaushalts sind häufig. In der ophthalmologischen Untersuchung fallen bilaterale Papillenödeme bis hin zu retinalen Blutungen auf.

### 19.1.2 Untersuchungsstrategie

> **M!**
> **Merke**
> In der Detektion eines Hirnödems ist die *MRT* der CT überlegen und kann darüber hinaus zwischen unterschiedlichen Ödemformen differenzieren.

Schwerwiegende Folgen einer ödematösen Hirnschwellung, beispielsweise eine falzine oder tentorielle Hernierung, können jedoch mit beiden Modalitäten erkannt werden, sodass unter dieser Fragestellung bei kürzerer Untersuchungsdauer und mancherorts besserer Verfügbarkeit auch eine *CT-Untersuchung* indiziert ist.

## 19.1.3 Typische Befunde

► **CT-Befunde.** Computertomografisch bedingt der vermehrte Gehalt an Wassermolekülen im Hirnparenchym eine Minderung der Röntgendichte. Reines Wasser hat definitionsgemäß eine Röntgendichte von 0 Hounsfield-Einheiten (HE). Die Dichte normalen Hirnparenchyms beträgt ca. 30 HE und nähert sich bei zunehmendem Wassergehalt dem theoretischem Minimum von 0 HE an (ca. 1,5 HE-Abfall pro Prozent zusätzlichen Wasseranteils im Volumen) ([449], [450]). Diese *Dichteminderung* ist im CT detektierbar; z. B. als Folge eines ischämischen Infarktes oder eines Traumas (irreversibel) oder im Rahmen eines hirneigenen Tumors oder toxischen metabolischen Ödems (potenziell reversibel) ([454], [456]).

► **MRT-Befunde.** Die MRT erlaubt vorzugsweise in FLAIR-oder T2-gewichteten Sequenzen eine im Vergleich zur CT deutlich sensitivere Darstellung eines Hirnödems ([453], [457], [458]), das in beiden Sequenzen hyperintens zum umgebenden Parenchym zur Darstellung kommt. Zusätzlich ist eine Differenzierung zwischen vasogenem und zytotoxischem Ödem möglich.

> M!
>
> **Merke**
>
> In der Diffusionswichtung (DWI) entspricht ein verminderter ADC-Wert (ADC: Apparent Diffusion Coefficient) der zellulären zytotoxischen Schwellung, typischerweise bei akuter Ischämie.

Mit beiden Modalitäten kann als Folge der Parenchymschwellung eine kompensatorische *Volumenabnahme der Sulci* abgrenzbar werden. Bei unilateraler Pathologie ist diese im Seitenvergleich gut zu erkennen. Die Detektion eines generalisierten Hirnödems setzt jedoch die Kenntnis der normalen Sulcusweite (entweder durch Voraufnahmen oder erfahrungsbedingte Engrammbildung) voraus. Aufgrund der Rigidität des Tentoriums muss ein supratentorielles Ödem nicht zu einem infratentoriellem Ödem führen und umgekehrt; Gleiches gilt für supratentoriell links respektive rechts lokalisierte Ödeme im Hinblick auf die Falx cerebri. Eine Auslenkung der Falx cerebri zur Gegenseite wird als Mittellinienverlagerung bezeichnet und lässt sich – gemessen als Abweichung von der normalen Mittellinie – als Maß für die raumfordernde Wirkung verwenden (► Abb. 19.1, ► Abb. 19.2).

► **Herniationen.** Bei einer weiteren Zunahme des Ödems kann es zu Herniationen an fixierten Strukturen kommen.

Die Verlagerung von Anteilen des Frontallappens (Gyrus cinguli) an der Falx cerebri wird als *subfalzine Herniation* bezeichnet. Es droht eine mechanisch bedingte Okklusion der angrenzenden Gefäße (A. cerebri anterior) mit der Gefahr einer Ischämie. Die resultierende Frontalhirn-Symptomatik ist oft schwer zu fassen.

Als *unkale Herniation* (syn: deszendierende tentorielle Herniation) wird die Verlagerung des medialen Temporallappens durch das Tentorium nach infratentoriell bezeichnet. Frühe Symptome sind eine ipsilaterale Mydriasis mit fehlender Lichtreagibilität und folgend eingeschränkter Augenmotilität mit fixiertem Blick nach laterokaudal durch eine Schädigung des Hirnnervs III und der umgebenden parasympathischen Fasern. Im Verlauf droht durch Kompression der ipsilateralen A. cerebri posterior ein okzipitaler Infarkt mit konsekutiver kontralateraler homonymer Hemianopsie. Eine weiterer Druckanstieg führt über eine Distorsion des Hirnstamm zu sog. *„Duret-Blutungen"* aus pontinen Ästen der A. basilaris, die typischerweise linear konfiguriert sind; die klinische Symptomatik entspricht zu diesem Zeitpunkt bereits einer Dezerebration. Die folgende Kompression von Mesenzephalon und Pons ist meist fatal.

Die *tonsilläre Herniation* (syn: deszendierende zerebelläre Herniation) ist durch eine Verlagerung der Kleinhirntonsillen in das Foramen magnum gekennzeichnet. Die Kompromittierung der Liquordrainage nach spinal kann den Hirndruck noch weiter steigern. Durch Kompression des Hirnstamms werden atem- und kreislaufregulatorische Zentren mit potenziell letalem Ausgang affektiert.

## 19.1.4 Therapeutisches Vorgehen

Die Therapie des Ödems zielt auf die Optimierung der Kompensationsmechanismen und eine Rückverteilung des Wassers nach intravaskulär ab.

> M!
>
> **Merke**
>
> Die Erhöhung der Plasmaosmolarität durch hypertone NaCl-Lösung oder Mannitol, die Sicherung einer Normokapnie, gegebenenfalls durch eine kontrollierte Ventilation, ein optimierter venöser Abstrom sowie die Ableitung von Liquor sind wesentliche Therapiebestandteile.

Die Zufuhr hypoosmolarer Lösungen („freies Wasser") ist strikt zu vermeiden. Entscheidend sind weiterhin die Sicherung eines ausreichenden Perfusionsdrucks, die Begrenzung des metabolischen Bedarfs durch Sedierung und Normothermie sowie die Sicherung der Normoglykämie.

Die *dekompressive Kraniektomie* ist eine chirurgische Therapieoption, die insbesondere bei großen raumfordernden Mediainfarkten, teils auch bei traumatischen Schädigungen [459], als prognoseverbessernd eingeschätzt wird ([455], [460]).

Zahlreiche Therapieansätze, die die Wirkung von Aquaporinen, Kininen oder Matrixmetalloproteinasen modulieren, befinden sich noch in der präklinischen Entwicklung [448].

Das fokale vasogene peritumorale Ödem ist einer symptomatischen Therapie mit *Glukokortikoiden* (z. B. Dexamethason) gut zugänglich und verbessert Schmerzen und fokale Symptomatik innerhalb weniger Stunden [447].

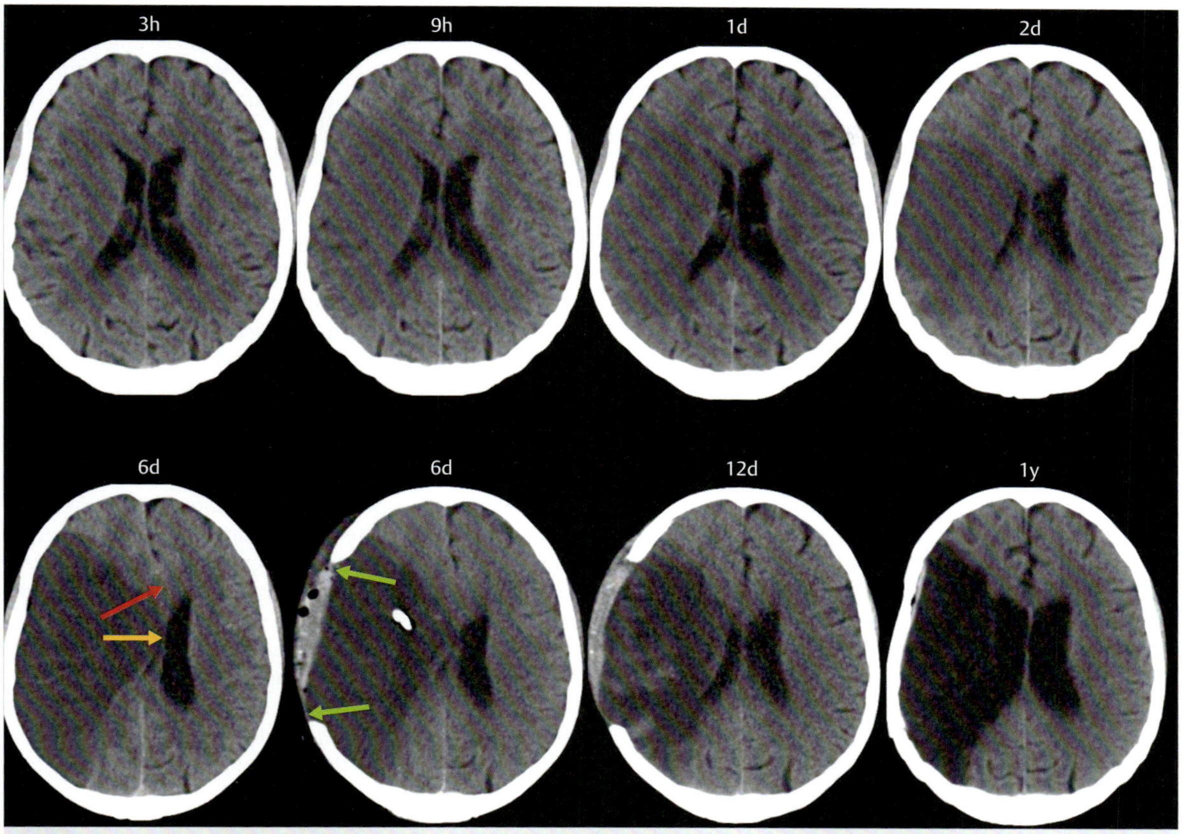


**Abb. 19.1** Progrediente Dichteminderung durch Wassereinstrom und Schwellung bei irreversiblem vasogenem Ödem durch einen ausgedehnten Mediainfarkt rechts. Am 6. Tag lebensbedrohliche Raumverhältnisse durch das Ödem mit Mittellinienverlagerung (gelber Pfeil) und falziner Herniation (roter Pfeil). Dekompressive Kraniektomie (grüne Pfeile) zur Druckentlastung mit Normalisierung der Raumverhältnisse am 12. Tag. Zwischenzeitliche Kalottendeckel-Reimplantation; nach einem Jahr ausgedehntes Infarktresiduum (h: Stunden, d: Tage, y: Jahre).

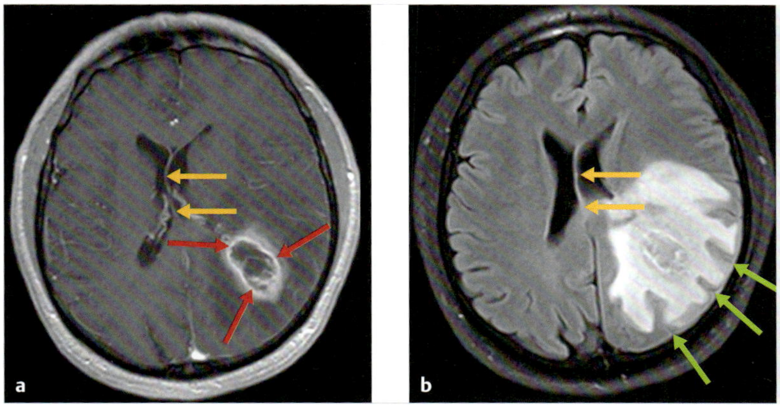


**Abb. 19.2** Tumorbedingtes Ödem am Beispiel eines Glioblastoms.
- **a** T1 nach Kontrastmittelgabe: hypointenses Ödem; Glioblastom mit Kontrastmittelaufnahme als Zeichen der Blut-Hirn-Schranken-Störung (rote Pfeile).
- **b** TIRM: hyperintenses Ödem; verstrichene Sulcuszeichnung (grüne Pfeile) und Mittellinienverlagerung (gelben Pfeile) als Zeichen des raumfordernden Effektes.

## Literatur

[447] **Bebawy** JF. Perioperative steroids for peritumoral intracranial edema: a review of mechanisms, efficacy, and side effects. J Neurosurg Anesthesiol 2012; 24: 173–177

[448] **Donkin** JJ, Vink R. Mechanisms of cerebral edema in traumatic brain injury: therapeutic developments. Curr Opin Neurol 2010; 23: 293–299

[449] **Dzialowski** I, Weber J, Doerfler A et al. Brain tissue water uptake after middle cerebral artery occlusion assessed with CT. J Neuroimaging 2004; 14: 42–48

[450] **Dzialowski** I, Klotz E, Goericke S et al. Ischemic brain tissue water content: ct monitoring during middle cerebral artery occlusion and reperfusion in rats. Radiology 2007; 243: 720–726

[451] **Herzer** G, Trimmel H. Neuroanästhesie Grundlagen der perioperativen Betreuung. Anaesthesist 2010; 59: 371–384

[452] **Iencean** SM. Brain edema – a new classification. Medical Hypothesis 2003; 61: 106–109
[453] **Kucinski** T. Correlation of apparent diffusion coefficient and computed tomography density in acute ischemic stroke. Stroke 2002; 33:1786–1791
[454] **von Kummer** R, Bourquain H, Bastianello S et al. Early prediction of irreversible brain damage after ischemic stroke at CT. Radiology 2001; 219: 95–100
[455] **Leitlinien für Diagnostik und Therapie in der Neurologie**. Stuttgart: Thieme; 2008 (http://www.awmf.org/leitlinien/detail/ll/030-105.html)
[456] **Li** Y, Gor D, Walicki D et al. Spectrum and potential pathogenesis of reversible posterior leukoencephalopathy syndrome. J Stroke Cerebrovasc Dis 2012; 21: 873–882
[457] **Loubinoux** I, Volk A, Borredon J et al. Spreading of vasogenic edema and cytotoxic edema assessed by quantitative diffusion and T2 magnetic resonance imaging. Stroke 1997; 28: 419–427
[458] **Matsumoto** K, Lo EH, Pierce AR et al. Role of vasogenic edema and tissue cavitation in ischemic evolution on diffusion-weighted imaging: comparison with multiparameter MR and immunohistochemistry. Am J Neuroradiol 1995; 16: 1107–1115
[459] **Timofeev** I, Hutchinson PJ. Outcome after surgical decompression of severe traumatic brain injury. Injury 2006; 37: 1125–1132
[460] **Vahedi** K, Hofmeijer J, Juettler E et al. Early decompressive surgery in malignant infarction of the middle cerebral artery: a pooled analysis of three randomised controlled trials. The Lancet Neurology 2007; 6: 215–222
[461] **Van Aken** H, Reinhart K, Zimpfer M, Welte T. Intensivmedizin. 2. Aufl. Stuttgart: Thieme; 2007

IV

# 19.2 Zerebrovaskuläre Erkrankungen

*A. Kemmling, H. Freise*

## 19.2.1 Ischämischer Schlaganfall

### Ätiologie und klinische Symptomatik

**Definition**

Ein ischämischer Schlaganfall (Synonym: Insult, engl. Stroke) ist definiert durch ein akutes fokal neurologisches Defizit hervorgerufen durch eine umschriebene Durchblutungsstörung des Gehirns.

Das morphologische Korrelat des Insults, die Hirnparenchymnekrose, wird als *Hirninfarkt* bezeichnet [470].

Die *Inzidenz* des ischämischen Schlaganfalls steigt mit zunehmendem Lebensalter und beträgt 160–240 pro 100 000 Einwohner pro Jahr. Der ischämische Schlaganfall ist die dritthäufigste Ursache für Todesfälle und dauerhafte Behinderungen in Deutschland. In kaum einer anderen Krankheitsentität ist der Therapieerfolg so eng an eine algorithmisierte interdisziplinäre Zusammenarbeit in der prä- und innerklinischen Versorgung gebunden [470].

Die *Klinik* des ischämischen Schlaganfalls ist abhängig vom betroffenen Hirnareal und reicht von einer flüchtigen und milden Symptomatik mit diskreten sensorischen, motorischen oder koordinativen Störungen bis hin zu schweren initialen Bewusstseinsstörungen und einem frühen Versterben. Ätiologisch kommen thrombembolische, mikroangiopathische und hämodynamische Ursachen infrage. Die klassische Differenzierung zwischen einer transitorisch-ischämischen Attacke (TIA) mit einer kompletten Symptomrückbildung innerhalb von 24 Stunden und einem irreversiblen ischämischen Schlaganfall wurde verlassen. Insbesondere das mit 15 % deutlich erhöhte Risiko eines manifesten ischämischen Schlaganfalls in den ersten 2 Wochen nach TIA erfordert eine identische initiale Diagnostik und Sekundärprophylaxe [470].

Die weit überwiegende Mehrzahl der Patienten weist zwar pathologische Veränderung eines oder mehrerer homöostatischer Systeme – wie Blutdruck, Elektrolythaushalt, Glukosestoffwechsel oder Respiration – auf, ist aber nicht akut vital gefährdet. Entsprechend ist die initiale anästhesiologische Beteiligung vor allem auf Patienten mit höhergradig eingeschränkter Vigilanz, schweren respiratorischen Störungen oder der Notwendigkeit zu spezieller Diagnostik und Interventionen fokussiert. Innerhalb des Zeitfensters der rekanalisierenden Therapie ist die anästhesiologische Therapie besonders auf den Aspekt der Ablaufoptimierung auszurichten, um eine rasche Versorgung zu ermöglichen.

Der Zeitabstand zwischen ersten klinischen Symptomen und dem Beginn der adäquaten Behandlung entscheidet über das Ausmaß eventueller funktioneller Defizite des Patienten. Daraus wurde das sog. *„Time-is-Brain"-Konzept* entwickelt, in dem die Einhaltung folgender Zeitangaben gefordert wird [470]:

**Merke**

- Binnen 10 Minuten nach Ankunft in der Klinik sollte der Patient ärztlich beurteilt werden.
- 25 Minuten nach Eintreffen in der Klinik sollte die CT-Untersuchung starten und nach spätestens weiteren 20 Minuten befundet sein.
- 60 Minuten nach Ankunft in der Klinik sollte die Therapie beginnen.
- Innerhalb von 3 Stunden sollte der Patient auf einer Intermediate Care Unit (IMC) überwacht werden.

Die definierten Zeitvorgaben sind im Sinne von Mindestanforderungen zu verstehen und werden in spezialisierten Zentren deutlich unterschritten.

Weitere prognostisch relevante Aspekte der frühen anästhesiologischen Behandlung sind die Blutdruckkontrolle sowie das Gerinnungsmanagement.

### Untersuchungsstrategie

▶ **Voraussetzungen.** Neben einer unmittelbaren klinischen Untersuchung ist eine sofortige bildgebende Diagnostik heute entscheidend für die Weichenstellung in der Therapie des Schlaganfalls. Diagnostik und Therapie konzentrieren sich zunehmend auf neurovaskuläre Kompetenzzentren. Während zertifizierte Stroke Units das Rückgrat der Schlaganfallversorgung bleiben, erfordern zukünftig sog. neurovaskuläre Netzwerke eine verstärkte interdisziplinäre Vernetzung der Kerndisziplinen Neurologie, Radiologie, Neurochirurgie und Gefäßchirurgie.

Neben der sofortigen, qualifizierten Bildgebung rund um die Uhr an 7 Tagen der Woche müssen verschiedene innovative Behandlungsverfahren wie die mechanische kathetergestützte Thrombektomie vorgehalten werden.

> **Merke**
>
> Die unmittelbare bildgebende Untersuchung soll in Verbindung mit der Schwere der Symptomatik eine möglichst präzise Abschätzung der frühen irreversiblen Infarktgröße im Verhältnis zum ischämischen Hirngewebe liefern.

In Verbindung mit Informationen über den vaskulären Status (Thrombuslokalisation, Kollateralisation, extrakranielle Arterien) ergeben sich aus der radiologischen Untersuchung therapie- und prognoseentscheidende Informationen ([474], [479]).

► **CT.** Die kontrastmittelunterstütze CT und/oder MRT sind heute Verfahren der Wahl und werden je nach apparativer und personeller Ausstattung sowie gegebenenfalls Kontraindikationen zunehmend differenziert eingesetzt. Bei Patienten mit relevanten neurologischen Defiziten (NIH Stroke Scale > 3]) [466] ist die kranielle CT (CCT) weiterhin die wichtigste apparative Untersuchung mit gleichzeitig höchster Sensitivität zum Blutungsausschluss [472]. Eine CCT muss bei akut betroffenen Patienten unverzüglich (innerhalb von 25 Minuten nach Aufnahme) durchgeführt werden. Zunehmend setzen sich multimodale CT-Untersuchungskonzepte (CCT nativ, CT-Angiografie, CT-Perfusion) durch [477].

► **MRT.** Die MRT ist der CT im Nachweis von frühen Ischämien überlegen, insbesondere bei kleinen Infarkten und im Bereich der hinteren Zirkulation [473] (► Abb. 19.6). Deshalb werden an spezialisierten Zentren Patienten mit geringeren neurologischen Ausfällen innerhalb des Lysezeitfensters nach Symptombeginn primär mittels MRT untersucht.

## Typische Befunde

Die primäre Fragestellung der Bildgebung fokussiert sich auf folgende Punkte:

► **Ausschluss einer Blutung als Kontraindikation zur Thrombolyse.** Native CCT (akute hyperdense Blutung) oder MRT (hypointense Suszeptibilitätsartefakte in der T2*-GRE-Sequenz durch Desoxyhämoglobin).

► **Ausschluss eines ausgedehnten frühen Infarktkerns mit ungünstiger Prognose (> 1/3 Mediastromgebiet oder > 90 ml) als relative Lysekontraindikation.** Eine Hypodensität in der CCT mit verminderter Differenzierung zwischen grauer und weißer Substanz (vasogenes Ödem) ist spezifisch für einen irreversiblen Infarkt und relativiert den Einsatz rekanalisierender Verfahren bei ausgedehntem Befund (► Abb. 19.3a). Diskrete Dichteveränderungen dieser Art sind ab 3 Stunden sichtbar, wobei kontrastmittelunterstützte CT-angiografische Quellbilder die frühe Erkennung des Infarkts verbessern (durch Darstellung von Arealen mit erniedrigtem Blutvolumen).

Analog ist hier die überlegenere Diffusionswichtung (DWI) in der MRT hochsensitiv und spezifisch für die Darstellung des frühen Infarkts. Ein *zytotoxisches Ödem* ist innerhalb von Minuten nach Symptombeginn nachweisbar, wobei ein stark verminderter ADC (apparent diffusion co-

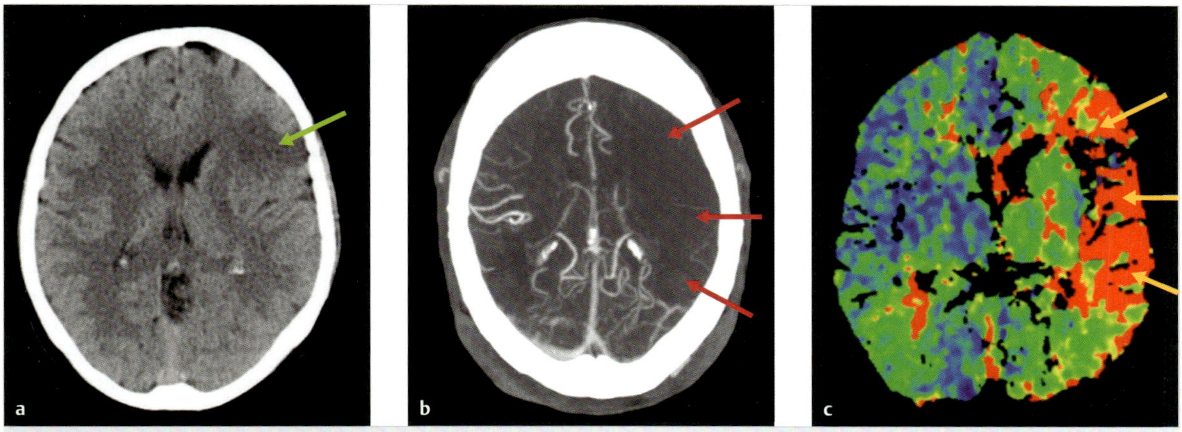


**Abb. 19.3** Modernes multimodales CT beim akuten Schlaganfall.
**a** Natives CT mit hypodens demarkiertem Infarkt (grüner Pfeil).
**b** CTA: Die peripheren Äste des Mediastromgebietes distal des Hauptstammverschlusses sind deutlich minderkontrastiert (rote Pfeile). Dieser Befund weist auf eine schlechte Kollateralisierung hin und ist für den Patienten prognostisch ungünstig.
**c** CTP: Es zeigt sich ein ausgedehntes Perfusionsdefizit im Mediastromgebiet der linken Seite (verminderter Blutfluss mit Bolusverzögerung, gelbe Pfeile).

efficient) dem *irreversiblen Infarkt* entspricht ([463], [471], [493]). Die Darstellung eines frühen potenziell reversiblen zytotoxischen Ödems (bei gleichzeitigem Fehlen eines überlagerten vasogenen Ödems in der MR-FLAIR-Sequenz = FLAIR-DWI-Mismatch) dient der Selektion von Patienten mit unbekanntem Zeitfenster nach dem Erwachen („wake-up strokes") und wird aktuell in prospektiv-randomisierten Studien untersucht [494].

Die Vorhersage eines *malignen Mediainfarkts* mit intrakranieller Herniation und Druckanstieg ist bedeutend für eine rechtzeitige effektive Entlastung durch Dekompression. Die MR- oder CT-basierte Volumetrie des frühen Infarktkerns bzw. intrakraniellen Reservevolumens erlaubt eine präzise Prognose eines malignen Mediainfarkts ([483], [485]).

▸ **Nachweis eines proximalen zerebralarteriellen Thrombus als relative Indikation zur interventionellen Thrombektomie.** Ein proximaler zerebralarterieller Verschluss (A. cerebri media oder basilaris) ist ein unabhängiger starker Prädiktor für eine schlechte Prognose ([464], [482], [491]). In der nativen CCT lässt sich hochspezifisch durch einen hyperdensen Thrombus („hyperdenses Mediazeichen") ein proximaler Verschluss nachweisen ([16], [489]). Moderne 1-mm-dünnschichtige Spiral-CT-Aufnahmen erhöhen die Sensitivität signifikant und erlauben eine präzise Abschätzung der Thrombuslänge [465]. Ein Verschluss über 7 mm reduziert drastisch die Erfolgsaussichten einer intravenösen Rekanalisation [489]. Ähnlich lässt sich ein proximaler Thrombus als Suszeptibilitätsartefakt im GRE-MRT nachweisen, wobei durch eine höhere Sensitivität insbesondere kleinere Thromben in peripheren Arterien erkannt werden können [477].

Die kontrastmittelunterstützte CT-angiografische Darstellung (CTA) von zerebralarteriellen Verschlüssen erreicht die höchste Sensitivität und Spezifität (nahezu 100 %) und ist vergleichbar mit der invasiven digitalen Subtraktionsangiografie (DSA) ([484], [487]). Ein MR-angiografischer (MRA) Nachweis von Gefäßverschlüssen lässt sich durch verschiedene Sequenzen erreichen, die TOF-Angiografie (TOF: Time of Flight) kommt ohne gadoliniumhaltige Kontrastmittel aus und wird am häufigsten verwendet. Allerdings ist sie anfällig für Bewegungsartefakte und der CTA bzw. DSA unterlegen insbesondere beim Nachweis peripherer Gefäßverschlüsse ([484], [486]). Im Vergleich zur CTA oder MRA ist die transkranielle Doppler-Sonografie (TCD) aufgrund der eingeschränkten Sensitivität und Spezifität bei erhöhter Rater-Variabilität zur primären zerebralarteriellen Diagnostik weniger geeignet ([469], [492]).

Die CT-Angiografie (▸ Abb. 19.3b) eignet sich zudem zur Beurteilung des Kollateralstatus. Ein Fehlen von leptomeningealen Kollateralen ist hochspezifisch für einen ungünstigen Verlauf unabhängig von anderen bildspezifischen Konstellationen und Therapieentscheidung [488].

▸ **Nachweis extrakranieller Pathologien der Halsgefäße.** Eine TIA erfordert immer die diagnostische Abklärung extrakranieller Gefäße zur Ursachenfindung. Arteriosklerotische Stenosen der Karotisgabel – klassisch beim älteren „Gefäßpatienten" – oder Dissektionen bei jüngeren Patienten können nicht invasiv zuverlässig mittels CTA, TOF-MRT, kontrastmittelunterstützter MRA oder Ultraschall dargestellt werden. Therapieentscheidende Stenosen bedürfen oftmals einer Abklärung mittels invasiver DSA, jedoch kann ein konkordanter Befund von mindestens zwei nicht invasiven Verfahren (CTA, MRA, Ultraschall) die DSA ersetzen.

Eine klare Überlegenheit ergibt sich für die CTA oder kontrastmittelunterstützte MRA (Sensitivität und Spezifität > 90 %) gegenüber der TOF-MRA oder TCD im Vergleich zum Goldstandard DSA ([475], [487]). Ein weiterer Vorteil ist die Gesamtübersicht durch die komplette Darstellung der extrakraniellen Arterien ab Aortenbogen bis zum intrakraniellen Verschluss.

▸ **Darstellung der Hirnperfusion zur Erfassung der Penumbra.** Die kontrastmittelgestützte Messung der Hirnperfusion in der CT (CTP) oder MRT (MRP) im Rahmen der multimodalen Bildgebung des akuten Schlaganfalls ist zunehmend verbreitet. Die Erfassung kritisch perfundierter Hirnareale, die als *Penumbra* den Infarktkern umgeben, erlaubt den strategischen Einsatz reperfundierender und neuroprotektiver Maßnahmen in einem geeigneten Patientenkollektiv ([462], [467], [468]). Dies darf jedoch nicht zu einer relevanten Zeitverzögerung im Rahmen der Akutversorgung innerhalb des rTPA-4,5-Stunden-Lysefensters führen.

Das Ausmaß der ischämischen Penumbra kann durch verschiedene Perfusionsparameter charakterisiert werden, die aus der Kontrastmittelkurve nach Boluspassage durch das Hirnparenchym errechnet werden. Hierbei ist ein *erniedrigtes Blutvolumen* (CBV, „Bolusmenge") eher spezifisch für den irreversibel geschädigten Infarktkern (vor allem zur präzisen Darstellung in der CT). Ein *erniedrigter Blutfluss* (CBF, „Bolusmenge/Zeit") oder Bolusverzögerung (mean transit time, MTT) ist eher spezifisch für die umgebende Penumbra. Die *prognostisch günstige Konstellation* für eine Rekanalisation ergibt sich aus einer im Verhältnis großen Penumbra (das potenziell therapeutische Target) zu einem kleinem Infarktkern (< 1/3 Mediastromgebiet), d. h. einem deutlichen Volumen-„Mismatch" zwischen Penumbra zu Infarktkern (▸ Abb. 19.4).

Aufgrund verschiedener mathematischer Ansätze zur Berechnung von Perfusionsparametern und geräte- bzw. herstellerspezifischer Abweichungen lassen sich aktuell nur bedingt *therapierelevante Perfusionsschwellwerte* zur Infarktprognose definieren. Eine quantitative Perfusionsanalyse zur Therapieentscheidung bedarf weiterer Standardisierung der Bildverarbeitung und Interpretation [478]. Unter kontrollierten Bedingungen zeigen bereits einige prospektiv randomisierte Studien einen therapeutischen Vorteil bei Patienten mit DWI-Perfusions-Mismatch.

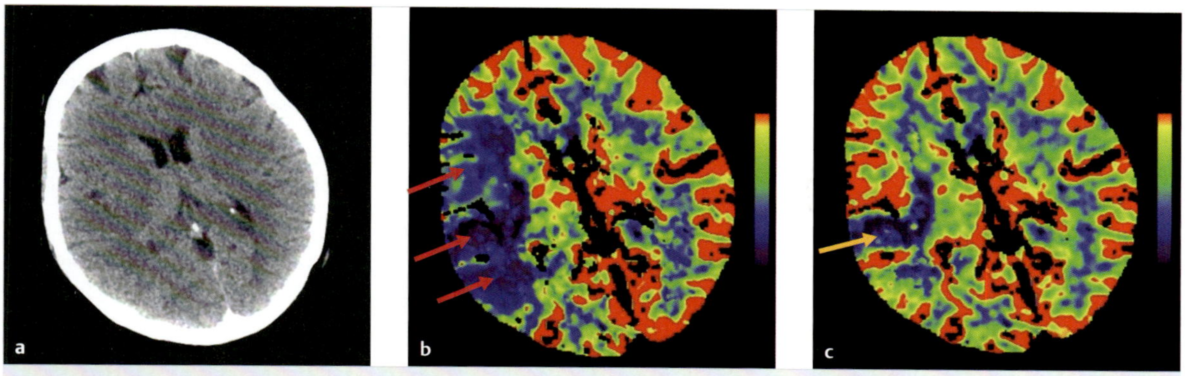


Abb. 19.4 Akute linksseitige Hemiparese.
**a** Initiale native CT ohne Infarktfrühzeichen oder Einblutung.
**b** CBF mit deutlicher Perfusionsverzögerung im gesamten Mediastromgebiet (rote Pfeile).
**c** CBV mit präzentral bereits abgrenzbarem vasogenem Ödem (gelber Pfeil) infolge eines irreversiblen Zellschadens (Infarktkern).

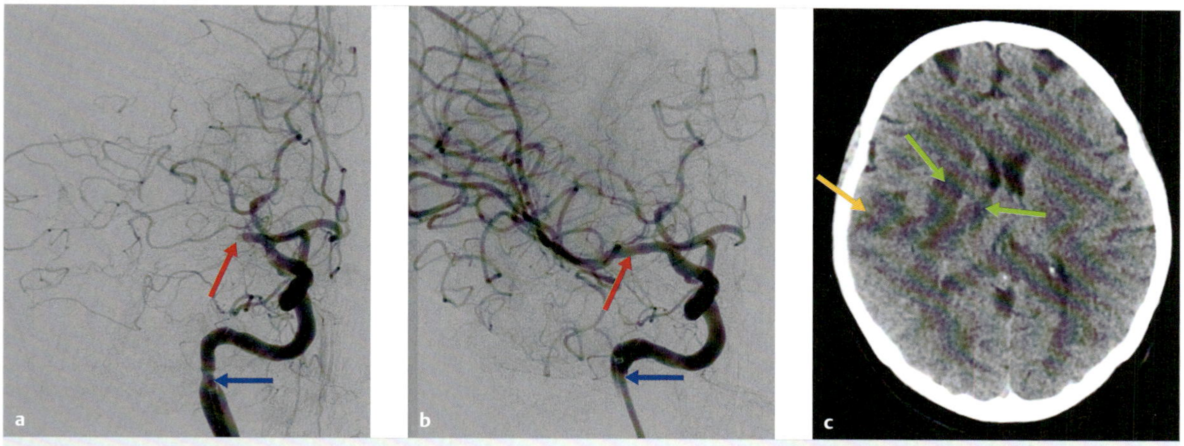


Abb. 19.5 Patient aus ▸ Abb. 19.4.
**a** Proximaler Verschluss der rechten A. cerebri media (roter Pfeil).
**b** Nach mechanischer Rekanalisation wieder kontrastierte A. cerebri media.
**c** Kontroll-CT mit Demarkierung des in CBV bereits als geschädigt einzuschätzenden Infarktkerns (gelber Pfeil) und der – wegen der fehlenden Kollateralisierung häufig betroffenen – Stammganglien (grüne Pfeile). Die weiteren Anteile des Mediastromgebietes sind nicht geschädigt.

## Therapeutisches Vorgehen

Die Autoregulation des zerebralen Blutflusses ist in ischämischen Hirnarealen aufgehoben. Der zerebrale Blutfluss und insbesondere eine adäquate Durchblutung der Penumbra (s. o.) sind somit direkt vom systemischen arteriellen Blutdruck abhängig. *Hypotensive Phasen sollten daher konsequent vermieden werden.* Der Erfordernishochdruck sollte in der Akutphase bis 220 mmHg systolisch und bis 120 mmHg diastolisch toleriert werden. Lediglich Begleiterkrankungen wie das akute Koronarsyndrom, Herzinsuffizienz, hypertensive Enzephalopathie oder akutes Nierenversagen sowie die Lysetherapie erfordern eine Blutdrucksenkung [470].

M!

**Merke**

Die einzige evidenzbasierte kausale Therapie des ischämischen Schlaganfalls ist die *intravenöse Lysetherapie* innerhalb des Lysefensters (3 bis maximal 4,5 Stunden nach Symptombeginn), wobei der Behandlungserfolg umso größer ist, je früher die Lyse beginnt.

Später begonnene Rekanalisationen führen zu keiner Verbesserung des Behandlungsergebnisses. Ausnahmen stellen die intraarterielle Lyse bei Stammverschlüssen der A. cerebri media sowie A.-basilaris-Verschlüssen auch bis zu *6 Stunden bzw. 12 Stunden* nach Symptombeginn dar (▸ Abb. 19.5). Die periprozedurale Blutdruckkontrolle

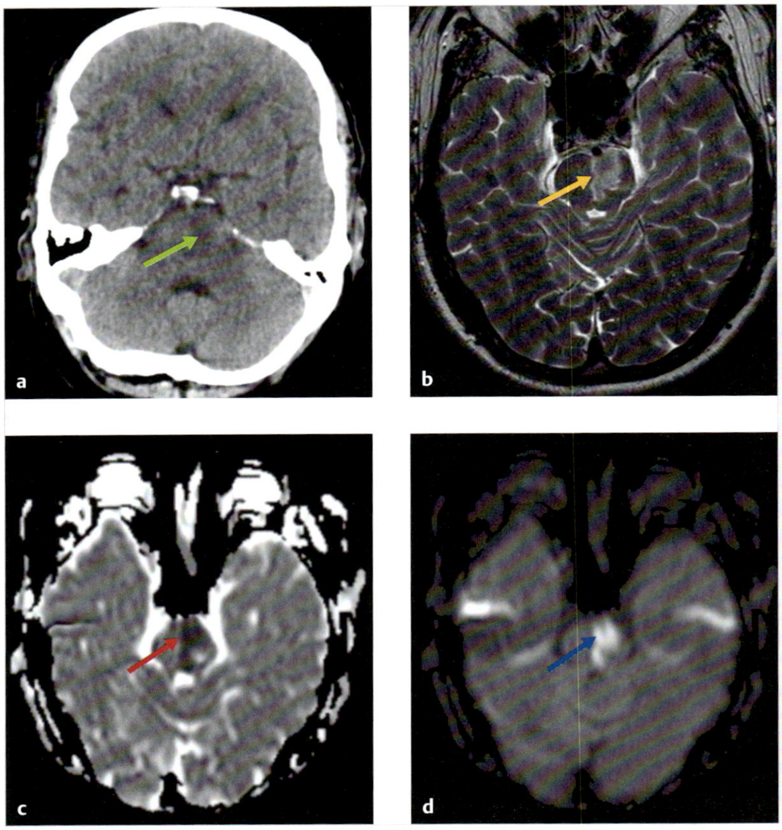


**Abb. 19.6** Bildgebung eines Patienten mit neuer rechtsseitiger Hemiparese.
**a** Ursächlicher, hypodens demarkierter linksseitiger Ponsinfarkt (grüner Pfeil) in der CT.
**b** Zum Vergleich MRT in T 2-Wichtung mit hyperintenser Darstellung des infarktbedingten Ödems (gelber Pfeil).
**c** Ergänzende Diffusionsbildgebung im MRT mit Diffusionsrestriktion (blauer Pfeil) und ADC-Minderung (roter Pfeil) bei subakutem Infarkt.
**d** Siehe c.

(< 185/110 mmHg) ist bei jeder Lyse aufgrund der erhöhten Blutungsgefahr von hoher Bedeutung [476].

„Endovaskuläre Rekanalisationsverfahren erhöhen die Rate der frühen Rekanalisation bei proximalen intrakraniellen Gefäßverschlüssen" (aus [481]). Hinsichtlich Patientenselektion, Verfahrenswahl und therapeutischem Fenster gibt es jedoch noch keine evidenzbasierten Empfehlungen [480].

## Literatur


[462] **Albers** GW, Thijs VN, Wechsler L et al., DEFUSE Investigators. Magnetic resonance imaging profiles predict clinical response to early reperfusion: the diffusion and perfusion imaging evaluation for understanding stroke evolution (DEFUSE) study. Ann Neurol 2006; 60: 508–517

[463] **Barber** PA, Darby DG, Desmond PM et al. Identification of major ischemic change. Stroke 1999; 30 (11): 2059–2065

[464] **Barber** PA, Demchuk AM, Hudon ME et al. Hyperdense sylvian fissure MCA "dot" sign: a CT marker of acute ischemia. Stroke 2001; 32: 84–88

[465] **Bash** S, Villablanca JP, Jahan R et al. Intracranial vascular stenosis and occlusive disease: evaluation with CT angiography, MR angiography, and digital subtraction angiography. Am J Neuroradiol 2005; 26: 1012–1021

[466] **Brott** T, Adams jr. HP, Olinger CP et al. Measurements of acute cerebral infarction: a clinical examination scale. Stroke 1989; 20 (7): 864–870

[467] **Dani** KA, Thomas RGR, Chappell FM et al., Translational Medicine Research Collaboration Multicentre Acute Stroke Imaging Study. Computed tomography and magnetic resonance perfusion imaging in ischemic stroke: definitions and thresholds. Ann Neurol 2011; 70: 384–401

[468] **Davis** SM, Donnan GA, Parsons MW et al., EPITHET investigators. Effects of alteplase beyond 3 h after stroke in the Echoplanar Imaging Thrombolytic Evaluation Trial (EPITHET): a placebo-controlled randomised trial. The Lancet Neurology 2008; 7: 299–309

[469] **Demchuk** AM, Christou I, Wein TH et al. Accuracy and criteria for localizing arterial occlusion with transcranial Doppler. J Neuroimaging 2000; 10: 1–12

[470] **Diener** HC, Weimar C, Hrsg. Leitlinien für Diagnostik und Therapie in der Neurologie. Herausgegeben von der Kommission Leitlinien der Deutschen Gesellschaft für Neurologie. Stuttgart: Thieme; 2012

[471] **Fiebach** JB, Schellinger PD, Jansen O et al. CT and diffusion-weighted MR imaging in randomized order: diffusion-weighted imaging results in higher accuracy and lower interrater variability in the diagnosis of hyperacute ischemic stroke. Stroke 2002; 33: 2206–2210

[472] **Flacke** S, Urbach H, Keller E et al. Middle cerebral artery (MCA) susceptibility sign at susceptibility-based perfusion MR imaging: clinical importance and comparison with hyperdense MCA sign at CT. Radiology 2000;215: 476–482

[473] **Gonzalez** RG, Schaefer PW, Buonanno FS et al. Diffusion-weighted MR imaging: diagnostic accuracy in patients imaged within 6 hours of stroke symptom onset. Radiology 1999; 210: 155–162

[474] **Jauch** EC, Saver JL, Adams HP et al., on behalf of the American Heart Association Stroke Council, Council on Cardiovascular Nursing, Council on Peripheral Vascular Disease, and Council on Clinical Cardiology. Guidelines for the early management of patients with acute ischemic stroke: a guideline for healthcare professionals from the American Heart Association/American Stroke Association. Stroke 2013; 44 (3): 870–947

[475] **Kakuda** W, Hamilton S, Thijs VN et al., DEFUSE Investigators. Optimal outcome measures for detecting clinical benefits of early reperfusion: insights from the DEFUSE Study. J Stroke Cerebrovasc Dis 2008; 17: 235–240

[476] **Klijn** CJ, Hankey GJ. Management of acute ischaemic stroke: new guidelines from the American Stroke Association and European Stroke Initiative. Lancet Neurol 2003; 2: 698–701

[477] **Kloska** SP, Nabavi DG, Gaus C et al. Acute stroke assessment with CT: do we need multimodal evaluation? Radiology 2004; 233 (1): 79–86

[478] **Kudo** K, Sasaki M, Yamada K et al. Differences in CT perfusion maps generated by different commercial software: quantitative analysis by using identical source data of acute stroke patients. Radiology 2010; 254: 200–209

[479] **von Kummer** R, Bourquain H, Bastianello S et al. Early prediction of irreversible brain damage after ischemic stroke at CT. Radiology 2001; 219 (1): 95–100

[480] **Lally** F, Grunwald IQ, Sanyal R et al. Mechanical thrombectomy in acute ischaemic stroke: a review of the literature, clinical effectiveness and future use. CNS Neurol Disord Drug Targets 2013; 12 (2): 170–190

[481] **Leitlinien der Deutschen Gesellschaft für Neurologie.** Akuttherapie des ischämischen Schlaganfalls. http://awmf.org/leitlinien/detail/II/030-046.html

[482] **Manno** EM, Nichols DA, Fulgham JR et al. Computed tomographic determinants of neurologic deterioration in patients with large middle cerebral artery infarctions. Mayo Clin Proc 2003; 78: 156–160

[483] **Minnerup** J, Wersching H, Ringelstein EB et al. Prediction of malignant middle cerebral artery infarction using computed tomography-based intracranial volume reserve measurements. Stroke 2011; 42 (12): 3403–3409

[484] **Moll** R, Dinkel HP. Value of the CT angiography in the diagnosis of common carotid artery bifurcation disease: CT angiography versus digital subtraction angiography and color flow Doppler. Eur J Radiol 2001; 39: 155–162

[485] **Moulin** T, Cattin F, Crépin-Leblond T et al. Early CT signs in acute middle cerebral artery infarction: predictive value for subsequent infarct locations and outcome. Neurology 1996; 47: 366–375

[486] **Previgliano** IJ. Assessment: transcranial Doppler ultrasonography: report of the Therapeutics and Technology Assessment Subcommittee of the American Academy of Neurology. Neurology 2004; 63: 2457–2458

[487] **Qureshi** AI, Isa A, Cinnamon J et al. Magnetic resonance angiography in patients with brain infarction. J Neuroimaging 1998; 8 (2): 65–67

[488] **Randoux** B, Marro B, Koskas F et al. Carotid artery stenosis: prospective comparison of CT, three-dimensional gadolinium-enhanced MR, and conventional angiography. Radiology 2001; 220: 179–185

[489] **Riedel** CH, Jensen U, Rohr A et al. Assessment of thrombus in acute middle cerebral artery occlusion using thin-slice nonenhanced Computed Tomography reconstructions. Stroke 2010; 41: 1659–1664

[490] **Riedel** CH, Zimmermann P, Jensen-Kondering U et al. The importance of size: successful recanalization by intravenous thrombolysis in acute anterior stroke depends on thrombus length. Stroke 2011; 42: 1775–1777

[491] **Smith** WS, Tsao JW, Billings ME et al. Prognostic significance of angiographically confirmed large vessel intracranial occlusion in patients presenting with acute brain ischemia. Neurocritical Care 2006; 4: 14–17

[492] **Souza** LCS, Yoo AJ, Chaudhry ZA et al. Malignant CTA collateral profile is highly specific for large admission DWI infarct core and poor outcome in acute stroke. Am J Neuroradiol 2012; 33 (7): 1331–1336

[493] **Thomalla** G, Cheng B, Ebinger M et al., STIR and VISTA Imaging Investigators. DWI-FLAIR mismatch for the identification of patients with acute ischaemic stroke within 4–5 h of symptom onset (PRE-FLAIR): a multicentre observational study. Lancet Neurology 2011; 10: 978–986

[494] **Thomalla** GJ, Kucinski T, Schoder V et al. Prediction of malignant middle cerebral artery infarction by early perfusion- and diffusion-weighted magnetic resonance imaging. Stroke 2003; 34: 1892–1899


## 19.2.2 Dissektion der hirnversorgenden Arterien

### Ätiologie und klinische Symptomatik

Dissektionen der hirnversorgenden Arterien verursachen bis zu 25 % der Schlaganfälle bei unter 50-Jährigen; der Altersgipfel liegt im Mittel bei 45 Jahren. Insbesondere die Assoziation mit fibromuskulärer Dysplasie und hereditären Bindegewebeerkrankungen scheint für das Auftreten zwei Jahrzehnte früher als bei Schlaganfällen anderer Genese verantwortlich ([498], [499]). Lediglich 0,3–0,9 % der Dissektionen entstehen in unmittelbarem Zusammenhang mit einem Schädel-Hirn-Trauma [495].



*Pathogenetisch* sind Dissektionen am ehesten auf idiopathische, intramurale Blutungen – möglicherweise aus den Vasa vasorum – zurückzuführen. Erst durch die Ruptur des Wandhämatoms entsteht die Dissektion. Während eine Dissektion in den periadventitiellen Raum als Subarachnoidalblutung symptomatisch werden kann (3 %), lässt die lumenwärts gerichtete Dissektion ein falsches Lumen entstehen. Ursächlich für ischämische Komplikationen können sowohl ein thrombotischer Verschluss des betroffenen Gefäßes als auch die Mobilisation thrombembolischen Materials nach distal sein. Darüber hinaus kann das intramurale Hämatom zu einer hochgradigen Stenosierung und Okklusion des betroffenen Gefäßes mit konsekutiver Ischämie infolge des Abfalls des Perfusionsdrucks führen ([502], [504]).

Klinisch präsentieren sich etwa 2/3 der Patienten ohne manifesten Hirninfarkt mit allenfalls flüchtigem ischämischem Insult.

> **Merke** M!
>
> *Leitsymptome* der Dissektion sind ziehende, oft pulsierende Hals-, Kopf- und Nackenschmerzen, kombiniert mit einem ipsilateralen Horner-Syndrom (10–30 %) oder ipsilateralen, kaudalen Hirnnervenausfällen oder Tinnitus. Seh- und Gangstörungen können das Bild komplettieren.

Schlagartige Kopfschmerzen und Meningismus können auf eine subarachnoidale Blutungskomponente bei intrakranieller Dissektion hinweisen ([499], [500]).

### Untersuchungsstrategie

Neben dem klassischen Standard der DSA sind moderne Schnittbildverfahren – also die CT-Angiografie (CTA) und die multimodale MRT (MR-Angiografie einschließlich fettsupprimierter T 1-Sequenzen) – nicht invasive Methode der ersten Wahl zum Ausschluss einer Dissektion der hirnversorgenden Arterien.

▸ **CTA, MRT.** Die CTA hat durch moderne hoch auflösende Mehrzeilenscanner gegenüber der MRT deutlich an Bedeutung gewonnen. Im Vergleich zur DSA ergibt sich in neueren Studien eine Sensitivität von bis zu 100 % bei einer *Sensitivität* von bis zu 99 %. Die MRT ist ebenfalls sehr sensitiv (83 %) und spezifisch (99 %). Die Differenz der Sensitivitäten ist zu relativieren, da die Studienlage für beide Verfahren eine relativ große Streuung aufweist, die der Testung mit unterschiedlichen Gerätegenerationen zugeschrieben wird ([496], [501]).

Prinzipbedingt weist die MRT eine höhere *Kontrastauflösung* als die CT auf, die einer besseren direkten Darstellung des intramuralen Hämatoms zugutekommt; diese ist jedoch wiederum abhängig vom zeitlichen Verlauf seit dem Auftreten der Dissektion (s. u.). Die höhere *Ortsauflösung* der CT ermöglicht im Gegenzug eine genauere Darstellung der Gefäßmorphologie einschließlich eines eventuellen Intima-Flaps [501].

Eine Bildgebung im Verlauf wird zur Sicherung des vaskulären Heilungsprozess insbesondere bei Gabe von Antikoagulanzien, nach Stentversorgung oder einer Operation empfohlen [503]. Diese erfolgt typischerweise MR-tomografisch, zukünftig idealerweise an 3-Tesla-MR-Systemen [497].

▸ **DSA.** Die Indikation zur DSA sollte bei inkonklusiver nicht invasiver Diagnostik oder einer wahrscheinlich erforderlichen interventionellen Therapie gestellt werden.

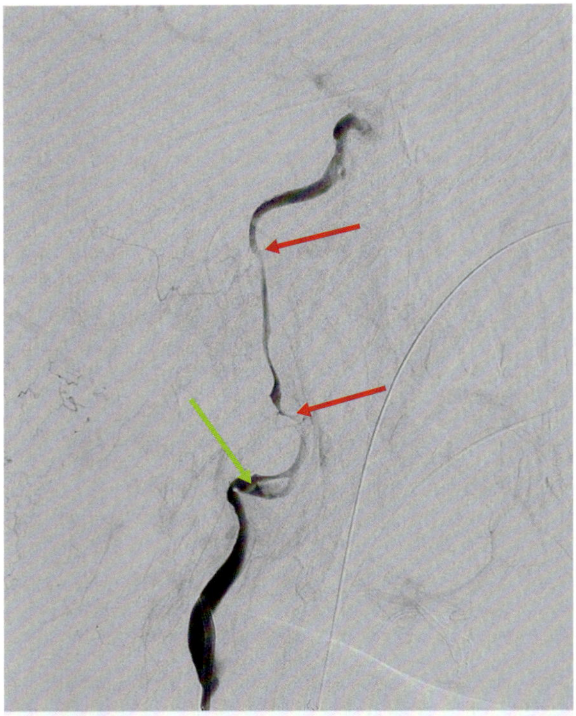

**Abb. 19.7** Angiografische Darstellung einer Dissektionsmembran in der rechten proximalen A. carotis interna (grüner Pfeil); infolge des anschließenden – nicht kontrastierten – Wandhämatoms Ausbildung einer langstreckigen Stenose (String Sign, rote Pfeile).

## Typische Befunde

Am häufigsten ist einseitig die *A. carotis interna* betroffen (ca. 62 %), beidseitige Dissektionen der A. carotis interna kommen jedoch vor (ca. 14 %). Die *A. vertebralis* ist seltener betroffen (einseitig: ca. 18 %, beidseits: ca. 6 %) [501]. Die Dissektion der A. carotis interna betrifft typischerweise den Abschnitt oberhalb des Bulbus bis zur Schädelbasis, die der A. vertebralis typischerweise die mittleren Segmente (Pars transversaria und Atlasschleife). Dies kann als Unterscheidungskriterium von atherosklerotisch bedingten Stenosen dienen, die in der A. carotis interna typischerweise direkt distal der Bifurkation und in der A. vertebralis typischerweise im Abgang oder im intraduralen Segment lokalisiert sind.

> **M!**
> ### Merke
> Bei einer Dissektion nimmt der Gesamtdurchmesser des betroffenen Gefäßes infolge des intramuralen Hämatoms zu, das perfundierte Gefäßlumen nimmt hingegen ab.

In der angiografischen Darstellung ist die *Einengung des kontrastierten Gefäßlumes* mit allen Verfahren nachweisbar. Die Detektion des *Intimaeinrisses* in Form eines kleinen linearen Kontrastierungsdefekts gelingt meist nur mittels DSA oder CTA. Gegenüber atherosklerotischen Stenosen ist eine Dissektion meist langstreckig (sog. String Sign; ▸ Abb. 19.7).

Das *Wandhämatom* selbst ist in der DSA nicht direkt darstellbar. In der CT imponiert dieses als blutisodenser halbmondförmiger Saum um das kontrastierte Gefäßlumen; in der MRT durch Signalveränderungen entsprechend den paramagnetischen Eigenschaften der Hämoglobin-Abbauprodukte im zeitlichen Verlauf. Mittels moderner MRT-Gerätegenerationen kann bei 3 T unter Verwendung spezieller Sende- und Empfangsspulen eine Differenzierung zwischen wandadhärentem Thrombus und intramuralem Hämatom erfolgen (▸ Abb. 19.8) [497].

## Therapeutisches Vorgehen

> **M!**
> ### Merke
> Analog zu einem ischämischen Schlaganfall müssen Patienten mit einer Dissektion der hirnversorgenden Gefäße als *akuter Notfall* behandelt werden.

▸ **Akuttherapie.** Bei ischämischem Insult infolge der Dissektion kann eine *lokale Lyse* (innerhalb des Lysezeitfens-

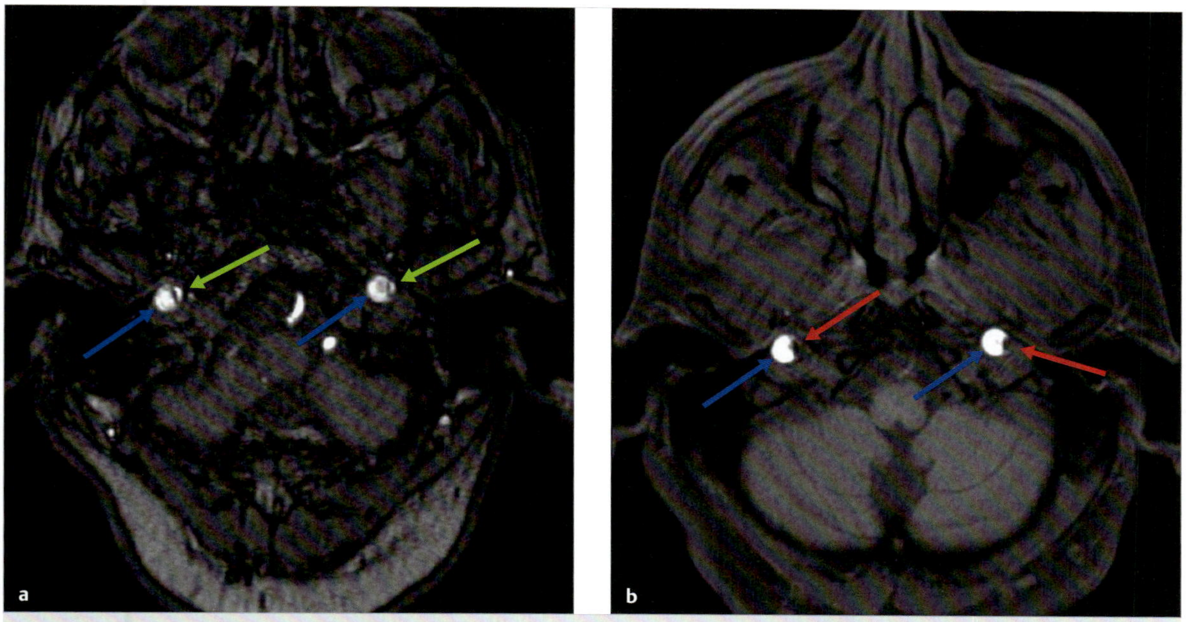


**Abb. 19.8** Axiale TOF-MRA und fettgesättigte T 1-Wichtung mit beidseitiger Dissektion der A. carotis interna. Jeweils signalhyperintenses Wandhämatom (blaue Pfeile). Im Gegensatz zur TOF-MRA (grüne Pfeile) weist das echte Lumen durch einen Flow Void eine Hypointensität auf (rote Pfeile).
**a** Axiale TOF-MRA.
**b** Fettgesättigte T 1-Wichtung.

ters von 3–6 Stunden) erwogen werden. Im Hinblick auf die hohe thrombembolische Aktivität einer Dissektion wird eine *Antikoagulation* trotz fehlender Evidenz vielfach empfohlen. Bei einem deutlichen Perfusionsdefizit kann eine *induzierte Hypertension* unter intensivmedizinischer Überwachung durchgeführt werden [499].

Rekanalisierende interventionelle oder *chirurgische Eingriffe* bleiben – sowohl in der Akutphase als auch bei rezidivierenden thrombembolischen Ereignissen – Einzelfällen vorbehalten und bedürfen einer umfassenden vorherigen interdisziplinären Absprache.

▸ **Sekundärprävention.** Aufgrund der hohen Rezidivraten für eine erneute Dissektion von bis zu 25 % in 7 Monaten wird eine effektive *Antikoagulation* zur Sekundärprävention über einen Zeitraum von 3–24 Monaten empfohlen [499].

Eine lebenslange Thrombozytenaggregationshemmung mit ASS sollte durchgeführt werden [499].

## Literatur


[495] **Alimi** Y, Di Mauor P, Tomachot L et al. Bilateral dissection of the internal carotid artery at the base of she skull due to blunt trauma: incidence and severity. Ann Vasc Surg 1998; 12: 557–565

[496] **Bachmann** R, Nassenstein I, Kooijman H et al. Spontaneous acute dissection of the internal carotid artery: high-resolution magnetic resonance imaging at 3.0 tesla with a dedicated surface coil. Invest Radiol 2006; 41 (2): 105–111

[497] **Bachmann** R, Nassenstein I, Kooijman H et al. High-resolution magnetic resonance imaging (MRI) at 3.0 Tesla in the short-term follow-up of patients with proven cervical artery dissection. Invest Radiol 2007; 42 (6): 460–466

[498] **DeBray** JM, Marc C, Pautot V et al. Fibromuscular dysplasia may herald symptomatic recurrence of cervical artery dissection. Cerebrovasc Dis 2007; 23: 448–452

[499] **Diener** HC. Dissektionen hirnversorgendenr Arterien. Leitlinien für Diagnostik und Therapie in der Neurologie. 4. Aufl. Stuttgart: Thieme; 2008

[500] **Gottesman** RF, Sharma P, Robinson KA et al. Clinical characteristics of symptomatic vertebral artery dissection: a systematic review. Neurologist 2012; 18 (5): 245–254

[501] **Provenzale** JM, Sarikaya B. Comparison of test performance characteristics of MRI, MR angiography, and CT angiography in the diagnosis of carotid and vertebral artery dissection: a review of the medical literature. Am J Roentgenol 2009; 193 (4): 1167–1174

[502] **Sasaki** O, Ogawa H, Koike T et al. Clinicopathological study of dissecting aneurysms of the intracranial vertebral artery. J Neurosurg 1991; 75: 874–882

[503] **Schievink** WI. Spontaneous dissection of the carotid and vertebral arteries. New Engl J Med 2001; 344 (12): 898–906

[504] **Volker** W, Besselmann M, Dittrich R et al. Generalized arteriopathy in patients with cervical artery dissection. Neurology 2005; 64: 1508–1513

## 19.2.3 Hirnvenen- und Sinusthrombosen

### Ätiologie und klinische Symptomatik

Etwa 1 % der Schlaganfälle geht auf zerebrale Venenthrombosen zurück. Der erste Altersgipfel für zerebrale Venenthrombosen liegt im Kindesalter mit einer jährlichen *Inzidenz* von 7 pro 1 000 000 Einwohner, der zweite Altersgipfel im Erwachsenenalter zwischen dem 20. und 40. Lebensjahr mit einer jährlichen Inzidenz von 3–4 pro 1 000 000 Einwohner [512]. Im Erwachsenenalter sind in 75 % der Fälle Frauen betroffen.



Wesentliche *Risikofaktoren* sind thrombophile Diathesen wie AT-III-Mangel, APC-Resistenz und Antiphospholipidantikörper. Hormonelle Einflüsse wie die Einnahme von Kontrazeptiva, Schwangerschaft und Wochenbett bedingen die weibliche Prädisposition im Erwachsenenalter. Lokale und systemische Entzündungen sowie Malignome sind ebenfalls mit einem erhöhten Risiko einer zerebralen Venenthrombosen assoziiert.

Der *zeitliche Verlauf* und die klinische *Symptomatik* der zerebralen Venenthrombosen sind unspezifisch und stark variabel. Laut ISCVT-Studie weisen 37 % der Patienten einen akuten (< 48 Stunden), 56 % der Patienten einen subakuten (> 48 Stunden) und 7 % der Patienten einen chronischen Verlauf (> 30 Tage) auf [506]. In Abhängigkeit von der zugrunde liegenden Pathophysiologie lassen sich die Hauptsymptome in zwei Gruppen einteilen:

> **Merke** (M!)
>
> - Zur *ersten Symptomgruppe* gehören Kopfschmerzen, Übelkeit, Erbrechen und Sehstörungen als Zeichen eines erhöhten intrakraniellen Druckes infolge der venösen Abflussstörung.
> - Fokal neurologische Defizite wie Hemiparese und Aphasie gehören zur *zweiten Symptomgruppe* und sind auf Stauungsinfarkte oder Blutungen zurückzuführen.

Chemosis, epileptische Anfälle (40 %), Psychosen und kognitive Störungen können das klinische Bild komplettieren ([506], [510]).

Bei der klinischen Untersuchung weisen ca. 40 % der Patienten eine Stauungspapille auf. *Laborchemisch* sollten Infekt- und Gerinnungsparameter (PTT, INR, Thrombinzeit, Fibrinogen, Thrombozyten, D-Dimere) bestimmt werden. Im Akutstadium einer zerebralen Venenthrombose mit fokal-neurologischem Defizit sind bei 96 % der Patienten erhöhte D-Dimere > 500 ng/ml nachweisbar; allerdings schließt ein D-Dimer-Level < 500 ng/ml eine zerebrale Venenthrombose nicht aus. Zum Ausschluss einer Thrombophilie als Ursache der zerebralen Venenthrombose folgen Gerinnungstests wie die Bestimmung von AT III, Protein C und Protein S sowie von Cardiolipinantikörpern usw.

Bei frühzeitiger Diagnosestellung und Therapie ist die *Prognose* der zerebralen Venenthrombose günstig. Eine neurologisch vollständige Erholung ist bei 80 % der Patienten zu erwarten. Mit einer ungünstigen Prognose sind hohes Alter, männliches Geschlecht, Stauungsblutungen, Thrombosen der inneren Hirnvenen oder des rechten Sinus transversus, Malignome und ZNS-Infektionen assoziiert [507].

### Untersuchungsstrategie

Moderne nicht invasive Schnittbildverfahren erlauben eine schnelle und präzise Diagnostik einer zerebralen Venenthrombosen und haben insbesondere vor dem Hintergrund des klinisch sehr heterogenen Erscheinungsbildes eine entscheidende Bedeutung.

▶ **MRT, CT.** Der direkte Nachweis venöser Thromben kann mitunter bereits in der nativen MRT oder CT gelingen, wird aber meist mittels venografischer Verfahren durchgeführt. In der MRT werden hierfür venöse Time-of-flight-, Phasenkontrast- oder kontrastmittelgestützte MR-Angiografien mit zusätzlicher hoch aufgelöster 3D-T1-Wichtung verwendet. Vergleichbar kann eine thrombusbedingte Kontrastmittelaussparung in der CT-Angiografie mit hoher Auflösung dargestellt werden. Die *Sensitivität* und *Spezifität* sind für beide Verfahren (CT oder MRT) ähnlich, wobei die Vorteile jedes Verfahrens stark der Variabilität individueller Fälle unterliegt [508].

> **Merke** (M!)
>
> Aufgrund der fehlenden Strahlenexposition sollte bei Kindern und Schwangeren bevorzugt die *MRT* indiziert werden, zumal diese auch ohne Kontrastmittelgabe eine adäquate venöse Gefäßdarstellung ermöglicht. Ist eine rasche Untersuchungsdurchführung erforderlich (z. B. bei agitierten, unruhigen Patienten), ist der schnelleren *CT* der Vorzug zu geben.

▶ **DSA.** Die digitale Subtraktionsangiografie spielt zur primären Diagnosesicherung der Hirnvenenthrombose seit der Einführung moderner MRT- und CT-Verfahren keine wesentliche Rolle mehr, ist jedoch bildgebende Modalität bei angiografisch-interventionellen Therapieverfahren.

### Typische Befunde

Die anatomisch betroffenen Venenabschnitte sind variabel; am häufigsten lassen sich Thromben im *Sinus transversus* und *sigmoideus* nachweisen [511]. Besonders wichtig sind jedoch Verschlüsse kleiner kortikaler Venen, da hier das Blutungsrisiko deutlich höher liegt als bei Verschlüssen großer, weiter proximal gelegener und besser kollateralisierter Sinusvenen.

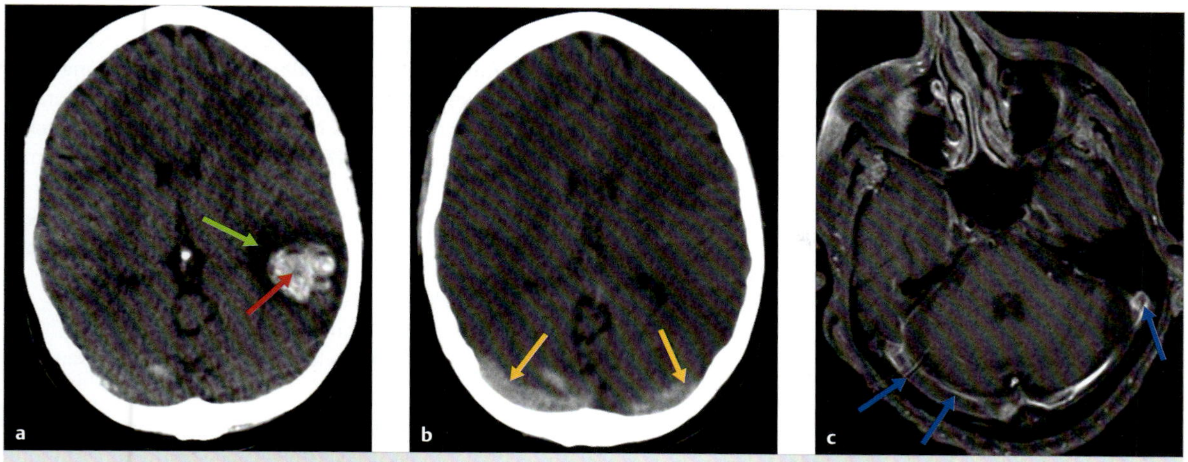


**Abb. 19.9** Atypische Blutung auf den Boden einer Sinusvenenthrombose.
**a** Frische atypische Hirnblutung links temporal (roter Pfeil) mit perifokalem Ödem (grüner Pfeil).
**b** Durch die hohe Dichte erkennbare Thrombi in beiden Sinus transversi (gelbe Pfeile).
**c** Nach Kontrastmittelgabe ist der Thrombus als hypointenser Kontrastierungsdefekt abgrenzbar (blaue Pfeile).

► **CT.** In der nativen, dünnschichtig (< 1 mm) rekonstruierten CT lässt sich im akuten Stadium ein *hyperdenser venöser Thrombus* relativ zuverlässig nachweisen (► Abb. 19.9). Ein niedriger Hämatokrit oder ein hoher Hämoglobingehalt im Blut können zu einer Dichteanhebung der Sinus führen, die jedoch 70 HE im Regelfall nicht überschreitet [505]. Die Hyperdensität nimmt infolge des Hämoglobinabbaus bzw. einer Rekanalisation im Verlauf ab.

► **MRT.** In der MRT ist das Thrombussignal variabel und vom Stadium und von der jeweiligen Sequenz abhängig. Akute Thromben sind zumeist T1-isointens/T2-hypointens (Desoxyhämoglobin) und gegenüber dem umgebendem Blut schwer erkennbar. In der subakuten Phase nach 1–2 Wochen wird der Thrombus im nativen T1- und T2-Bild hyperintens (Methämoglobin). Suszeptibilitätssensitive Gradientenechosequencen (T2*, SWI) zeigen sowohl in der akuten als auch in der subakuten Phase eine Signalauslöschung (Hämosiderin). Durch einen fehlenden Flow Void (flussbedingte intravasale Signalauslöschung in der T2-Wichtung) können in beiden Phasen *indirekte Hinweise* auf einen Thrombus bestehen.

Stauungsblutungen infolge einer Venenthrombose sind oft kortikal oder lobär lokalisiert und unterscheiden sich hierdurch von einer typischerweise in der Stammganglienregion auftretenden hypertensiven Blutung oder einer überwiegend subarachnoidalen Aneurysmablutung. Das perifokale Ödem ist aufgrund der ursächlichen venösen Kongestion in Relation zur Blutungsausdehnung relativ groß.

Leichte *ödematöse Veränderungen* ohne Einblutung sind in der MRT sensitiver als in der CT erkennbar. Es können sowohl ein zytotoxisches als auch ein vasogenes Ödem vorliegen (Kap. 19.1), wobei zu beachten ist, dass ein vasogenes Ödem durch venöse Kongestion bei zerebraler Venenthrombose im Gegensatz zum arterioembolischen ischämischen Infarkt reversibel sein kann [509].

## Therapeutisches Vorgehen

> **Merke** M!
>
> Oberste Therapiepriorität hat die effektive *Antikoagulation*, die sogar bei intrazerebralen Blutungen durchgeführt wird.

Tritt unter dieser Therapie eine Verschlechterung der klinischen Symptomatik ein, kann eine lokale *Fibrinolyse* oder eine mechanische *Thrombektomie* erfolgen. Als Ultima Ratio kann bei therapierefraktären Hirndruckanstiegen eine dekompressive *Kraniektomie* erwogen werden. Das jeweilige Prozedere ist interdisziplinär neuroradiologisch und neurochirurgisch abzustimmen.

Bei großen intrazerebralen Blutungen mit einem schweren neurologischen Defizit oder bei einer infektiösen intrakraniellen Genese oder Komplikation kann eine *neurochirurgische Hämatomausräumung* indiziert sein [510].

Zur *Rezidivprophylaxe* wird eine orale Antikoagulation über mindestens 3–12 Monate durchgeführt, die bei angeborenen Thrombophilien eventuell lebenslang erforderlich sein kann [510].

## Literatur

[505] **Black** DF, Rad AE, Gray LA et al. Cerebral venous sinus density on noncontrast CT correlates with hematocrit. Am J Neuroradiol 2011; 32 (7): 1354–1357

[506] **Ferro** JM, Canãho P, Stam J et al., for the ISCVT Investigators. Prognosis of cerebral vein and dural sinus thrombosis. Stroke 2004; 35: 664–670

[507] **Girot** M, Ferro JM, Canhao P et al. for the ISCVT Investigators. Predictors of outcome in patients with cerebral venous thrombosis and intracerebral hemorrhage. Stroke 2007; 38: 337–342
[508] **Khandelwal** N, Agarwal A, Kochhar R et al. Comparison of CT venography with MR venography in cerebral sinovenous thrombosis. Am J Roentgenol 2006; 187: 1637–1643
[509] **Leach** JL, Fortuna RB, Jones BV et al. Imaging of cerebral venous thrombosis: current techniques, spectrum of findings, and diagnostic pitfalls. Radiographics 2006; 26 (Suppl 1): S 19–43
[510] **Saposnik** G, Barinagarrementeria F, Brown jr. RD et al. Diagnosis and management of cerebral venous thrombosis: a statement for healthcare professionals from the American Heart Association/American Stroke Association. Stroke 2011; 42: 1158–1192
[511] **Soleau** SW, Schmidt R, Stevens S et al. Extensive experience with dural sinus thrombosis. Neurosurgery 2003; 52: 534–544
[512] **Stam** J. Current concepts: Thrombosis of the cerebral veins and sinuses. N Engl J Med 2005; 352: 1791–1798



# 19.3 Intrakranielle Blutungen

## 19.3.1 Epidurales Hämatom

*D. M. Fahrendorf, H. Freise*

### Ätiologie und klinische Symptomatik

> **Merke** M!
>
> Die meisten epiduralen Hämatome (EDH) sind *Folge eines Schädel-Hirn-Traumas*.

*Nicht traumatische Ursachen* sind die Ausnahme und umfassen unter anderem Tumoren, Abszesse, Gefäßmalformationen sowie erworbene und angeborene Gerinnungsstörungen. Postoperativ können epidurale Blutungen nach Entlastung anderer Blutungen auftreten.

In einer retrospektiven Studie von 13 000 traumatisierten Patienten wiesen 22 % bei einem GCS-Wert < 15 oder einer Kopfverletzung und einem AIS-Wert ≥ 3 zu jedwedem Zeitpunkt ein epidurales Hämatom auf. Besonders häufig waren begleitende knöcherne Verletzungen des Neurokraniums oder der Schädelbasis. Der *Altersmedian* lag mit 43 Jahren etwas niedriger als bei anderen posttraumatischen intrakraniellen Blutungen. Eine ausgeprägte Prädilektion junger Patienten, wie früher berichtet, konnte nicht nachvollzogen werden. Das Risiko für epidurale Blutungen steigt bei gleichzeitiger Einnahme von Antikoagulanzien [517]. Epidurale Hämatome im Kindesalter können Folge von Gewaltdelikten sein, andere Blutungsformen überwiegen jedoch deutlich [518].

In Abhängigkeit von der Lokalisation, der Größe der raumfordernden intrakraniellen Blutungen und der Dynamik ihrer Entwicklung resultieren *globale* und *fokale* neurologische Störungen. Neben Erbrechen, Müdigkeit und Kopfschmerzen können bei ausgedehnten oder rasch progredienten Blutungen auch andauernde schwere Bewusstseinsstörungen und die klinischen Zeichen von Hirndruck und beginnender Einklemmung imponieren. So sind Hypertension, Bradykardie oder pathologische Pupillomotorik Auslöser einer sofortigen Notfalldiagnostik und -therapie.

Eine nur kurz andauernde Bewusstseinsstörung nach einem Trauma erzwingt den Ausschluss einer epiduralen Blutung. Auch ein zunächst unauffälliger neurologischer Status kann sich im zeitlichen Verlauf rapide und dramatisch verschlechtern.

> **Merke** M!
>
> Etwa 40 – 60 % der Patienten mit epiduralen Hämatomen weisen ein *symptomfreies Intervall* auf, das sich über Stunden, selten auch über Tage erstrecken kann.

Dieses Phänomen der sog. „*talk and die patients*“ ist auf die exponentielle Drucksteigerung beim Fortschreiten der Raumforderung durch die Blutung zurückzuführen. Entsprechend muss eine zeitnah nach dem Trauma durchgeführte unauffällige Bildgebung nach 4–6 Stunden wiederholt werden [515].

### Untersuchungsstrategie

▸ **CT.** In der Akutphase direkt nach einem Trauma stellt die CT-Diagnostik aufgrund ihrer schnellen Verfügbarkeit und günstigen Kosten-Nutzen-Relation die *Methode der Wahl* dar. Die meisten epiduralen Hämatome sind zum Zeitpunkt der Diagnostik relativ groß und können so gut diagnostiziert werden.

▸ **MRT.** Mithilfe der MRT können auch kleinere epidurale Hämatome dargestellt werden, die jedoch für die unmittelbare medizinische Versorgung nicht entscheidend sind. Die Bedeutung der MRT liegt daher nicht in der Akutdiagnostik, hat aber einen hohen Stellenwert bei *Begutachtungen* oder zur *Darstellung* begleitender diffuser, *kleinster Hirnparenchymverletzungen*, die mittels CT nicht in vollem Umfang dargestellt werden können (Kap. 19.3.5).

### Typische Befunde

> **Merke** M!
>
> Epidurale Hämatome sind überwiegend *arterieller* Genese, meist durch eine Verletzung der A. meningea media im Rahmen einer Kalottenfraktur, und finden sich daher meist unmittelbar unterhalb der Gewalteinwirkung.

Die selteneren epiduralen Hämatome *venösen* Ursprungs sind typischerweise in der hinteren Schädelgrube sowie ventral in der mittleren Schädelgrube (Sinus sphenoparietalis) lokalisiert [515].

Infolge ihrer Ausbreitung zwischen Lamina externa (= Periost der Schädelkalotte) und interna der Dura mater werden epidurale Blutungen durch die Suturen begrenzt,

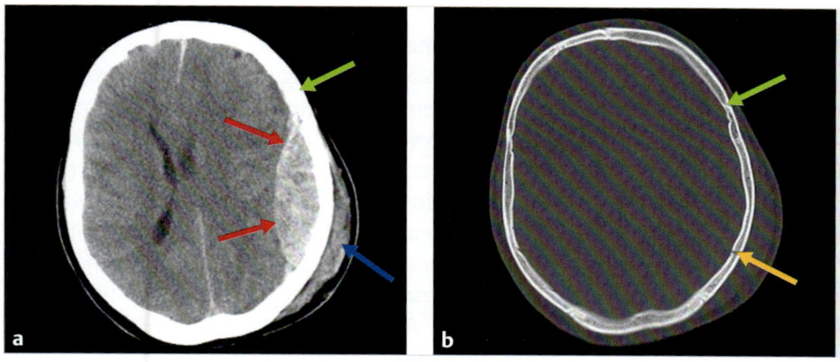


**Abb. 19.10** Epidurales hyperdenses bikonvexes Hämatom (rote Pfeile), das die Sutura coronalis (grüner Pfeil) nicht überschreitet; konsekutive Mittellinienverlagerung nach rechts; assoziierte Kalottenfraktur (gelber Pfeil) und Galeahämatom (blauer Pfeil).
**a** Natives CCT.
**b** Natives CCT im Knochenfenster.



**Tab. 19.1** Blutabbauprodukte und ihr Signalverhalten im MRT.

| Stadium | signalrelevantes Abbauprodukt | MR-Signalintensität* | |
|---|---|---|---|
| | | T 1-gewichtet | T 2-gewichtet |
| hyperakut (< 24 Stunden) | Oxyhämoglobin | isointens | gering hyperintens |
| akut (1 – 3 Tage) | Desoxyhämoglobin | gering hypointens | hypointens |
| subakut (> 3 Tage) (< 7 Tage) | Methämoglobin (intrazellulär) (extrazellulär) | stark hyperintens<br>stark hyperintens | hypointens<br>stark hyperintens |
| chronisch (> 30 Tage) | zentral: Hämochrom<br>Rand: Hämosiderin | isointens<br>gering hypointens | gering hyperintens<br>stark hypointens |

* MR-Signalintensität im Vergleich zum normalen Hirnparenchym

an denen die beiden Blätter der Dura mater fest mit der Schädelkalotte verbunden sind. Hieraus resultiert die typischerweise *bikonvexe Form* epiduraler Hämatome (▸ Abb. 19.10). Eine *Ausbreitung über die Mittellinie* ist – sofern keine Sutur vorliegt – jedoch möglich und ein weiteres Unterscheidungskriterium von subduralen Hämatomen (SDH) [516].

▸ **CT-Befunde.** Computertomografisch stellen sich akute intrakranielle Blutungen üblicherweise *hyperdens* (ca. 40 HE) dar. Hypodense Anteile (< 20 HE) sind selten, können jedoch durch noch nicht koagulierte Blutanteile (Hyperakutphase oder aktive Blutung) bedingt sein. Die Dichte einer Blutung nimmt pro Tag um etwa 1–2 HE ab.

▸ **MRT-Befunde.** Die MR-Morphologie von Blutungen variiert je nach Alter der Blutung und gewählter Untersuchungssequenz sowie nach Störfaktoren wie einer ausgeprägten Anämie, einer disseminierten intravasalen Koagulopathie und einer Durchmischung mit anderen Flüssigkeiten wie etwa Liquor. ▸ Tab. 19.1 (nach [513]) gibt einen Überblick über Alter und Signalverhalten verschiedener Blutabbauprodukte im MRT.

## Therapeutisches Vorgehen, Verlauf

> **Merke** (M!)
>
> Die Mehrzahl der epiduralen Hämatome wird einer *chirurgischen Therapie* zugeführt.

Für etwa 10 % der Patienten mit kleineren Blutungen und stabiler neurologischer Situation wird zunehmend eine *konservativ abwartende Therapie* etabliert. Die Mortalität des Krankheitsbildes liegt zwischen 10 und 15 %, wobei eine erhebliche Spannweite in Abhängigkeit von Größe der Blutung, Alter, Begleiterkrankungen und neurologischem Ausgangsbefund besteht.

Ziel der operativen Therapie ist die Minimierung der Sekundärschädigung. Daneben sind die konservativen Maßnahmen der hirnprotektiven Therapie für die *Prognose* entscheidend. Hierbei ist besonders auf eine ausreichende Perfusion, einen ungestörten venösen Abfluss und eine Begrenzung des metabolischen Bedarfs durch ausreichende Sedierung und Normothermie zu achten. Eine Kontrolle des osmotischen Druckes sowie der Glukosehomöostase sind weitere wesentliche Elemente der Therapie.

Die routinemäßige Wiederholung von CT-Untersuchungen ohne neurologische Verschlechterung ist bei einem entsprechend beurteilbaren Patienten mit Schädel-Hirn-Trauma nicht indiziert und führt nur sehr selten zu einer Änderung des therapeutischen Vorgehens.

> **Merke**
>
> Demgegenüber führten fast 50 % der CT-Untersuchungen nach neurologischer Verschlechterung zu einer Intervention [514].

Diese Befunde unterstreichen den hohen Stellenwert der neurologischen Beurteilbarkeit für diese Patientengruppe. Hierfür ist ein aktives Sedierungsmanagement mit Wake-up Calls unter laufender Hirndruckmessung anzustreben.



## Literatur

[513] **Allkemper** T, Tombach B, Schwindt W et al. Acute and subacute intracerebral hemorrhages: comparison of MR imaging at 1.5 and 3.0 T – initial experience. Radiology 2004; 232 (3): 874–881

[514] **Brown** CV, Weng J, Oh D et al. Does routine serial computed tomography of the head influence management of traumatic brain injury? A prospective evaluation. J Trauma 2004; 57: 939–943

[515] **Gean** AD, Fischbein NJ, Purcell DD et al. Benign anterior temporal epidural hematoma: indolent lesion with a characteristic CT imaging appearance after blunt head trauma. Radiology 2010; 257 (1): 212–218

[516] **Kim** JJ, Gean AD. Imaging for the diagnosis and management of traumatic brain injury. Neurotherapeutics 2011; 8 (1): 39–53

[517] **Perel** P, Roberts I, Bouamra O et al. Intracranial bleeding in patients with traumatic brain injury: a prognostic study. BMC Emerg Med 2009; 9: 15

[518] **Piteau** SJ, Ward MG, Barrowman NJ et al. Clinical and radiographic characteristics associated with abusive and nonabusive head trauma: a systematic review. Pediatrics 2012; 130: 315–323

[519] **Rickels** E. [Diagnosis and treatment of traumatic brain injury]. Chirurg 2009; 80: 153–162

# 19.3.2 Subdurales Hämatom

*D. M. Fahrendorf, H. Freise*

## Ätiologie und klinische Symptomatik

> **Merke**
>
> Subdurale Blutungen treten überwiegend *posttraumatisch* auf.

Etwa 30 % aller Schädel-Hirn-Traumata mit einem GCS-Wert < 15 weisen ein Subduralhämatom auf. Insbesondere bei leichteren Traumata, beispielsweise einem Sturz aus weniger als 2 m Höhe, dominieren die subduralen gegenüber den epiduralen Hämatomen. Bei Verkehrsunfällen und Stürzen aus großer Höhe sind die Inzidenzen vergleichbar [523]. Entsprechend der demografischen Entwicklung und der Zunahme der patientenbezogenen Risikofaktoren haben in den letzten Jahrzehnten die *Inzidenz* der subduralen Hämatome und das *mediane Alter* der Patienten zugenommen [520].

Die Einnahme von Antikoagulanzien und Thrombozytenaggragationshemmern erhöhen das Risiko subduraler Blutungen ebenso wie Alkoholkonsum und Hirnatrophie. Darüber hinaus kann ein akuter Abfall des Liquordrucks (z. B. durch Punktionen) oder eine Reduktion des Hirnvolumens infolge einer Dehydratation unabhängig von einem Trauma ein subdurales Hämatom auslösen. Dieser Umstand ist insbesondere für die Durchführung von rückenmarksnahen Anästhesieverfahren forensisch relevant. Trotz der geringen Inzidenz müssen die subduralen intrakraniellen Blutungen als Komplikation einer Peridural- und einer Spinalanästhesie aufgeklärt werden [524].

Kinder mit subduralen Blutungen sind zu einem hohen Prozentsatz Opfer von Gewaltdelikten [521]. Hier sind eine rigorose Überprüfung der Anamnese und eine detaillierte Suche nach begleitenden Verletzungen entscheidend.

Die *klinische Präsentation* eines Patienten mit Subduralhämatom ist sehr variabel. Im Rahmen großer Gewalteinwirkung bestehen oft eine ausgeprägte Bewusstseinsstörung, Krampfanfälle oder Zeichen des erhöhten Hirndrucks.

> **Merke**
>
> Pupillenanomalien erfordern eine sofortige Notfalldiagnostik und Therapie.

Nach kleineren Traumen und langsamer protrahierter Blutung finden sich bei subakuten und chronischen subduralen Hämatomen Zephalgien, kognitive Störungen, Gangstörungen, fokale Defizite und undulierende Bewusstseinstrübungen. Im Fall einer Zweitblutung („acute on chronic SDH“) tritt häufig eine plötzliche neurologische Verschlechterung auf.

## Untersuchungsstrategie

Zur Diagnostik von Subduralhämatomen eignen sich CT und MRT gleichermaßen.

Aufgrund der Verfügbarkeit und kürzeren Untersuchungsdauer ist insbesondere bei bewegungsunruhigen und/oder polytraumatisierten Patienten eine Bildgebung mittels *CT* zu bevorzugen. Darüber hinaus kann mittels CT einfacher zwischen akuten und chronischen Subduralhämatomen unterschieden werden (s. u.).

Bei jungen Patienten und insbesondere auch bei Verdacht auf eine nicht akzidentelle Genese (Kindesmisshandlung) kann im Einzelfall primär eine *MRT-Diagnostik* angestrebt werden.

## Typische Befunde

Subdurale Hämatome werden überwiegend durch Blutungen aus *venösen*, seltener aus *arteriellen* Gefäßen verursacht [522]. Als Pathomechanismus wird ein Einriss kleiner Brückengefäße zwischen Dura und Hirn, beispielsweise infolge einer starken lateralen oder vertikalen Beschleunigung, angenommen.

> **Merke**
>
> Das subdurale Hämatom breitet sich im Raum zwischen Lamina interna der Dura mater und Arachnoidea aus; hieraus resultiert die typischerweise *konvex-konkave* („sichelförmige") *Konfiguration*.

Gegenüber epiduralen Blutungen *überschreiten* subdurale Blutungen die *Suturen*, da die Arachnoidea keine Anheftung an den Suturen aufweist. Falzine und tentorielle subdurale Blutungen fallen durch eine Verdickung von Falx oder Tentorium auf und können insbesondere bei Vorliegen einer symmetrischen Verteilung schwierig zu detektieren sein.

► **CT-Befunde.** Computertomografisch sind *akute Subduralhämatome hyperdens* (ca. 40 HE). Der Dichteverlust beträgt ca. 1–2 HE pro Tag, sodass sich das Hämatom nach einigen Tagen isodens zum Hirnparenchym darstellt und übersehen werden kann.

*Chronische Subduralhämatome* (per definitionem älter als 20 Tage) entstehen einerseits aus einem akuten Subduralhämatom, andererseits durch wiederholte Sickerblutungen aus kleinen venösen Gefäßen. Letzteres wird häufig bei Hirnvolumenminderung und damit erhöhten Scherkräften auf die Brückenvenen bei Dezeleration beobachtet. Typischerweise stellen sich diese chronischen Subduralhämatome *hypodens* in der CT dar (► Abb. 19.11, ► Abb. 19.12).

Mischbilder aus hypodensem Saum und hyperdensen Anteilen finden sich bei akuten Einblutungen in ein vorbestehendes chronisches Subduralhämatom.

► **MRT-Befunde.** Die MR-Morphologie von Blutungen ist von einer Vielzahl von Faktoren abhängig, wobei das Alter der Blutung und die gewählte Untersuchungssequenz den größten Einfluss haben (► Tab. 19.1).

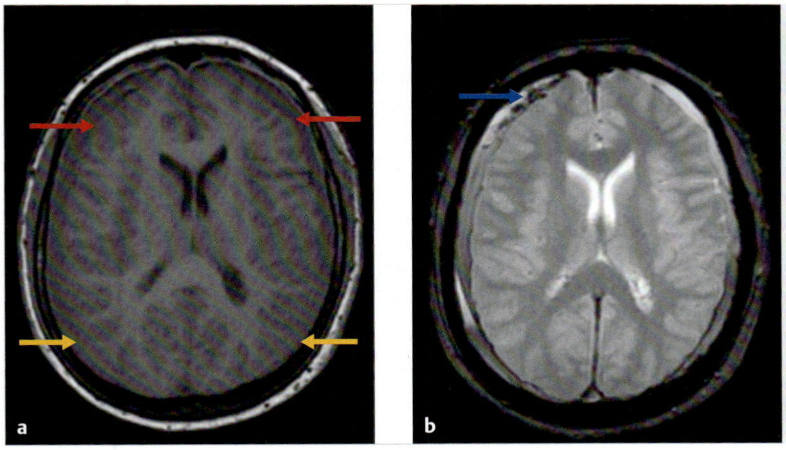


**Abb. 19.11** Beidseitige chronische subdurale Hämatome.
**a** T1-Wichtung mit – von frontal (rote Pfeile) nach okzipital (gelbe Pfeile) – leicht hypo- bis isointensen Flüssigkeitssäumen.
**b** T2*-Wichtung mit dunklen Suszeptibilitätsartefakten durch Blutabbauprodukte (blauer Pfeil).

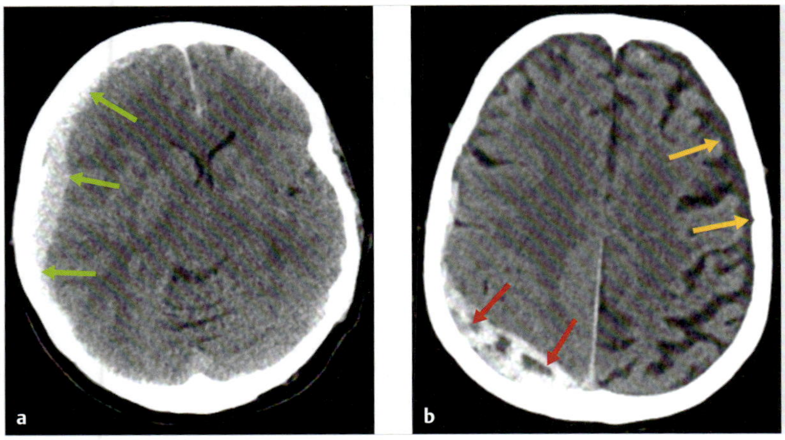


**Abb. 19.12** Akutes und chronisches Subduralhämatom.
**a** Akutes Subduralhämatom rechts frontoparietal (grüne Pfeile).
**b** Chronisches Subduralhämatom mit akuter Einblutung (rote Pfeile); Hygromsaum links frontoparietal (gelbe Pfeile).

Bei beiden Modalitäten müssen *Begleitphänomene* wie eine Kompression des Ventrikelsystems, eine Mittellinienverlagerung oder Hernierungen berichtet werden, da diese neben der klinischen Symptomatik eine ergänzende Einschätzung der Interventionsbedürftigkeit ermöglichen.

## Therapeutisches Vorgehen, Verlauf

Eine *konservative Therapie* subduraler Blutungen ist in der Regel nur bei subakuten und chronischen Blutungen möglich. Insgesamt werden etwa 40 % der subduralen Hämatome *operiert*.

Im Wesentlichen gelten die gleichen operativen und konservativen Therapiegrundsätze und -ziele wie bei der Behandlung von epiduralen Hämatomen (Kap. 19.3.1).

Die Mortalität liegt zwischen 10 und 15 %. Dabei besteht eine erhebliche Spannweite in Abhängigkeit von Größe der Blutung, Alter, Begleiterkrankungen und neurologischem Ausgangsbefund.

## Literatur


[520] **Frontera** JA, Egorova N, Moskowitz AJ. National trend in prevalence, cost, and discharge disposition after subdural hematoma from 1998–2007. Crit Care Med 2011; 39: 1619–1625

[521] **Jayawant** S, Rawlinson A, Gibbon F et al. Subdural haemorrhages in infants: population based study. Br Med J 1998; 317: 1558–1561

[522] **Kim** JJ, Gean AD. Imaging for the diagnosis and management of traumatic brain injury. Neurotherapeutics 2011; 8 (1): 39–53

[523] **Perel** P, Roberts I, Bouamra O et al. Intracranial bleeding in patients with traumatic brain injury: a prognostic study. BMC Emerg Med 2009; 9: 15

[524] **Popping** DM, Wenk M, Van Aken HK. Neurologic complications after epidural analgesia. Anasthesiol Intensivmed Notfallmed Schmerzther 2012; 47: 336–343


# 19.3.3 Subarachnoidale Blutungen

*D. M. Fahrendorf, K. Waurick*

## Ätiologie und klinische Symptomatik

> **Merke**
>
> Etwa 5–10 % aller vermeintlichen Schlaganfälle stellen sich in der Primärdiagnostik als akute Subarachnoidalblutung (SAB) dar.

Die *Inzidenz* in Mitteleuropa liegt bei 7–10 pro 100 000 Einwohner pro Jahr mit einem Altersgipfel zwischen dem 40. und 60. Lebensjahr. Frauen sind 1,6-mal häufiger betroffen als Männer. In ca. 80 % der Fälle wird die Subarachnoidalblutung durch ein rupturiertes intrakranielles Aneurysma ausgelöst. Zu den *Risikofaktoren* zählen Drogen-, Alkohol- und Nikotinabusus, arterieller Hypertonus, familiäre Prädisposition, Ehlers-Danlos-Syndrom sowie polyzystische Nephropathie ([540], [541]).

**Tab. 19.2** WFNS-Einteilung der klinischen Stadien der Subarachnoidalblutung (Quelle: nach [540]).

| Grad | Glasgow Coma Scale (GCS) | motorisches Defizit |
|---|---|---|
| I | 15 | nein |
| II | 14–13 | nein |
| III | 14–13 | ja |
| IV | 12–7 | ja oder nein |
| V | 6–3 | ja oder nein |

> **Merke**
>
> Der akut einsetzende Vernichtungskopfschmerz, vegetative Symptome wie Übelkeit und Erbrechen, Bewusstseinsstörungen, Nackensteifigkeit sowie fokal neurologische Defizite sind die typischen *Symptome* der Subarachnoidalblutung.

Die *Schweregradeinteilung* nach Hunt und Hess wird im klinischen Alltag mehr und mehr durch die Einteilung der World Federation of Neurosurgical Surgeons (WFNS) abgelöst (▸ Tab. 19.2, nach [540]).

Mit einer prähospitalen Mortalität von 10 %, einer 30-Tages-Überlebensrate von 40–50 % und einer Pflegebedürftigkeit von 25–50 % ist die Subarachnoidalblutung trotz der Verbesserungen in der Diagnostik, der Ablationstechniken, der Neuroanästhesie und des intensivmedizinischen Managements weiterhin mit einer *schlechten Prognose* assoziiert ([531], [540]).

Die definitive Aneurysmaauschaltung sollte binnen der ersten 72 Stunden nach Blutung erfolgen, um das Risiko einer Rezidivblutung zu minimieren. Denn neben dem primären Hirnschaden (WFNS-Grad IV–V) ist die Prognose der Subarachnoidalblutung entscheidend von weiteren *Komplikationen* wie Rezidivblutungen, Vasospasmen, Hydrozephalus, Pneumonie, Sepsis, Komplikationen nach Clipping und Coiling sowie vom Alter des Patienten abhängig [540].

## Untersuchungsstrategie

> **Merke**
>
> Sowohl bei der traumatischen als auch der nicht traumatischen Subarachnoidalblutung ist in der Akutsituation stets eine *schnelle Abklärung mittels CT* anzustreben.

Die Sensitivität einer modernen Mehrzeilen-CT in der Diagnostik einer Subarachnoidalblutung wird je nach Studie zwischen 90 und 100 % angegeben, die Spezifität mit bis zu 100 % ([526], [536]).

Bei negativem CT wird häufig eine *Lumbalpunktion* durchgeführt, wobei dieses Vorgehen nicht unumstritten ist, da es sich um ein invasives Verfahren handelt und zudem die Differenzierung zwischen einer Subarachnoidalblutung und den Folgen einer traumatischen Lumbalpunktion in der Liquordiagnostik schwierig ist.

► **CTA.** Dem nativen CT sollte – insbesondere im Fall einer *nicht traumatischen* Subarachnoidalblutung – eine CT-Angiografie (CTA) angeschlossen werden, um eine Blutungsquelle, beispielsweise ein Aneurysma oder andere Gefäßmalformationen, zu identifizieren. Zur Planung einer eventuell erforderlichen Katheterangiografie in DSA-Technik empfiehlt sich eine Darstellung der Gefäßsituation vom Aortenbogen bis nach intrakraniell.

Bei einer *traumatischen* Subarachnoidalblutung kann es je nach Unfallmechanismus ebenfalls sinnvoll sein, dem nativen CT eine CTA anzuschließen. Diese kann zum einen dem Ausschluss von begleitenden Gefäßverletzungen wie Dissektionen dienen, zum anderen auch bei der Identifikation von Aneurysmablutungen als Auslöser für einen Unfall dienen.

► **DSA.** Mittels DSA gelingt aufgrund der höheren Orts- und Zeitauflösung auch die Darstellung kleinster Aneurysmen sowie asymptomatischer Zweitaneurysmen, die in ca. 2–6 % der Fälle vorliegen. Neben der Diagnosesicherung ermöglicht die DSA die Therapie von Aneurysmen mittels Coil-Embolisation. Die Therapieentscheidung, ob ein Aneurysma neurochirurgisch mittels Gefäßclips oder interventionell mittels Coils verschlossen wird, muss interdisziplinär getroffen werden und ist von mehreren Faktoren abhängig [538]. Zu diesen Faktoren zählen unter anderem Lokalisation, Zugänglichkeit und Form des Aneurysmas, aber auch Patientenalter, Komorbidität und nicht zuletzt der Wunsch des Patienten.

► **MRT.** Eine MRT ist in der Akutsituation nicht hilfreich, da sie der CT in der Sensitivität zum Nachweis einer akuten Subarachnoidalblutung deutlich unterlegen ist. Ihre Bedeutung liegt eher in der *postklinischen Verlaufskontrolle* von coilembolisierten Aneurysmen.

## Typische Befunde

Die Subarachnoidalblutung breitet sich im Raum zwischen Arachnoidea und Pia mater aus. Die Blutung folgt daher typischerweise dem Sulcusrelief und breitet sich in den äußeren Liquorräumen aus. Die Verteilung der Blutung hängt hierbei von der zugrunde liegenden Ursache ab. Aufgrund des Verteilungsmusters können daher bei einer nicht traumatischen Subarachnoidalblutung im Umkehrschluss auch Rückschlüsse auf eine wahrscheinliche Aneurysmalokalisation gezogen werden. Als grobe Richtwerte gelten, dass ca. 70–80 % aller intrakraniellen Aneurysmen an der vorderen Zirkulation liegen, insbesondere an der A. carotis interna, der A. communicans anterior und der A. cerebri media, ca. 20 % entlang der A. cerebri posterior sowie vertebrobasilär.

Im Verlauf können sich als Komplikation einer Subarachnoidalblutung – typischerweise nach 2–3 Tagen – *Vasospasmen* entwickeln (Kap. 19.3.4), die letztlich ischämische Hirninfarkte zur Folge haben können.

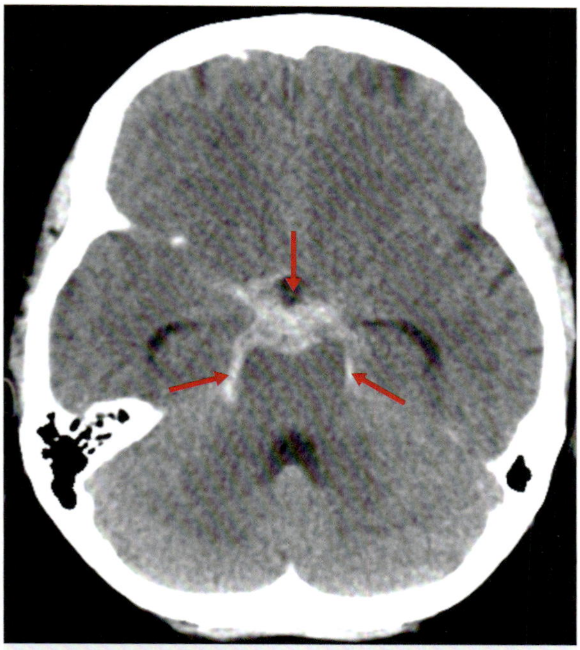

**Abb. 19.13** Ausgedehnte Subarachnoidalblutung mit Ausbreitung in den basalen Zisternen und rostral angrenzend an den Hirnstamm; ursächlich war ein Aneurysma der A. cerebelli superior (SUCA) rechts.

Beispiele sind in ► Abb. 19.13 und ► Abb. 19.14 aufgeführt.

## Therapeutisches Vorgehen

► **Maßnahmen zur Vermeidung sekundärer Hirnschäden.** Neben der Sicherung der Vitalfunktionen, der hämodynamischen und respiratorischen Stabilisierung, gilt ein besonderes Augenmerk des Anästhesisten der Vermeidung sekundärer Hirnschäden. Zu den allgemeinen Prinzipien der Vermeidung eines sekundären Hirnschadens zählen die Aufrechterhaltung einer adäquaten Oxygenierung ($paO_2$: 100–150 mmHg) und Perfusion (CPP: 50–60 mmHg), das Vermeiden einer arteriellen Hypotension (MAD: 70–110 mmHg) und Hypertension ($RR_{syst}$: < 150–160 mmHg) sowie die Vermeidung einer intrakraniellen Hypertension (ICP: < 20 mmHg).

Mit einer Inzidenz von 6,9 % und einer Mortalitätsrate von bis zu 80 % ist die *Rezidivblutung* eine schwerwiegende Komplikation der Subarachnoidalblutung. Als Risikofaktoren einer Rezidivblutung gelten die Größe des Aneurysmas, der initiale Schweregrad, eine verzögerte Aufnahme in eine neurochirurgische Klinik sowie Hypertension [532].

► **Maßnahmen bei intrakranieller Hypertension.** In interdisziplinärer Rücksprache unter Einbezug der Neuroradiologie und -chirurgie werden die weitere Diagnostik

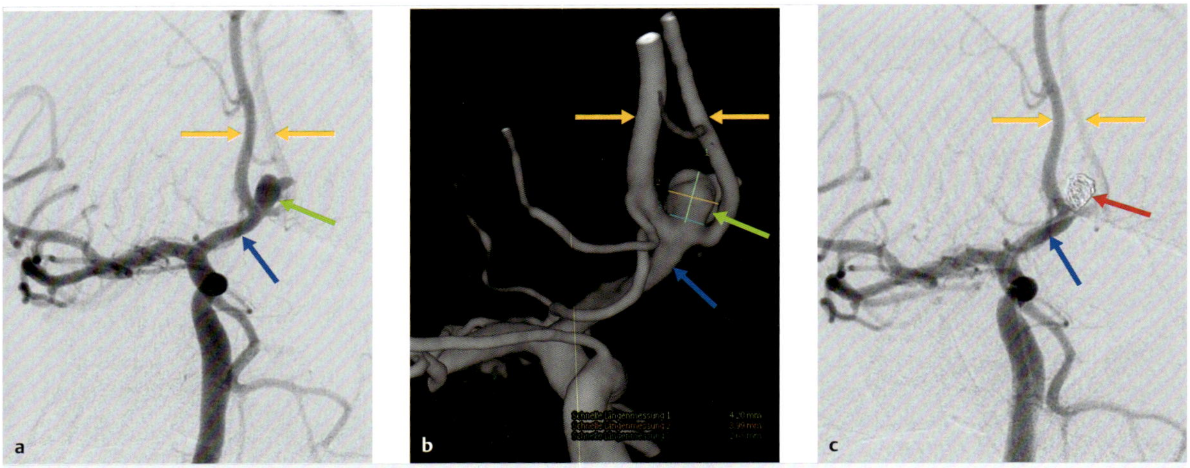

**Abb. 19.14** Aneurysma der A. communicans anterior. Jeweils regelrechte Darstellung der A. cerebri anterior (blaue Pfeile A1-Segment der A. cerebri anterior, gelbe Pfeile A2-Segment der A. cerebri anterior).
**a** Digitale Subtraktionsangiografie.
**b** Die Rotationsangiografie ermöglicht eine exakte morphologische Darstellung und Quantifizierung (grüner Pfeil).
**c** Weitgehend ausgeschaltetes Aneurysma nach Coilversorgung (roter Pfeil).

und Therapie festgelegt. In der Regel erfolgt bei starker klinischer Beeinträchtigung bzw. großer Subarachnoidalblutung vor der definitiven Aneurysmaversorgung die Anlage einer externen Ventrikeldrainage mit der Möglichkeit des ICP-Monitorings. Liegt eine intrakranielle Hypertension vor, können neben den Basismaßnahmen wie Aufrechterhaltung einer Normoxämie, Normokapnie, Normotension, Normoglykämie und eines ausgeglichenen Säure-Basen-Haushalts weitere therapeutische Optionen eingeleitet werden.

> **Merke**
>
> Zu den Therapiestrategien der ersten Wahl zählen die 30-Grad-Oberkörperhochlagerung, die Vertiefung der Analgosedierung, die Liquordrainage (*nach neurochirurgischer Rücksprache*), die milde Hyperventilation sowie die Gabe von hyperosmolaren Infusionen wie Mannit und 20 %iger NaCl-Lösung.

Bei persistierend hohem Hirndruck (ICP) können darüber hinaus ein Barbituratkoma, die Gabe von TRIS-Puffer, eine forcierte Hyperventilation und eine Hypothermiebehandlung erwogen werden [528].

Aufgrund eines 1- bis 4 %igen Rerupturrisikos während der Narkoseeinleitung wird diese als opiatbasierte Narkoseinduktion unter kontrollierter arterieller Blutdruckmessung durchgeführt. Die Narkoseaufrechterhaltung erfolgt als rein intravenöse Anästhesie ([528], [529]).

▸ **Interdisziplinäre Therapiefestlegung.** Im Anschluss an die initiale CT-Diagnostik und eine eventuell erforderliche operative Anlage einer Ventrikeldrainage ist die dringliche Anfertigung einer digitalen Subtraktionsangiografie der Hirngefäße als Basis für die weitere Therapieentscheidung indiziert. In Abhängigkeit von der Aneurysmalokalisation und -morphologie wird das jeweils für den individuellen Patienten optimale Verfahren („Clipping" oder „Coiling") festgelegt.

▸ **„Coiling".** Bei der neuroradiologisch-interventionellen Aneurysmaausschaltung werden – mit dem Ziel einer vollständigen Thrombosierung des Aneurysmalumens – Metallspiralen (sog. Coils) über einen Mikrokatheter im Aneurysmalumen platziert. Abhängig von der Aneurysmamorphologie, beispielsweise bei breitem Aneurysmahals, kann eine ergänzende Stentversorgung oder ein Ballonremodeling des aneurysmatragenden Gefäßes erforderlich sein. Bei sehr großen Aneurysmen können auch sogenannte Flow-Diverter zur Anwendung kommen, die den Blutstrom modifizieren und am Aneurysma vorbeilenken. Intraprozedurale Risiken sind neben Vasospasmen und embolischen Komplikationen insbesondere Aneurysmarupturen mit einer Häufigkeit von 2–8 % ([530], [534], [537]). Die meisten dieser Komplikationen können jedoch ebenfalls interventionell behandelt werden, sodass ein Verfahrenswechsel selten notwendig ist. Nach erfolgreich durchgeführter Embolisation sollte zeitnah eine MRT-Untersuchung als Ausgangsbefund für die folgend erforderlichen Verlaufskontrollen angefertigt werden.

▸ **„Clipping".** Bei der neurochirurgischen Versorgung wird durch einen Gefäßclip der Hals des Aneurysmas verschlossen, sodass auch hier der reguläre Blutfluss im aneurysmatragenden Gefäß wiederhergestellt ist. Das intraoperative Rerupturrisiko beträgt zwischen 5 und 19 % [525]. Zu den kritischen Phasen gehören das Einspannen in die Mayfield-Klemme, die Kraniotomie, die Eröffnung der Dura, die Dissektion des Aneurysmas, die Platzierung des Clips um den Aneurysmahals, sowie das Lösen des Cliphalters vom Clip [529]. Anästhesiologischerseits kann das Reruptrurisiko durch eine adäquate Narkosetiefe, insbesondere beim Einspannen der Mayfield-Klemme und zur Kraniotomie, sowie durch eine Anpassung des Blutdruckes an die jeweiligen operativen Anforderungen minimiert werden [529].

► **Intraprozedurale Reruptur.** Der wichtigste auslösende Faktor einer perioperativen Aneurysmaruptur ist der Anstieg des transmuralen Drucks im Aneurysma (transmuraler Druck = MAP – ICP) [529]. Zur Aufrechterhaltung eines konstanten transmuralen Druckes sollte der systolische Blutdruck zur Duraeröffnung um ca. 15 mmHg gesenkt werden, da der ICP in ähnlicher Größenordnung fällt. Ist eine temporäre Okklusion der zuführenden Arterie erforderlich, so sollten Blutdruck und FiO2 aufgrund eines erhöhten Risikos zerebraler Ischämien erhöht werden. Bei einer temporären Okklusion über 20 min sollten darüber hinaus ein Barbituratkoma sowie eine Hypothermiebehandlung erwogen werden [535].

> **Merke** (M!)
>
> Ereignet sich eine intraprozedurale Reruptur, erfolgt in Rücksprache mit den Neurochirurgen eine Blutdrucksenkung sowie ein forcierter Volumenersatz. Die Gabe von Adenosin zur Induktion eines kurzfristigen funktionellen Herzstillstandes kann erwogen werden [535].

► **Extrakranielle Komplikationen.** Neben intrakraniellen Komplikationen, wie intrakranieller Hypertension und Rezidivblutung, ist die Subarachnoidalblutung häufig mit extrakraniellen Komplikationen vergesellschaftet; hierzu zählen kardiale Dysfunktionen, neurogenes Lungenödem, Elektrolytstörungen und Hyperglykämien [539].

Insbesondere neurologisch schlechte Grade der Subarachnoidalblutung weisen vermehrt EKG-Veränderungen auf – insbesondere ST-Strecken- und T-Wellen-Veränderungen, Arrhythmien, Anstiege der Herzenzyme, eine verminderte Windkesselfunktion der Aorta („aortic stiffness") sowie Dysfunktionen des linken Ventrikels im Sinne einer „neurogenic stunned myocardial dysfunction" und sind mit einem schlechten Outcome und einer erhöhten Mortalität assoziiert. Pathophysiologisch wird ein Zusammenhang mit exzessiv erhöhten Katecholaminspiegeln bzw. eine SIRS-induzierte (SIRS: systemisches inflammatorisches Response-Syndrom) kardiovaskuläre Dysfunktion vermutet. In der Regel erholt sich die kardiale Funktion binnen 3–10 Tagen vollständig [539]. Bei hämodynamischer Instabilität wird symptomatisch mit Noradrenalin und Dobutamin bei systolischer Dysfunktion behandelt.

Mit einer Inzidenz von 8 % ist das *neurogene Lungenödem* (bei Ausschluss einer kardialen Ursache) eine häufige Komplikation der Subarachnoidalblutung. Radiologisch imponiert ein bilaterales Lungenödem, das sich auf die oberen Lungenabschnitte konzentriert. Neben der Inotropiesteigerung und der Beatmung mit einem positiven endexspiratorischen Druck (PEEP) von 9–11 mmHg gehört der vorsichtige Flüssigkeitsentzug zu den Therapieoptionen [540].

*Elektrolytentgleisungen* wie Hyper- und Hyponatriämien müssen den Ursachen entsprechend – Diabetes insipidus, zerebrales Salzverlustsyndrom, Syndrom der inadäquaten ADH-Sekretion (SIADH) – therapiert werden.

Ein *Hb-Wert* von 10–11 g/dl erscheint hinsichtlich einer geringeren Inzidenz zerebraler Ischämien und eines verbesserten neurologischen Outcome vorteilhaft [533].

Entgegen der früheren Annahme, dass eine strenge *Blutzuckereinstellung* bei Patienten mit Subarachnoidalblutung vorteilhaft sei, haben neuere Studien ergeben, dass ein liberales Blutzuckermanagement mit Werten zwischen 120 und 180 mg/dl zur Aufrechterhaltung eines adäquaten Energiestoffwechsels des Gehirns bevorzugt werden sollte [527].

## Literatur


[525] **Elijovich** L, Higashida RT, Lawton MT, et al. Predictors and outcomes of intraprocedural rupture in patients treated for ruptured intracranial aneurysms: the CARAT study. Stroke. 2008;39(5):1501–1506.

[526] **Gee** C, Dawson M, Bledsoe J et al. Sensitivity of newer-generation computed tomography scanners for subarachnoid hemorrhage: a Bayesian analysis. J Emerg Med 2012; 43 (1): 13–18

[527] **Helbok** R, Schmidt JM, Kurtz P et al. Systemic glucose and brain energy metabolism after subarachnoid hemorrhage. Neurocrit Care 2010; 12: 317–323

[528] **Herzer** G, Trimmel H. Neuroanästhesie Grundlagen der perioperativen Betreuung. Der Anaesthesist 2010; 59: 371–384

[529] **Larsen** R. Anästhesie. 8. Aufl. München: Urban & Fischer; 2006: 1187–1191

[530] **Levy** E, Koebbe CJ, Horowitz MB et al. Rupture of intracranial aneurysms during endovascular coiling: management and outcomes. Neurosurgery 2001; 49 (4): 807–811

[531] **Lovelock** CE, Rinkel GJ, Rothwell PM. Time trends in outcome of subarachnoid hemorrhage: population-based study and systematic review. Neurology 2010; 74: 1494–1501

[532] **Naidech** AM, Janjua N, Kreiter KT et al. Predictors and impact of rebleeding after subarachnoid hemorrhage. Arch Neurol 2005; 62: 410–416

[533] **Naidech** AM, Shaibani A, Garg RK et al. Prospective, randomized trial of higher goal hemoglobin after subarachnoid hemorrhage. Neurocrit Care 2010; 13: 313–320

[534] **Pandey** AS, Koebbe C, Rosenwasser RH et al. Endovascular coil embolization of ruptured and unruptured posterior circulation aneurysms: review of a 10-year experience. Neurosurgery 2007; 60 (4): 626–636

[535] **Pasternak** JJ, Lanier WL. Neuroanesthesiology Update 2010. J Neurosurg Anesthesiol 2011; 23: 67–99

[536] **Perry** JJ, Stiell IG, Sivilotti ML et al. Sensitivity of computed tomography performed within six hours of onset of headache for diagnosis of subarachnoid haemorrhage: prospective cohort study. Br Med J 2011; 343: d4 277

[537] **Pierot** L, Cognard C, Anxionnat R et al. Ruptured intracranial aneurysms: factors affecting the rate and outcome of endovascular treatment complications in a series of 782 patients (CLARITY study) Radiology. 2010;256(3):916–923.

[538] **Rahal** JP, Malek AM. Clip occlusion versus coil embolization for the treatment of cerebral aneurysms. J Neurosurg Sci 2012; 56 (3): 175–190

[539] **Rose** MJ. Aneurysmal Subarachnoid Hemorrhage: an update on the medical complications and treatment strategies seen in these patients. Curr Opin Anesthesiol 2011; 24: 500–507

[540] **Sarrafzadeh** AS, Kaisers U, Boemke W. Aneurysmatische Subarachnoidalblutung Bedeutung und Komplikationen. Anaesthesist 2007; 56: 957–967

[541] **Seule** MA, Stienen MN, Cadosch D et al. Aneurysmatische Subarachnoidalblutung Diagnostik und Therapie zerebraler und systemischer Komplikationen. AINS 2010; 45: 8–16

IV

## 19.3.4 Vasospasmen

*A. Kemmling, K. Waurick*

### Ätiologie und klinische Symptomatik

Als Vasospasmus wird eine durch Kontraktion der Gefäßwandmuskulatur verursachte Verengung der Arterien bezeichnet.

M!

**Merke**

Vasospasmen sind bei Patienten, die das initiale Blutungsereignis überlebt haben, die Hauptursache für Morbidität und Mortalität nach SAB.

Bei 60–70 % der Patienten mit einer subarachnoidalen Blutung sind zwischen dem 2. und 14. Tag Vasospasmen der intrakraniellen Arterien nachzuweisen.

Allerdings sind lediglich 50 % der Patienten klinisch symptomatisch, im Sinne einer verzögerten zerebralen Ischämie (DCI: Delayed Cerebral Ischemia); [545], [555]). Etwa 15–20 % der symptomatischen Patienten erleiden trotz maximaler Therapie zerebrale Infarzierungen oder versterben ([543], [547], [550]).

Ein neu aufgetretenes fokal neurologisches Defizit sowie Vigilanzminderung sind nach Ausschluss anderer Ursachen wie Hirnödem, Hydrozephalus, Rezidivblutung oder Elektrolytentgleisung bereits klinisch hinweisend auf einen Vasospasmus ([543], [555]). Das Risiko korreliert mit der Menge an subarachnoidalem Blut vor allem innerhalb der basalen Zisternen sowie intraventrikulär.

### Untersuchungsstrategie

▶ **Doppler-Sonografie.** Als bettseitiges Verfahren zum Nachweis von Vasospasmen kann die transkranielle Doppler-Sonografie angewendet werden. Die Sensitivität und die Spezifität betragen abhängig von der untersuchten Gefäßregion 67 bzw. 99 % für das Mediastromgebiet und 42 bzw. 76 % für das Anteriorstromgebiet [551].

▶ **CT.** Nicht invasives Verfahren der Wahl ist die Computertomografie, die als *CT-Angiografie* (CTA) die direkte Visualisierung der Gefäßstenosen (Sensitivität: 80 %, Spezifität: 93 %) ermöglicht. Ferner kann mittels einer dynamischen, zeitaufgelösten sog. *CT-Perfusions-Studie* (CTP) auch die mikrozirkulatorische Dysfunktion erfasst und quantifiziert werden (Sensitivität: 74 %, Sensitivität: 93 %) [546]. Einschränkungen der Beurteilbarkeit bestehen infolge von Aufhärtungsartefakten angrenzend an eventuelles Coil- oder Clipmaterial nach einer Aneurysmaversorgung.

▶ **MRT.** Die MRT ermöglicht ebenfalls die Visualisierung von Vasospasmen; die MR-Angiografie (MRA) neigt jedoch zu einer Überschätzung eventueller Stenosen. Die MR-Perfusions-Studie erlaubt methodenbedingt nur eine relative zeitliche Beschreibung der Perfusionsparamater, jedoch keine absolute Quantifizierung, die aber für eine Schwellenwertbestimmung notwendig ist. Wegen des zudem hohen logistischen und zeitlichen Aufwands besteht die Indikation zur MRT *nur in Ausnahmefällen*.

▶ **DSA.** Die digitale Subtraktionsangiografie ist – aufgrund der hohen räumlichen und zeitlichen Auflösung – der *Goldstandard* in der direkten Darstellung der makroangiopathischen Gefäßstenosen und erlaubt zudem eine qualitative Einschätzung der Hirnperfusion. Häufigste Indikation für eine DSA ist jedoch nicht die Diagnostik, sondern die oft erforderliche interventionelle Therapie (s. u.).

### Typische Befunde

▶ **Songrafiebefunde.** Als Normwerte der transkraniellen Doppler-Sonografie gelten mittlere Flussgeschwindigkeiten von 29–94 cm/s [551]. Bei mittleren Flussgeschwindigkeiten von mehr als 200 cm/s oder Anstiegen der Flussgeschwindigkeiten um mehr als 50 cm/s pro 24 Stunden besteht der Verdacht auf einen zerebralen Vasospasmus. Eine Flussgeschwindigkeit von weniger als 120 cm/s hingegen schließt einen Vasospasmus weitestgehend aus ([552], [556]).

▶ **CT-Befunde.** In der nativen CT können sich – bei länger bestehenden Vasospasmen – territoriale ischämische Infarkte in typischer Weise hypodens demarkieren (Kap. 19.2.1). Daneben ist häufig auch die für die Vasospasmen ursächliche Subarachnoidalblutung nachweisbar (Kap. 19.3.3).

In der *CTA* sind Vasospasmen in Form umschriebener oder langstreckiger Stenosen der proximalen Gefäßabschnitte nachweisbar (▶ Abb. 19.15, ▶ Abb. 19.16).

In der *CTP* sind die Parameter erhöht, die eine verzögerte Kontrastmittelboluspassage durch das Hirnparenchym anzeigen. Bei einer Erhöhung der mittleren Durchgangszeit (mean transit time; MTT) auf über 6 Sekunden oder eine Verzögerung im Seitenvergleich um mehr als eine Sekunde besteht eine hohe Wahrscheinlichkeit für eine verzögerte zerebrale Ischämie (DCI) [544].

▶ **DSA-Befunde.** In der DSA sind die Kaliberunregelmäßigkeiten der größeren und im Gegensatz zur CTA auch der kleineren Gefäße direkt nachweisbar.

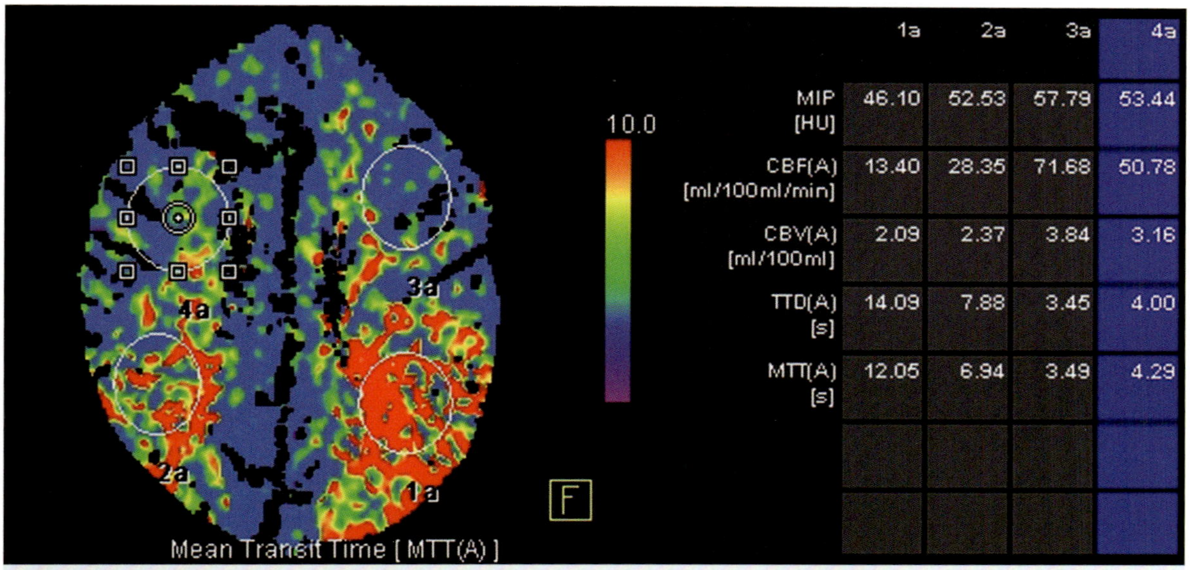


**Abb. 19.15** CT-Perfusion eines Patienten mit Vasospasmen infolge einer Subarachnoidalblutung. Die mittlere Durchgangszeit ist betont links parietal (12 s), geringer auch rechts (7 s) verzögert (CBF: cerebral blood flow, zerebraler Blutfluss; CBV: cerebral blood volume, zerebrales Blutvolumen; MTT: mean transit time, mittlere Durchgangszeit; TTD: time to drain, Bolusverzögerung; MIP: Maximum-Intensitäts-Projektion).

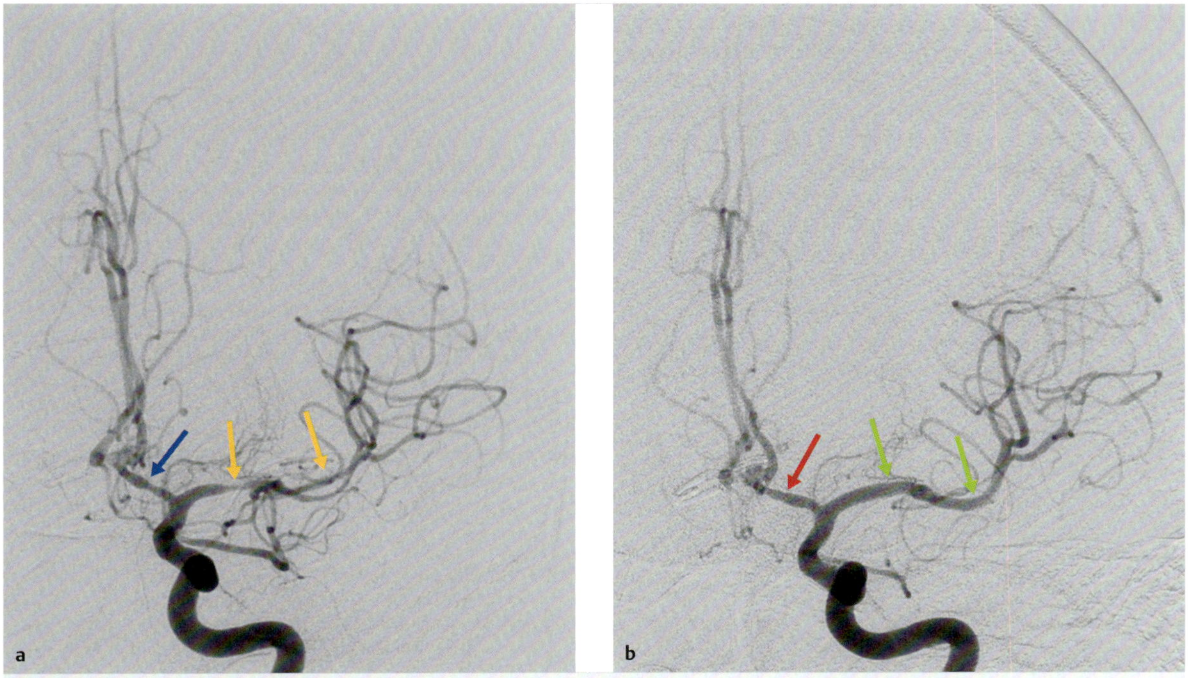


**Abb. 19.16** Angiografie des Patienten aus ▸ Abb. 19.15.

**a** Vasospasmen des A1-Segments des A. cerebri anterior (blauer Pfeil) und der A. cerebri media im M1-Segment (gelbe Pfeile).

**b** Nach selektiver intraarterieller Nimodipininfusion sind die Vasospasmen in beiden Gefäßen aufgelöst (rote, grüne Pfeile).

IV

## Therapeutisches Vorgehen

In der Pathogenese des Vasospasmus und der verzögerten zerebralen Ischämie scheinen subarachnoidales Blut, Blutabbauprodukte, kalziumabhängige Kontraktion der glatten Muskelzellen, Inflammation, Radikale, NO und endotheliale Faktoren eine Rolle zu spielen.

► **Konservative Therapie.** Hyperglykämie, Hypovolämie und die Größe der initialen Blutung gelten als Triggerfaktoren für die Entstehung von Vasospasmen [556]. Neben der Vermeidung von Hyperglykämie und Hypovolämie zielt die Vasospasmustherapie auf die Aufrechterhaltung eines adäquaten zerebralen Blutflusses (CBF = CPP/CVR). Stellgrößen sind der zerebrale Perfusionsdruck (CPP = MAP–ICP) und der zerebrovaskuläre Widerstand (CVR).

Zur *Optimierung des zerebralen Perfusionsdrucks* wurde über Jahre die Triple-H-Therapie – bestehend aus den Komponenten induzierte Hypervolämie, Hämodilution und Hypertonie – durchgeführt. Aufgrund schwerwiegender pulmonaler und kardialer Nebenwirkungen sowie fehlender Evidenz werden die induzierte Hypervolämie und Hämodilution nicht mehr empfohlen.

Etablierter Bestandteil der Vasospasmustherapie bleibt weiterhin die *induzierte Hypertension*, die bei 2/3 der Patienten zu einer neurologischen Verbesserung führt ([553], [557], [558]). Noradrenalin gilt als Medikament der ersten Wahl; bei unzureichendem Blutdruckanstieg können zusätzlich Vasopressin oder Dobutamin erwogen werden. Zielwerte des systolischen Blutdrucks orientieren sich hierbei an der Verbesserung der neurologischen Symptomatik [549].

### Merke

M!

Der *Kalziumkanalantagonist Nimodipin* ist das bisher einzige Medikament, für das (in einer Dosierung von 6 × 60 mg/Tag p. o. über 21 Tage) eine Prognoseverbesserung nachgewiesen wurde.

Der Wirkmechanismus bleibt jedoch unklar, eine zerebrale Vasodilatation konnte nicht nachgewiesen werden, vermutlich wirkt die Substanz neuroprotektiv über eine Erhöhung der Ischämietoleranz sowie eine Verbesserung der Kollateralisierung ([548], [554]).

Für weitere Medikamente wie *Magnesium*, *Statine*, die intrathekale Anwendung von *Thrombolytika*, *Endothelinrezeptorantagonisten* (Clazosentan) können derzeit bei unzureichender Datenlage noch keine gesicherten Therapieempfehlungen ausgesprochen werden ([545], [555]).

► **Interventionelle Therapieverfahren.** Bei Versagen der konservativen Therapie muss die Indikation für interventionelle Therapieverfahren geprüft werden [542]. Die selektive intraarterielle *Infusion eines Vasodilatators* (typischerweise Nimodipin) kann proximale und distale Vasospasmen erfolgreich auflösen. Der Therapieeffekt hält typischerweise 24–48 Stunden an, sodass regelmäßige Reevaluationen und gegebenenfalls Reinterventionen erforderlich sind.

Eine *Ballondilatation* größerer Gefäße ist zwar mit einer hohen technischen Erfolgsrate möglich, beeinflusst die gestörte Mikrozirkulation aber nicht wesentlich und birgt zudem das Risiko einer Gefäßruptur, deren Inzidenz mit bis zu 5 % angegeben wird.

## Literatur


[542] **Abruzzo** T, Moran C, Blackham KA et al. Invasive interventional management of post-hemorrhagic cerebral vasospasm in patients with aneurysmal subarachnoid hemorrhage. J Neurointerv Surg 2012; 4 (3): 169–177

[543] **Bederson** JB, Conolly ES, Batjer HH et al. Guidelines for the management of aneurysmal subarachnoid hemorrhage: a statement for healthcare professionals from a special writing group of the stroke council, American Heart Association. Stroke 2009; 40: 994–1025

[544] **Dankbaar** JW, de Rooij NK, Rijsdijk M et al. Diagnostic threshold values of cerebral perfusion measured with computed tomography for delayed cerebral ischemia after aneurysmal subarachnoid hemorrhage. Stroke 2010; 41 (9): 1927–1932

[545] Diringer MN, Bleck TP, Hemphill JC et al. Critical care management of patients following aneurysmal subarachnoid hemorrhage: recommendations from the Neurocritical Care Society's Multidisciplinary Consensus Conference. Neurocrit Care 2011; 15: 211–240

[546] **Greenberg** ED, Gold R, Reichman M et al. Diagnostic accuracy of CT angiography and CT perfusion for cerebral vasospasm: a meta-analysis. Am J Neuroradiol 2010; 31 (10): 1853–1860

[547] **Haley** jr. EC, Kassell NF, Torner JC. The international cooperative study on the timing of aneurysm surgery. The North American experience. Stroke 1992; 23: 205–214

[548] **Kellner** P, Stoevesandt D, Soukup J. Aneurysmatisch bedingte Subarachnoidalblutung. Anaesthesist 2012; 61: 792–814

[549] **Kosnik** EJ, Hunt WE. Postoperative hypertension in the management of patients with intracranial arterial aneurysms. J Neurosurg 1976; 45: 148–154

[550] **Longstreth** jr. WT, Nelson LM, Koepsell TD et al. Clinical course of spontaneous subarachnoid hemorrhage: a population-based study in King County, Washington. Neurology 1993; 43: 712–718

[551] **Lysakowski** C, Walder B, Costanza MC et al. Transcranial Doppler versus angiography in patients with vasospasm due to a ruptured cerebral aneurysm: a systematic review. Stroke 2001; 32 (10): 2292–2298

[552] **Mills** JN, Mehta V, Russin J et al. Advanced imaging modalities in the detection of cerebral vasospasm. Neurol Res Int 2013; 2013: 415 960

[553] **Muench** E, Horn P, Bauhuf C et al. Effects of hypervolemia and hypertension on regional cerebral blood flow, intracranial pressure, and brain tissue oxygenation after subarachnoid he-morrhage. Crit Care Med 2007; 35: 1844–1851

[554] **Rinkel** GJ, Feigin VL, Algra A et al. Calcium antagonists for aneurysmal subarachnoid haemorrhage. Cochrane Database Syst 2005; Rev: CD000 277

[555] **Rowland** MJ, Hadjipavlou G, Kelly M et al. Delayed cerebral ischaemia after subarachnoid haemorrhage: looking beyond vasospasm. BJA 2012; 109 (3): 315–329

[556] **Sloan** MA, Alexandrov AV, Tegeler CH, et al. Assessment: transcranial Doppler ultrasonography: report of the Therapeutics and Technology Assessment Subcommittee of the American Academy of Neurology. Neurology 2004; 62 (9): 1468–1481

[557] **Treggiari** MM, Deem S. Which H is the most important in triple-H therapy for cerebral vasospasm? Curr Opin Crit Care 2009; 15: 83–86

[558] **Treggiari** MM. Hemodynamic Management of Subarachnoid Haemorrhage. Neurocrit Care 2011; 15: 329–335

## 19.3.5 Diffuse Axonschädigung

*D. M. Fahrendorf, H. Freise*

### Ätiologie und klinische Symptomatik

Die diffuse Axonschädigung (axonales Schertrauma, diffuse axon injury) tritt bei 30 – 50 % aller Patienten mit Schädel-Hirn-Trauma auf.

**Merke**

M!

Klinisch präsentieren sich die Patienten häufig mit einer *Bewusstseinsstörung*, deren Schweregrad und insbesondere deren Dauer nicht hinreichend mit den initial im CT erhobenen Befunden zu erklären sind.

In den ersten histologischen Beschreibungen wurde eine Unterbrechung der axonalen Strukturen an typischen Prädilektionsstellen nachgewiesen. Die ursprüngliche Annahme einer direkten Zerreißung der Axone unter der Gewalteinwirkung gilt heute als überholt. Tatsächlich führt eine Überdehnung des axonalen Zytoskeletts initial zu einer Unterbrechung der kontinuierlichen intrazellulären Transportprozesse. Dies löst eine Störung der Membranpermeabilität und eine inflammatorische Reaktion aus, die im Verlauf zu einem vollständigen Axonabbruch und der Ausbildung der charakteristischen terminalen Bulbi führt [559].

### Untersuchungsstrategie

*Computertomografisch* sind meist nur *größere* Läsionen im Rahmen einer diffusen Axonschädigung abgrenzbar.

Im Falle der vorgenannten Diskrepanz zwischen den initialen CT-Befunden und der klinischen Symptomatik stellt die *MRT* die Methode der Wahl zum Nachweis *kleinster* Hirnparenchymläsionen dar [561].

### Typische Befunde

Der Entstehung einer diffusen Axonschädigung liegt meist ein ausgeprägtes *Akzelerations- bzw. Dezelerationstrauma* zugrunde. Einige Hirnregionen akzelerieren bzw. dezelerieren hierbei schneller als andere Hirnstrukturen. Die Läsionen entstehen daher typischerweise in Strukturen, die relativ fixiert sind und daher im Vergleich zum übrigen Hirnparenchym eine geringere Auslenkbarkeit besitzen. Hierzu gehören insbesondere die tiefe weiße Substanz (Truncus und Splenium corporis callosi), der Hirnstamm und die Capsula interna, teilweise auch das subkortikale Marklager.

▸ **CT-Befunde.** Größere, insbesondere hämorrhagische Befunde sind zum Teil bereits in der CT als – meist punktförmige – hyperdense Läsionen, typischerweise mit umgebendem hypodensem (Ödem-)Saum abgrenzbar.

▸ **MRT-Befunde.** Die MRT ist jedoch in der Lage, auch kleinste Läsionen zu identifizieren, die sich als hyperintense, meist ovale Läsionen entlang der Längsachse von Faserbündelverläufen in der *T2*- bzw. *FLAIR-Gewichtung* darstellen.

Nur ca. 20 % der Läsionen sind von einer hämorrhagischen Komponente begleitet, für deren Detektion blutsensitive Sequenzen geeignet sind. Hierzu gehören beispielsweise die *T2*-Gewichtung* und die *Suszeptibilitätsgewichtung* (SWI, 3-D-Sequenz; ▸ Abb. 19.17). Letztere ist bis zu sechsmal sensitiver als die klassische T2*-Gewichtung, was unter anderem auch auf ihre höhere räumliche Auflösung zurückzuführen ist. Die Läsionen stellen sich dann

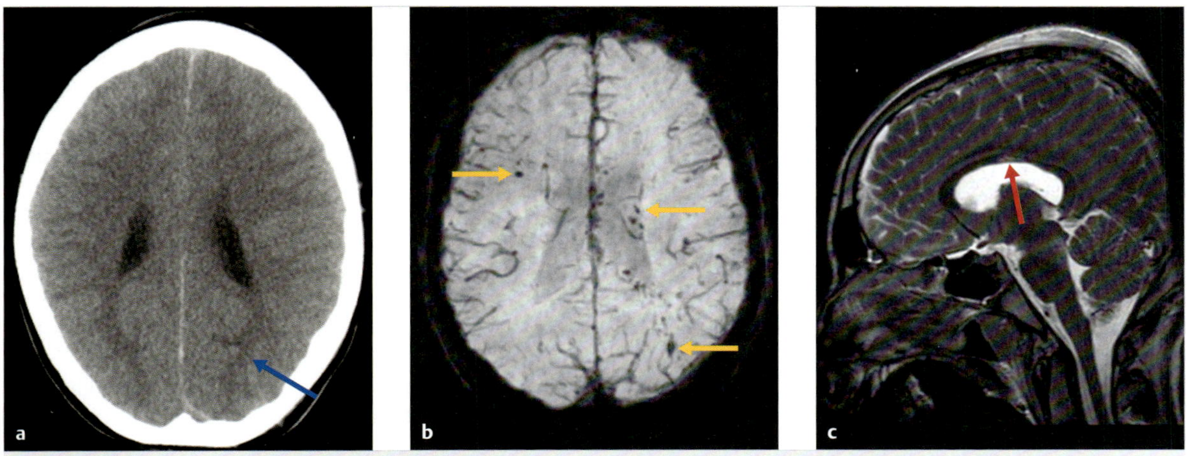


**Abb. 19.17** Von einem PKW mit hoher Geschwindigkeit erfasster Radfahrer.
**a** Natives CCT mit allenfalls angedeutet kleinsten hypodensen Läsionen (blauer Pfeil).
**b** SWI-Wichtung im MRT mit zahlreichen hypointensen (gelbe Pfeile) Mikrohämorrhagien im Rahmen einer diffusen Axonschädigung.
**c** Zusätzliche sagittale T2-gewichtete Sequenz mit hyperintenser Abbildung (roter Pfeil) der Läsionen in typischer Lokalisation im Splenium.

als Signalminderungen dar. Als Spätzustand resultiert im Gefolge der Waller'schen Degeneration meist eine Hirnvolumenminderung mit begleitender Erweiterung des Ventrikelsystems sowie der äußeren Liquorräume.

## Therapeutisches Vorgehen

Die *Schweregradeinteilung* der diffusen Axonschädigung erfolgt rein bildgebend anhand der Lokalisation der Läsionen:

- Grad I wird durch Läsionen im parasagittalen Frontallappen, im periventrikulären Temporallappen, in der Capsula interna sowie im Zerebellum definiert.
- Grad II ist durch zusätzliche Läsionen im Corpus callosum gekennzeichnet.
- Grad III liegt vor, wenn darüber hinaus Schädigungen des dorsolateralen Hirnstammes auftreten.

Patienten mit einer Grad-II-Schädigung und mit hämorrhagischen Läsionen weisen die schlechteste Prognose auf [562]. Ein Übergang in chronisch degenerative Prozesse ist häufig [560].

> **Merke** M!
>
> Die diffuse Axonschädigung ist derzeit *keiner spezifischen Therapie* zugänglich.

Eingriffe in die kalziumabhängige Pathophysiologie und antiinflammatorische Strategien werden in aktuellen Studien erprobt.

## Literatur


[559] **Buki** A, Povlishock JT. All roads lead to disconnection? – Traumatic axonal injury revisited. Acta Neurochir (Wien) 2006; 148: 181–193

[560] **Johnson** VE, Stewart W, Smith DH. Axonal pathology in traumatic brain injury. Exp Neurol 2012; 246: 35–43

[561] **Kim** JJ, Gean AD. Imaging for the diagnosis and management of traumatic brain injury. Neurotherapeutics 2011; 8 (1): 39–53

[562] **Paterakis** K, Karantanas AH, Komnos A et al. Outcome of patients with diffuse axonal injury: the significance and prognostic value of MRI in the acute phase. J Trauma 2000; 49: 1071–1075


# 19.3.6 Intrazerebrale Blutung

*D. M. Fahrendorf, H. Freise*

## Ätiologie und klinische Symptomatik

In Deutschland erkranken rund 34 000 Patienten pro Jahr an einer intrazerebralen Blutung. 80–85 % sind *primäre Blutungen* hypertensiver oder amyloidangiopathischer Genese. 15–20 % sind *sekundäre Blutungen* infolge von Schädel-Hirn-Traumata, gerinnungshemmender und thrombozytenaggregationshemmender Therapie, Gefäßmalformationen, Hirntumoren, Vaskulitiden und Einblutungen in ischämische Areale.

Entsprechend der epidemiologischen Verteilung der Ursachen sind vor allem ältere Patienten ohne Geschlechterpräferenz von intrazerebralen Blutungen betroffen; Gefäßmalformationen und Traumata sind häufiger bei jüngeren Patienten ursächlich [563].

> **Merke** M!
>
> Die *initiale Symptomatik* ist von rasch progredienten fokal neurologischen Defiziten und starken Kopfschmerzen gekennzeichnet. Symptomfreie Intervalle fehlen meist. Insbesondere bei größeren Blutungen treten schwere Bewusstseinsstörungen auf. Kleinere supratentorielle Blutungen können relativ symptomarm bleiben.

Begleitend findet sich häufig Hypertension, Bradykardie, Übelkeit und Erbrechen. Störungen der Elektrolyt-, Temperatur- und Glukosehomöostase komplettieren das klinische Bild.

Nicht nur die initiale Blutung, sondern insbesondere die bei bis zu 40 % der Patienten nachweisbare *Nachblutung* mit einer Größenprogredienz innerhalb der ersten 24 Stunden bedingt die intrazerebrale Raumforderung und ist mit einer ungünstigen Prognose assoziiert. Eine weitere häufige Ursache für die sekundäre Verschlechterung des klinischen Zustandes ist die Ausbildung eines *perifokalen Ödems* [563].

## Untersuchungsstrategie

In der initialen Bildgebung ist zunächst die Abgrenzung gegenüber einem ischämischen Infarkt wichtig, da die beiden Pathologien aufgrund der klinischen Symptomatik nicht voneinander differenziert werden können.

> **Merke** M!
>
> Akute intrakranielle Blutungen lassen sich sehr zuverlässig mittels *nativer CT* diagnostizieren.

Bei atypischer Lage der Blutung und/oder jungen Patienten wird eine ergänzende *CT-Angiografie* zum Ausschluss bzw. zur Darstellung einer zugrunde liegenden Gefäßmalformation oder SVT durchgeführt.

Gegebenenfalls sollte eine *digitale Subtraktionsangiografie* zur gezielteren Darstellung von Zu- und Abflüssen sowie in Vorbereitung einer unmittelbaren Intervention durchgeführt werden.

Zur Darstellung von subakuten Blutungen oder Blutungsresiduen ist die *MRT* die Methode der Wahl.

## Typische Befunde

Akute Blutungen sind in der CT hyperdens und meist von einem hypodensen Saum umgeben, dem im Falle einer primären Blutung meist ein Ödem zugrunde liegt

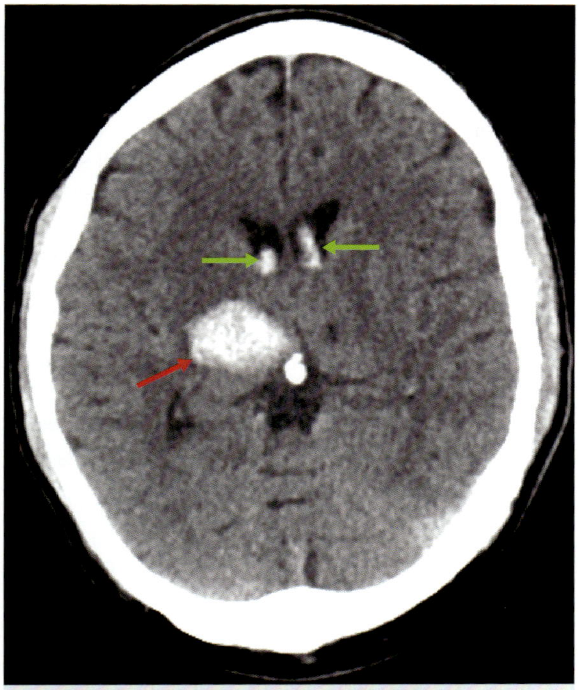

**Abb. 19.18** Akute intrazerebrale Blutung der Stammganglien loco typico,, insbesondere des Thalamus (roter Pfeil) mit Einbruch in das Ventrikelsystem (grüne Pfeile).

(▸ Abb. 19.18). Die Darstellung von Blutungen in der MRT-Diagnostik variiert je nach Alter der Blutung und gewählter Sequenz sowie Störfaktoren wie einer ausgeprägten Anämie, einer disseminierten intravasalen Koagulopathie oder einer Durchmischung mit anderen Flüssigkeiten wie beispielsweise Liquor. Die Signalveränderungen im Rahmen des Blutabbaus verhalten sich analog zu anderen Blutungslokalisationen (Kap. 19.3.1).

**Merke**

Die Blutung als Folge eines *Hypertonus* bzw. einer *hypertensiven Krise* tritt an typischen Lokalisationen auf: Dazu gehören vor allem die Stammganglienregion, wobei das Putamen häufiger als der Thalamus betroffen ist und seltener auch der Hirnstamm (Pons).

Ab dem 70. Lebensjahr steigt die Rate lobärer Einblutungen, die meist infolge einer *Amyloidangiopathie* entstehen. Die Ätiologie dieser Hirnblutungen ist in der Regel MR-tomografisch eindeutig nachzuweisen: Mithilfe von blutsensitiven T2*-Sequenzen können durch Nachweis von Hämosiderinablagerungen neben der Hauptblutungslokalisation sehr sensitiv zahlreiche weitere kortikale und subkortikale Mikroblutungen als Folge der Grunderkrankung detektiert werden.

Bei jüngeren Patienten entstehen spontane intrazerebrale Blutungen meist im Rahmen von *Gefäßmalformationen* und sind daher eher kortexnah bzw. ebenfalls lobär lokalisiert. Blutungen auf dem Boden einer *Hirnvenenthrombose* sind kortikosubkortikal oder bei Verschluss der V. Labbé häufig temporal lokalisiert.

Einblutungen in zerebrale *Tumoren bzw. Metastasen* können schwer zu diagnostizieren sein, da durch die blutungsbedingten Signalveränderungen typische Tumorcharakteristika maskiert sein können.

Eine territoriale Ausdehnung eines vermeintlichen *perifokalen Ödems* sollte differenzialdiagnostisch an eine sekundäre Einblutung in einen Infarkt denken lassen. Eine Differenzierung ist mittels diffusionsgewichteter MRT-Sequenzen möglich, die im Falle eines akuten und subakuten Infarkts eine Signalminderung in der ADC-Karte (ADC: apparent diffusion coefficient) aufweisen.

## Therapeutisches Vorgehen

▸ **Medikamentöse Therapie.** Eine konsequente Behandlung hypertensiver Blutdruckwerte verbessert das klinische Behandlungsergebnis. In Abhängigkeit vom Vorliegen eines vorbestehenden arteriellen Hypertonus werden die Blutdruckwerte auf unter 150/90 mmHg bei normotensiven Patienten und auf unter 170/100 mmHg bei Hypertonikern eingestellt. Medikamente der Wahl sind in der Akutphase *Captopril* oral oder *Labetolol*, *Enalapril* und *Urapidil* intravenös. Zur Sekundärprophylaxe werden Patienten mit einem Diuretikum und einem ACE-Hemmer eingestellt [563].

Die weitere Therapie der intrazerebralen Blutung ist meist *konservativ neuroprotektiv*.

▸ **Operative Therapie.** Bei einer deutlichen Verschlechterung der Vigilanz und oberflächennahen Blutungen (≤ 1 cm unterhalb der Hirnoberfläche) kann eine *Kraniotomie* mit Hämatomausräumung erwogen werden. Kleinhirnblutungen, die mit einer klinischen Verschlechterung einhergehen, sollten hingegen umgehend operativ versorgt werden, um eine Okklusion des IV. Ventrikels oder des Aquädukts zu vermeiden bzw. zu entlasten. Ein Hydrozephalus ist mit einer externen Liquorableitung zu versorgen [563].

▸ **Prognose.** Die Prognose intrazerebraler Blutungen ist weiterhin ungünstig. Je nach Größe und Lokalisation versterben zwischen 20 und 90 % der Patienten innerhalb von 30 Tagen. Nach 6 Monaten sind nur etwa 50 % der überlebenden Patienten zu einem selbstständigen Leben in der Lage [568].

## Literatur

[563] **AWMF Leitlinie** intrazerebrale Blutung. http://www.awmf.org/leitlinien/detail/ll/030-002.html

[564] **Fischbein** NJ, Wijman CA. Nontraumatic intracranial hemorrhage. Neuroimaging Clin N Am 2010; 20 (4): 469–492

[565] **Hosten** N, Liebig T, Mödder U, Hrsg. Computertomographie von Kopf und Wirbelsäule. Stuttgart: Thieme; 2006

[566] **Jansen** O, Forsting M, Sartor K, Mödder U, Hrsg. Neuroradiologie. Stuttgart: Thieme; 2008

[567] **Kirkman** MA, Tyrrell PJ, King AT et al. Imaging in young adults with intracerebral hemorrhage. Clin Neurol Neurosurg 2012 Apr 21 [Epub ahead of print] 114 (10): 1297–1303

[568] **Kulkens** S, Ringleb P, Diedler J et al. [Recommendations of the European Stroke Initiative for the diagnosis and treatment of spontaneous intracerebral haemorrhage]. Nervenarzt 2006; 77: 970–987

[569] **Wang** QT, Tuhrim S. Etiologies of Intracerebral Hematomas. Curr Atheroscler Rep 2012; 14 (4): 314–21

[570] **Wong** GK, Siu DY, Abrigo JM et al. Computed tomographic angiography and venography for young or nonhypertensive patients with acute spontaneous intracerebral hemorrhage. Stroke 2011; 42 (1): 211–213

[571] **Yousem** DMG, Grossman RI, Thrall HJ, Hrsg. Neuroradiology: the Requisites. Philadelphia: Mosby, Inc., an affiliate of Elsevier Inc.; 2010

IV

# 19.4 Entzündliche Erkrankungen

*A. Bink, H. Freise*

## 19.4.1 Meningitis

### Ätiologie und klinische Symptomatik

**Definition**

Die Meningitis ist eine Entzündung der Hirnhäute. Eine Beteiligung des Hirnparenchyms oder der Ventrikel wird als (Meningo-)Enzephalitis respektive Ventrikulitis bezeichnet.

In Abhängigkeit vom ursächlichen Erreger werden virale, bakterielle und die seltenen, durch Pilze oder Parasiten verursachten Meningitiden unterschieden.

► **Virale Meningitis.** Sie ist mit einer *Inzidenz* von 10–20 pro 100 000 Einwohner pro Jahr (in den USA) häufiger als die bakterielle Meningitis mit einer Inzidenz von 1–10 pro 100 000 pro Jahr (weltweit). Virale Meningitiden verlaufen häufig mild und haben eine *gute Prognose*. Ausnahme ist die Herpes-simplex-Virus-Enzephalitis mit assoziierter Meningitis, die auch behandelt mit einer Letalität von 20 % einhergeht ([572], [573]).

Virale Meningitiden sind häufig symptomärmer als bakterielle Meningitiden. Kopfschmerz, Übelkeit, Erbrechen, Nackensteife sowie Licht- und Lärmscheu werden häufig beklagt. Lediglich eine Parenchymbeteiligung im Sinne einer Meningoenzephalitis geht mit quantitativen und qualitativen Bewusstseinsstörungen sowie neurologischen Herdsymptomen (Aphasie, Krampfanfälle, Paresen) einher ([573], [575]).

Bei viraler Meningitis oder nach begonnener Antibiotikatherapie dominiert im *Liquor* eine mäßige lymphozytäre Infiltration. Hier sind Virusantikörper und positive PCR-Befunde richtungweisend.

► **Bakterielle Meningitis.** Bakterielle Meningitiden weisen häufig einen schweren Verlauf auf und sind abhängig vom Erreger mit Letalitätsraten zwischen 3 und 40 % und bleibenden neurologischen Defiziten in 20–40 % der Fälle vergesellschaftet.

Streptococcus pneumoniae und Neisseria meningitides sind die häufigsten Erreger im *Erwachsenenalter*; Infektionen mit Listerien, Staphylokokken, gramnegativen Enterobakterien und Haemophilus influenzae sind seltener. Im *Kindesalter* kommen insbesondere Pneumokokken und Meningokokken und in der *Neugeborenengruppe* Streptococcus agalactiae und Listeria monocytogenes als Erreger infrage ([572], [573]).

Angrenzende Infektionen, beispielsweise eine Mastoiditis, oder der Integritätsverlust des Neurokraniums, z. B. durch Trauma, Shunts oder Implantate, stellen *Risikofaktoren* für bakterielle Meningitiden dar.

**Merke**

Zur *Symptomtrias* der bakteriellen Meningitis – die lediglich in 30–60 % der Fälle komplett besteht – gehören Kopfschmerzen, Meningismus und hohes Fieber.

Übelkeit, Erbrechen, Vigilanzstörungen, fokalneurologische Ausfälle, Krampfanfälle sowie die dermalen Zeichen wie kleine Hautrötungen und petechiale Blutungen (bei Meningokokkensepsis) können das klinische Bild komplettieren ([572], [577]). Die Dynamik der Symptomentwicklung kann insbesondere bei bakteriellen Meningitiden sehr rasch sein und binnen Stunden zu schweren Symptomen führen.

Eine bakterielle Meningitis stellt einen *lebensbedrohlichen Notfall* dar, sodass schon bei einem niederschwelligem klinischen Verdacht die Diagnose durch eine sofortige diagnostische Lumbalpunktion und die Abnahme von Blutkulturen zu erzwingen ist. Der Stellenwert einer kraniellen Bildgebung vor einer lumbalen Liquorpunkion ist nicht abschließend geklärt; bei klinisch auffälligem Befund (z. B. Bewusstseinsstörungen, Stauungspapille, fokale Symptome) sollte eine vorherige Kontrolle erfolgen. In diesem Falle haben zunächst die Abnahme von Blutkulturen und die kalkulierte Initialtherapie Priorität, auch wenn die Liquordiagnostik in der Folge oft erschwert zu interpretieren ist.

Im Liquor ist die bakterielle Meningitis durch eine hohe Zahl neutrophiler Granulozyten (> 1000/µl), einen hohen Proteingehalt, eine geringe Glukosekonzentration und einen trüben bzw. flockigen makroskopischen Aspekt charakterisiert. Oft gelingt bei antibiotikanativen Patienten ein direkter Keimnachweis in der Gramfärbung.

**Merke**

Die Differenzierung zwischen bakterieller und viraler Meningitis erfolgt über den Liquorbefund und die Bestimmung der *Serum-Prokalzitoninkonzentration*, die nur bei bakteriellen Meningitiden erhöht ist ([572], [573]).

## Untersuchungsstrategie

Sowohl CT als auch MRT werden eher zum *Nachweis von Komplikationen* als zur Diagnosestellung oder zum Ausschluss einer Meningitis angewendet. In Abhängigkeit von der Fragestellung sollten die Untersuchungen mit Kontrastmittel erfolgen.

Während die CT in der Regel zur Beantwortung der Frage einer Liquorzirkulationsstörung bzw. eines Tonsillentiefstandes vor einer Liquorpunktion ohne Kontrastmittel durchgeführt werden kann, sollte die MRT generell in nativer und kontrastmittelunterstützter Technik erfolgen.

### Merke

Die MRT ist die *bildgebende Methode der Wahl* zur Abklärung einer Meningitis und insbesondere ihrer potenziellen Komplikationen.

Dabei ist neben der Planung von nativen und kontrastmittelverstärkten Sequenzen die Durchführung diffusionsgewichteter Sequenzen (DWI, diffusion weighted imaging) mit Berechnung von ADC-Karten (apparent diffusion coefficient maps) zur Differenzierung gegebenenfalls vorhandener Abszesse oder Empyeme wichtig. Zur Abklärung weiterer Komplikationen wie Gefäßstenosen ist die arterielle *Time-of-Flight-MR-Angiografie* durchzuführen.

## Typische Befunde

In den Frühstadien einer Meningitis „hinkt" der bildmorphologische Befund der klinischen Symptomatik oftmals hinterher, d. h., es sind keine pathologischen Anreicherungen der Meningen fassbar. Im Gegensatz hierzu können sich Verdickungen der Meningen bei septischen und chronischen Meningitiden finden.

► **MRT-Befunde.** Zur Vermeidung von radiologischen Differenzierungsproblemen zwischen einer iatrogen – allein durch eine Lumbalpunktion hervorgerufenen, nicht infektiösen – und einer infektiös bedingten meningealen Kontrastmittelaufnahme sollte die MRT in jedem Fall vor einer Liquorpunktion erfolgen. Die initiale Schnittbilddiagnostik dient zudem dem Ausschluss einer möglichen Einklemmungsgefahr, die im Fall der Liquorpunktion eintreten könnte.

Die gefürchteten Komplikationen der Meningitis wie *Abszesse* stellen sich als intraparenchymale randständige kontrastmittelanreichernde Läsionen dar, die von einem perifokalen Ödem begleitet werden. In der Regel zeigen Abszesse in der Diffusionswichtung eine Signalanhebung und in der ADC-Messung eine Signalabsenkung [574].

Ein vergleichbares Signalverhalten in der Diffusionswichtung ist auch bei *subduralen Empyemen*, die eine mögliche Komplikation einer eitrigen Meningitis sind, vorhanden, während bei epiduralen Empyemen ein inhomogenes Signalverhalten in der Diffusionswichtung zu finden ist.

Bei Übergreifen der Entzündung auf das Ependym des Ventrikelsystems liegt eine *Ventrikulitis* vor. Diese stellt sich mit einer verstärkten Kontrastmittelaufnahme entlang des Ependyms des Ventrikelsystems dar, die bei infektiösen Prozessen in der Regel schmal ist, während dieses „ventrikuläre" (den Ventrikelrand nachzeichnende) Enhancement bei tumorösen Veränderungen eher breit ist [578]. ► Abb. 19.19 zeigt neben einer infra- und supratentoriellen leptomeningealen Kontrastmittelanreicherung eine ebenfalls im Rahmen der Meningitis vorhandene ependymale Kontrastmittelanreicherung mit kleineren Spiegelbildungen in den Seitenventrikelhinterhörnern. Spiegelbildungen in den Hinterhörnern der Seitenventrikel kommen durch Absetzen von entzündlichem Zelldetritus zur Darstellung. Diese Ansammlungen fallen bereits in kleinen Mengen in der DWI als hyperintense Signalveränderungen auf und weisen in der FLAIR-Sequenz (FLAIR: Fluid attenuated inversion recovery) ebenfalls eine Signalanhebung im Vergleich zum Liquor auf.

Die Diffusionswichtung eignet sich zum Nachweis von Infarkten. Die arterielle TOF-MR-Angiografie kann durch die Meningitis ggf. hervorgerufene arterielle Stenosen

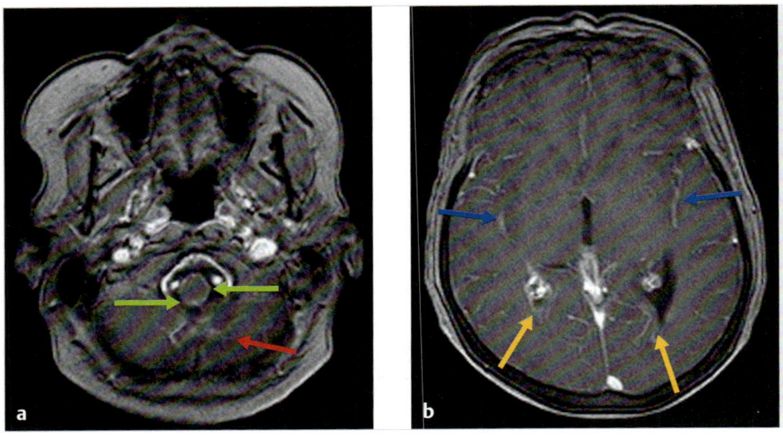


**Abb. 19.19** T1w nach Kontrastmittelgabe bei gesicherter Listerien-Meningitis.
**a** Pathologische leptomeningeale Kontrastmittelaufnahme um die Medulla oblongata (grüne Pfeile) und entlang der Kleinhirnfurchen (roter Pfeil).
**b** Pathologische leptomeningale Kontrastmittelaufnahme in der Inselzisterne beidseits (blaue Pfeile). Kräftiges Enhancement des Ependyms der Seitenventrikel mit kleinen Spiegelbildungen in den Seitenventrikelhinterhörnern (gelbe Pfeile) im Sinne einer Ventrikulitis.

zeigen. Während Infarkte in der DWI Signalanhebungen und in der ADC-Messung hypointense Signale im Sinne des zytotoxischen Ödems aufweisen, zeigt die arterielle MR-Angiografie bei Stenosen typischerweise Signalminderungen im Verlauf der großen basalen Hirnarterien.

▶ **CT-Befunde.** Die CT ist nach wie vor vielerorts die Methode mit schneller und im Vergleich zur MRT kostengünstigerer Verfügbarkeit. Die CT zeigt bei komplikationsfreier Meningitis in der Regel keine Veränderungen.

Der Nachweis einer *Liquorzirkulationsstörung* bei Verlegung der basalen Zisternen oder durch Foramen-Monroi-Blockade im Rahmen einer Ventrikulitis ist mittels CT durch den Befund eines erweiterten Ventrikelsystems gegebenenfalls mit Zeichen einer transependymalen Liquordiapedese (Kap. 19.5) möglich.



## Therapeutisches Vorgehen

▶ **Bakterielle Meningitis.** Eckpfeiler der Therapie ist eine auf das mikrobiologische Risikoprofil abgestimmte kalkulierte *Antibiotikatherapie*. Wesentliche Substanzen sind ein Cephalosporin der dritten Generation in Kombination mit Ampicillin und bei nosokomialen Meningitiden Meropenem und Vancomycin. Erfolgt die erste Gabe von Antibiotika mehr als 3 Stunden nach Krankenhausaufnahme, steigt die Sterblichkeit deutlich an [575].

Darüber hinaus ist die Gabe vom *Dexamethason* Teil der leitliniengerechten Therapie der Meningitis; sie verbessert sowohl das Überleben als auch die Morbidität nach Pneumokokken-Meningitis.

Der klinische Verlauf bakterieller Infektionen ist bei der Hälfte der Patienten insbesondere durch septische und lokale *Komplikationen* geprägt. Die lokalen intrakraniellen Komplikationen umfassen beispielsweise ein generalisiertes Hirnödem, venöse und arterielle Gefäßkomplikationen, Liquorzirkulationsstörungen, subdurale oder intrazerebrale Abszesse mit raumfordernden Wirkungen und eine eitrige Labyrinthitis. Viele dieser Komplikationen müssen operativ oder interventionell therapiert werden.

> **Merke** (M!)
>
> Die Prognose der Patienten mit bakterieller Meningitis wird entscheidend durch einen schnellen Therapiebeginn beeinflusst.

▶ **Virale Meningitis.** Die viralen Meningoenzephalitiden können in Abhängigkeit vom Erreger antiviral behandelt werden. Oft ist diese Therapie jedoch (noch) nicht evidenzbasiert. Die viralen Meningitiden beim ansonsten gesunden Patienten heilen in der Regel spontan und folgenlos aus [573].

## Literatur


[572] **AWMF Leitlinie** Bakterielle (eitrige) Meningoenzephalitis. http://www.awmf.org/leitlinien/detail/ll/030-089.html

[573] **AWMF Leitlinie** Virale Meningoenzephalitis. http://www.awmf.org/leitlinien/detail/ll/030-100.html

[574] **Bink** A, Gaa J, Franz K et al. Importance of diffusion-weighted imaging in the diagnosis of cystic brain tumors and intracerebral abscesses. Zentralbl Neurochir 2005; 66:119–125

[575] **Chadwick** DR: Viral meningitis. Br Med Bull 2006; 75–76 (1): 1–14

[576] **Hasbun** R, Abrahams J, Jekel J et al. Computed tomography of the head before lumbar puncture in adults with suspected meningitis. N Engl J Med 2001; 345 (24): 1727–1733

[577] **Roos** KL. Acute bacterial meningitis. Semin Neurol 2000; 20: 293–306

[578] **Smirniotopoulos** JG, Murphy FM, Rushing EJ et al. From the archives of the AFIP. Patterns of contrast enhancement in brain and meninges. Radiographics 2007; 27: 525–551

[579] **Tunkel** AR, Hartman BJ, Kaplan SL et al. Practice guidelines for the management of bacterial meningitis. Clin Infect Dis 2004; 39 (9): 1267–1284


## 19.4.2 Enzephalitis

### Ätiologie und klinische Symptomatik

> **Definition**
>
> Die Enzephalitis ist eine Entzündung des Gehirns, bei der eine Beteiligung der Meningen im Sinne einer Meningoenzephalitis vorliegen kann.

Nur bei 16 % aller Enzephalitiden ist die Genese geklärt; davon lassen sich 69 % auf *virale*, 20 % auf *bakterielle*, 7 % auf *Prionen*, 3 % auf *parasitäre* und 1 % auf *fungale* Infektionen zurückzuführen. Bei weiteren 13 % konnte ein *mögliches* Agens nachgewiesen werden. Etwa 8 % der Enzephalitiden sind assoziiert mit Neoplasien und paraneoplastischen Syndromen, Autoimmunerkrankungen wie beispielsweise der multiplen Sklerose oder einem Lupus erythematodes, Medikamenten oder metabolischen Störungen wie einer hepatischen Enzephalopathie.

> **Merke** (M!)
>
> Meist bleibt die Genese der Enzephalitis jedoch unklar (63 %) [582].

Bei einer *infektiösen Genese* haben etwa 70 % der Patienten Fieber. Es treten generalisierte Bewusstseinsstörungen auf, die in ihrer Intensität häufig fluktuieren. Krampfanfälle und fokale Defizite sind ebenfalls häufig. Auch der isolierte Ausfall von Hirnnerven ist zu beobachten [582]. Eine meningeale Beteiligung ist fast immer vorhanden. Die Differenzierung zwischen einer meist gutartigen viralen Meningitis von der viralen Meningoenzephalitis ist von entscheidender Bedeutung.

Entsprechend der unterschiedlichen Ätiologie sind die Ausprägung und die Dynamik der klinischen Zeichen der

(Meningo-)Enzephalitis sehr variabel. Richtungweisende *Risikoprofile* fehlen oft. Eine detaillierte Anamnese, insbesondere hinsichtlich kausaler Grundkrankheiten, Tierkontakten, der Reiseanamnese und sonstiger Virusexpositionen, stellt die Basis der Diagnostik dar.

Die *sofortige Liquordiagnostik*, gegebenenfalls nach bildgebendem Ausschluss eines erhöhten Hirndrucks, stellt die Basis für die Diagnostik dar. Führend sind hier eine moderate Erhöhung von Liquorprotein und -zellzahl. Meist finden sich Lymphozyten oder eosinophile Zellen. Der direkte Virusnachweis erfolgt durch PCR. Ergänzend werden die Infektparameter, Leberfunktion und Nierenwerte bestimmt. Die quantitative Bestimmung von Antikörpern im Serum ist für den Nachweis einer spezifischen intrathekalen Antikörperproduktion hilfreich ([581], [582]).

## Untersuchungsstrategie

Die Untersuchungsmethode der Wahl ist die *MRT*, da sie insbesondere auch frühe ödematöse Veränderungen des Gehirns darstellen kann [583]. Die CT kann im frühen Stadium einer Enzephalitis normal sein oder nur sehr geringe Veränderungen in Form von Dichteminderungen des Parenchyms zeigen.

Nachfolgend wird daher vorzugsweise auf die MRT-Veränderungen eingegangen; T2-gewichtete Aufnahmen, FLAIR- und DWI-Bildgebung sind zur Diagnosestellung besonders wichtig.

## Typische Befunde

▶ **Allgemeine Signalalterationen.** Als Ausdruck des begleitenden *Hirnödems* sind Signalanhebungen in den T2-gewichteten, protonendichtegewichteten und FLAIR-Aufnahmen bzw. Signalabsenkungen in der T1w-Sequenz typisch. In der Folge stellt sich eine Schwellung des Gehirns ein die in der Regel an einer Verschmälerung bis hin zu einem vollständigen Verstreichen der Sulci zu erkennen ist. Eine Kontrastmittelanreicherung im Hirnparenchym und/oder eine meningeale Kontrastmittelaufnahme können vorliegen oder vollständig fehlen.

Des Weiteren sind zerebrale *Einblutungen* im Rahmen einer Enzephalitis möglich, die sich besonders gut in der T2*-Sequenz in Form von Signalauslöschungen darstellen.

Insgesamt ist die Bildgebung oft unspezifisch und kann andere Pathologien vortäuschen, wie einen hirneigenen Tumor, eine akute Ischämie, Veränderungen im Rahmen eines Krampfanfalls oder toxisch oder metabolisch bedingte Signalalterationen. ▶ Abb. 19.20 zeigt als Beispiel eine bioptisch gesicherte lymphoplasmazelluläre Enzephalitis.

Neben hinsichtlich der Genese bildmorphologisch nicht eindeutig zuzuordnenden Signalalterationen des Hirnparenchyms gibt es Enzephalitiden, die mit für den jeweiligen Erreger typischen Veränderungen einhergehen.

▶ **Befunde bei viraler Infektion.** Bei der HSV-Typ-1-Enzephalitis (HSV: Herpes-simplex-Virus) treten typischerweise Signalanhebungen in T2-gewichteten Sequenzen im mesialen Temporallappen und kaudalen Frontallappen mit kortikaler und subkortikaler Betonung auf, die bis in die Insel und den Gyrus cinguli reichen können. Die Diffusionsbildgebung zeigt zu Beginn einer HSV-Typ-1-Enzephalitis hyperintense Signalveränderungen kortikal und subkortikal in den oben genannten Lokalisationen.

> **Merke**
>
> Die MRT mit Diffusionswichtung ist die sensitivste Methode zur Darstellung einer frühen HSV-Typ-1-Enzephalitis [580].

▶ **Befunde bei bakterieller Infektion.** Bei bakteriellen Infektionen des Gehirns können vier Stadien unterschieden werden: frühe und späte Zerebritis sowie frühes und spätes Kapselstadium. Typische Erreger sind Streptokokken und Staphylokokken.

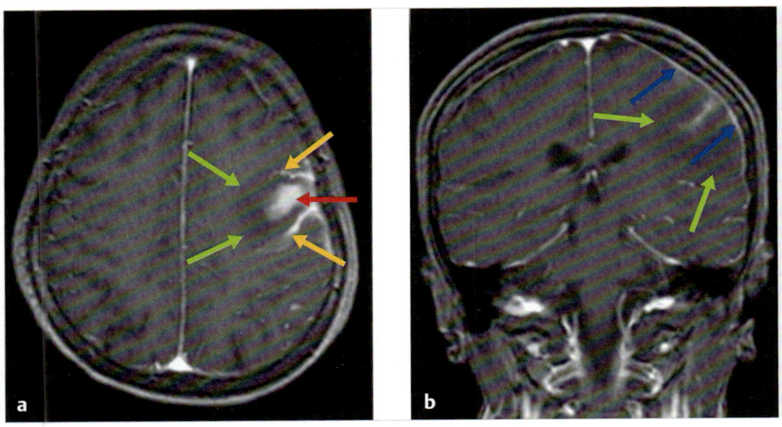


**Abb. 19.20** Lymphoplasmazelluläre Enzephalitis: T1w nach Kontrastmittelgabe.
**a** Unscharf begrenzte T1w hypointense Signalalteration des Gehirns (grüne Pfeile) mit zentraler, randständig unscharfer kräftiger Kontrastmittelanreicherung (roter Pfeil). Zudem pathologische Anreicherungen der Leptomeninx (gelbe Pfeile) bei begleitender Meningitis.
**b** Pathologische Anreicherungen der Pachymeninx (blaue Pfeile).

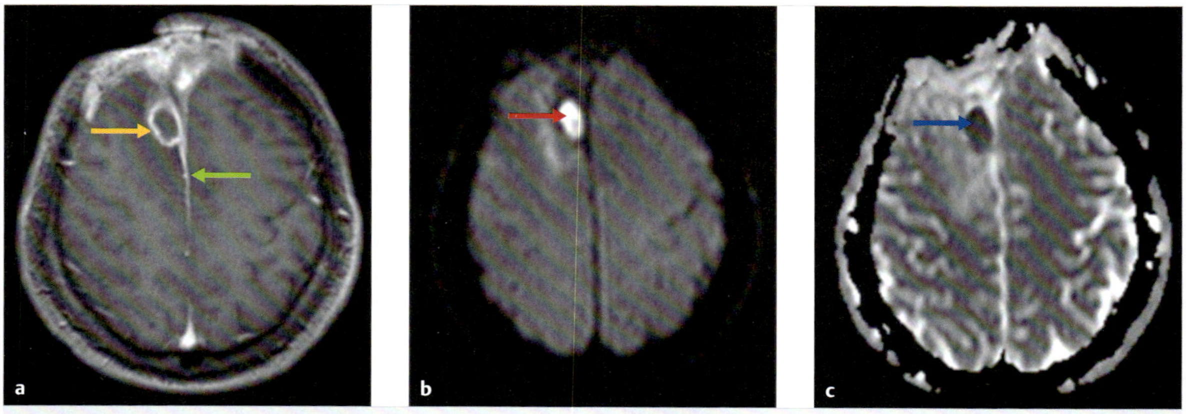

Abb. 19.21 Postoperativer intrakranieller Abszess.
**a** T1w nach Kontrastmittelgabe mit ringförmiger Kontrastmittelanreicherung (gelber Pfeil) neben Anreicherungen der Dura (grüner Pfeil).
**b** In der Diffusionswichtung typisch hyperintense Darstellung der Abszesshöhle (roter Pfeil).
**c** In der ADC-Karte typische Signalabsenkung der Abszesshöhle (blauer Pfeil).

Bei der *frühen eitrigen Zerebritis* sind die Signalveränderungen fokal, aber nicht scharf abgegrenzt. Bei der *späten Zerebritis* erfolgt ein Verschmelzen der kleineren zu größeren Nekrosezonen, wodurch sich die entzündlichen Veränderungen lokalisierter abbilden. Ungefähr 2 Wochen nach der Infektion beginnt das *frühe Kapselstadium* mit Ausbildung einer gut abgrenzbaren kollagenen Abszesskapsel. Im *späten* Kapselstadium nimmt der Abszessinhalt an Volumen ab, während sich die Kapsel dickwandig abbildet.

Nach Kontrastmittelgabe grenzen sich intrazerebrale Abszesse als Läsionen mit ringförmiger Kontrastmittelaufnahme im MRT und CT ab. Die Differenzialdiagnose ringförmig kontrastmittelanreichernder Läsionen ist umfangreich und umfasst unter anderem den bakteriellen Hirnabszess, das Glioblastom, die Metastase, die akute demyelinisierende Enzephalomyelitis oder auch den Toxoplasmoseherd. Aufgrund der Vielfalt der Differenzialdiagnosen und der Wichtigkeit der Diagnosestellung hinsichtlich unterschiedlicher Therapieverfahren bei Vorliegen eines Abzesses bzw. eines Glioblastoms ist die bildmorphologische exakte Abklärung wichtig. Hierzu eignet sich die CT in der Regel nicht.

Die MRT verfügt mit der Diffusionsbildgebung über eine gute Möglichkeit, entzündliche von tumorösen Veränderungen abzugrenzen, was erhebliche therapeutische Konsequenzen hat. Im Falle eines *Abszesses* bedarf es einer stereotaktischen Aspiration über ein Bohrloch, während die Operation eines *Glioblastoms* über eine Trepanation mit dem Ziel einer vollständigen Tumorresektion durchgeführt wird. ▸ Abb. 19.21 gibt ein Beispiel für einen intrakraniellen postoperativen Abszess.

▸ **Befunde bei Pilzinfektion.** Die häufigste Pilzinfektion des Gehirns ist die *Kryptokokkose*. Sie kommt insbesondere bei immunkompromittierten – beispielsweise HIV-infizierten – Patienten vor. In der MRT finden sich zystisch erweiterte perivaskuläre Räume in Lokalisation der Stammganglien bis gegebenenfalls nach periventrikulär reichend. Die zystisch erweiterten Virchow-Robin-Räume sind liquorisointens in der T2w und können in der FLAIR-Sequenz mit randständigen hyperintensen Signalen einhergehen. Nach Kontrastmittelgabe reichern diese sog. gelatinösen Pseudozysten typischerweise nicht an. Eine leptomeningeale Kontrastmittelaufnahme kann vorliegen.

## Therapeutisches Vorgehen

Eine Therapie der Meningoenzephalitis sollte immer unter stationären Bedingungen und engmaschiger Beobachtung erfolgen.

Bei identifizierbaren Grunderkrankungen oder behandelbaren Erregern ist eine *kausale* Therapie möglich. In den übrigen Fällen muss die Behandlung im Sinne einer neuroprotektiven und frührehabilitativen Therapie *symptomatisch* bleiben. Der Stellenwert der Kortikosteroide in der Therapie der Meningoenzephalitis ist nur gering ([581], [582]).

Entsprechend der sehr variablen Kausalitäten ist eine *Verlaufsprognose* schwierig.

## Literatur


[580] **Akyldz** BN, Gümüş H, Kumandaş S et al. Diffusion-weighted magnetic resonance is better than polymerase chain reaction for early diagnosis of herpes simplex encephalitis: a case report. Pediatr Emerg Care 2008; 24: 377–379

[581] **AWMF Leitlinie** Atypische erregerbedingte Meningoenzephalitiden. http://www.awmf.org/leitlinien/detail/ll/030-061.html

[582] **Glaser** CA, Honarmand S, Anderson LJ et al. Beyond viruses: clinical profiles and etiologies associated with encephalitis. Clin Infect Dis 2006; 43: 1565–1577

[583] **Rath** TJ, Hughes M, Arabi M et al. Imaging of cerebritis, encephalitis, and brain abscess. Neuroimaging Clin N Am 2012; 22 (4): 585–607

# 19.5 Hydrozephalus

A. Bink, H. Freise

## 19.5.1 Ätiologie und klinische Symptomatik

Der *Liquor cerebrospinalis* füllt die nicht von Nervengewebe und den versorgenden Strukturen eingenommenen Räume innerhalb der Dura. Das Liquorvolumen beträgt etwa 150–200 ml. Es wird ein innerer, vom Hirn umgebener und ein äußerer, zwischen den zentralnervösen Strukturen und der Dura lokalisierter Liquorraum unterschieden. Liquor ist zell- und proteinarm und dient im Wesentlichen dem mechanischen Schutz von Hirn und Rückenmark. Der Liquor, der im Plexus der Seitenventrikel produziert wird, fließt über die Foramina Monroe in den III. Ventrikel, dann über den Aquaeductus mesencephali in den IV. Ventrikel, von dort über das Foramen Magendie und die Foramina Luschkae in den äußeren Liquorraum und erreicht dann über die Pacchionischen Granulationen das venöse System.

Störungen dieses Kreislaufs können eine *Volumenzunahme* des Liquors und eine konsekutive *Druckerhöhung* im ZNS bewirken. Die klinische Symptomatik hängt von der Dynamik der Druckerhöhung ab [589].

Die nicht bildgebende Diagnostik basiert auf einer oft bereits richtungweisenden Anamnese und der klinischen neurologischen und ophthalmologischen Untersuchung. In der Anamnese ist nach Ursachen einer *sekundären Liquorzirkulationsstörung* zu forschen. Hier dominieren Blutungen, Infektionen, fokale Ödeme und raumfordernde Prozesse [587].

> **Merke**
>
> Die Patienten geben oft starke, holoenzephale Kopfschmerzen als *Kardinalsymptom* an, das mit Übelkeit, kognitiver Dysfunktion, Schwindel sowie Seh- und Gangstörungen einhergeht.

Eine vorübergehende Visusminderung bei stark erhöhtem intrakraniellem Druck erfordert eine rasche Entlastung. Starke nuchale Kopfschmerzen deuten auf eine Herniierung der Kleinhirntonsillen hin. Insbesondere zu Beginn bessern sich die Beschwerden nach dem Aufstehen im Tagesverlauf. Bei kleinen Kindern steht die Schmerzsymptomatik eher im Hintergrund. Hier lässt sich eine gespannte Fontanelle tasten. In der klinischen ophthalmologischen Untersuchung ist eine Stauungspapille nachweisbar. Eine lumbale Liquordruckmessung zeigt erhöhte Werte.

> **Merke**
>
> Davon abzugrenzen ist der *Normaldruckhydrozephalus*, der durch ein erhöhtes Liquorvolumen in der Regel ohne erhöhten intrakraniellen Druck gekennzeichnet ist; eine Stauungspapille ist entsprechend nicht nachweisbar. Die Patienten fallen durch die Hakim-Trias aus Demenz, Gangataxie und Inkontinenz auf.

Die *Ursache* des Normaldruckhydrozephalus ist – wenngleich verschiedene Theorien existieren – letztendlich *ungeklärt*. Neben der klinischen Symptomatik und Bildgebung gilt insbesondere die rasche Besserung der Gangstörung nach lumbaler Liquorentnahme (30–50 ml) als Hinweis auf einen Normaldruckhydrozephalus [584].

## 19.5.2 Untersuchungsstrategie

Zum Nachweis eines Hydrocephalus gilt die *CT* weiterhin als breit verfügbares und schnelles Verfahren.

Die *MRT* sollte aus strahlenhygienischen Erwägungen insbesondere bei jüngeren Patienten bevorzugt zum Einsatz kommen, sofern es die jeweilige klinische Situation erlaubt. Darüber hinaus ist die MRT die geeignete Methode, um die Ursachenklärung mittels Bildgebung zu komplettieren.

Die meisten Shuntsysteme sind MRT-tauglich, müssen jedoch nach einer Untersuchung klinisch und in Abhängigkeit vom verwendeten Shuntsystem auch röntgenologisch kontrolliert und gegebenenfalls neu eingestellt werden.

Bei Früh- und Neugeborenen sollte primär die *Sonografie* durch die noch nicht verschlossenen Fontanellen erfolgen. Neben der Strahlenexposition entfällt auch der potenziell gefährdende Transport in die Röntgenabteilung [586].

## 19.5.3 Typische Befunde

Prinzipiell können als *Ursachen* für einen Hydrozephalus folgende Möglichkeiten in Betracht gezogen werden [585]:

- Liquorüberproduktion (Hydrocephalus hypersecretorius)
- Behinderung des Liquorflusses (Hydrocephalus occlusus)
- verminderte Liquorresorption (Hydrocephalus malresorptivus)
- Kombination aus Hydrocephalus occlusus und malresorptivus

Das empfindlichste Zeichen einer Druckzunahme im Ventrikelsystem ist die Erweiterung der Temporalhörner. Im weiteren Verlauf sind eine Verplumpung oder Ballonierung des Ventrikelsystems sowie die Aufweitung des Liquorsaums um den N. opticus zu beobachten. Weitere Zeichen sind eine Abnahme der Weite der Sulci bis zum kompletten Aufbrauchen der äußeren Liquorräume und

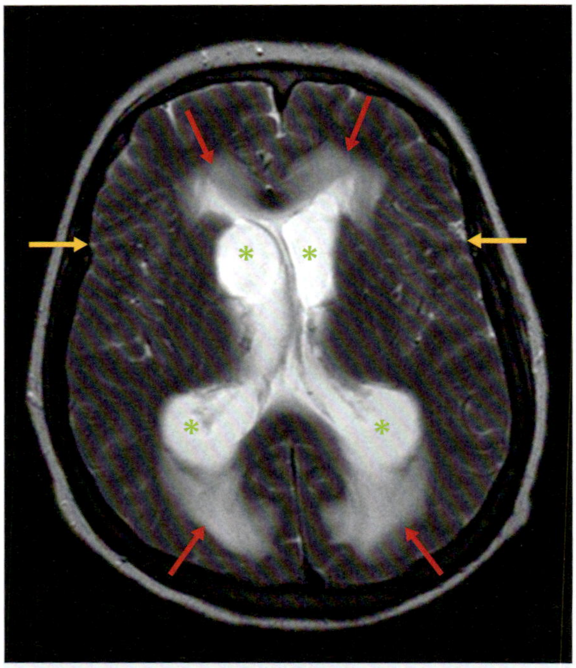

**Abb. 19.22** Liquorzirkulationsstörung bei Hydrocephalus malresorptivus und occlusus ausgelöst durch eine Meningitis. T2w axial, Nachweis hyperintenser Signalveränderungen um die Vorder- und Hinterhörner der erweiterten Seitenventrikel (*) als Hinweis auf eine sog. transependymale Liquordiapedese (rote Pfeile). Die äußeren Liquorräume (gelbe Pfeile) sind im Verhältnis zum Ventrikelsystem sehr schmal.

die sogenannte transependymale Liquordiapedese, die sich in der MRT (T2w) durch eine kappenförmige Signalanhebung um Vorder-, Hinter- und Temporalhörner der Seitenventrikel zeigt und nach neueren Überlegungen am ehesten einer verminderten Absorption interstitieller Flüssigkeit entspricht.

▸ **Hydrocephalus hypersecretorius und malresorptivus.** Ein *Hydrocephalus hypersecretorius* kommt bei Tumoren des Plexus choroideus wie Plexuspapillomen oder -karzinomen vor, die jedoch auch einen Hydrocephalus occlusus hervorrufen können.

Bei einer Liquorabflussbehinderung am Punkt der Aufnahme des Liquors in das venöse System resultiert ein *Hydrocephalus malresorptivus* (▸ Abb. 19.22). Dieser kann beispielsweise ausgelöst werden durch Verklebungen der Pacchionischen Granulationen nach Meningitiden oder subarachnoidalen Blutungen.

▸ **Hydrocephalus occlusus.** Alle anderen Behinderungen des Liquorflusses, insbesondere auch Bildungen von postinfektiösen oder posthämorrhagischen Membranen in Höhe der Foramina des IV. Ventrikels oder des Aquädukts, resultieren in einem Hydrocephalus occlusus, der die jeweils abhängigen Liquorräume betrifft. Beispielsweise führt ein Tumor in Höhe der Foramina Monroi zu einer Aufweitung der Seitenventrikel; hingegen zieht eine Stenose des Aquaeductus mesencephali einen triventrikulären Hydrozephalus mit Erweiterung der Seitenventrikel und des III. Ventrikels nach sich. Die nach dem Abflusshindernis gelegenen Liquorräume stellen sich normal weit oder eng dar. Neben den innerhalb des Ventrikelsystems gelegenen für einen Verschlusshydrozephalus ursächlichen Tumoren können auch Tumoren außerhalb der inneren Liquorräume durch Verlagerung und Kompression des Ventrikelsystems zu einer Liquorabflussstörung führen.

▸ **Normaldruckhydrozephalus.** Eine andere Art des Hydrozephalus ist der Normaldruckhydrozephalus. In der CT und MRT fällt eine Erweiterung der Seitenventrikel und geringer des III. Ventrikels bei relativ normal weitem IV. Ventrikel auf, während die hohen frontoparietalen Sulci sehr schmal zur Abbildung kommen. Die Sylvische Fissur kann erweitert sein, während die übrigen äußeren Liquorräume schmal sind. Des Weiteren zeigen sich um das Ventrikelsystem in der T2- und FLAIR-Sequenz hyperintense Signalveränderungen als Zeichen einer sog. transependymalen Liquordiapedese.

Das sog. Flow-Void-Phänomen, d. h. ein Signalverlust im schnell bzw. turbulent fließenden Liquor durch Dephasierung und Einstrom nicht angeregter Protonen aus Nachbarschichten, kann bei einem Normaldruckhydrozephalus im Aquaeductus mesencephali deutlich ausgeprägt sein.

▸ **Kongenitaler Hydrozephalus.** Hier liegt in ca. 70 % der Fälle ein Verschluss innerhalb des Ventrikelsystems vor, der durch Fehlbildungen der hinteren Schädelgrube oder Aquäduktstenosen hervorgerufen wird. In 30 % der kongenitalen Hydrozephalusformen liegt ein Verschluss außerhalb des Ventrikelsystems vor, der in den meisten Fällen durch Verklebung des Subarachnoidalraums nach Blutungen zustande kommt.

## 19.5.4 Therapeutisches Vorgehen

Die intermittierende Liquorpunktion mit regelmäßigen klinisch-neurologischen Untersuchungen und radiologischen Kontrollen (beim nicht okklusiven Hydrozephalus) sowie die Reduktion der Liquorproduktion durch Acetazolamid und Furosemid gehören zum *konservativen Management* des Hydrozephalus.

> M!
> **Merke**
>
> Etwa 75 % aller Patienten benötigen jedoch eine *chirurgische Therapie.*

Sofern die Obstruktion des inneren Liquorraums nicht beseitigt werden kann, muss der Liquor aus dem Ventrikelsystem über einen Shunt (ventrikuloperitoneal oder ventrikuloatrial) abgeleitet werden. Beim nicht okklusiven Hydrozephalus wie dem Normdruckhydrozephalus kann auch aus dem äußeren Liquorraum abgeleitet werden. Wesentliche Komplikationen der *ableitenden Chirurgie* sind Shunt, Reservoir- oder Ventildysfunktion, Infektionen oder eine Überdrainage, die sogar subdurale Blutungen auslösen kann.

Tritt ein akuter Hydrozephalus während einer bakteriellen Meningitis auf, ist er mit einer hohen Mortalität assoziiert [588]. Bei einer nicht progredienten Grunderkrankung ist die *Prognose* des Hydrozephalus gut.

## Literatur


[584] **AMWF Leitlinie**. http://www.awmf.org/leitlinien/detail/ll/030-063.html

[585] **Cronqvist** S. Hydrocephalus and atrophy. Riv di Neuroradiol 1990; 3 (Suppl 2): 25–28

[586] **Dinçer** A, Özek MM. Radiologic evaluation of pediatric hydrocephalus. Childs Nerv Syst 2011; 27: 1543–1562

[587] **Hamilton** MG. Treatment of hydrocephalus in adults. Semin Pediatr Neurol 2009; 16: 34–41

[588] **Kasanmoentalib** ES, Brouwer MC, van der Ende A et al. Hydrocephalus in adults with community-acquired bacterial meningitis. Neurology 2010; 75: 918–923

[589] **Krauss** JK, Halve B. Normal pressure hydrocephalus: survey on contemporary diagnostic algorithms and therapeutic decision-making in clinical practice. Acta Neurochir (Wien) 2004; 146: 379–388


# 19.6 Spinale, epidurale und periphere Erkrankungen

*V. Heßelmann, M. Wenk*

## 19.6.1 Spinalis-anterior-Syndrom

### Ätiologie und klinische Symptome

M!

**Merke**

*Ursache* des Spinalis-anterior-Syndroms ist eine akut oder subakut auftretende Ischämie des Rückenmarks im Versorgungsgebiet der A. spinalis anterior.

Die Erkrankung manifestiert sich als akut oder subakut aufgetretenes Querschnittssyndrom, beginnend mit radikulären Schmerzen auf segmentalem Niveau der betroffenen Arterie, gefolgt von dissoziierten Sensibilitätsstörungen, d. h. Schmerzen und Störungen des Temperaturempfindens bei erhaltenem Berührungs- und Vibrationsempfinden, unterhalb der Durchblutungsstörung. Blasen- und Mastdarminkontinenz komplettieren das klinische Bild. Ähnlich dem spinalen Schock stellen sich zunächst schlaffe, später spastische Paresen ein.

Anamnestische Angaben wie stattgehabte Aortendissektion, operativer oder interventioneller Aortenprothesenersatz sowie schwere Arteriosklerose lenken den Verdacht auf eine *spinale Ischämie*. Auch Traumata und ausgeprägte Bandscheibenvorfälle sind als Ursachen in Betracht zu ziehen.

Selten treten Spinalis-anterior-Syndrome nach Blockade des Solarplexus, induzierter Hypotension oder kardiopulmonaler Bypassoperation auf ([591], [593], [594]).

*Differenzialdiagnostisch* muss die spinale Ischämie von der Myelitis transversa und der Encepholomyelitis disseminata abgegrenzt werden.

### Untersuchungsstrategie

M!

**Merke**

Bei entsprechendem klinischem Verdacht ist die *MRT die Methode der Wahl* zur Untersuchung des Spinalkanals und sollte als Notfalluntersuchung durchgeführt werden.

Als einziges radiologisches Verfahren kann sie den frischen Infarkt im Myelon direkt nachweisen und neben der Ausdehnungsbestimmung auch Hinweise auf die Ätiologie geben.

### Typische Befunde

Das untere thorakale Myelon auf Höhe der A. radicularis magna (Th 9–12) und der Conus medullaris sind bevorzugt von spinalen Ischämien betroffen.

Im *T2-gewichteten MR-Bild* zeigt sich ein zumeist spindel- oder stiftförmig konfiguriertes hyperintenses Signal im vorderen Anteil des Myelons (▶ Abb. 19.23). In der Akutphase kann das Myelon in der T2-Wichtung jedoch auch unauffällig zur Darstellung kommen, da die Myelonischämie erst zeitverzögert durch eine Signalanhebung sichtbar wird.

Ein viel versprechender Ansatz ist der Nachweis einer Myelonischämie in der T2-negativen Akutphase durch eine diffusionsgewichtete MR-Bildgebung entsprechend der zerebralen Schlaganfalldiagnostik. Studien zur diagnostischen Wertigkeit dieser Sequenz stehen jedoch bislang noch aus [595].

Neben der T2-gewicheten Sequenz sollte grundsätzlich eine *T1-gewichtete Sequenz* vor und nach intravenöser Kontrastmittelgabe zum Ausschluss pathologischer Kontrastmittelanreicherungen angefertigt werden, um beispielsweise entzündliche Myelonveränderungen abgrenzen zu können.

In seltenen Fällen kann die Durchführung einer *STIR-Sequenz* hilfreich sein, weil durch die Unterdrückung des Fettsignals im Knochenmark ischämisch bedingte Signalanhebungen in den hinteren Anteilen eines Wirbelkörpers detektiert werden können, die durch die Mitversorgung dieser Wirbelkörperanteile durch die A radicularis zu erklären sind [592].

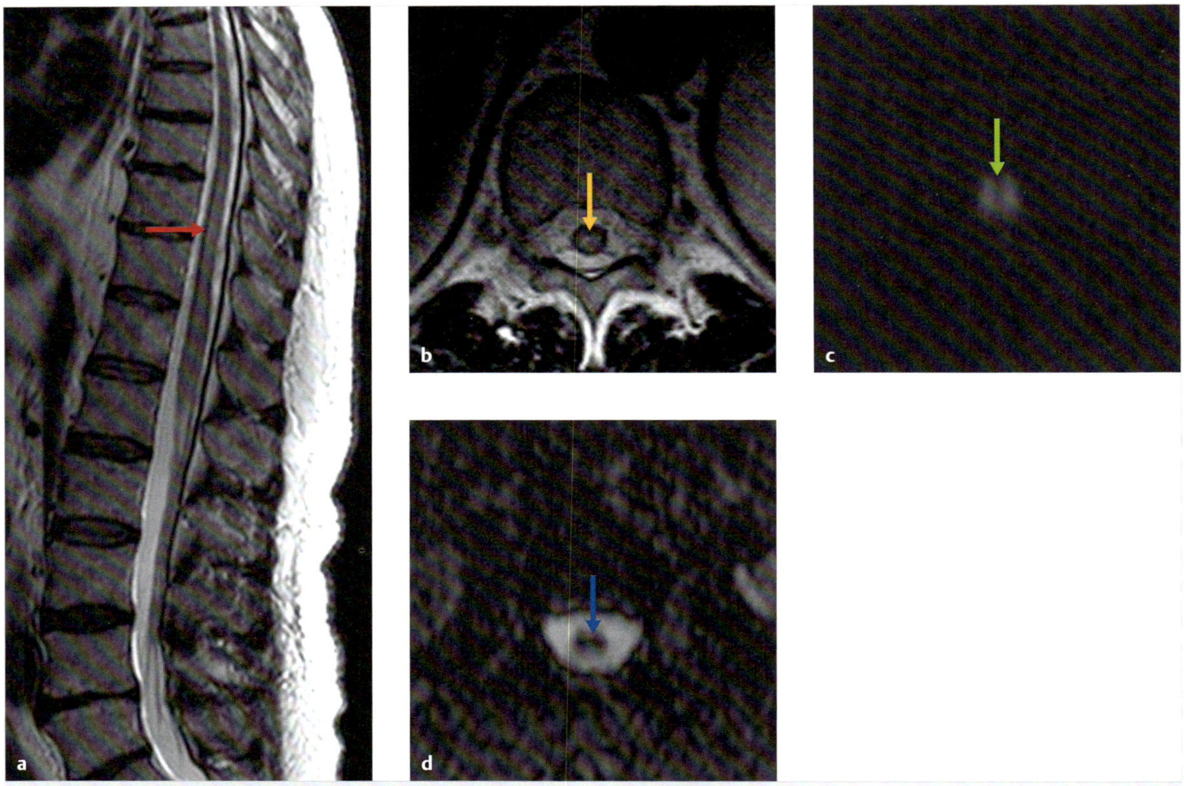

Abb. 19.23 64-jährige Patientin mit plötzlich aufgetretener Paraplegie. In den sagittalen und transversalen T 2-Sequenzen erkennbare Signalerhöhung innerhalb des thorakalen Myelons (roter/gelber Pfeil) infolge des Ödems. Diese kann in den transversalen DWI-Sequenzen hyperintens (grüner Pfeil) und der errechneten ADC-Karte hypointens (blauer Pfeil) als zytotoxisches Ödem identifiziert werden.
**a** Sagittale T 2-Sequenzen.
**b** Transversale T 2-Sequenzen.
**c** Transversale DWI-Sequenzen.
**d** ADC-Karte (ADC: Apparent Diffusion Coefficient).

## Therapeutisches Vorgehen

Bei akutem Auftreten der oben genannten Symptome sollte eine sofortige Abklärung erfolgen, um neurologische Folgeschäden möglichst gering zu halten; eine eventuell ursächliche Raumforderung muss rasch operativ dekomprimiert werden.

> **Merke** M!
>
> Die Therapie des Spinalis-anterior-Syndroms ist rein *symptomatisch*.

Unabhängig von den zugrunde liegenden Ursachen sollten alle Patienten mit akut aufgetretenen Para- und Tetraparesen aufgrund ausgeprägter kardiovaskulärer, pulmonaler und gastrointestinaler Komplikationen *intensivmedizinisch überwacht* werden.

Betrifft die Läsion die Segmente oberhalb von Th 4, ist die sympathische Innervation des Herzens über die Nn. accelerantes (Th 1–4) beeinträchtigt, es überwiegt die parasympathische Innervation des Herzens über den N. vagus mit ausgeprägter Bradykardieneigung und eventueller passagerer Schrittmacherpflichtigkeit. Läsionen oberhalb von C 4 führen darüber hinaus zu einer Lähmung des N. phrenicus mit dauerhafter Beatmungspflichtigkeit.

Zur symptomatischen Behandlung zählen darüber hinaus die frühzeitige *Harnableitung*, in der Regel aufgrund der geringeren Infektionsgefahr als suprapubischer Blasenkatheter, die *Thromboembolieprophylaxe* sowie regelmäßige *Lagerungsmaßnahmen* und eine adäquate *Schmerztherapie* [590].

## Literatur


[590] **AMWF Leitlinie.** http://www.awmf.org/uploads/tx_szleitlinien/030-070_S 1_Querschnittlaehmung_10-2008_10-2013.pdf

[591] **Drummond** JC, Lee RR et al. Spinal cord ischemia occurring in association with induced hypotension for colonic surgery. Anesth Analg 2012; 114 (6): 1297–1300

[592] **Faig** J, Busse O et al. Vertebral body infarction as a confirmatory sign of spinal cord ischemic stroke: report of three cases and review of the literature. Stroke 1998; 29 (1): 239–243

[593] **Nigro Neto** C, Iza MP, Tardelli MA. Paraplegia after myocardial revascularization. Case report. Rev Bras Anestesiol 2010; 60 (2): 198-206, 114–118
[594] **Takeda** J, Namai H et al. Anterior spinal artery syndrome after left celiac plexus block. Anesth Analg 1996; 83 (1): 178–179
[595] **Thurnher** MM, Bammer R. Diffusion-weighted MR imaging (DWI) in spinal cord ischemia. Neuroradiology 2006; 48 (11): 795–801

## 19.6.2 Intraspinale Blutung

### Ätiologie und klinische Symptomatik

In der Gruppe der intraspinalen Blutungen muss zwischen intra- und extraduralen Lokalisationen unterschieden werden.

*Intradural* gelegene intraspinale Blutungen sind äußerst selten und in erster Linie Folge tumoröser oder vaskulärer Prozesse [597]. Als Ursache *tumoröser Läsionen* sind insbesondere Astrozytome, Ependymome und Hämangioblastome zu nennen. Unter den *vaskulären Läsionen* sind arteriovenöse Malformationen und Aneurysmen selten; sporadisch sind Blutungen auf dem Boden eines Kavernoms nachzuweisen (▶ Abb. 19.24). Auch die Behandlung mit Kumarinderivaten birgt das Risiko von intraspinalen Blutungen.

> **Merke**
>
> Intraspinale, subarachnoidale Hämatome nach neuroaxialen Blockaden sind ausgesprochen seltene Komplikationen und werden entweder durch direkte Verletzung eines Gefäßes mit einer Spinalnadel oder indirekte Schädigungen wie massive Druckdifferenzen durch Liquorverlust verursacht ([596], [597]).

Die *klinische Symptomatik* ist variabel und wird durch die Lokalisation und Größe der Blutung bestimmt. Sie reicht von radikulären sensorischen und neuralgiformen Beschwerden bis zu sensomotorischen Querschnittssyndromen.

### Untersuchungsstrategie

Bei klinischem Verdacht auf ein intraspinales Hämatom muss dringend eine adäquate bildgebende Diagnostik erfolgen.

> **Merke**
>
> Die *MRT* ist die *Methode der Wahl* zur Abklärung von intraduralen, intraspinalen Blutungen.

Bei Kontraindikationen zur MRT sollte eine *native Computertomografie* angefertigt werden; eine intradurale Kontrastmittelgabe im Rahmen einer Myelografie – analog zur Diagnostik des epiduralen Hämatoms – würde eine Maskierung einer eventuellen Blutung bewirken und sollte daher unterbleiben bzw. durch eine vorherige native CT ergänzt werden.

### Typische Befunde

▶ **Intraspinale, intradurale, subarachnoidale Blutungen.** Sie können aufgrund von Verdünnungseffekten im Liquor schwer zu detektieren sein. Bei längerer Rückenlagerung im Rahmen der Untersuchung können Sedimentationsphänomene im Bereich der maximalen BWS-Kyphose und auf Höhe des Os sacrum beobachtet werden.

▶ **Intraspinale, intradurale, intramedulläre Blutungen.** Sie sind in der T1-Wichtung signalhyperintens im Myelon abgrenzbar. Umgebend liegt häufig ein perifokales Myelonödem vor, das zu einer unscharf begrenzten Signalanhebung in der T2-Wichtung führt.

▶ **Kavernom.** Der pathognomonische MR-Befund eines Kavernoms ist eine innerhalb des Myelons gelegene, zentral T2-hyperintense Läsion, die von einem T2-hypointensen Randsaum umgeben ist (▶ Abb. 19.24). Zusätzlich können angrenzend an das Kavernom irregulär konfigurierte Signalminderungen in der *T2-Wichtung* bestehen, die auf

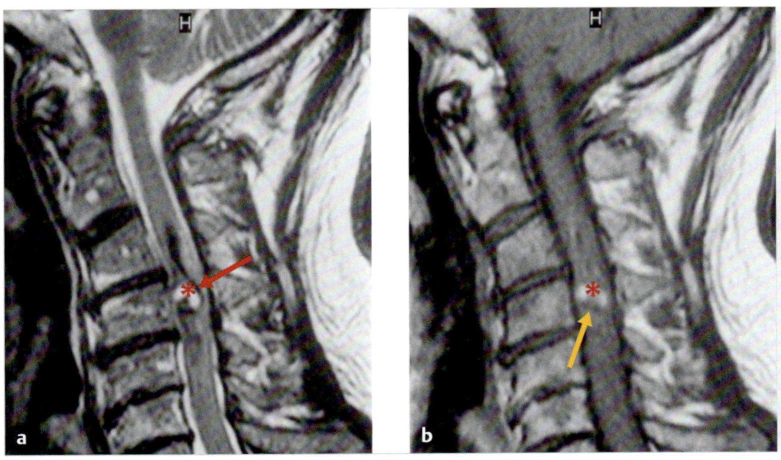


**Abb. 19.24** Kavernom des zervikalen Myelons.
**a** In T2-Wichtung sind deutlich der hypointense Randsaum (roter Pfeil) und das hyperintense Zentrum (*) zu erkennen.
**b** In T1-Wichtung stellt sich das Kavernom hyperintens dar (*), die das Kavernom umgebende Signalminderung (gelber Pfeil) entspricht Blutungsresiduen.

Hämosiderinablagerungen infolge von rezidivierenden kleineren Einblutungen zurückzuführen sind. Noch deutlicher kommen diese Hämosiderinablagerungen mit einer T2*-gewichteten Gradientenechosequenz zur Darstellung. Pathologisch veränderte Gefäßstrukturen sind im Gegensatz zur arteriovenösen Malformation nicht nachweisbar.

*T1-gewichtete Sequenzen* nach Kontrastmittelgabe ergeben beim Kavernom keine weiteren diagnostischen Zusatzinformationen, sollten jedoch zum Ausschluss pathologischer Gefäßveränderungen gleichfalls durchgeführt werden.

Da Kavernome aufgrund der minimalen Gefäßdurchmesser und des in der Kapillarebene äußerst langsamen Blutflusses auch dem selektiven angiografischen Nachweis entgehen, ist im Fall eines eindeutigen MRT-Befundes die Durchführung einer *DSA nicht indiziert*.

IV

## Therapeutisches Vorgehen

Meist besteht die Therapie in der operativen Dekompression durch *Laminektomie*. Allerdings erscheint das neurologische Ergebnis nach intraspinalen Blutungen desaströs; dauerhafte Querschnittslähmungen sind die Regel.

## Literatur


[596] **Espinosa-Aguilar** M, Hernandez-Palazon J et al. Intraspinal and intracranial subarachnoid haemorrhage with severe cerebral vasospasm after spinal anaesthesia for assisted delivery. Br J Anaesth 2012; 108 (5): 885–886

[597] **Kreppel** D, Antoniadis G et al. Spinal hematoma: a literature survey with meta-analysis of 613 patients. Neurosurg Rev 2003; 26 (1): 1–49


# 19.6.3 Epidurales Hämatom

## Ätiologie und klinische Symptomatik

> **Merke** (M!)
>
> Das spontane oder iatrogene *epidurale* Hämatom tritt gegenüber den *intraduralen* (subarachnoidalen) oder *intramedullären* Blutungen vergleichsweise häufiger auf.

Meist liegt eine Gerinnungsstörung zugrunde. In einer Metaanalyse von 613 Fallstudien eines 17-Jahre-Zeitraumes fanden sich bei 75 % der Patienten epidurale Hämatome, intramedulläre Hämatome hingegen mit unter 1 % vergleichsweise selten [602]. In dieser Studie konnte bei 43 % kein *ätiologischer Faktor* nachgewiesen werden, bei 28,5 % lag eine eingeschränkte Gerinnung als Folge einer Antikoagulation vor, bei 6 % fand ein ärztlicher Eingriff (Lumbalpunktion, Spinalanästhesie) unter Antikoagulationstherapie statt und bei 9,1 % war das Hämatom mit einer vaskulären Malformation vergesellschaftet [602].

Die *Häufigkeit* von epiduralen Hämatomen insbesondere *als Folge einer Epiduralanästhesie* wird derzeit mit 1:2700 bis 1:200 000 (abhängig von demografischen Faktoren und vom durchgeführten Eingriff) angegeben und ist damit weit häufiger als ursprünglich angenommen, wobei insbesondere ältere Patientinnen mit Eingriffen an der unteren Extremität gefährdet zu sein scheinen ([598], [599], [603], [605]).

Weitere *Risikofaktoren* für das Auftreten epiduraler Hämatome sind nachfolgend aufgeführt [604]:

- angeborene oder erworbene Koagulopathien
- Einnahme gerinnungshemmender Substanzen
- Befunde der Wirbelsäule im Sinne degenerativer Veränderungen oder Spinalkanalstenosen
- höheres Alter der Patienten
- Art des chirurgischen Eingriffs (höhere Inzidenz für ein epidurales Hämatom bei orthopädischen oder unfallchirurgischen Eingriffen)
- Geschlecht (epidurale Hämatome treten häufiger bei Frauen auf)
- Mehrfachpunktionen und schwierige Katheterplatzierung
- eingeschränkte Nierenfunktion mit konsekutiver Wirkungsverlängerung von gerinnungshemmenden Substanzen (niedermolekulare Heparine, nicht steroidale Antiphlogistika)
- fehlende Leitlinien zum Umgang mit antikoagulatorischen Substanzen (im Hinblick auf die Anlage neuroaxialer Verfahren).

Im Rahmen des derzeitigen Trends der Ausweitung perioperativer katheterbasierter Akutschmerztherapie bis in den häuslichen Bereich in Kombination mit einer Vielzahl verschiedenster antikoagulatorisch wirksamer Substanzen ist eine *Steigerung der Inzidenz* epiduraler Prozesse in der Zukunft vorstellbar.

In Deutschland ist der Umgang mit antikoagulatorischen Substanzen im Hinblick auf die Durchführung rückenmarksnaher Regionalanästhesien in der Leitlinie „Rückenmarksnahe Regionalanästhesie" der Deutschen Gesellschaft für Anästhesiologie und Intensivmedizin geregelt [601].

Kenntnisse der klinischen Symptome und der benötigten radiologischen Diagnostik zur Darstellung eines epiduralen Hämatoms sind für Anästhesisten ausgesprochen wichtig, handelt es sich doch hierbei um eine häufige Komplikation, der statistisch jeder Anästhesist ein- oder mehrmals in seinem Berufsleben begegnen wird.

> **Merke** (M!)
>
> Das *klinische Bild* wird maßgeblich durch die Lokalisation des Hämatoms bestimmt und reicht von radikulären sensorischen und neuralgiformen Beschwerden bis zu sensomotorischen Querschnittssyndromen.

## Untersuchungsstrategie

Beim klinischen Verdacht auf ein epidurales Hämatom muss dringlich eine adäquate bildgebende Diagnostik er-

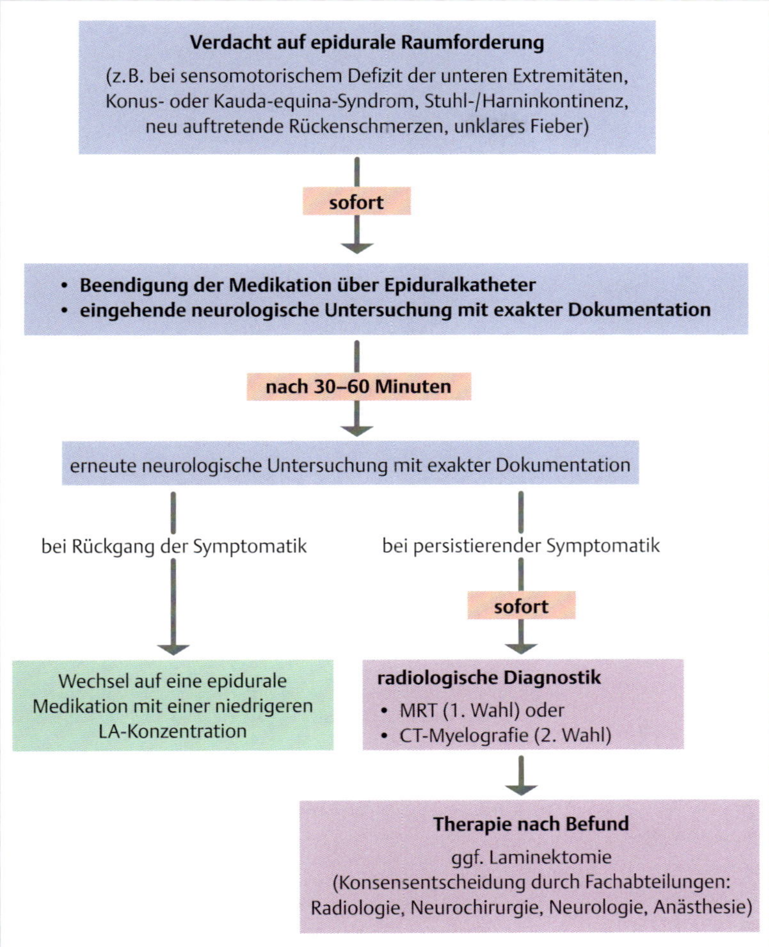


**Abb. 19.25** Vorgehen bei Verdacht auf epidurale Raumforderung nach Epiduralanalgesie (LA: Lokalanästhetikum) (Quelle: [604]).

folgen. Ein exemplarisches Ablaufschema zur Abklärung bei iatrogener Genese ist in ▶ Abb. 19.25 gezeigt.

> **Merke**
>
> Unabhängig von der Genese einer epiduralen Blutung ist die *MRT* die *Methode der Wahl* zum Nachweis eines epiduralen Hämatoms.

Bei Kontraindikationen zur MRT kann alternativ eine Myelografie mit anschließendem Myelo-CT angefertigt werden.

## Typische Befunde

▶ **MRT-Befunde.** MR-tomografisch ist das epidurale Hämatom in der Regel bereits in der *T2-Wichtung* – je nach Blutungsalter – als signalangehobene bis signalgeminderte Raumforderung abgrenzbar, wobei sich das Signalverhalten im zeitlichen Verlauf aufgrund des Blutabbaus analog zu anderer Blutungslokalisationen verändert.

Unter Umständen können – ebenfalls in der T2-Wichtung signalgeminderte – Liquorpulsationsartefakte die Diagnostik erschweren. Im Gegensatz zum epiduralen Hämatom sind diese jedoch intradural lokalisiert. Die typische durch die Dura gebildete scharfe Randkontur fehlt daher.

Die zusätzliche Anfertigung einer *T1-gewichteten Sequenz* ist sinnvoll, da diese bei der differenzialdiagnostischen Abklärung gegenüber entzündlichen und tumorösen Veränderungen hilft und eine exaktere Einordnung des Blutungsalters ermöglichen kann (▶ Abb. 19.26).

▶ **CT-Befunde.** In der nativen CT kann sich das epidurale Blut, je nach Alter, meist hyperdens darstellen. Durch die intradurale Kontrastmittelgabe wird die Einengung des Duralsacks deutlich.

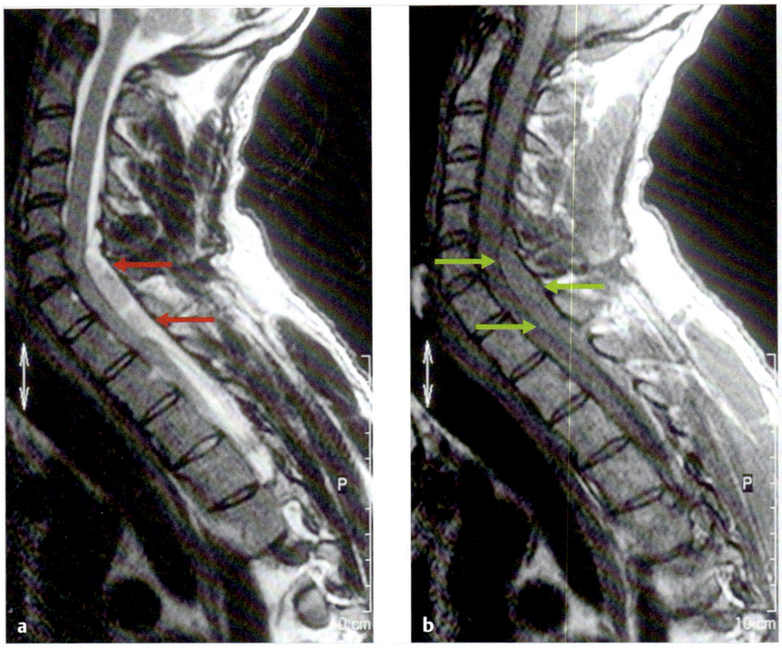


**Abb. 19.26** Akut aufgetretenes extra-(epi-) durales Hämatom mit Ausdehnung von HWK6 bis BWK3, das in T2- und T1-Wichtung gegenüber dem Myelon ein diskret hyperintenses Signal aufweist.
**a** T2-Wichtung (rote Pfeile).
**b** T1-Wichtung (grüne Pfeile).

## Therapeutisches Vorgehen

> M!
> **Merke**
> Zwischen Verdachtsdiagnose über die Diagnostik bis zur letztlichen ursächlichen Therapie sollten *nicht mehr als 6 Stunden* liegen [600], da ab einem Zeitabstand von 6–8 Stunden bis zur Therapie die Wahrscheinlichkeit persistierender neurologischer Schäden stark ansteigt.

In Abhängigkeit vom Ausmaß der Myelonkompression und dem Zeitintervall nach Symptombeginn wird in enger Absprache mit Neurochirurgen, Radiologen, gegebenenfalls Neurologen und Anästhesisten über ein operatives oder konservatives Vorgehen entschieden. In der Vielzahl der Fälle wird eine chirurgische Dekompression *(Laminektomie)* durchgeführt.

## Literatur

[598] **Cameron** CM, Scott DA et al. A review of neuraxial epidural morbidity: experience of more than 8,000 cases at a single teaching hospital. Anesthesiology 2007; 106 (5): 997–1002

[599] **Christie** IW, McCabe S. Major complications of epidural analgesia after surgery: results of a six-year survey. Anaesthesia 2007; 62 (4): 335–341

[600] http://www.awmf.org/uploads/tx_szleitlinien/041-001_S3_Behandlung_akuter_perioperativer_und_posttraumatischer_Schmerzen_aktualisierte_Fassung_04-2009_05-2011.pdf

[601] http://www.dgai.de/aktuelles/Leitlinie_Rueckenmarksnahe_Regionalanaesthesie.pdf

[602] **Kreppel** D, Antoniadis G et al. Spinal hematoma: a literature survey with meta-analysis of 613 patients. Neurosurg Rev 2003; 26 (1): 1–49

[603] **Moen** V, Dahlgren N et al. Severe neurological complications after central neuraxial blockades in Sweden 1990–1999. Anesthesiology 2004; 101 (4): 950–959

[604] **Pöpping** DM, Wenk M, Van Aken HK. Nervenschäden bei Regionalanästhesie. Neurologische Komplikationen durch die Epiduralanalgesie. Anästhesiol Intensivmed Notfallmed Schmerzther 2012; 47: 336–343

[605] **Popping** DM, Zahn PK et al. Effectiveness and safety of postoperative pain management: a survey of 18 925 consecutive patients between 1998 and 2006 (2nd revision): a database analysis of prospectively raised data. Br J Anaesth 2008; 101 (6): 832–840

### 19.6.4 Epiduraler Abszess

## Ätiologie und klinische Symptomatik

Der spinale epidurale Abszess ist eine Infektion des Epiduralraums und weist eine Inzidenz von 0,2 pro 10 000 Krankenhauseinweisungen auf ([611], [614]).

*Spontane* spinale Abszesse sind selten und stehen meist in Zusammenhang mit Drogenkonsum, HIV-Infektionen, Diabetes mellitus oder Alkoholismus ([609], [614]). *Sekundäre* spinale epidurale Abszesse sind häufiger und entstehen auf dem Boden einer Spondylitis bzw. Spondylodiszitis oder als Folge einer diagnostischen (Myelografie, Liquorpunktion) oder therapeutischen Intervention (periradikuläre Therapie, Facettengelenkinfiltration, Operation, Spinal-, Periduralanästhesie). Die Inzidenz nach anästhesiologischen Interventionen liegt zwischen 1:500 und 1:10 000 und ist unter anderem vom Alter des Patienten, von der Immunkompetenz, einem sterilen Arbeiten, Mehrfachpunktionen und der Liegedauer des epiduralen Katheters (> 4 Tage) abhängig ([607], [608], [612], [613]).

Typischer *auslösender Erreger* ist in ca. 2/3 der Fälle Staphylococcus aureus gefolgt von Staphylococcus epidermi-

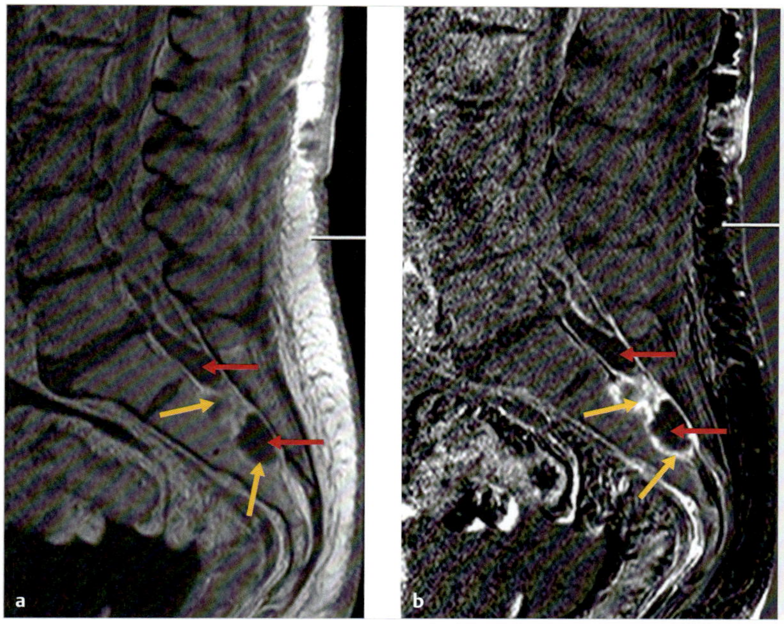


**Abb. 19.27** Spinaler epiduraler Abszess, lumbale MRT.
**a** T 1-gewichtete Sequenz nach Kontrastmittel mit einem ausgedehnten epiduralen Abszess dorsal von LWK5 bis SWK 3 mit zentraler Flüssigkeit (rote Pfeile).
**b** Die randständige Kontrastmittelaufnahme (gelbe Pfeile) wird insbesondere in den Subtraktionsaufnahmen (T 1 nach Kontrastmittel „minus" T 1 vor Kontrastmittel) deutlich hervorgehoben.



dis und selteneren Erregern wie Pseudomonas aeruginosa, Escherichia coli, Mykobakterien, Pilzen und Parasiten.

M!

### Merke

Die *klinischen Symptome* eines epiduralen Abszesses wie Rückenschmerzen, Zeichen der systemischen Infektion (Fieber, Leukozytose, Malaise), radikuläre Schmerzen, sensible Defizite, Muskelschwäche, Sphinkterdysfunktion und Lähmungen sind sehr variabel. Rückenschmerzen treten häufig auch ohne begleitendes Fieber und neurologisches Defizit auf [616].

## Untersuchungsstrategie

M!

### Merke

Beim klinischen Verdacht auf einen epiduralen Abszess ist eine sofortige bildgebende Diagnostik mittels *MRT* erforderlich.

Eine *Computertomografie* ist heute nur noch bei Kontraindikationen für eine MR-Untersuchung vertretbar. Grundsätzlich ist zur Diagnosestellung bei beiden Verfahren eine intravenöse Kontrastmittelgabe notwendig.

Die früher angewandte *Myelografie* mit Myelo-CT birgt durch die erforderliche Punktion des Duralraums die Gefahr der Erregerverschleppung und sollte nur in Ausnahmefällen, beispielsweise bei Kontraindikationen zur MRT und inkonklusiver CT, mit intravenöser Kontrastmittelgabe erfolgen.

In Fällen mit unklarer Morphologie kann die CT als Verfahren zur bildgesteuerten Probengewinnung *(CT-Punktion)* verwendet werden.

## Typische Befunde

M!

### Merke

Epidurale spinale Abszesse sind besonders häufig *zervikal* oder *lumbal* lokalisiert, wobei die lumbale Häufung durch die gestiegene Anzahl der therapeutischen Interventionen in dieser Region erklärt wird (▶ Abb. 19.27).

Durch die epidurale Ausbreitung ist die Form durch die angrenzenden Knochenstrukturen und die Dura vorgegeben. In kraniokaudaler Richtung können mehrere Segmente, in Extremfällen auch die gesamte Wirbelsäule betroffen sein.

Der zentral eingeschmolzene Anteil des Abszesses stellt sich aufgrund des Flüssigkeitsgehalts in der MRT in den T 2-gewichteten Sequenzen hyperintens, in der CT hypodens dar. Mit beiden Verfahren ist die *Abszesskapsel* durch eine deutliche Kontrastmittelaufnahme – hyperintens in der MRT bzw. hyperdens in der CT – abzugrenzen. Eine Abgrenzung von *einschmelzenden Tumoren* kann in der MRT durch die Diffusionsbildgebung erfolgen, in der Abszesse aufgrund des hohen Anteils korpuskulärer Bestandteile in der Flüssigkeit eine Signalabsenkung in der ADC-Karte aufweist.

Je nach Befundausdehnung werden der Duralraum und das hierin enthaltene Myelon unterschiedlich stark komprimiert. Da die Dura für die Ausdehnung des Entzündungsprozesses eine Barriere darstellt, sind Signalanhebungen des Myelons in den T2-gewichteten Sequenzen bei raumfordernden Epiduralabszessen Ausdruck eines Ödems. In der Regel handelt es sich also kompressionsbedingt um eine *nicht infektiöse Myelopathie.*

Selten führt eine Duraüberschreitung zu einer *infektiösen Myelitis*, deren Prognose als ungünstig anzusehen ist. Eine Differenzierung beider Entitäten ist mitunter schwierig; eine Kontrastmittelaufnahme im Myelon ist jedoch Zeichen einer parenchymalen Schrankenstörung und als Myelitis zu werten.



## Therapeutisches Vorgehen

Der spinale epidurale Abszess ist weiterhin mit einer hohen Inzidenz bleibender neurologischer Schäden (27 %) und einer hohen Mortalitätsrate (10 %) assoziiert.

> M!
> **Merke**
> Wie beim epiduralen Hämatom ist die *Prognose* des spinalen/epiduralen Abszesses entscheidend von einer frühzeitigen Diagnostik und Therapie abhängig [615].

Während bei Patienten ohne neurologisches Defizit die alleinige *parenterale Antibiotikagabe* therapeutisch meist ausreichend ist, sollte bei Patienten mit neurologischem Defizit zusätzlich zur systemischen Antibiotikatherapie in Abhängigkeit von der lokalen Ausdehnung eine *Laminektomie* und gegebenenfalls auch eine kombinierte *posteriore* und *anteriore Dekompression* durchgeführt werden [606].

Die kalkulierte Antibiotikatherapie sollte ein möglichst breites Erregerspektrum einschließen, z. B. ein staphylokokkenwirksames Penizillin kombiniert mit einem Zephalosporin der 3. Generation und einem Aminoglykosid. Bei MRSA-positiven Patienten sollte die empirische Therapie Clindamycin oder Vancomycin enthalten. Im Verlauf kann die Antibiose resistogrammgerecht deeskaliert werden.

Die Antibiotikatherapie sollte über *6–12 Wochen fortgesetzt* werden [610].

## Literatur


[606] **Avilucea** FR, Patel AA. Epidural infection: Is it really an abscess? Surg Neurol Int 2012; 3: 370–376

[607] **Cameron** CM, Scott DA et al. A review of neuraxial epidural morbidity: experience of more than 8,000 cases at a single teaching hospital. Anesthesiology 2007; 106 (5): 997–1002

[608] **Christie** IW, McCabe S. Major complications of epidural analgesia after surgery: results of a six-year survey. Anaesthesia 2007; 62 (4): 335–341

[609] **Darouiche** RO. Spinal epidural abscess. N Engl J Med 2006; 355 (19): 2012–2020

[610] **Grewal** S, Hocking G, Wildsmith JA. Epidural abscesses. Br J Anaesth 2006; 96: 292–302

[611] **Mackenzie** AR, Laing RB et al. Spinal epidural abscess: the importance of early diagnosis and treatment. J Neurol Neurosurg Psychiatry 1998; 65 (2): 209–212

[612] **Pogatzki-Zahn** EM, Wenk M, Wassmann H et al. [Complications of regional anesthesia: diagnostic and management]. Anasthesiol Intensivmed Notfallmed Schmerzther 2007; 42 (1): 42–52

[613] **Popping** DM, Zahn PK et al. Effectiveness and safety of postoperative pain management: a survey of 18 925 consecutive patients between 1998 and 2006 (2nd revision): a database analysis of prospectively raised data. Br J Anaesth 2008; 101 (6): 832–840

[614] **Reihaus** E, Waldbaur H, Seeling W. Spinal epidural abscess: a meta-analysis of 915 patients. Neurosurg Rev 2000; 23 (4): 175–204

[615] **Sorensen** P. Spinal epidural abscesses: conservative treatment for selected subgroups of patients. Br J Neurosurg 2003; 17: 513–518

[616] **Vandermeulen** E, Gogarten W, Van Aken H. Risiken und Komplikationsmöglichkeiten der Periduralanästhesie. Anaesthesist 1997; 46: 179–186


# 19.6.5 Bandscheibenvorfall

## Ätiologie und klinische Symptomatik

Rückenschmerzen sind nach Kopfschmerzen das zweithäufigste Krankheitssymptom bei Patienten mittleren und höheren Lebensalters. Von den überwiegend *unspezifischen* Rückenschmerzen ohne auslösende Ursache müssen *spezifische* Rückenschmerzen durch Tumoren, Entzündungen, Frakturen, Osteoporose, Wurzelkompressionen und Instabilitäten differenziert werden.

Im Folgenden werden spezifische Rückenschmerzen im Sinne von Bandscheibenvorfällen abgehandelt. Ein Bandscheibenvorfall ist meist die Folge einer zunehmenden Bandscheibendegeneration mit begleitender Höhenminderung des Bandscheibenfachs. Durch die statische Belastung ist die Lendenwirbelsäule am stärksten betroffen.

> M!
> **Merke**
> Bandscheibenvorfälle gehen oft mit einer *Radikulopathie*, d. h. einer Reizung oder Schädigung der Nervenwurzeln, einher.

Typische *Symptome* einer Radikulopathie sind subakut oder akut auftretende einschießende Schmerzen oder Parästhesien im Ausbreitungsgebiet einer Nervenwurzel, die häufig von einer reflektorischen Bewegungseinschränkung der Wirbelsäule begleitet werden. Je nach Ausmaß der Nervenwurzelkompression können Sensibilitätsausfälle im entsprechenden Dermatom und motorische Ausfälle der Kennmuskeln mit konsekutiven Reflexausfällen das klinische Bild komplettieren. Ferner können bei der klinischen Untersuchung ein paravertebraler Hartspann, Klopfschmerz sowie positive Nervendehnungszeichen auffallen [618].

Große Bandscheibenvorfälle können zu einer hochgradigen Stenosierung des Spinalkanals, bei lumbaler Lokalisation beispielsweise mit einem konsekutiven Conus-medullaris- oder Cauda-equina-Syndrom (Kap. 19.6.6), führen.

## Untersuchungsstrategie

Beim Vorliegen motorischer Ausfälle besteht die Indikation zur dringlichen bildgebenden Abklärung. *Goldstandard* der Diagnostik ist die *MRT* der Wirbelsäule [619].

Bei Kontraindikationen kann eine *Myelografie* mit anschließendem Myelo-CT durchgeführt werden (Normalanatomie siehe ▶ Abb. 19.28).

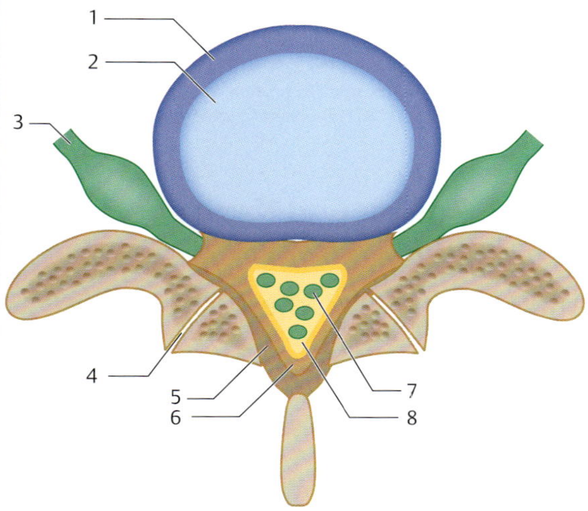


**Abb. 19.28** Schematische Normalanatomie.
1: Anulus fibrosus, 2: Nucleus pulposus, 3: Nervenwurzel mit Ganglion, 4: Recessus lateralis, 5: Ligg. flava, 6: epidurales Fettgewebe, 7: intradurale Nervenwurzelfaser, 8: Recessus lateralis

## Typische Befunde

▶ **Definitionen.** In der Diagnostik von Bandscheibenveränderungen ist grundsätzlich zwischen Bandscheibenprotrusionen und -vorfällen zu unterscheiden [617].

Die *Bandscheibenprotrusionen* (▶ Abb. 19.29a) beschreiben eine breitbasige Vorwölbung von Bandscheibenmaterial bei intaktem Anulus fibrosus, bei einem *Bandscheibenvorfall* (Bandscheibenprolaps) durchbricht der Nucleus pulposus den Anulus fibrosus und wölbt sich in den Spinalkanal vor (▶ Abb. 19.29b, ▶ Abb. 19.29c, ▶ Abb. 19.29d).

Eine bestehende Verbindung zwischen dem Bandscheibengewebe und den prolabierten Anteilen der Bandscheibe wird als *Hernierung* bezeichnet. Die Hernierung kann nach kranial oder nach kaudal gerichtet sein. Ist die Kontinuität zu der erkrankten Bandscheibe unterbrochen, wird der prolabierte Anteil der Bandscheibe als *Sequester* bezeichnet.

Weiterhin unterscheidet man *subligamentäre* und *perforierte* Bandscheibenvorfälle, die dorsal des Längsbandes gelegen sind.

Ein *traumatisch bedingter* Bandscheibenvorfall ist selten, jedoch aufgrund einer operationswürdigen konsekutiven Wirbelsäuleninstabilität eine wichtige Diagnose.

▶ **LWS.** Zu beachten ist der Zusammenhang zwischen *klinischer Symptomatik* und *Lokalisation des Bandscheibenvorfalls*. Da die Nervenwurzeln im Spinalkanal vor ihrem Austritt durch das Neuroforamen einen nach kaudal gerichteten Verlauf aufweisen, kann es sowohl im intraspinalen Verlauf als auch in Höhe des Nervenwurzelaustritts zu einer Kompression der Nervenwurzel kommen.

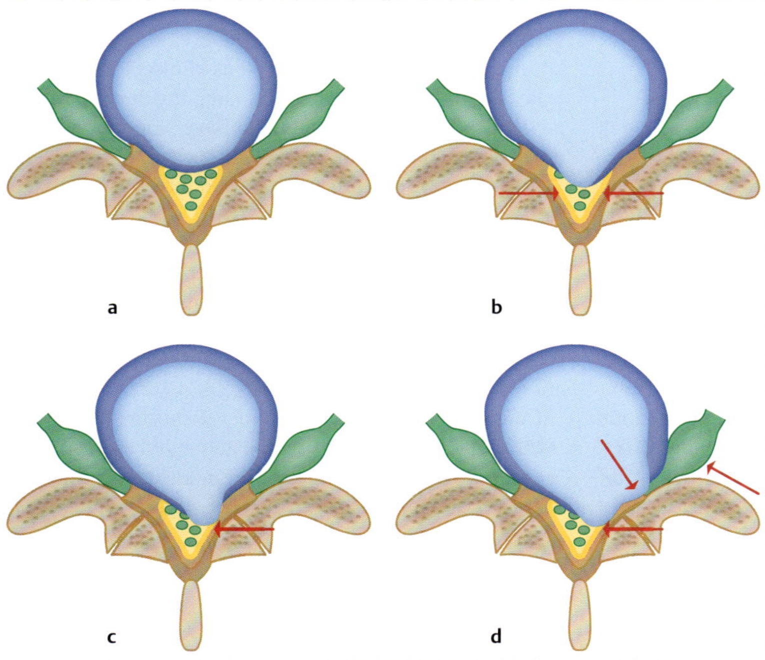


**Abb. 19.29** Bandscheibenvorfälle in unterschiedlichen Lokalisationen.
- **a** Mediane breitbasige Protrusion ohne Kontakt zu den Nervenwurzeln.
- **b** Medianer Bandscheibenprolaps mit Verlagerung beider im Recessus lateralis gelegener Nervenwurzeln nach dorsal (rote Pfeile).
- **c** Links mediolateraler Bandscheibenprolaps mit Verlagerung der links im Recessus lateralis gelegenen Wurzel nach dorsal (rote Pfeile).
- **d** Links mediolateraler und intraforaminaler Bandscheibenprolaps mit Verlagerung der im linken Recessus lateralis gelegenen Wurzel nach dorsal (roter Pfeil) und zusätzlicher Kompression der intraforaminalen Wurzel (grüner Pfeil), Schwellung der extraforaminalen Wurzel (blauer Pfeil).

Entscheidend ist daher, das nächsthöhere Bandscheibensegment mit zu untersuchen, da auch ein nach kaudal hernierter Bandscheibenvorfall, beispielsweise im Segment LWK4/5, eine Kompression der Wurzel L5 im Recessus lateralis verursachen kann, die ein Segment tiefer durch das Neuroforamen den Spinalkanal verlässt. So kann durch einen mediolateralen Bandscheibenvorfall im Segment LWK5/SWK1 die Wurzel S1 mit entsprechender radikulärer Symptomatik und einer Fußsenkerparese betroffen sein. Durch einen intraforaminalen Anteil in diesem Segment kann die Wurzel L5 betroffen sein.



► **HWS.** In der HWS treten Bandscheibenvorfälle vor allem im mittleren und unteren Drittel auf. Hier ist zu beachten, dass sich die Zählweise der Nervenwurzeln von der der übrigen Wirbelsäule unterscheidet. Da die erste Nervenwurzel C1 zwischen Okziput und Atlas austritt, treten die übrigen Nervenwurzeln jeweils oberhalb des Wirbelkörpers mit der gleichen Höhenbezeichnung durch die Neuroforamina aus dem Spinalkanal aus, beispielsweise die Wurzeln C6 durch die Neuroforamina des Segments HWK 5/6. Die Nervenwurzel, die in Höhe HWK7/BWK1 austritt, wird als C8 bezeichnet. Da die Nervenwurzeln in der HWS innerhalb des Spinalkanals einen horizontalen Verlauf aufweisen, ist die Zuordnung der betroffenen Wurzel zum erkrankten Bandscheibensegment eindeutiger als in der LWS.

► **BWS.** Bandscheibenvorfälle in der BWS sind mit einem Anteil von 0,5 % selten und weisen unter Umständen starke Verkalkungen auf. Durch Druck auf die A. spinalis anterior können sie zu einer Durchblutungsstörung des Rückenmarks mit akuter Querschnittslähmung führen.

## Therapeutisches Vorgehen

> **Merke**
>
> Zu den *absoluten Operationsindikationen* bei Bandscheibenvorfällen zählen das Kaudasyndrom mit akuter Parese bei Massenvorfall oder pathologischer Wirbelkörperfraktur, Blasen-Mastdarm-Störungen sowie progrediente und akut auftretende Paresen [618].

Ansonsten ist nach gegenwärtigem Kenntnisstand die *konservative Therapie* in Form von Physiotherapie der operativen Therapie gegenüber als gleichwertig zu sehen.

Flankierende Maßnahmen sind ferner eine adäquate *Schmerztherapie* mit nicht steroidalen Antiphlogistika und muskelrelaxierenden Medikamenten und bei chronischen Schmerzsyndromen *psychotherapeutische Verfahren* ([618], [620]).

## Literatur


[617] **Fardon** DF, Milette PC; Combined Task Forces of the North American Spine Society, American Society of Spine Radiology, and American Society of Neuroradiology. Nomenclature and classification of lumbar disc pathology. Recommendations of the Combined task Forces of the North American Spine Society, American Society of Spine Radiology, and American Society of Neuroradiology. Spine (Phila Pa 1976) 2001; 26 (5): E93–E113

[618] http://www.awmf.org/uploads/tx_szleitlinien/030-058l_S2k_Lumbale_Radikulopathie_2012.pdf

[619] **Janssen** ME, Bertrand SL, Joe C et al. Lumbar herniated disk disease: comparison of MRI, myelography, and post-myelographic CT scan with surgical findings. Orthopedics 1994; 17 (2): 121–127

[620] **Weinstein** JN, Lurie JD, Tosteson TD et al. Surgical vs nonoperative treatment for lumbar disk herniation: the Spine Patient Outcomes Research Trial (SPORT) observational cohort. JAMA 2006; 296 (20): 2451–2459


## 19.6.6 Konus- und Kaudaschädigung

### Ätiologie und klinische Symptomatik

> **Definition**
>
> Als *Conus-medullaris-* bzw. *Cauda-equina-Syndrom* werden klinische Symptomkomplexe beschrieben, die durch eine Schädigung des distalen Myelons respektive der distal anschließenden Cauda equina bedingt sind.

Eine exakte Unterscheidung ist bei überlappenden Befunden klinisch meist nicht möglich.

Schädigungen des *Conus medullaris* sind mit einer Gefühlsstörung an der Innenseite der Oberschenkel, der sog. Reithosenanästhesie, assoziiert, die nahezu immer mit einer Blasen- und Mastdarmstörung vergesellschaftet ist. Blasenentleerungsstörungen sowie Erektions- und Ejakulationsstörungen komplettieren das klinische Bild.

Bei der häufig zusätzlichen Schädigung der *Cauda equina* sind zusätzlich periphere Reflexe wie der Patellar- oder der Achillessehnenreflex erloschen. Ein isoliertes Cauda-equina-Syndrom ist insbesondere nach Spinalanästhesien beschrieben.

Als ursächliche Faktoren werden unter anderem *direkte traumatische Schädigungen* des Rückenmarkes und der Nervenwurzeln sowie eine *toxische Komponente*, z.B. durch Desinfektionsmittel, Alkohole und Lokalanästhetika hoher Osmolarität, mit direkt schädigender Wirkung auf nervale Strukturen vermutet ([621], [622], [623]).

*Differenzialdiagnostisch* sind Bandscheibenvorfälle (► Abb. 19.30), teils mit vorbestehenden Spinalkanalstenosen [624], entzündliche Veränderungen, Traumata und Tumoren in Betracht zu ziehen.

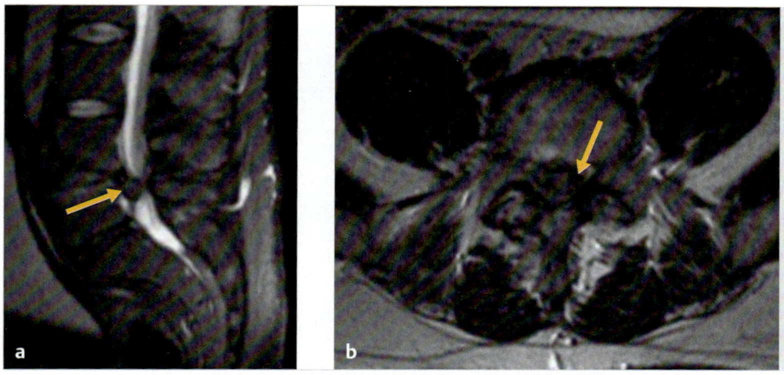


**Abb. 19.30** Plötzlich aufgetretene Paraparese und Blasen-Mastdarm-Störung.
**a** STIR-Sequenz der LWS in sagittaler Schnittführung mit Nachweis eines lumbalen Massenvorfalls (gelber Pfeil) (STIR: Short Tau Inversion Recovery).
**b** T2-gewichtete Sequenz transversal.



## Untersuchungsstrategie

> **Merke**
>
> Die zuvor beschriebene Symptomatik ist ein medizinischer Notfall, bei dem eine Abklärung mittels *MRT* für die weitere Therapieplanung unmittelbar erforderlich ist.

Die CT – insbesondere als Myelo-CT nach einer Myelografie – kann bei Kontraindikationen für eine MRT durchgeführt werden.

## Typische Befunde

Bildgebend nachweisbare Ursachen für ein Conus-medullaris- oder Cauda-equina-Syndrom sind – neben Tumoren und Frakturen – beispielsweise epidurale Hämatome (Kap. 19.6.3), epidurale Abszesse (Kap. 19.6.4) und Bandscheibenvorfälle (Kap. 19.6.5).

Allen Pathologien ist gemein, dass der typischerweise in T2-gewichteten Sequenzen hyperintense Liquorraum nicht mehr abgrenzbar oder deutlich reduziert ist und Konus- bzw. Kaudafasern verdrängt werden (▶ Abb. 19.30). Im Konus kann in einigen Fällen ein (Myelon-)Ödem abgrenzbar sein. Die proximal des Hindernisses gelegenen paravertebralen Venen sind häufig als Zeichen der Abflussbehinderung varikös verändert.

## Therapeutisches Vorgehen

> **Merke**
>
> Patienten mit einem *mechanisch bedingten* Conus-medullaris- oder Cauda-equina-Syndrom sollten binnen 48, besser 24 Stunden operativ dekomprimiert werden.

Patienten mit einem *inkompletten* Cauda-equina-Syndrom (ohne Blasenentleerungsstörung) zum Zeitpunkt der Operation weisen ein besseres neurologisches Ergebnis auf als Patienten mit *komplettem* Cauda-equina-Syndrom; dennoch ist das Langzeitergebnis bei 70 % der Patienten akzeptabel. Sexualfunktionsstörungen, Blasen- und Mastdarmstörungen mit der Notwendigkeit von Selbstkatheterisierungen, der Anlage von Colostomata und weiterer urologischer sowie gynäkologischer Operationen und Rückenmarkschädigungen zählen zu den Langzeitproblemen der verbleibenden 30 %.

Im Falle von *toxisch bedingten* Nervenläsionen ist keine ursächliche Therapie möglich, meist bildet sich die Symptomatik binnen einiger Monate zurück.

## Literatur

[621] **Barsa** J, Batra M et al. A comparative in vivo study of local neurotoxicity of lidocaine, bupivacaine, 2-chloroprocaine, and a mixture of 2-chloroprocaine and bupivacaine. Anesth Analg 1982; 61 (12): 961–967

[622] **Hogan** QH. Pathophysiology of peripheral nerve injury during regional anesthesia. Reg Anesth Pain Med 2008; 33 (5): 435–441

[623] **Lambert** DH, Hurley RJ. Cauda equina syndrome and continuous spinal anesthesia. Anesth Analg 1991; 72 (6): 817–819

[624] **Radcliff** KE, Kepler CK, Delasotta LA et al. Current management review of thoracolumbar cord syndromes. Spine J 2011; 11 (9): 884–892

# 19.6.7 Plexusläsion

## Ätiologie und klinische Symptomatik

> **Merke**
>
> Läsionen von peripheren Nerven und Plexusläsionen im perioperativen Umfeld sind am ehesten auf periphere *Nervenblockaden* oder intraoperative *Lagerungsschäden* zurückzuführen.

Differenzialdiagnostisch sind tumoröse Kompressionen oder Infiltrationen auszuschließen. Neurologische Komplikationen nach peripheren Nervenblockaden sind selten und haben eine Inzidenz von etwa 0,03–0,21 % ([625], [626]). Die Rate lagerungsbedingter Nervenschäden wurde in retrospektiven Untersuchungen mit 0,03–1,4 % angegeben [627].

Plexusläsionen sind sowohl in Höhe des Plexus brachialis als auch des Plexus lumbosacralis von radikulären Schäden sowie Schäden der peripheren Faszikel abzu-

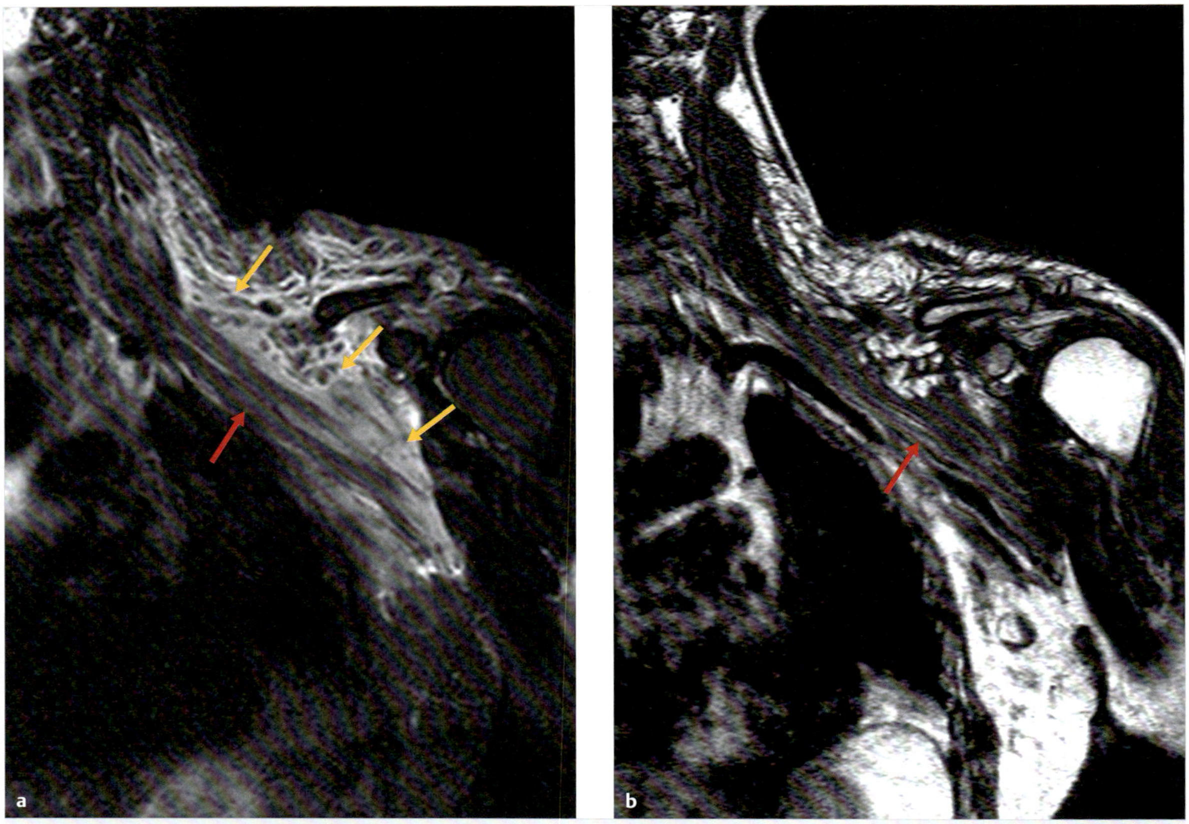


**Abb. 19.31** 61-jähriger, männlicher Patient nach Verkehrsunfall mit Polytraumatisierung, schwerer Kontusion der linken Schulter mit Sprengung des Akromioklavikulargelenks und N.-axillaris-Schädigung. In beiden dargestellten Sequenzen ist ein Hämatom (gelbe Pfeile) entlang des linksseitigen Plexus brachialis (roter Pfeil) nachweisbar. Der dorsale Faszikel ist langstreckig aufgetrieben und signalangehoben.
**a** T 1-gewichtete koronare Darstellung mit Fettsuppression.
**b** T 2-gewichtete koronare Darstellung.

grenzen. Der Plexus brachialis bildet aus den Wurzeln C 5–Th 1 zunächst drei Primärstränge oder Trunci, die sich wiederum in drei Faszikel oder Sekundärstränge umgruppieren. Die klassischen Plexusläsionen umfassen die Läsionen des oberen Primärstranges C 5/C 6 (Erb-Lähmung), die des mittleren Primärstranges C 6/C 7 und die des unteren Primärstranges C 8/Th 1 (Klump-Lähmung).

Die Diagnostik einer Störung der Faszikel oder Sekundärstränge ist schwierig und ihre Differenzierung von Störungen der Primärstränge schwieriger als die von Störungen der peripheren Nerven. Die Eingrenzung der Lokalisation der klinischen Störung erfordert einen hohen klinischen Erfahrungsgrad in der peripheren klinischen und elektrophysiologischen Diagnostik.

## Untersuchungsstrategie

Eine orientierende Beurteilung der Plexusregion im Hinblick auf größere Raumforderungen, beispielsweise infolge eines Hämatoms, ist bereits bettseitig *sonografisch* möglich.

Die Methode der Wahl ist jedoch die *MRT* mit fettunterdrückten Sequenzen sowie T 1-gewichteten Sequenzen vor und nach Kontrastmittelgabe. Ergänzend empfiehlt sich die Durchführung von MR-Myelografie-Sequenzen.

> **M!**
> ### Merke
> Mithilfe der MRT können sowohl das plexusumgebende Weichteilgewebe als auch die Nervenstrukturen selbst differenziert dargestellt werden.

## Typische Befunde

In der MRT stellen sich Verletzungen der Nervenfasern durch ödematöse Veränderungen dar, die zu einer Auftreibung und Hyperintensität in flüssigkeitsgewichteten Sequenzen (z. B. T 2- oder IR-Sequenzen) führen (▸ Abb. 19.31).

## Therapeutisches Vorgehen

Die Therapiestrategien richten sich nach der Ursache der Nervenläsion. Während bei toxisch bedingten Schäden (z. B. Lokalanästhetika) keine ursächliche Therapie möglich ist, können Hämatome und gegebenenfalls auch Tumoren operativ ausgeräumt werden.

## Literatur

[625] **Auroy** Y, Narchi P et al. Serious complications related to regional anesthesia: results of a prospective survey in France. Anesthesiology 1997; 87 (3): 479–486

[626] **Capdevila** X, Pirat P et al. Continuous peripheral nerve blocks in hospital wards after orthopedic surgery: a multicenter prospective analysis of the quality of postoperative analgesia and complications in 1,416 patients. Anesthesiology 2005; 103 (5): 1035–1045

[627] **Neal** JM, Bernards CM et al. ASRA practice advisory on neurologic complications in regional anesthesia and pain medicine. Reg Anesth Pain Med 2008; 33 (5): 404–415

# 20 Postoperative Kontrollen und Fremdmaterialien

A. Bink



## 20.1 Ätiologie und klinische Symptomatik

Vielfach soll nach einer Hirn-OP geklärt werden, ob das Operationsziel erreicht wurde oder ob es zu Komplikationen gekommen ist. Daneben stellt sich oft die Frage nach der Lage intraoperativ eingebrachter Fremdkörper, beispielsweise von Liquordrainagen oder Hirndruckmesssonden. Daher ist die Kenntnis der postoperativ zu erwartenden Veränderungen und der häufigsten Fremdkörper wichtig.

## 20.2 Untersuchungsstrategie

Um nach intrakraniellen Eingriffen den postoperativen Status zu beurteilen, stehen als diagnostische Verfahren die CT und die MRT zur Verfügung.

Prinzipiell eignet sich die *CT* zur schnellen Klärung bestehender akuter postoperativer Komplikationen wie intrakranieller Nachblutung oder Liquorzirkulationsstörung, die unter Umständen eine erneute, sofortige Operation nach sich ziehen.

Zur Klärung des Resektionsausmaßes nach Tumoroperation ist die *MRT* die etablierte Methode der Wahl; sie gibt bei maligen Gliomen auch prognostische Hinweise ([628], [630]). Falls ein Infarkt vermutet wird, kann dies ebenfalls mithilfe der MRT oder der CT inklusive Perfusionsmessung abgeklärt werden.

## 20.3 Liquordrainagen

▸ **Ventrikeldrainage.** Zur Prophylaxe oder Therapie eines Liquoraufstaus kann beispielsweise bei Patienten mit subarachnoidaler Blutung oder nach einer intrakraniellen Tumorresektion die vorübergehende Anlage einer externen Ventrikeldrainage notwendig werden. Diese wird in der Regel über eine Bohrlochtrepanation des rechten Os frontale durch den rechten Frontallappen bis in das Vorderhorn des rechten Seitenventrikels vorgeschoben (▸ Abb. 20.1).

▸ **Shuntkatheter.** Im Gegensatz hierzu sind Liquorableitungen über ein Shuntsystem auf Dauer angelegt und werden nur bei Dysfunktion oder Infektionen entfernt bzw. ausgetauscht. Der proximale Shuntkatheter wird dabei ebenfalls in der Regel über eine rechts frontale Bohrlochtrepanation im rechten Vorderhorn platziert (▸ Abb. 20.2). Das distale Ende des Shuntkatheters wird entweder intraperitoneal (ventrikuloperitonealer Shunt) oder in den rechten Vorhof (ventrikuloatrialer Shunt) eingelegt.

Moderne Liquorableitungen sind so konzipiert, dass eine MRT-Untersuchung keine Gefahr für den Patienten darstellt. Es existieren viele verschiedene Shuntsysteme; entscheidend ist die Kenntnis über das Vorliegen einer Verstellbarkeit des Shuntventils durch den Aufenthalt im MRT. Magnetisch verstellbare Shuntventile müssen nach einer MRT-Untersuchung wieder auf den vorgesehenen Durchlassdruck eingestellt werden.

Ventrikeldrainagen und Shuntkatheter sind in der CT als hyperdense längliche Strukturen sichtbar. In der MRT sind diese Katheter wesentlich schlechter zu erkennen und in der Regel als feine lineare Signalalterationen fassbar. Das Shuntventil hingegen verursacht in der MRT erhebliche Artefakte, wobei diese die Beurteilbarkeit des umgebenden Gewebes nicht zulassen bzw. erheblich einschränken.

▸ **Hirndruckmesssonde.** Zur kontinuierlichen Messung des Hirndrucks kann ein Katheter (Hirndruckmesssonde) vorübergehend intrazerebral positioniert werden (▸ Abb. 20.3). Dieser sollte nicht als falsch liegende Ventrikeldrainage fehlgedeutet werden.

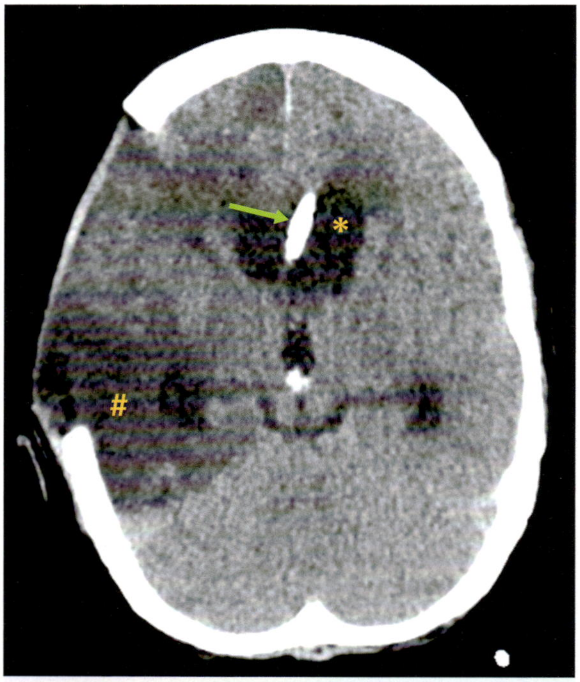


**Abb. 20.1** CT bei Liquorzirkulationsstörung nach subarachnoidaler Blutung, Vasospasmen, Infarkten; beispielhaft: Infarkt im rechten A.-cerebri-media-Stromgebiet (#) und Kraniektomie rechts bei Hirnschwellung; Ventrikeldrainage (grüner Pfeil) im linken Vorderhorn (*).

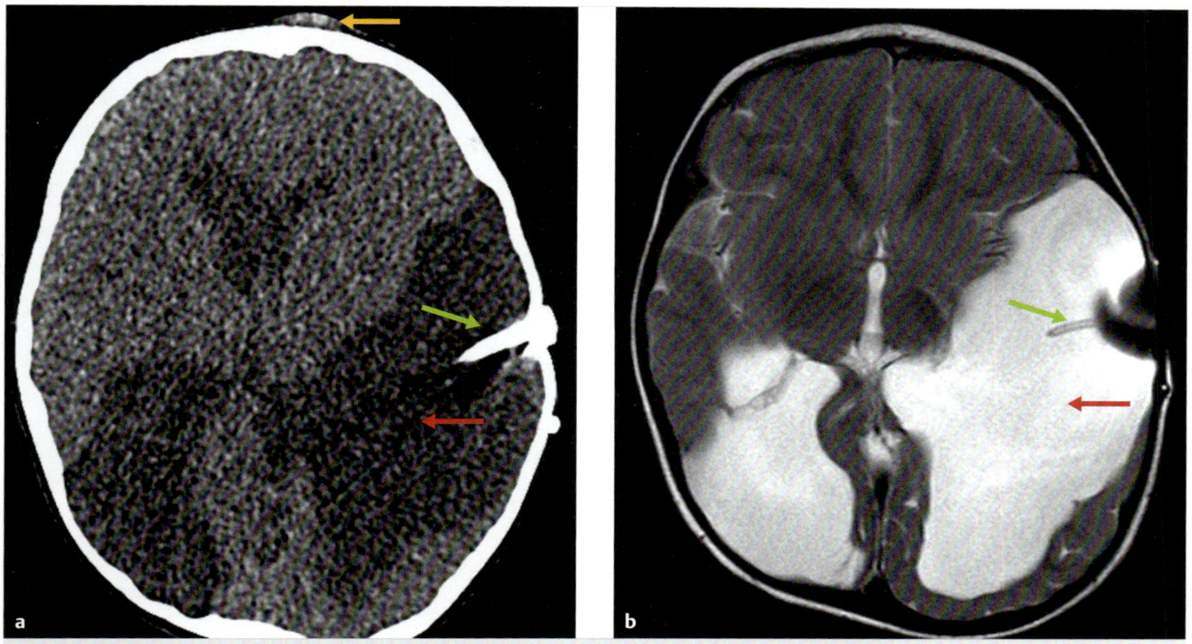


**Abb. 20.2** Niedrigdosis-CT und MRT nach Shuntanlage (grüner Pfeil) in eine Zyste (roter Pfeil).
**a** Niedrigdosis-CT. Links frontal paramedian ist ein kleines Galeahämatom zu sehen (gelber Pfeil).
**b** MRT.

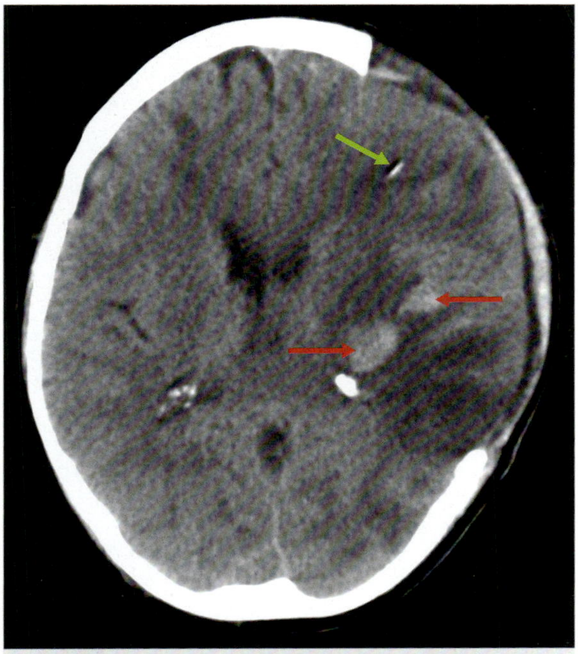

**Abb. 20.3** CT nach Anlage einer Hirndruckmesssonde (grüner Pfeil) nach intrazerebraler Blutung (rote Pfeile) mit perifokalem Ödem, Infarkten und Zustand nach Kraniektomie links.

## 20.4 Coils und Clips nach Hirnarterienaneurysma-Therapie

Bei der Versorgung intrakranieller Aneurysmen finden zwei verschiedene Therapieverfahren Anwendung – die neurochirurgische Operation mit intraoperativer Ausschaltung des Aneurysmas durch Clips (▸ Abb. 20.4, ▸ Abb. 20.5) und das neuroradiologische endovaskuläre Verfahren, das in der Regel mit dem Ausfüllen des Aneurysmas durch Coils (▸ Abb. 20.6), d. h. Platinspiralen, einhergeht.

In *CT*-Kontrolluntersuchungen treten Artefakte durch Clips und insbesondere Coils auf, die die Beurteilbarkeit des umliegenden Gewebes zum Teil erheblich erschweren.

Die *MRT* kann neben der *DSA* (digitale Subtraktionsangiografie, d. h. Katheterangiografie) genutzt werden, um Aneurysmen nach endovaskulärer Therapie zu untersuchen. Es treten dadurch in der Regel keine relevanten, die Beurteilbarkeit beeinträchtigenden Artefakte auf. Im Gegensatz hierzu finden sich in der MRT bei Zustand nach Clipimplantation deutliche Artefakte, die die Beurteilbarkeit des lokalen Gefäßverlaufs und umgebenden Gewebes nicht zulassen. Zur Frage einer Aneurysmareperfusion eignet sich nach Coiling die MRT, nach Clipping die DSA.

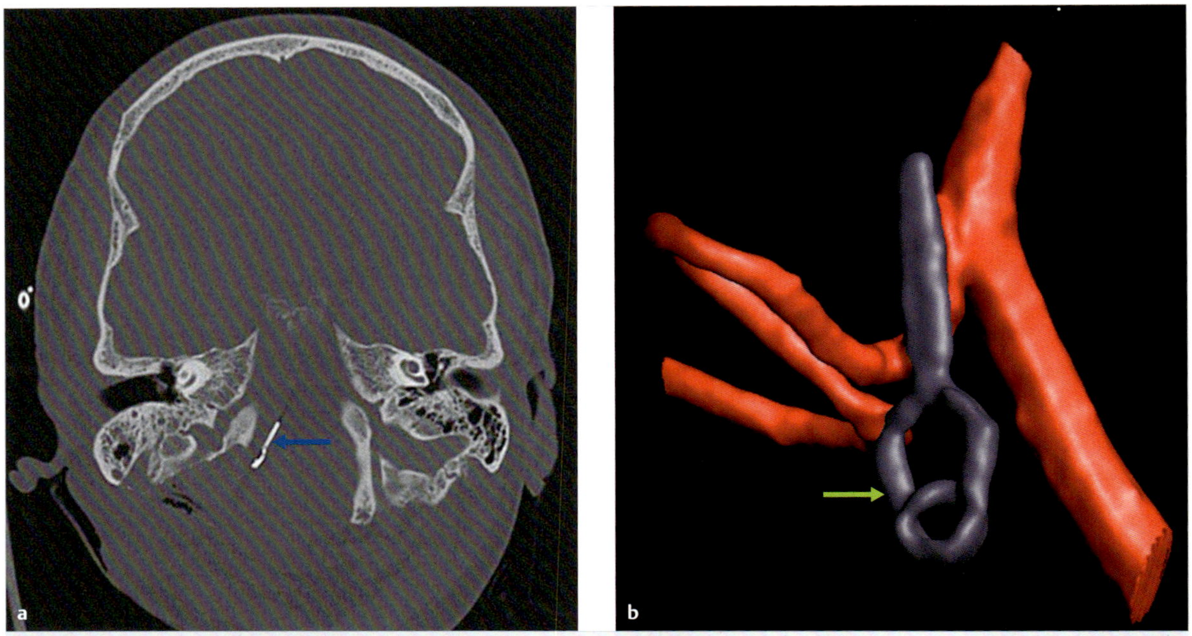


Abb. 20.4 Zustand nach Clipping eines Hirnarterienaneurysmas.
**a** CT mit Clip (blauer Pfeil) in Höhe des Verlaufs der A. cerebelli inferior posterior.
**b** Volume-Rendering-Rekonstruktion der 3-D-Rotationsangiografie mit 3-D-Darstellung des Clips (grüner Pfeil) und der A. cerebelli inferior posterior (PICA) zur Beurteilung der Aneurysmaausschaltung.

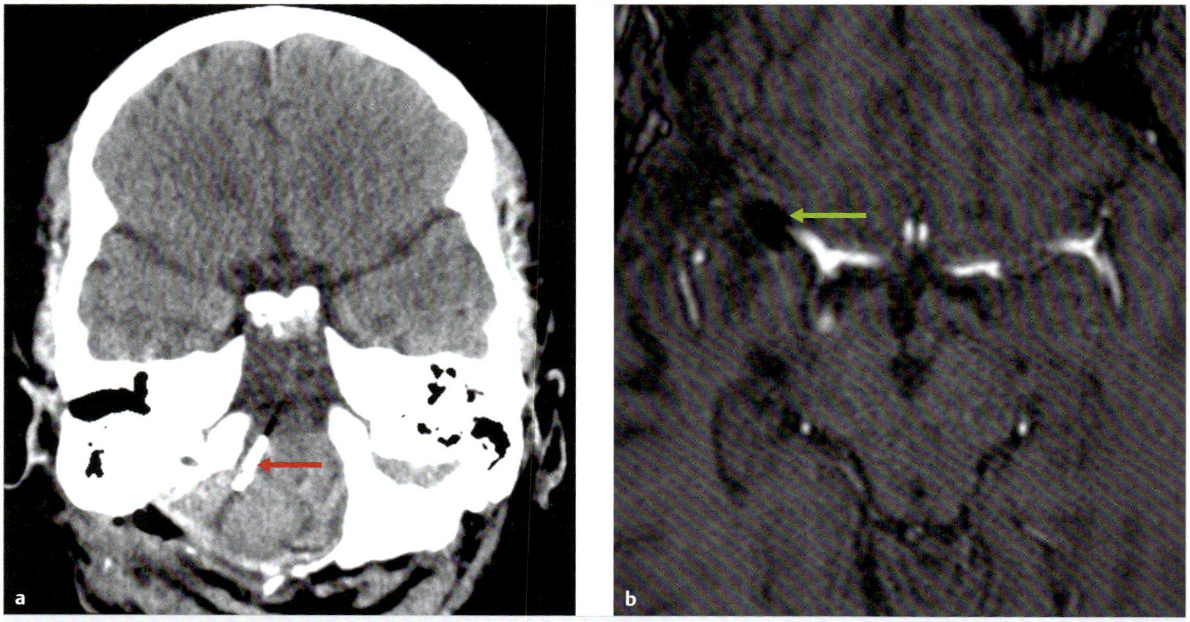


Abb. 20.5 Zustand nach Clipping von Hirnarterienaneurysmen.
**a** CT bei Zustand nach Clipping (roter Pfeil) eines PICA-Aneurysmas.
**b** MRT, Time-of-Flight-Sequenz bei Zustand nach Clipping (grüner Pfeil) eines A.-cerebri-media-Aneurysmas. Der clipbedingte Artefakt lässt die Beurteilbarkeit der A. cerebri media in dieser Schicht nicht zu.

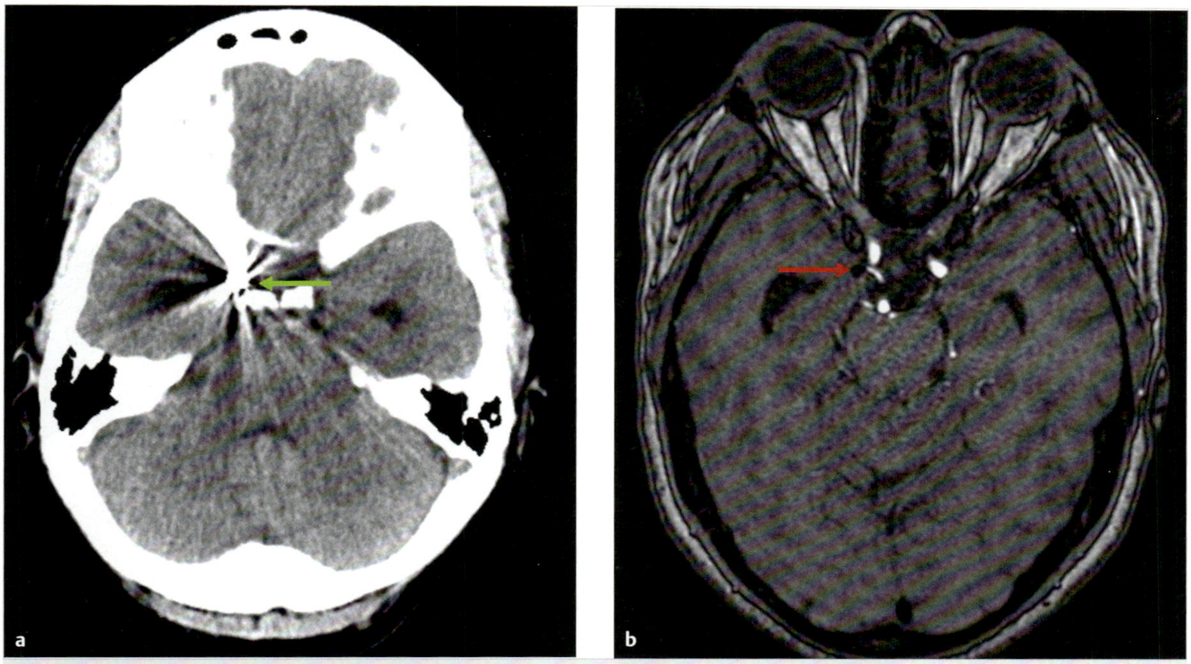


Abb. 20.6 Zustand nach Coiling eines A.-communicans-posterior-Aneurysmas.
**a** Artefakte im Weichteilfenster der CT durch Coilpaket (grüner Pfeil).
**b** TOF-MRA mit Signalauslöschung in Höhe des Coilpakets (roter Pfeil) bei weiter guter Beurteilbarkeit der basalen Hirnarterien.

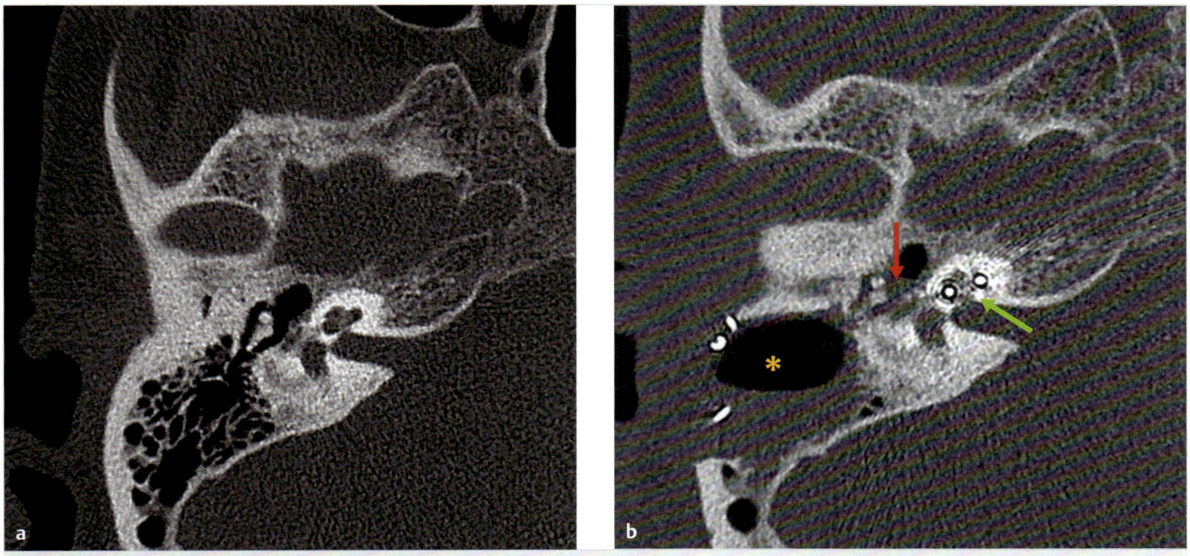


Abb. 20.7 Kochleaimplantat.
**a** CT des Felsenbeins zur präoperativen Planung mit CT-morphologischem Normalbefund.
**b** Postoperatives CT mit Nachweis der korrekten Elektrodenlage in der Kochlea (grüner Pfeil); Mastoidektomiehöhle (*) und Paukenhöhle (roter Pfeil), partiell weichteildicht verlegt und partiell luftgefüllt.

## 20.5 Kochleaimplantate

Zu den im Körper verbleibenden Implantaten gehören auch die Kochleaimplantate (▸ Abb. 20.7). Bei Resthörigkeit oder Taubheit der Patienten wird intraoperativ eine Elektrode in die Kochlea eingeführt. Ihre Position kann prinzipiell mithilfe einer *Röntgenaufnahme* dargestellt werden.

Eine exakte dreidimensionale Lagebestimmung ist jedoch nur mittels CT oder digitaler Volumentomografie

(DVT) möglich. Die Wahl des Verfahrens ist abhängig von der Fragestellung: Die *CT* weist eine bessere Kontrastauflösung insbesondere von Weichteilstrukturen auf; der *DVT* werden eine geringere Anfälligkeit für metallbedingte Artefakte und eine geringere Strahlenexposition zugeschrieben [629].

## 20.6 Typische Befunde nach Resektion

Exemplarisch werden wichtige Krankheitsbilder und ihre normalen postoperativen bildmorphologischen Verläufe dargestellt (▶ Abb. 20.8, ▶ Abb. 20.9).

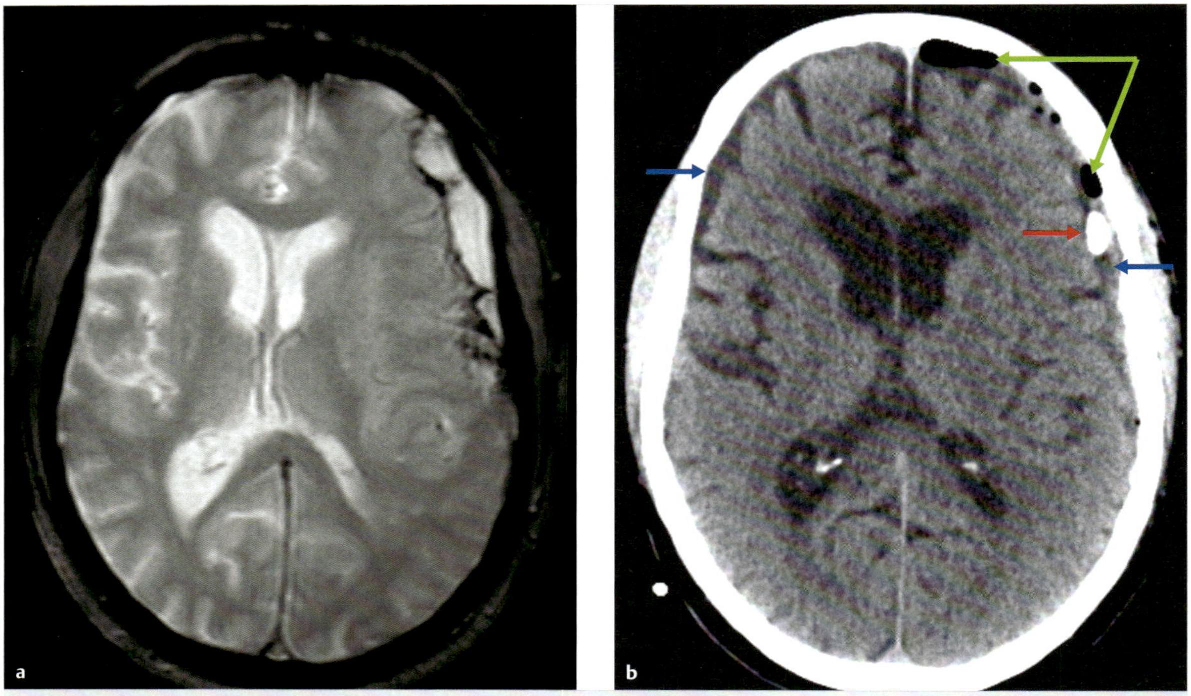


**Abb. 20.8** Chronische subdurale Hämatome (cSDH) beidseits.

**a** MRT, T2*-Sequenz: cSDH beidseits mit frischerer, raumfordernder Einblutung links mit Kompression des linken Seitenventrikels und Mittellinienverlagerung nach rechts.

**b** CT: Zustand nach operativer Entlastung des linksseitigen raumfordernden SDH über eine hier nicht erfasste Bohrlochtrepanation und Anlage einer subdural einliegenden externen Drainage (roter Pfeil) entsprechend einem postoperativen Normalbefund. Typisch sind die geringen intrakraniellen Luftansammlungen (grüne Pfeile). Es lassen sich bilaterale subdurale Flüssigkeitsansammlungen erkennen (blaue Pfeile). Die raumfordernde Wirkung ist regredient.

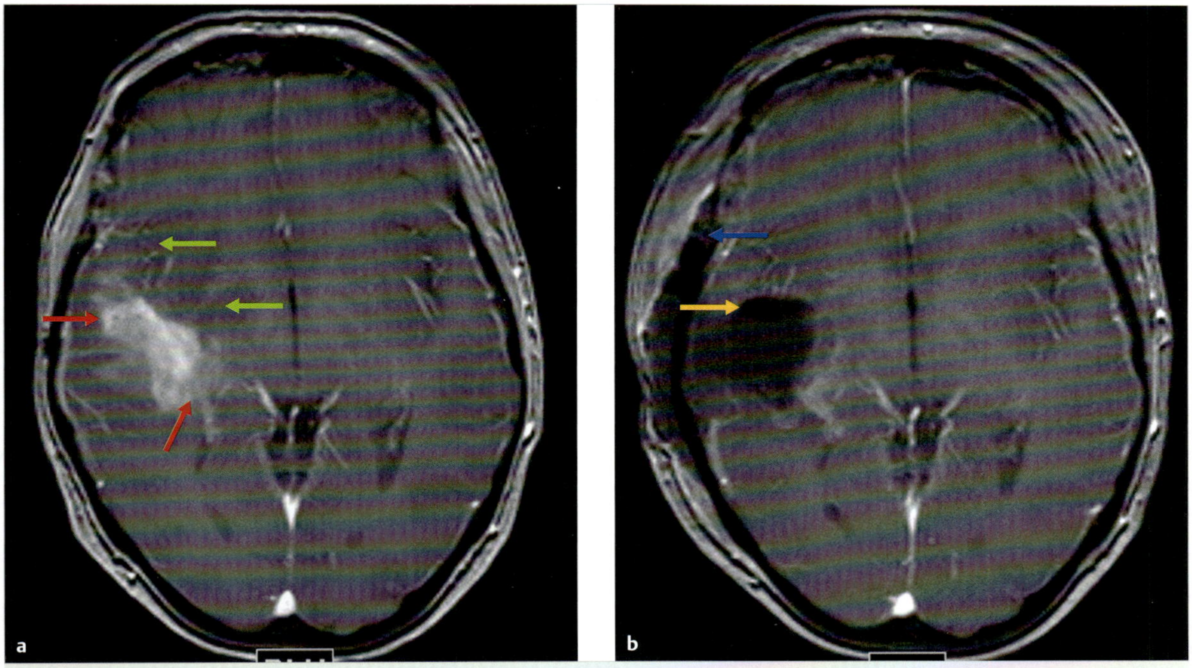


Abb. 20.9 Glialer Hirntumor.

**a** T1w post Kontrastmittelgabe. Patient mit intrazerebraler unscharf begrenzter kontrastmittelaufnehmender Raumforderung rechts temporal bis nach peritrigonal reichend (rote Pfeile). Um den kontrastmittelaufnehmenden Tumor stellen sich hypointense pathologische Signalalterationen dar, die sich nach insulär und in das Crus posterius capsulae internae ausbreiten (grüne Pfeile).

**b** T1w post Kontrastmittelgabe. Nach Resektion des intrazerebralen Tumors, der histologisch einem Astrozytom WHO-Grad III entsprach, war der überwiegende Teil des kontrastmittelaufnehmenden Tumors entfernt worden. Die perifokale hypointense Signalveränderung ist rückläufig im Sinne eines regredienten Ödems, wobei das zusätzliche Vorliegen verbliebener niedergradiger Tumoranteile bei der Differenzialdiagnose bedacht werden muss. In der Resektionshöhle ist ein typischer Flüssigkeitsverhalt mit einer rostral davon gelegenen Luftansammlung zu erkennen (gelber Pfeil). Des Weiteren zeigt sich ein subgaleales Hämatom (blauer Pfeil) mit Lufteinschluss, das nach Trepanationen als normaler postoperativer Zustand zu werten ist.

# Literatur


[628] **Albert** FK, Forsting M, Sartor K et al. Early postoperative magnetic resonance imaging after resection of malignant glioma: objective evaluation of residual tumor and its influence on regrowth and prognosis. Neurosurgery 1994; 34: 45–60

[629] **Aschendorff** A. Imaging in cochlear implant patients. GMS Curr Top Otorhinolaryngol Head Neck Surg 2011; 10: Doc07

[630] **Pichlmeier** U, Bink A, Schackert G et al. Resection and survival in glioblastoma multiforme: an RTOG recursive partitioning analysis of ALA study patients. Neurol Oncol. 2008; 10 (6): 1025–1034

# Teil V

## Bildgebung des polytraumatisierten Patienten

V

# 21 Management des Polytraumas

L. Matuszewski, A. Gottschalk

## 21.1 Definition und allgemeine Informationen

### Definition

Bei polytraumatisierten Patienten handelt es sich um Patienten mit Verletzungen von verschiedenen Körperregionen oder Organsystemen, wobei mindestens eine dieser Verletzung oder deren Kombination lebensbedrohlich ist [645].

V

Nach dem ISS-Score wird als Polytrauma eine Verletzung oder mehrere Verletzungsfolgen mit einem Gesamtschweregrad von mindestens 16 Punkten definiert (▶ Tab. 21.1, [631], [633]).

**Tab. 21.1** Injury Severity Scale (ISS) (Quelle: nach [631]).

| AIS-Grad | Bedeutung |
|---|---|
| 0 | keine Verletzung |
| 1 | leichte Verletzung |
| 2 | mittelschwere Verletzung |
| 3 | schwere Verletzung; nicht lebensgefährlich |
| 4 | schwere Verletzung; lebensgefährlich |
| 5 | schwere Verletzung; Überleben unsicher |
| 6 | tödlich |

Die *Injury Severity Scale* (ISS) ist eine Weiterentwicklung aus der Abbreviated Injury Scale (AIS) und erlaubt im Vergleich zum AIS basierend auf anatomischen Verletzungsgradtabellen nicht nur eine Einschätzung der Verletzungsschwere, sondern auch eine Aussage hinsichtlich der Mortalität bzw. des Patientenoutcomes [633].

Folgende Lokalisationen werden dabei berücksichtigt:

- Kopf und Hals
- Gesicht
- Thorax
- Abdomen
- Extremitäten
- Körperoberfläche

Zur Berechnung der ISS werden die AIS-Codes von den drei schwerstverletzten Körperregionen jeweils quadriert und addiert ($ISS = a^2 + b^2 + c^2$). Der Wertebereich liegt zwischen 0 und 75 Punkten (▶ Tab. 21.1).

Neben der ISS ist die *Glasgow Coma Scale* (GCS) (▶ Tab. 21.2) zur Beurteilung des Bewusstseinszustandes, z. B. bei Schädel-Hirn-Trauma, integraler Bestandteil der klinischen Beurteilung Schwerstverletzter.

### Merke

Polytraumata sind die häufigste Todesursache in der Altersgruppe bis 40 Jahre.

**Tab. 21.2** Glasgow Coma Scale (Quelle: nach [644]).

| Kriterium | Erwachsene | Kinder |
|---|---|---|
| Augenöffnen | 4: spontan | 4: spontan |
| | 3: auf Ansprache | 3: auf Ansprache |
| | 2: auf Schmerzreiz | 2: auf Schmerzreiz |
| | 1: keine Reaktion | 1: keine Reaktion |
| Sprache | 5: orientiert | 5: plappert, folgt Gegenständen |
| | 4: desorientiert | 4: schreit; inadäquate Reaktion |
| | 3: inadäquat | 3: kann nicht getröstet werden |
| | 2: unartikuliert | 2: stöhnt |
| | 1: keine Reaktion | 1: keine Antwort |
| Motorik | 6: befolgt Aufforderungen | 6: Spontanbewegung normal |
| | 5: gezielte Schmerzabwehr | 5: gezielte Schmerzabwehr |
| | 4: ungezielte Schmerzabwehr | 4: ungezielte Schmerzabwehr |
| | 3: Beugereaktion | 3: Beugereaktion |
| | 2: Streckreaktion | 2: Streckreaktion |
| | 1: keine Reaktion | 1: keine Reaktion |

GCS 14–12: leichte Bewusstseinsstörung
GCS 11–8: mittelschwere Bewusstseinsstörung
GCS 7–3: schwere Bewusstseinsstörung
GCS < 15 über 2 Stunden sollte eine CT-Diagnostik indizieren [643]

In Deutschland werden jährlich zwischen 32 000 und 38 000 schwerstverletzte Personen mit einem ISS ≥ 16 in den Schockräumen der Krankenhäuser behandelt. Zusätzlich ist von einer ungefähr gleich hohen Anzahl von Patienten mit leichteren Unfallverletzungen ISS < 16 auszugehen. Zu den Unfallarten zählen überwiegend Verkehrs- und Arbeitsunfälle ([632], [633]). Im Jahre 2012 sind pro Tag knapp 10 Menschen im Straßenverkehr tödlich verunglückt und weitere 1062 verletzt worden (Daten und Fakten zur Verkehrssicherheit 2012, Deutscher Verkehrssicherheitsrat e. V.).

## 21.2 Organisatorischer Ablauf

> **Merke**
>
> Für eine adäquate medizinische Versorgung mit einem guten Behandlungsergebnis polytraumatisierter Patienten sind klare Konzepte, allgemein akzeptierte Vorgehensweisen und eine eindeutige Organisation der Aufgabenbereiche erforderlich [638].

### 21.2.1 Transport

Erste Voraussetzung ist eine sichere und rasche Rettung des Verunfallten und der unverzügliche Transport in die nächste geeignete Klinik. Schwerverletzte sollten in Abhängigkeit von Verletzungsmuster und Entfernung zur Klinik primär in ein Traumazentrum aufgenommen werden. Bei schwerstverletzten Patienten sowie Patienten mit Schädel-Hirn-Trauma ist die Aufnahme in einem regionalen und überregionalen Traumazentrum anzustreben, bei instabilen Patienten erfolgt die Stabilisierung in einer adäquat ausgestatteten Klinik, um danach mittels Sekundärtransport den Patienten in ein (über)regionales Traumazentrum zu verlegen.

Gemäß der interdisziplinären S 3-Leitlinie soll „eine definitive klinische Therapie bei wesentlichen notfallmedizinischen Krankheitsbildern wie dem Schwerverletzten innerhalb von 90 Minuten erreicht werden“ [642]. Um dies zu ermöglichen, ist eine Zeit von 60 Minuten zwischen Eingang des Notrufs und Aufnahme in einem Traumazentrum anzustreben.

### 21.2.2 Versorgung im Schockraum

Das in den 1970er-Jahren vom American College of Surgeons (ACS) entwickelte *ATLS-Konzept* (ATLS: Advanced Trauma Life Support) definiert standardisierte diagnostische und therapeutische Abläufe in der klinischen Versorgung polytraumatisierter Patienten im Schockraum. Die strenge Anwendung von erprobten Behandlungsalgorithmen mit problemorientierten Handlungsabläufen, eindeutige Absprachen zwischen den einzelnen Fachdisziplinen und eine parallele ATLS-Zuordnung bewirken in der initialen Schockraumversorgung polytraumatisierter Patienten eine signifikante Reduktion der Mortalität und ein deutlich besseres Therapieergebnis für überlebende Patienten ([640], [641]).

#### Personal, Übergabe des Patienten

► **Schockraumleitung.** Der Patient muss zur Aufnahme in einer Klinik beim Leiter des Schockraums durch die Leitstelle oder den versorgenden Notarzt angekündigt werden. Neben dem *Alter* des Patienten, dem *Unfallhergang*, dem *Verletzungsmuster* und der Notwendigkeit einer *Beatmung* sollte die *vermutete Eintreffzeit* angegeben werden. In der Folge obliegt dem verantwortlichen Leiter des Schockraumteams in Abhängigkeit von der Verletztenanzahl und den zu erwartenden Verletzungsmustern die Alarmierung des Basis- oder des erweiterten Schockraumteams. Die Position des verantwortlichen Schockraumleiters wird meistens von einem Unfallchirurgen oder einem Anästhesisten bekleidet.

► **Schockraumteam.** Das Basis-Schockraumteam eines überregionalen Traumazentrums setzt sich ärztlicherseits aus einem Unfallchirurgen, einem Orthopäden oder weiteren Unfallchirurgen, einem Viszeral- und Allgemeinchirurgen, einem Anästhesisten und einem Radiologen zusammen. Darüber hinaus stehen zwei Pflegekräfte für Chirurgie, eine Pflegekraft für Anästhesiologie, eine medizinisch-technische Radiologiefachkraft (MTRA) und zusätzliches Botenpersonal bereit ([633], [636]).

Je nach vorliegendem Verletzungsmuster muss das oben aufgeführte Basisteam durch Vertreter anderer Fachdisziplinen kurzfristig (Anwesenheit innerhalb von 20–30 Minuten) erweiterbar sein. Hierzu gehören jeweils ein weiterer Facharzt für Orthopädie, Unfallchirurgie, Viszeral- und Allgemeinchirurgie, Anästhesiologie, Neurochirurgie, Radiologie (mit Kenntnissen in interventioneller Radiologie), Gefäßchirurgie, Herz- und/oder Thoraxchirurgie, MKG-Chirurgie, HNO- und Augenheilkunde, Urologie sowie weitere OP-Pflegekräfte sowie weitere Rufdienste der oben genannten Disziplinen zur Versorgung mehrerer Schwerverletzter ([633], [636]).

Neben der Vorbereitung des Schockraums und der Überprüfung des Equipments sollten die Röntgenanlage, das Sonografiegerät bzw. CT freigehalten werden bzw. stattfindende Untersuchungen schnellstmöglich beendet oder wenn nötig unterbrochen werden.

► **Übergabe des Patienten.** Bevor der Patient auf die Schockraumtrage umgelagert wird, erfolgt die kurze prägnante Übergabe an alle Teammitglieder durch den betreuenden Notarzt. Sofern noch nicht erfolgt, muss die HWS vor Umlagerung auf die Schockraumtrage mittels Stiff Neck immobilisiert werden. Nach Übergabe und Umlagerung des schwerverletzten Patienten erfolgen im Rahmen des klinischen Polytrauma-Managements Diagnostik und Therapie parallel.

## Schockraumalgorithmus

> **Merke**
>
> Da das Überleben des Polytraumatisierten maßgeblich vom Faktor Zeit abhängt, haben die Diagnostik und insbesondere operative Interventionen zur Blutstillung und intrakraniellen Druckentlastung oberste Priorität in der klinischen Versorgung.

Diese Maßnahmen dürfen keineswegs durch zeitaufwendige Instrumentierungen, wie die Anlage eines zentralen Venenkatheters oder eines arteriellen Katheters, verzögert werden. Der Schockraumalgorithmus gibt neben einem Behandlungsalgorithmus auch eine Zeitvorgabe (▶ Abb. 21.1) [646]. Die durchgeführten Maßnahmen in der Schockraumversorgung müssen dabei in jeder Phase dem Verletzungsmuster des Patienten angepasst sein und jederzeit durch notfalltherapeutische Interventionen oder Operationen abgelöst werden können.

▶ **Phase Rot.** Die Hauptaufgabe des Anästhesisten in der Phase Rot ist die Sicherung bzw. die Wiederherstellung der grundlegenden Vitalfunktionen. Gemäß dem ABCDE-Schema erfolgt zunächst die Prüfung bzw. Sicherung des Atemweges und der Atmung (*A: airway, B: breathing*). Beim nicht beatmeten Patienten wird die Indikation zur Intubation reevaluiert.

Es bestehen folgende *Indikationen zur präklinischen Intubation* [642]:

- Hypoxie ($SpO_2 < 90\,\%$) trotz Sauerstoffgabe und Ausschluss eines Spannungspneumothorax
- schweres Schädel-Hirn-Trauma (GCS < 9)
- traumaassoziierte hämodynamische Instabilität ($RR_{syst} < 90$ mmHg)
- schweres Thoraxtrauma mit respiratorischer Insuffizienz (Atemfrequenz > 29)
- Apnoe oder Schnappatmung mit Atemfrequenz < 6/min)

Ist der Patient bereits intubiert, wird die korrekte Lage des Tubus überprüft und die an das Körpergewicht adaptierte Beatmung sichergestellt. Das Basismonitoring wird implementiert, die Lage der Gefäßzugänge verifiziert und wenn notwendig erweitert.

Zeitgleich beginnt die hämodynamische Stabilisierung des Patienten (*C: circulation*). Im Anschluss wird der Pupillenstatus erhoben und eine orientierende neurologische Untersuchung durchgeführt (*D: disability*). Zur Vermeidung einer (weiteren) Auskühlung des Patienten wird ein adäquates Wärmemanagement etabliert (*E: exposure*). Bereits in dieser Phase werden das Notfalllabor inklusive Blutgasanalyse abgenommen und Blutprodukte in Auftrag gegeben. Der (Unfall)Chirurg führt währenddessen am entkleideten Patienten den „Bodycheck" durch (*E: exposure*) und nimmt notwendige Interventionen, wie die Entlastung eines Pneumothorax, die Reposition von Frakturen, die Stillung von relevanten Blutungen oder die Anlage einer Beckenzwinge, vor.

Ebenso erfolgen bei jedem Polytraumatisierten unabhängig vom Verletzungsmuster eine Röntgenübersicht von Thorax und Becken sowie eine FAST-Sonografie (FAST: Focused Assessment with Sonography for Trauma; s. unten) durch den Radiologen. Darüber hinaus erhalten die Patienten eine Tetanusimpfung.

▶ **Phase Gelb.** In dieser Phase wird die radiologische Diagnostik um die Durchführung einer sog. CT-Traumaspirale sowie weiterer projektionsradiografischer Röntgenbilder komplettiert. Vonseiten aller Fachdisziplinen (einschließlich der eventuell hinzugezogenen Fachdisziplinen HNO, MKG, Urologie, Gynäkologie etc.) erfolgt in der Phase Gelb eine kritische Reevaluation aller erhobenen Befunde, um anschließend interdisziplinär über die weitere Behandlung des Patienten zu entscheiden. In dieser Phase kann das Monitoring um arteriellen Katheter, zentralen Venenkatheter, Dauerkatheter erweitert werden. Hämotherapie und Gerinnungsmanagement können eingeleitet werden. In Abhängigkeit von dem Verletzungsmuster, dem Vorliegen offener Frakturen und/oder möglichen operativen Interventionen wird ggf. ein Antibiotikum appliziert.

▶ **Phase Grün.** In dieser Phase erfolgt das weitere intensivmedizinische und operationstaktische Vorgehen. Mögliche Optionen sind: Transport in den OP-Saal zur operativen Versorgung des Patienten oder – wenn vorerst keine chirurgische Interventionen notwendig sind – die Übergabe an die Intensivtherapie bzw. -überwachungsstation.

In Abhängigkeit von den zugrunde liegenden Traumamechanismen, den primär diagnostizierten Verletzungen und den aktuell ermittelten Vitalparametern erfolgt unter Moderation des Schockraumleiters im Konsens mit den Vertretern der beteiligten Fachdisziplinen die Festlegung des weiteren diagnostischen und therapeutischen Ablaufs.

Für die erweiterte diagnostische Abklärung wird ein dediziertes „Diagnostik"-Programm unter Berücksichtigung des vorliegenden Verletzungsmusters zusammengestellt. Dieses kann neben einer computertomografischen Abklärung, einer CT-Traumaspirale auch ergänzende projektionsradiografische Aufnahmen der Extremitäten oder der Wirbelsäule oder gegebenenfalls auch MRT-Untersuchungen (z. B. Wirbelsäule, zentrales und peripheres Nervensystem) beinhalten.

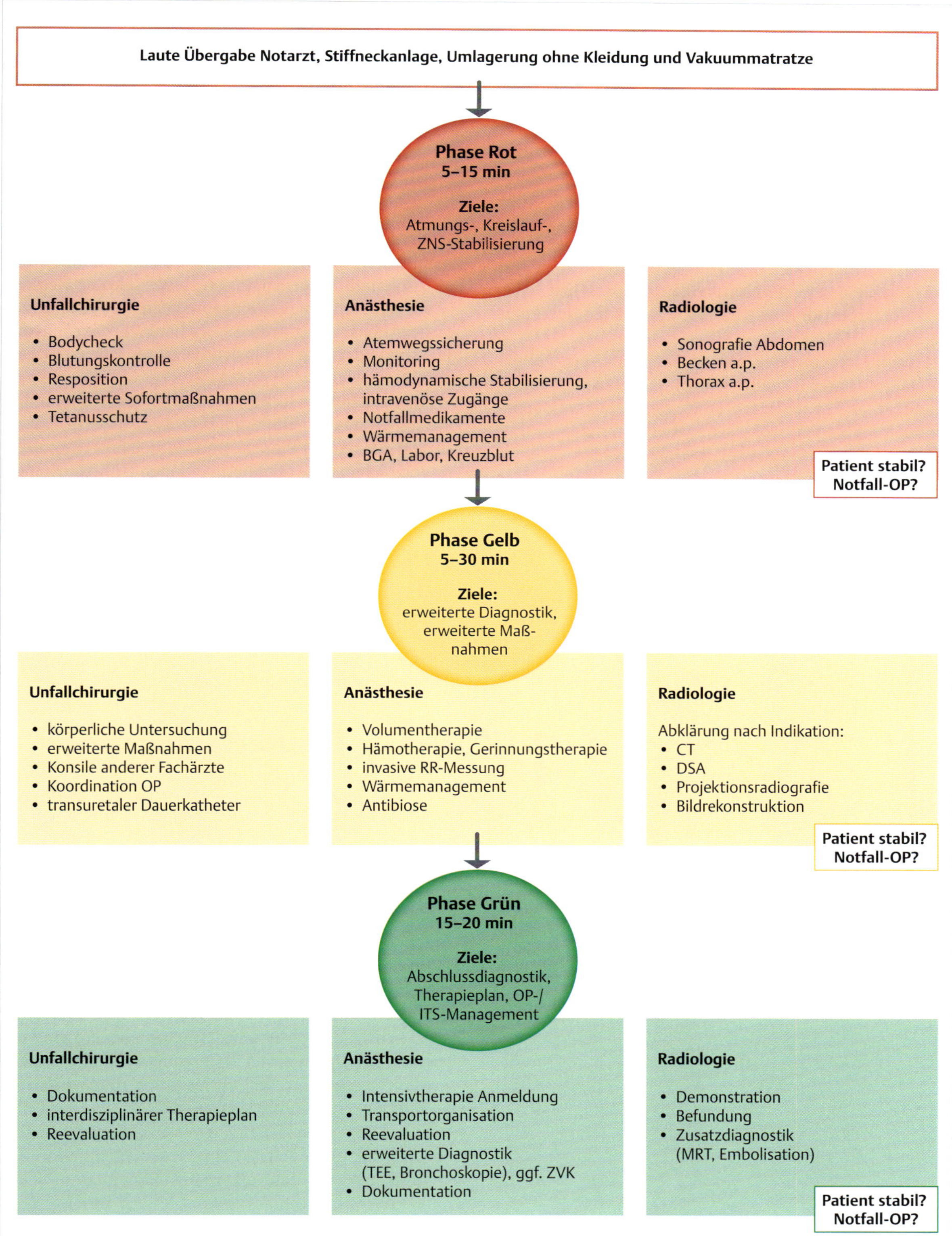


**Abb. 21.1** Phasen des Schockraumalgorithmus (Mit freundlicher Genehmigung des Universitätsklinikums Münster).
BGA: Blutgasanalyse, TEE: transösophageale Echokardiografie, ZVK: zentraler Venenkatheter

## 21.3 FAST-Sonografie

Im Schockraum wird bei jedem polytraumatisierten Patienten standardisiert in der Initialphase eine FAST-Sonografie durchgeführt (▶ Abb. 21.2).

Bei der Ultraschalluntersuchung werden Bauch, Becken und Brusthöhle untersucht mit dem Ziel der frühzeitigen Erkennung von freier Flüssigkeit (perihepatisch: Morrison-Pouch; perisplenisch: Koller-Pouch; Becken: Douglas-Raum) und ggf. von Organläsionen, beispielsweise Leber-, Milz- und Nierenlazerationen. Ferner beinhaltet die Untersuchung auch eine Beurteilung des Thorax zum Ausschluss eines möglichen Perikardergusses bzw. einer Perikardtamponade sowie von Pleuraergüssen und Pneumothoraces [635].

Je nach Untersuchungsbefund kann bei Verletzungen der vorgenannten Organe, von Blutgefäßen des Bauchraumes oder bei Vorliegen einer Herzbeuteltamponade die Entscheidung zur sofortigen lebensrettenden Drainageanlage oder zu Operationen getroffen werden.

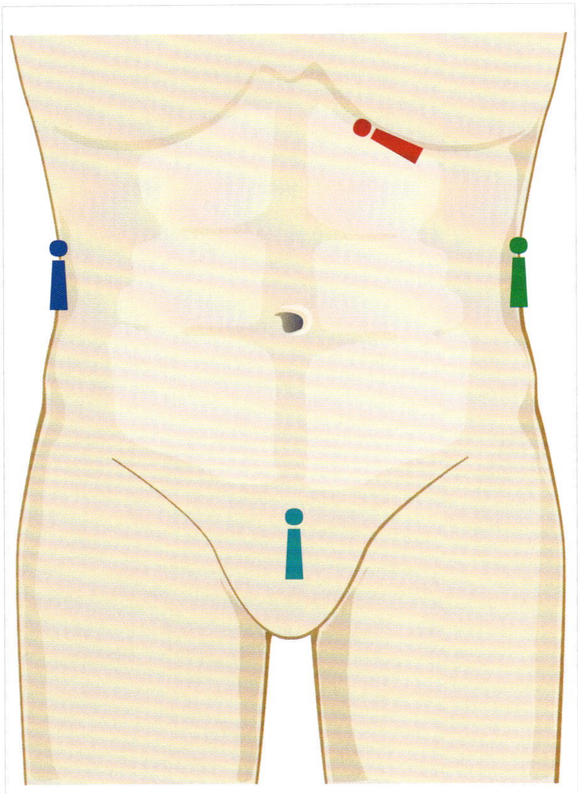

**Abb. 21.2** Einstellungsebenen einer FAST-Sonografie: Subkostalschnitt links (Perikard, rot); rechter Flankenschnitt (Morrison-Pouch, blau); linker Flankenschnitt (Koller-Pouch, grün); suprapubischer Unterbauchlängsschnitt (Excavatio recovesicalis bzw. Douglas-Raum, türkis).

## 21.4 Röntgenuntersuchung

**Merke**

Bei allen Polytraumatisierten wird nach dem Eintreffen im Schockraum eine Röntgenaufnahme des Thorax sowie des Beckens im anterior-posterioren Strahlengang angefertigt.

Mittels der *Thoraxaufnahmen* sollen zum einen pleurale (Pneumothorax, Hämatothorax) und pulmonale Traumafolgen (Aspiration, Lungenkontusion) ausgeschlossen werden.

Zum anderen können eingebrachten Implantate (z. B. Trachealtubus, zentralvenöse Katheter, Ernährungssonden, Thoraxdrainagen) hinsichtlich ihrer korrekten Lage beurteilt werden.

Ferner erlaubt die in Hartstrahltechnik aufgenommene Röntgen-Thoraxaufnahme auch grob dislozierte Frakturen (z. B. Klavikula-, Rippen- und Wirbelkörperfrakturen) und möglicherweise Schulterluxationen früh zu diagnostizieren.

Anhand der *Beckenübersichtsaufnahme* erfolgt die Beurteilung grob dislozierter Frakturen der Beckenknochen (z. B. vorderer und hinterer Beckenring, „Open-Book"-Beckenfraktur, instabile Beckenfrakturen), die innerhalb kurzer Zeit zu kreislaufrelevanten Blutverlusten führen können. Ergänzend ist eine Beurteilung beider proximaler Femora und der Hüftgelenke hinsichtlich möglicher luxierter Gelenkstellungen möglich.

## 21.5 Computertomografie

**Merke**

Die Mehrschicht-Computertomografie (MSCT) ermöglicht in Sekunden eine Untersuchung des gesamten Körpers eines polytraumatisierten Patienten (sog. Traumaspirale).

▶ **Programmmodule.** Die Weiterentwicklungen von Scantechniken und -prozeduren erlauben je nach Notwendigkeit der abzuklärenden Verletzungen und unter Berücksichtigung strahlenhygienischer Aspekte eine dedizierte Auswahl einzelner Programmbestandteile. Diese Programmmodule werden zur letztlich durchzuführenden Traumaspirale zusammengefügt.

So wird zum Beispiel bei einem *Monotrauma des Schädels* im Sinne eines Schädel-Hirn-Traumas ohne Gewalteinwirkungen auf den restlichen Körperstamm keine komplette Traumaspirale von Kopf bis Fuß durchgeführt. Stattdessen erfolgt eine angepasste computertomografische Diagnostik des Gehirns, des knöchernen Schädels und der Halswirbelsäule nativ sowie ggf. eine CT-Angiografie der Gefäße bei entsprechender Fragestellung.

Bei Verletzungsmustern, die sowohl *Schädelstrukturen* als auch den *gesamten Körperstamm* betreffen, werden zu vorgenanntem Modul weitere Module zur Diagnostik des Thorax und des Abdomens mit möglichen arteriellen und venösen Kontrastierungsphasen sowie ggf. auch ergänzende Untersuchungen der Extremitäten hinzugefügt (z. B. Abklärung von Trümmerfrakturen von Gelenken und möglichen begleitenden Gefäßverletzungen).

► **Reduktion der Untersuchungsdauer.** Wurmb et al. konnten durch den Einsatz der Ganzkörper-Computertomografie (Traumaspirale) im Vergleich zu der bis dahin durchgeführten konventionellen Röntgendiagnostik eine signifikante Reduktion der Gesamtuntersuchungsdauer der Polytraumaversorgung von ca. 82 Minuten auf durchschnittlich 47 Minuten dokumentieren [648]. In weiteren Studien wurde die Anwendung einer dezidiert auf das vorliegende Trauma abgestimmten CT-Diagnostik und Algorithmen im Vergleich zur Ganzkörpertomografie geprüft. Der Einsatz einer abgestimmten CT-Diagnostik sowie von etablierten Algorithmen führte zu einer weiteren signifikanten Reduktion der Gesamtuntersuchungsdauer von polytraumatisierten Patienten ([649], [650]). Darüber hinaus führt die Integration der MSCT in das Polytrauma-Management zu einer deutlich höheren Überlebenswahrscheinlichkeit für den Patienten [634].

Eine von Winslow et al. durchgeführte Studie dokumentiert eine deutlich erhöhte Strahlenexposition für polytraumatisierte Patienten, die in der initialen Versorgungsphase eine Ganzkörpertomografie sowie im Folgenden bis zu durchschnittlich drei zusätzliche Computertomografien erhielten mit durchschnittlich ca. 40,2 mSv [647]; dies entspricht einem Äquivalent von ca. 1005 Thoraxaufnahmen. Im Vergleich hierzu liegt die jährliche Belastung der effektiven Umgebungsstrahlung bei ca. 2,1 mSv (Parlamentsbericht BfS 2008).

M!

**Merke**

Deshalb ist hervorzuheben, dass durch eine strikte Anwendung von erprobten Behandlungsalgorithmen mit problemorientierten Handlungsabläufen und einer hieraus auf das vorliegende Verletzungsmuster zugeschnittenen CT- und erweiterten projektionsradiografischen Röntgendiagnostik eine signifikante Reduktion der Strahlenbelastung der zu versorgenden Patienten erzielt werden kann [647].

Durch die Anwendung moderner MSCT-Geräte und -Untersuchungsprotokolle in Verbindung mit sog. „iterativen Rekonstruktionsalgorithmen“ kann in spezialisierten Zentren eine noch weitergehende Dosisreduktion erzielt werden.

## 21.6 Erweiterte Versorgung im MRT

► **Indikationen.** Die Magnetresonanztomografie ist inzwischen ein wichtiges Untersuchungsverfahren in der erweiterten Traumadiagnostik geworden. Indikationen bestehen bei klinisch vermuteten, jedoch computertomografisch nicht nachweisbaren Hirnparenchymverletzungen (axonales Schertrauma) oder beim Verdacht auf eine diskoligamentäre Instabilität, Myelonverletzungen oder einen Plexusausriss. Darüber hinaus können ligamentäre oder muskuläre Verletzungen sowie in anderen Modalitäten okkulte Frakturen nachgewiesen werden.

Aufgrund der unterschiedlichen Verfügbarkeit der MRT im Not- und Nachtdienst und der im Vergleich zur CT-Diagnostik deutlich längeren Untersuchungszeiten und eingeschränkten Möglichkeit zur Notfalltherapie im MRT, muss der Einsatz hinsichtlich des diagnostischen Nutzens und möglichweise dringend durchzuführender operativer Versorgungen (z. B. dislozierte Wirbelkörperfrakturen mit Myelonkompression oder Schädel-Hirn-Traumata mit dislozierten Kalottenfrakturen) streng geprüft und auf den individuellen Patienten abgestimmt werden.

► **Kontraindikationen.** Die Durchführung einer MRT ist kontraindiziert bei Trägern von elektronisch, magnetisch oder mechanisch aktiven Implantaten (z. B. Herzschrittmacher, Neurostimulatoren, Cochleaimplantate, einige ältere Herzklappen), ferromagnetischen Implantaten (meist ältere Produkte, z. B. Osteosynthese- oder auch Clipmaterial, insbesondere intrakraniell) oder Fremdkörpern (z. B. Munitionssplitter, Metallabrieb, vor allem intraokular). Im Umgang mit Patienten, bei denen eine Anamneseerhebung nicht möglich ist, ist besondere Sorgfalt geboten. Die meisten relevanten Implantate oder Fremdkörper können jedoch mithilfe der Traumaspirale detektiert werden.

## 21.7 „Damage Control Surgery“

**Definition**

Unter Damage Control Surgery versteht man ein dreistufiges operatives Versorgungsschema von schwerstverletzten Patienten, das in die Primärversorgung der Patienten integriert wird ([637], [639]).

Zu den Indikationen der Damage Control Surgery zählen:

- ISS ≥ 16 und/oder
- schweres Schädel-Hirn-Trauma
- schweres Thoraxtrauma
- instabile Beckenfraktur
- multiple Frakturen der langen Röhrenknochen
- persistierend instabiler Kreislauf

Am Tag des Unfalls werden ausschließlich Operationen mit vitaler Indikation (Notfalloperationen) durchgeführt. Ziel dieser Operationen ist es, die unmittelbare Lebensbedrohung zu unterbinden, schwerwiegende Komplikationen zu vermeiden bei möglichst geringem zusätzlichen OP-Trauma. Insbesondere Eingriffe von mehr als 6 Stunden Dauer sollten bei einem schweren Polytrauma (Injury Severity Score [ISS] ≥ 25 Punkte) aufgrund höherer Mortalitätsraten und erhöhter Raten von Organdysfunktionen strikt vermieden werden [642].

Zu den Notfalloperationen zählen Operationen zur Blutstillung, Operationen bei progredientem neurologischen Defizit, Frakturstabilisierungen (bevorzugt Fixateur externe), die Behandlung potenzieller Sepsisherde sowie die Therapie eines Kompartmentsyndroms.

In der vulnerablen Phase (2.-4. Tag nach dem Unfall) werden nach intensivmedizinischer Stabilisierung dringliche Eingriffe wie Wundspülungen, Nekroseabtragungen, Second-Look-Operationen sowie Sekundärnähte durchgeführt. Diese Eingriffe dienen vor allem der infektiologischen Kontrolle.

Frühelektive Eingriffe (ab dem 5. Tag nach Trauma), wie die definitive Frakturversorgung, Gelenk-, Knorpel- und Bandrekonstruktionen sowie Spalthautentnahmen, sollten in Abhängigkeit vom klinischen Zustand des Patienten geplant werden.

Da in der initialen Schockraumdiagnostik die Erfassung lebensbedrohlicher Verletzungen oberste Priorität hat, werden in 12–13 % der Fälle weitere vital weniger relevante Verletzungen übersehen. Da ca. 48 % dieser Verletzungen operationspflichtig sind, sollten auf der Intensivstation so früh wie möglich eine Reevaluation des Patienten und ggf. eine Komplettierung der Diagnostik erfolgen ([631], [642]).

## 21.8 Gerinnungsmanagement

► **Traumainduzierte Koagulopathie.** Neben einem schweren Schädel-Hirn-Trauma (40–50 %) ist die Massivblutung (20–40 %) die zweithäufigste Ursache der Frühletalität polytraumatisierter Patienten. 30 % der Polytraumatisierten erfüllen bereits bei Aufnahme im Schockraum die Kriterien der traumainduzierten Koagulopathie, welche die Gesamtletalität um das 4fache erhöht.

### Merke

M!

Die *traumainduzierte Koagulopathie* ist ein eigenständiges Krankheitsbild, das durch die im Rahmen von Gewebeverletzung und Schock entstehende Hypoperfusion und Hyperfibrinolyse ausgelöst wird [642].

Das klinische Bild ist geprägt von diffusen Blutungen aus Schleimhäuten, Serosa, Wundflächen, Kathetereinstichstellen, liegenden Magensonden und Blasenkathetern (DD: Verletzung von Harnblase, Uretern, Urethra). Da die klassischen Gerinnungsparameter wie Quick und partielle Thromboplastinzeit die traumainduzierte Koagulopathie allenfalls unzureichend erfassen, wird die Rotationsthrombelastografie und -metrie (ROTEM) als „Point-of-Care-Diagnostik" immer mehr integraler Bestandteil der Gerinnungsdiagnostik im Schockraum. Die ROTEM-Diagnostik ermöglicht eine zeitnahe (bettseitige) Bestimmung der Zeit und Geschwindigkeit der Gerinnselbildung, -festigkeit sowie -auflösung und somit eine zeitnahe algorithmenbasierte Gerinnungstherapie [642].

► **Damage Control Resuscitation.** Angelehnt an das Konzept der Damage Control Surgery wurde zur Vermeidung der traumainduzierten Koagulopathie das Konzept der Damage Control Resuscitation eingeführt [642]. Neben der Vermeidung von Hypothermie (≤ 34 °C), Azidose (pH < 7,2; BE < –6) und Hypokalzämie (< 0,9 mmol/l) gehört die permissive Hypotension (mittlerer arterieller Druck: ca. 65 mmHg, systolischer arterieller Druck: ca. 90 mmHg) bis zur definitiven chirurgischen Blutstillung zum Konzept der Damage Control Resuscitation. Bei Patienten mit Schädel-Hirn-Traumata, die einer adäquaten zerebralen Perfusion bedürfen, ist die permissive Hypotension allerdings kontraindiziert.

Wesentliche Komponenten des Gerinnungsmanagements für die Versorgung schwerstverletzter Personen sind zusammenfassend in ► Tab. 21.3 dargestellt

Tab. 21.3 Medikamentöse Optionen zur Gerinnungstherapie (Quelle: [642]).

| | |
|---|---|
| Stabilisierung der Rahmenbedingungen | • Körperkerntemperatur: Ziel ≥ 34 °C<br>• pH-Wert: Ziel ≥ 7,2<br>• ionisierte $Ca^{2+}$-Konzentration: Ziel ≥ 0,9 mmol/l |
| Substitution von Sauerstoffträgern | EK-Gabe (Ziel-Hb 6 [–8] g/dl, bei massiver Blutung: Ziel-HKT ≥ 30 % bzw. Hb ~10 g/dl ) |
| Hemmung einer potenziellen (Hyper-)Fibrinolyse (dies immer vor der Substitution von Fibrinogen!) | Tranexamsäure |
| Substitution von Gerinnungsfaktoren (bei fortbestehender schwerer Blutungsneigung) | • FFP; FFP: EK = 1:2 bis 1:1<br>• Fibrinogen: Ziel ≥ 150 mg/dl<br>• ggf. PPSB<br>• ggf. Faktor XIII |
| bei diffus blutenden Patienten mit Verdacht auf Thrombozytopathie | ggf. Desmopressin |
| Substitution von Thrombozyten für die primäre Hämostase | Thrombozytenkonzentrate: Ziel ≥ 100 000/µl bei transfusionspflichtigen Blutungen |
| ggf. Thrombinburst mit Thrombozyten- und Gerinnungsaktivierung | im Einzelfall und bei Erfolglosigkeit aller anderen Therapieoptionen: rFVIIa (Voraussetzungen: pH > 7,2; HKT > 24 %; Fibrinogen > 100–200 mg/dl; Thrombozyten > 50 000–80 000/µl) |
| bei aktiver Blutung | kein Antithrombin |

EK: Erythrozytenkonzentrate, FFP: gefrorenes Frischplasma, HKT: Hämatokrit, PPSB: Prothrombinkonzentrat, rFVIIa: rekombinanter Blutgerinnungsfaktor VIIa

21

# Literatur


[631] **Baker** SP, O'Neill B, Haddon W et al. The injury severity score: a method for describing patients with multiple injuries and evaluating emergency care. J Trauma 1974; 14: 187–196

[632] **Deutsche Gesellschaft für Unfallchirurgie**. Traumaregister: Jahresbericht 2011 für das Jahr 2010

[633] **Deutsche Gesellschaft für Unfallchirurgie**. Weißbuch Schwerverletzten-Versorgung; 2012

[634] **Huber-Wagner** S, Lefering R, Qvick LM et al.; Working Group on Polytrauma of the German Trauma Society. Effect of whole-body CT during trauma resuscitation on survival: a retrospective, multicentre study. Lancet 2009; 373 (9 673): 1455–1461

[635] **Kirkpatrick** AW, Sirois M, Ball CG et al. The hand-held ultrasound examination for penetrating abdominal trauma. Am J Surg 2004; 187 (5): 660–665

[636] **Kuhne** CA, Ruchholtz S, Sauerland S et al. Personnel and structural requirements for the shock trauma room management of multiple trauma. A systematic review of the literature. Unfallchirurg 2004; 107: 851–861

[637] **Mann** V, Mann S, Szalay G et al. Polytraumaversorgung auf der Intensivstation. Anaesthesist 2010; 59: 739–764

[638] **Neugebauer** EA, Waydhas C, Lendemans S et al. The treatment of patients with severe and multiple traumatic injuries. Dtsch Arztebl Int 2012; 109 (6): 102–108

[639] **Pape** HC, Hildebrand F, Krettek C. Entscheidungsfindung und Prioritäten der operativen Behandlungsstrategie während und nach der Schockraumversorgung. Unfallchirurg 2004; 107: 927–936

[640] **Rice** TW, Morris S, Tortella BJ et al. Deviations from evidence-based clinical management guidelines increase mortality in critically injured trauma patients. Crit Care Med 2012; 40: 778–786

[641] **Ruchholtz** S, Waydhas C, Lewan U et al. A multidisciplinary quality management system for the early treatment of severely injured patients: implementation and results in two trauma centers. Intensive Care Med 2002; 28: 1395–1404

[642] **S 3-Leitlinie Polytrauma**/ Schwerverletzten-Behandlung DGU Mitteilungen und Nachrichten 33. Jahrgang, Supplement 1. Oktober 2011, Georg Thieme Verlag

[643] **Schlegel** PM, Walter MA, Kloska SP et al. [Is the Canadian CT head rule for minor head injury applicable for patients in Germany?]. Rofo 2005; 177 (6): 872–876

[644] **Teasdale** G, Jennett B. Assessment of coma and impaired consciousness. A practical scale. Lancet 1974; 2: 81–84

[645] **Tscherne** HR, Regel G. Unfallchirurgie. Trauma-Management. Berlin, Heidelberg, New York: Springer; 1997

[646] **Vordemvenne** T, Boschin M, Vieth V. Schockraum-Algorithmus. In: Interdisziplinäre Verfahrensanweisung Schockraum. Universitätsklinikum Münster; 2010

[647] **Winslow** JE, Hinshaw JW, Hughes MJ et al. Quantitative assessment of diagnostic radiation doses in adult blunt trauma patients. Ann Emerg Med 2008; 52: 93–97

[648] **Wurmb** T, Balling H, Fruhwald P et al. Polytrauma management in a period of change: time analysis of new strategies for emergency room treatment. Unfallchirurg 2009; 112: 390–399

[649] **Wurmb** T, Fruhwald P, Roewer N et al. Clinical pathway, quality circle and standard operating procedures as tools for quality management in the trauma suite. Z Evid Fortbild Qual Gesundhwes 2009; 103: 49–57

[650] **Wurmb** TE, Fruhwald P, Hopfner W et al. Whole-body multislice computed tomography as the first line diagnostic tool in patients with multiple injuries: the focus on time. J Trauma 2009; 66: 658–665

# 22 Typische Verletzungsmuster

## 22.1 Extremitätenverletzungen

*L. Beck, A. Gottschalk, S. Rehberg*

### 22.1.1 Allgemeine Informationen und Therapiegrundsätze

Verletzungen der Extremitäten können Gefäß-, Nerven- und Weichteilschäden sowie Frakturen beinhalten. Totale oder subtotale Amputationen sind selten. Auf arterielle Blutungen wird im Kapitel über *Gefäßverletzungen* gesondert eingegangen. Die Therapie von *Nervenschädigungen* beschränkt sich in der Akutsituation auf eine Prävention von Sekundärschäden (Kompartmentsyndrom, Druckschäden).

Höhergradige Weichteilverletzungen, beispielsweise im Rahmen von offenen Frakturen oder eines Überrolltraumas, müssen dagegen bereits in der initialen Operationsphase sorgfältig debridiert und gespült werden (Jetlavage), um das Infektionsrisiko zu senken (▶ Abb. 22.1, ▶ Abb. 22.2). Zusätzlich sollte eine antimikrobielle Prophylaxe durchgeführt werden. Unter Umständen sind präventive Faszienspaltungen erforderlich, da sich relevante Gewebeschwellungen erst nach Stunden im Rahmen des Reperfusionsschadens entwickeln.

### 22.1.2 Untersuchungsstrategie und typische Befunde

Verletzungen des *Skelettapparates* lassen sich in Frakturen, Luxationen und Luxationsfrakturen unterteilen. Erste Hinweise auf eine Extremitätenverletzung geben unsichere, klinische Frakturzeichen (Schwellung, Schmerz, Hämatom). Sichere Frakturzeichen wie Fehlstellung und Crepitatio erhärten den Verdacht. Die Untersuchung auf potenzielle Störungen der Durchblutung, Motorik und Sensibilität ist obligat.

Die radiologische Diagnostik von Knochenverletzungen erfolgt anhand von projektionsradiografischen Röntgenaufnahmen in zwei Ebenen; zur Operationsplanung wird zunehmend eine Computertomografie mit multiplanaren oder 3-D-Rekonstruktionen erforderlich. Der Ausschluss von ligamentären oder Nervenverletzungen erfolgt mittels Magnetresonanztomografie.

### 22.1.3 Spezielle Therapieaspekte

Die *Akutversorgung* der Frakturen besteht in der achsengerechten Reposition und Ruhigstellung (Gipsschienen, Fixateur externe) nach dem Prinzip der Damage Control Surgery [651]. Insbesondere polytraumatisierte Patienten müssen engmaschig hinsichtlich des Auftretens von Komplikationen überwacht werden (Infektion, Kompartmentsyndrom, Rhabdomyolyse, Thromboembolien).

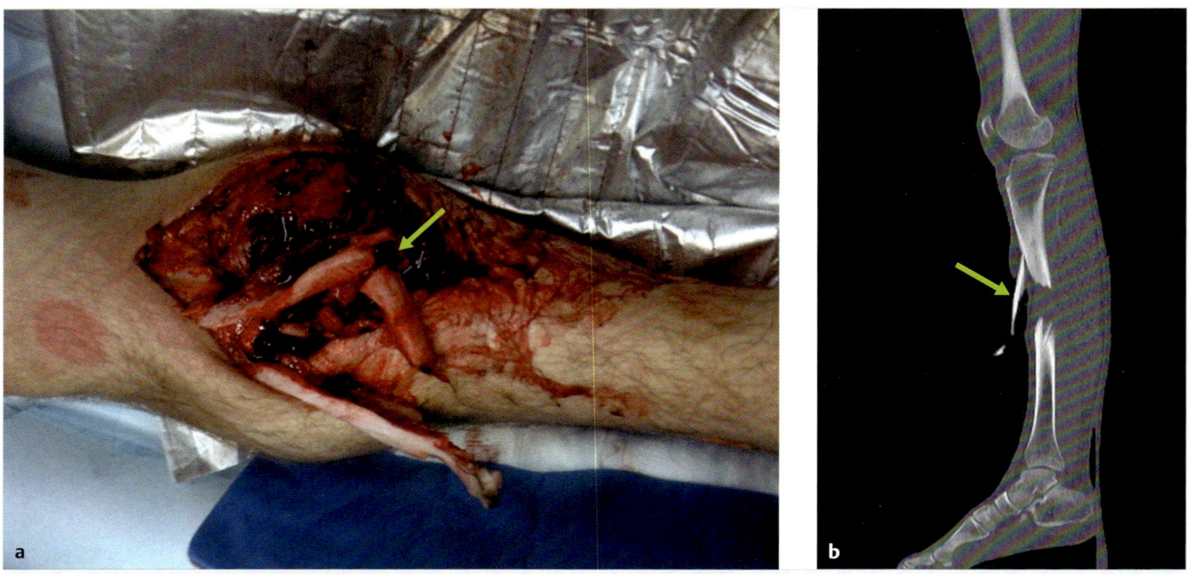

**Abb. 22.1** Offene mehrfragmentäre Fraktur des linken Unterschenkels nach PKW-Überrolltrauma (grüner Pfeil: freigelegte Knochenstrukturen).

**a** Klinischer Befund mit ausgedehntem Weichteilschaden.

**b** Sagittale CT-Rekonstruktion.

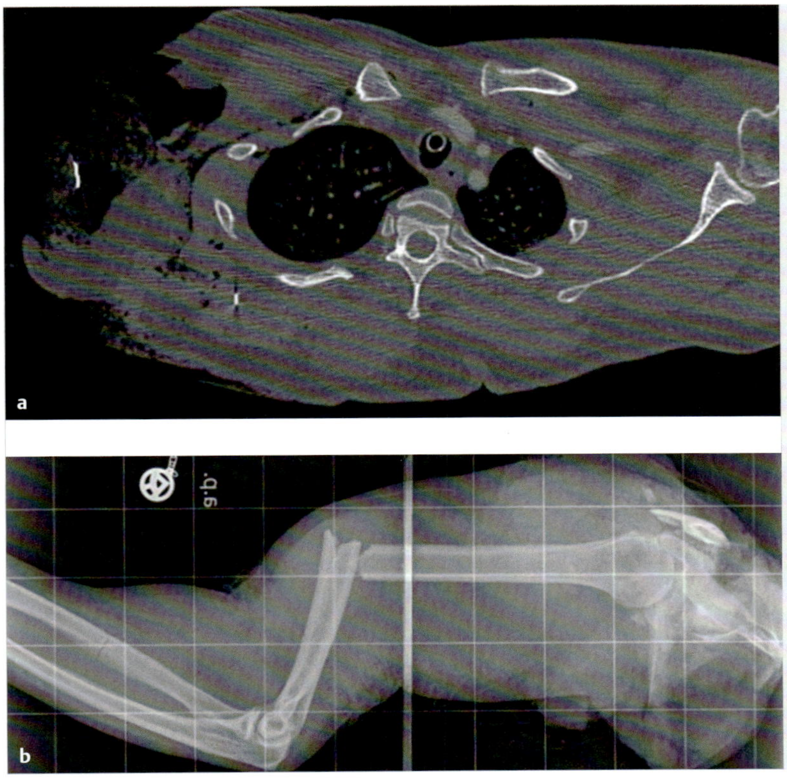

**Abb. 22.2** Amputation der rechten oberen Extremität inklusive Skapulaanteilen, Teilen der rechten Klavikula sowie Ausriss der Gefäße und des Plexus brachialis im Rahmen eines Arbeitsunfalles.
**a** Computertomografie.
**b** Amputatradiografie.



Die *definitive Versorgung* findet zwischen dem 5. und 10. Tag nach Trauma statt, da zu diesem Zeitpunkt das posttraumatische „systemic inflammatory response syndrome" weitgehend abgeklungen ist [652].

## Literatur


[651] **Hildebrand** F, Giannoudis P, Kretteck C et al. Damage control: extremities. Injury 2004; 35 (7): 678–689

[652] **Mann** V, Mann S, Szalay G et al. Polytraumaversorgung auf der Intensivstation. Anaesthesist 2010; 59: 739–764


# 22.2 Schädel-Hirn-Trauma

*G. Homann, A. Gottschalk, S. Rehberg*

## 22.2.1 Allgemeine Informationen und Therapiegrundsätze

### Definition

Als Schädel-Hirn-Trauma (SHT) bezeichnet man die Folge einer äußeren direkten und/oder indirekten Gewalteinwirkung auf den Schädelknochen, die Hirnhäute, die zerebralen Gefäße sowie das Gehirn selbst mit den sich daraus ergebenden primären und sekundären Verletzungsfolgen [657].

▸ **Klassifikation, Inzidenz.** Unter dem *primären Hirnschaden* versteht man dabei die morphologischen Veränderungen, die infolge der unmittelbaren Gewalteinwirkung entstanden sind [657]. Durch zerebrale Hypotonie oder Hypoxie entstehende Schädigungen werden als *sekundärer Hirnschaden* bezeichnet. Ein *offenes SHT* liegt vor, wenn sowohl Kopfhaut als auch Schädelknochen und Dura perforiert sind. Tritt Luft aus den Nasennebenhöhlen über eine Duraverletzung nach intrakraniell, handelt es sich um ein *gedeckt offenes SHT* [657].

In Deutschland liegt die *Inzidenz* des SHT bei 350/100 000. Dabei entfallen 247/100 000 auf leichte SHT [659]. Kinder unter 16 Jahre sind mit circa 28 % sehr häufig betroffen. Hauptursachen für SHT sind Stürze (52,5 %), gefolgt von Verkehrsunfällen (26,4 %) und Arbeitsunfällen (ca. 15 %). 73,1 % der Patienten weisen zusätzliche Verletzungen auf, die typischerweise den Gesichtsschädel betreffen. In Deutschland versterben etwa 2700 Patienten pro Jahr an den Folgen eines SHT im Krankenhaus. Ungefähr die gleiche Anzahl verstirbt unmittelbar nach dem Unfall noch vor der Krankenhausaufnahme.

▸ **Klinische Untersuchung.** Bei der klinischen Untersuchung müssen die Glasgow Coma Scale (GCS) und der Pupillenstatus erhoben und im Verlauf engmaschig kontrolliert werden. Da die GCS unter reiner Betrachtung des Summenwertes eine diagnostische Lücke aufweist (z. B. Mittelhirnsyndrom mit Strecksynergismen), sollten die

Arm- und Beinbewegung dokumentiert werden. Ist keine Willkürbewegung gegeben, muss an allen Extremitäten die Reaktion auf einen Schmerzreiz geprüft werden. Liegt keine Bewusstlosigkeit vor, sind zusätzlich Orientierung, Hirnnervenfunktion, Koordination und Sprachfunktion zu untersuchen und zu dokumentieren.

Besonders zu berücksichtigen ist dabei, dass auch primär wache Patienten nach einem symptomfreien Intervall infolge einer zunehmenden intrazerebralen Blutung oder eines Hirnödems eintrüben können. Eine entsprechende Vigilanz seitens der medizinischen Betreuung ist deshalb unabdingbar [658].

## 22.2.2 Untersuchungsstrategie

V

Bei einem reinen SHT sind folgende klinische Befunde mit einer erhöhten Inzidenz für eine intrakranielle Blutung assoziiert [658]:

- Amnesie, Bewusstseinseintrübung, Koma
- Erbrechen, wenn ein enger zeitlicher Zusammenhang zur Gewalteinwirkung besteht
- Krampfanfall
- klinische Zeichen oder röntgenologischer Nachweis einer Schädelfraktur, Verdacht auf Impressionsfraktur und/oder penetrierende Verletzungen
- Verdacht auf eine Liquorfistel
- Hinweise auf eine bestehende Koagulopathie (z. B. Vorliegen eines Marcumar-Ausweises)
- nicht sistierende Blutung aus oberflächlichen Verletzungen
- nicht erklärbare neurologische Störungen

In diesen Situationen besteht eine *absolute Indikation* für eine Bildgebung.

Als *fakultative Indikationen*, die alternativ zur Bildgebung eine engmaschige Überwachung erfordern, gelten [658]:

- unklare Angaben über die Unfallanamnese
- starke Kopfschmerzen
- Intoxikation mit Alkohol oder Drogen
- Hinweise auf ein Hochenergietrauma; als solche gelten eine Fahrzeuggeschwindigkeit über 60 km/h, eine starke Deformation des Fahrzeugs, das Eindringen von mehr als 30 cm in die Passagierkabine, eine Bergungsdauer aus dem Fahrzeug von mehr als 20 Minuten, ein Sturz aus mehr als 6 m Höhe, ein Überrolltrauma, eine Fußgänger- oder Motorradkollision mit mehr als 30 km/h oder die Trennung des Fahrers vom Motorrad

**Merke** M!

Da bei einem polytraumatisierten Patienten immer von einer größeren Gewalteinwirkung ausgegangen werden muss, besteht Konsens, dass bei Symptomen einer Schädigung des Gehirns immer eine kranielle Bildgebung erfolgen sollte.

Wichtig ist ebenso, dass bei Patienten mit initial scheinbar unauffälliger kranieller CT sich intrakranielle, raumfordernde Blutungen entwickeln können bzw. kleinere, nicht operationsbedürftige Befunde deutlich an Größe zunehmen.

**Merke** M!

Das Auftreten neurologischer Symptome kann mehrere Stunden nachhinken bzw. wird durch die intensivmedizinische Therapie bei bewusstlosen Patienten maskiert. In diesen Fällen sollte regulär eine *Kontrolle der CCT nach 6 Stunden* erfolgen [660].

## 22.2.3 Typische Befunde

### Subgaleales Hämatom

Häufig imponiert im Bereich der unmittelbaren Gewalteinwirkung (Coup) ein subkutanes/subgaleales Hämatom (► Abb. 22.3), eine venöse Blutung unterhalb der Galea aponeurotica, das in der Regel keine Akuttherapie erfordert. Besonderer Fokus sollte in diesem Areal auf der Detektion verbliebener subkutaner Fremdkörper und Frakturlinien im Bereich der Kalotte liegen.

### Frakturen des Schädels und der Schädelbasis

Diagnostischer Goldstandard bei Frakturen der Kalotte und insbesondere des Felsenbeins ist die Computertomografie.

► **Kalottenfrakturen.** Sie werden in *Linear-* und *Impressionsfrakturen* unterteilt. Impressionsfrakturen mit einem Dislokationsgrad > 1 cm, frakturbedingte Liquorleckage und offene Frakturen (► Abb. 22.3) sollten rasch erkannt und operativ versorgt werden.

► **Felsenbeinfrakturen.** Sie stellen häufig diffizil zu diagnostizierende und gleichzeitig bedeutsame Frakturen dar, die in Längs- und Querfrakturen unterteilt werden:

- *Längsfrakturen* (► Abb. 22.4) verlaufen in Längsachse des Os temporale ausgehend von der Lateralseite des Felsenbeins bis zur Medialseite, wo das Ganglion geniculi n. facialis lokalisiert ist. Der N. facialis ist bei diesem Frakturtyp hochgradig gefährdet und in ca. 7–10 % der Fälle betroffen.
- *Querfrakturen*/transverse Frakturen verlaufen perpendikulär zur Sagittalachse und betreffen fast immer das knöcherne und häutige Labyrinth.

Indirekte Hinweise auf eine Felsenbeinfraktur sind intramastoidale Flüssigkeitsansammlungen und/oder intrakranielle freie Luft. Bei sensoneurinalen Innenohrstörungen ohne Frakturnachweis sollte immer eine weiterführende MRT des Felsenbeins veranlasst werden, um com-

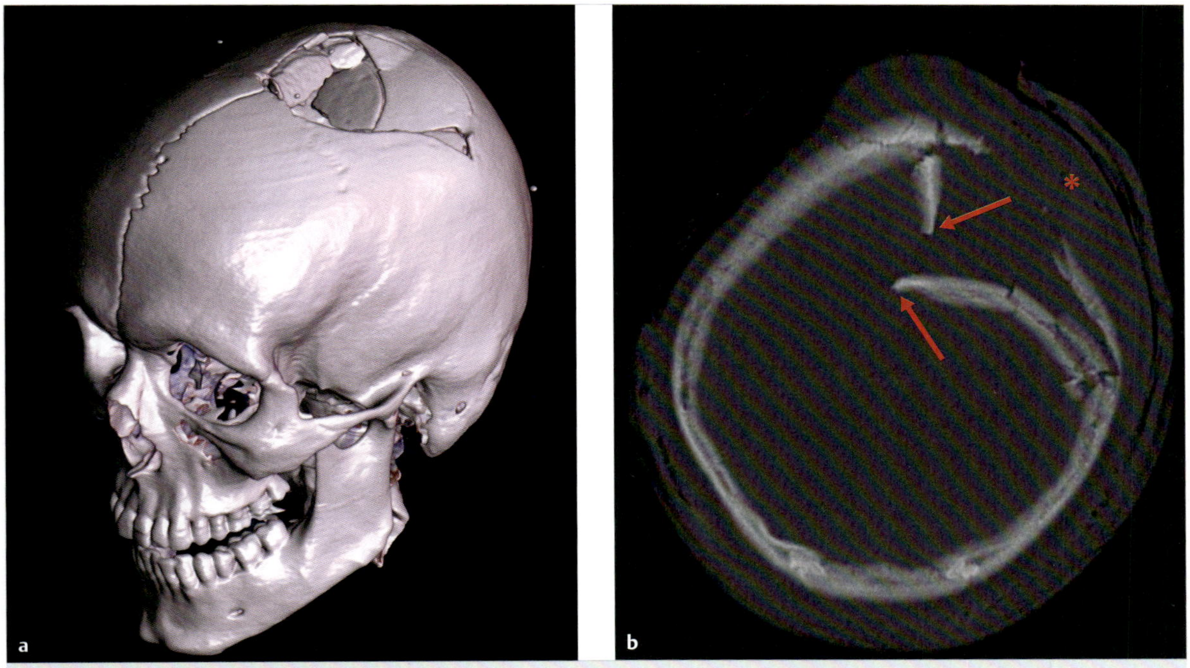

**Abb. 22.3** Offenes SHT mit Impressionsfraktur der Schädelkalotte und deutlich in das Gehirn einspießenden Kalottenfragmenten (rote Pfeile). Galeahämatom (*) mit kleinen Lufteinschlüssen.
**a** 3D-Rekonstruktion.
**b** Transversale CT-Rekonstruktion.

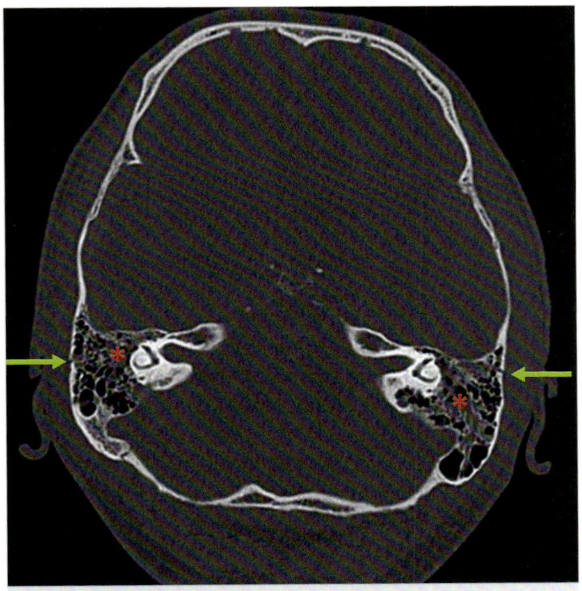

**Abb. 22.4** Beidseitige Felsenbein-Längsfrakturen (grüne Pfeile) mit Flüssigkeitsansammlung in den Mastoidalzellen (*).

putertomografisch nicht sichtbare posttraumatische intralabyrinthine Blutungen feststellen und schwerwiegenden Folgen wie einem Hörverlust oder Gleichgewichtsstörungen frühzeitig begegnen zu können.

## Intrakranielle Blutungen

Zur Morphologie intrakranieller Blutungen sei auf Kap. 19.3 verwiesen.

► **Epiduralhämatome.** Sie entstehen in der Regel auf der Coup-Seite, sind in ca. 90 % der Fälle mit Schädelfrakturen assoziiert und beruhen in ca. 2/3 der Fälle auf einer Ruptur meningealer Arterien; das verbliebene Drittel geht aus nicht arteriellen Blutgefäßen hervor.

► **Subduralhämatome.** Sie haben unter allen Kopfverletzungen mit bis zu ca. 13 % die höchste Mortalitätsrate (► Abb. 22.5). Sie entstehen infolge einer Verletzung der Brückenvenen und lassen sich nach ihrer Ätiologie in *akute, subakute* oder *chronische* Hämatome unterteilen und können sowohl auf der Coup- als auch auf der Contrecoup-Seite auftreten.

Subduralhämatome entstehen präferiert bei älteren Patienten, deren Subduralraum durch Hirninvolution vergrößert ist, sodass die Brückenvenen größeren Scherkräften ausgesetzt sind.

Des Weiteren führen antikoagulierende Therapien bereits bei geringeren Gewalteinwirkungen zu intra- und extrakraniellen Blutungen. Insbesondere bei diesen Patienten kann es mit einer Latenz von Stunden bis Tagen zur *subakuten* Blutung kommen.

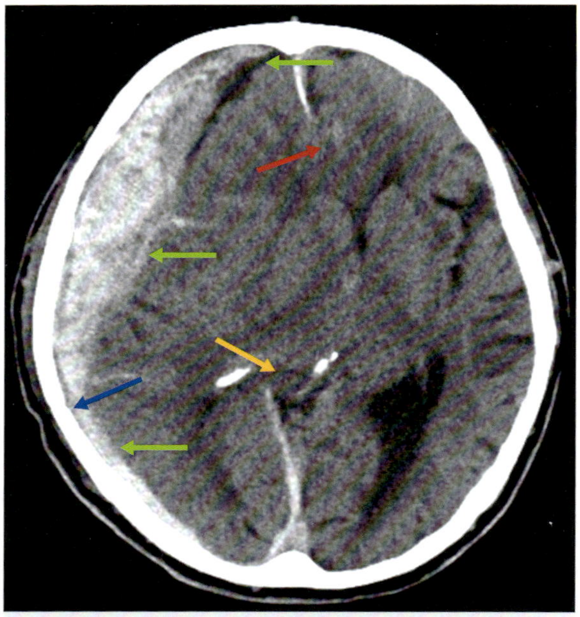

**Abb. 22.5** Großes subdurales Hämatom rechts mit typischer konkav-konvexer Form (grüne Pfeile) und Überschreiten der Schädelnähte (blauer Pfeil). Frontal falzine (roter Pfeil) und tentorielle (gelber Pfeil) Hernierung (sog. „obere Einklemmung").

Mittels der MRT kann dezidiert zwischen akuten, subakuten und chronischen Hämatomen unterschieden werden. Gerade bei Kindern mit klinischem Verdacht auf wiederholte nicht akzidentielle Verletzung (battered child syndrome) ist diese Differenzierung zur Untermauerung der Diagnose wichtig.

Ein *chronisches* Subduralhämatom stellt zudem aufgrund des Risikos einer akuten Rehämorrhagie ein persistierendes Risiko für den Patienten dar.

## Diffuses axonales Schertrauma

Das diffuse axonale Schertrauma kann als Folge von Akzeleration bzw. Dezeleration auf den Kopf auftreten (▸ Abb. 22.6). Dieses Verletzungsmuster kann sich CT-morphologisch als inhomogenes Bild verschiedener kleiner diffuser oder lokaler intraaxialer Blutungen äußern, insbesondere im kortikomedullären Übergangsbereich, im Corpus callosum, in der Capsula interna und im Hirnstamm. Bei nicht hämorrhagischem Erscheinungsbild kann jedoch ein (nahezu) unauffälliger Befund vorliegen, weshalb bei entsprechenden Traumamechanismen und ausgeprägter Klinik auch bei blandem CT-Befund immer der Verdacht auf ein axonales Schertrauma geäußert und mittels MRT abgeklärt werden sollte [654].

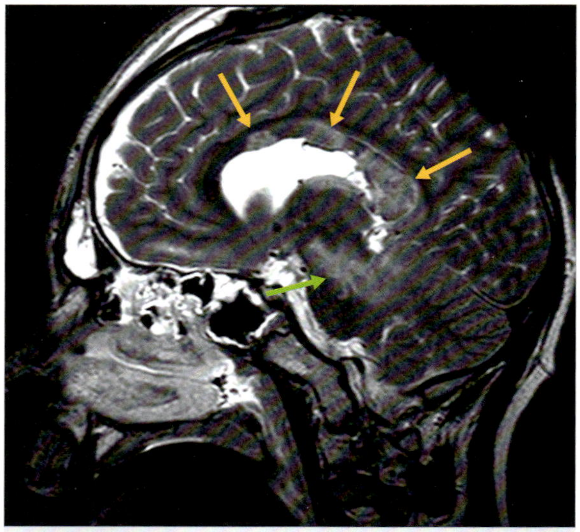

**Abb. 22.6** Sagittale T 2-Turbospin-Echosequenz eines diffusen axonalen Schertraumas mit ausgedehnten Verletzungen im Balken (gelbe Pfeile) und Hirnstamm (grüner Pfeil).

## Mittelgesichtsfrakturen

Bei der Diagnostik von Gesichtsfrakturen stellt die *Computertomografie* den *Goldstandard* dar [653]. Bei fraglicher Affektion von Nervenbahnen ist eine ergänzende MRT erforderlich, da sie eine Abschätzung der nervalen Schädigung und des Regenerationspotenzials erlaubt und damit die Indikationsstellung zur operativen Dekompression maßgeblich beeinflusst.

Mittelgesichtsfrakturen werden abhängig vom Frakturverlauf und der daraus resultierenden Stabilität nach LeFort eingeteilt. Je nach Ausprägung können sie zu erheblichen respiratorischen Einschränkungen und damit verbundenem erschwertem Atemwegsmanagement führen [656].

Ein indirekter klinischer Hinweis für eine Orbitafraktur kann das Vorliegen eines *Monokelhämatoms* sein. Eine Bildgebung ist erforderlich, um die Kompression von Muskulatur und Nerven, die dekompressive Maßnahmen erforderlich macht, auszuschließen.

## Verletzungen der Halsregion

Bei äußerer Krafteinwirkung auf die Halsregion spielt neben der eventuellen Verletzung von Blutgefäßen (Kap. 22.7) im Hinblick auf die Ventilationssituation die Beurteilung der Glottisregion und der angrenzenden Weichteilstrukturen eine entscheidende Rolle.

Insbesondere bei Kindern und Jugendlichen sollte hier der Fokus auf den ventralen Ansatz der Stimmbänder gerichtet werden, um eventuelle Auswirkungen auf die Stimmbildung frühzeitig erkennen und ggf. operativ therapieren zu können.

Hier stellt die *Computertomografie* das diagnostische *Instrument der ersten Wahl* dar. Eine MRT der Glottisregion kann aufgrund der durch Schluck- und Atembewegungen entstehenden Bewegungsartefakte nur bei ruhigen und kooperativen Patienten durchgeführt werden.

## 22.2.4 Spezielle Therapieaspekte

► **Therapiegrundsätze.** Um das Ausmaß der sekundären Hirnschädigung zu begrenzen und den geschädigten, aber nicht zerstörten Zellen des Gehirns optimale Bedingungen für eine funktionelle Regeneration zu geben, hat die *Aufrechterhaltung der Homöostase* (Normothermie, Normoxie, Normokapnie, Normotonie) oberste Priorität [658].

Da eine unzureichende Spontanatmung oder ein *plötzlicher Atemstillstand* (z. B. im Rahmen einer raumfordernden infratentoriellen Blutung) die häufigsten Ursachen einer sekundären hypoxischen Hirnschädigung sind, ist die Indikation zur Intubation großzügig zu stellen (obligat bei GCS ≤ 8). Hier ist zu beachten, dass eine Kopfreklination möglichst unterbleiben sollte, da das SHT oft mit Verletzungen der Halswirbelsäule vergesellschaftet ist. Da oft ebenso Verletzungen des Gesichtsschädels vorliegen, muss mit einer schwierigen Intubation gerechnet werden [658].

Durch eine Oberkörperhochlagerung auf 30 Grad wird der zerebrale Perfusionsdruck nicht wesentlich beeinflusst, allerdings können stark erhöhte intrakranielle Druckwerte (ICP) gesenkt werden. Unruhezustände des Patienten sollten, da diese einen ICP-Anstieg protrahieren können, durch eine suffiziente Analgosedierung vermieden werden. Solange keine ICP-Messung etabliert ist, gilt als *Richtwert* für eine ausreichende zerebrale Perfusion ein *mittlerer systemarterieller Blutdruck von 90 mmHg*, für dessen Erlangen ggf. Vasopressoren eingesetzt werden müssen. Bei diesem Richtwert kann selbst bei Hirndruckerhöhungen von bis zu 35 mmHg immer noch ein zerebraler Perfusionsdruck von 60–70 mmHg erreicht werden. Die Anlage einer intraarteriellen Blutdruckmessung ist großzügig zu handhaben [658].

*Hypertensive Kreislaufparameter* bei adäquater Analgosedierung sind unter Umständen Ausdruck eines körpereigenen Erfordernishochdrucks bei intrakranieller Hypertension im Sinne eines Cushing-Reflexes. Neben der Hypertension werden die Patienten möglicherweise mit einer Bradykardie und pathologischem Atemmuster symptomatisch. In dieser Situation sollte der Blutdruck allenfalls moderat gesenkt werden [657].

Bei Verdacht auf einen *stark erhöhten Hirndruck*, insbesondere bei Zeichen der transtentoriellen Herniation (Pupillenerweiterung, Strecksynergismen, Streckreaktion auf Schmerzreiz, progrediente Bewusstseinstrübung), können folgende Maßnahmen angewendet werden [658]:

- Vertiefen der Sedierung
- Hyperventilation (*cave*: hierdurch wird eine Vasokonstriktion induziert, die eine Reduktion der zerebralen Perfusion mit einer begleitenden Ischämie zur Folge haben kann)
- Mannitol
- hypertone Kochsalzlösung

> **Merke** M!
>
> Raumfordernde intrakranielle Verletzungen müssen notfallmäßig operativ versorgt werden.

Dies gilt sowohl für traumatische intrakranielle Blutungen als auch für raumfordernde Impressionsfrakturen. Offene oder geschlossene Impressionsfrakturen ohne Mittellinienverlagerung, penetrierende Verletzungen und basale Frakturen mit Liquorrhö erfordern Operationen mit aufgeschobener Dringlichkeit. Insbesondere bei bewusstlosen Patienten mit pathologischem CCT (Kontusion, Hämatom, Hirnödem) sowie bei Patienten, die mindestens 2 der folgenden Kriterien erfüllen, sollte auch bei primär konservativer Therapie die Indikation zur intrakraniellen Druckmessung großzügig gestellt werden:

- Alter > 40 Jahre
- abnorme motorische Schmerzreaktion
- therapierefraktärer $RR_{syst}$ < 90 mmHg

## Literatur

[653] **Hopper** R, Salemy S, Sze R. Diagnosis of midface fractures with CT: what the surgeon needs to know. RadioGraphics 2006; 26 (3): 783–793

[654] **Li** XY, Feng DF. Diffuse axonal injury: Novel insights into detection and treatment. J Clin Neurosci 2009; 16 (5): 614–619

[655] **Mann** V, Mann S, Szalay G et al. Polytraumaversorgung auf der Intensivstation. Anaesthesist 2010; 59: 739–764

[656] **Ng** M, Saadat D, Sinha U K. Managing the emergency airway in Le Fort fractures. J Craniomaxillofac Trauma 1998; 4: 38–43

[657] **Renner** C, Meixensberger J. Das Schädel-Hirn-Trauma. Der Notarzt 2011; 27:121–130

[658] **S 3-Leitlinie Polytrauma**/Schwerverletzten-Behandlung. http://www.awmf.org/leitlinien/detail/II/012-019.html

[659] **Tagliaferri** F, Compagnone C, Korsic M et al. A systematic review of brain injury epidemiology in Europe. Acta Neurochir (Wien) 2006; 148 (3): 255–268

[660] **Vogel** T, Ockert B, Krötz M et al. [Progredient intracranial bleeding after traumatic brain injury. When is a control CCT necessary?] Unfallchirurg 2008; 111 (11): 898–904

22

# 22.3 Thorakale Verletzungen

C. Schülke, A. Gottschalk, S. Rehberg

## 22.3.1 Allgemeine Informationen und Therapiegrundsätze

**Merke**

Thorakale Verletzungen sind für 25 % aller traumaassoziierten Todesfälle verantwortlich.

In ca. 90 % handelt es sich um stumpfe Traumata und nur in 10 % um penetrierende Verletzungen [662].

Die klinische Untersuchung bei traumatisierten Patienten beinhaltet neben der pulmonalen Auskultation und Perkussion die Beurteilung der Atemfrequenz, die Abklärung eines thorakalen Spontan- und Druckschmerzes sowie die pulsoxymetrische Messung der Sauerstoffsättigung. Bei Rippenserienfrakturen zeigt sich oft eine paradoxe Atmung. Der Verdacht auf einen Pneumo- und/oder Hämatothorax stellt sich bei einseitig abgeschwächtem oder fehlendem Atemgeräusch. Das Fehlen eines solchen Auskultationsbefundes – insbesondere beim Normopnoe und thorakaler Schmerzfreiheit – schließt einen größeren Pneumothorax weitgehend aus.

**Merke**

Ca. 20 % der beatmeten Patienten mit Pneumothorax entwickeln einen *Spannungspneumothorax*.

Bei allen Patienten mit einseitig aufgehobenem Atemgeräusch, hohen oder steigenden Beatmungsdrücken, oberer Einflussstauung und hämodynamischer sowie respiratorischer Insuffizienz muss die Verdachtsdiagnose Spannungspneumothorax gestellt und eine sofortige Entlastung durchgeführt werden.

## 22.3.2 Untersuchungsstrategie und typische Befunde

Die projektionsradiografische Übersicht des Thorax im anterior-posterioren Strahlengang gehört zur Standarddiagnostik im Schockraum. Unmittelbar lebensbedrohliche Verletzungsfolgen (z. B. ein Spannungspneumothorax) oder auch die Tubuslage können direkt diagnostiziert werden. In Anbetracht der prognostischen Relevanz möglicher thorakaler Verletzungen ist die ***Computertomografie*** bei entsprechendem Trauma inzwischen ***etabliert***. Zur Beurteilung eventueller Gefäßverletzungen (Kap. 22.7) sollte diese immer mit intravenöser Kontrastmittelgabe durchgeführt werden.

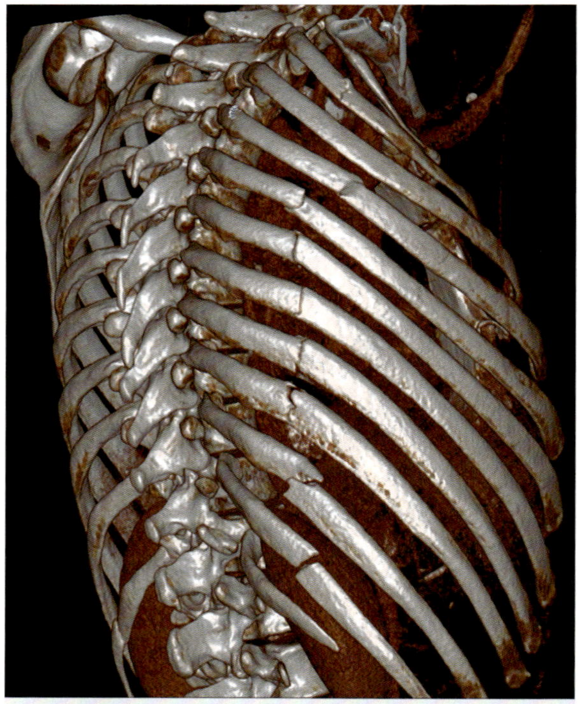

**Abb. 22.7** 3D-Rekonstruktion einer Rippenserienfraktur (2. und 4.–11. Rippe rechts).

► **Rippenfrakturen.** Sie sind häufig Folge eines thorakalen Traumas (► Abb. 22.7). Sind drei oder mehr Rippen betroffen, ist die Definition einer ***Rippenserienfraktur*** erfüllt. Mehr als fünf einfach oder mehr als drei segmental (= mindestens zweifach) konsekutiv frakturierte Rippen können durch eine paradoxe inspiratorische Einwärtsbewegung zu einer relevanten Beeinträchtigung der Atemmechanik führen (*flail chest*).

Häufig relevanter als die Rippenfrakturen selbst ist jedoch die Information, die man aus dem hieraus zu folgernden Kraftvektor erhält. So sind Frakturen der ***ersten drei Rippen*** oft mit Verletzungen der Wirbelsäule, der mediastinalen Gefäße oder des Tracheobronchialsystems vergesellschaftet. Frakturen der ***unteren drei Rippen*** sollten nach hepatischen, lienalen oder renalen Verletzungen fahnden lassen.

► **Pneumothorax.** Ein kleiner Pneumothorax (► Abb. 22.8, ► Abb. 22.9) kann in der liegenden projektionsradiografischen Thoraxaufnahme leicht übersehen werden, da sich die Luft zunächst in den nicht abhängigen, also ventrobasalen Regionen sammelt und oft nur indirekte Hinweise wie ein Deep Sulcus Sign bestehen. Da sich aber gerade bei intubierten Patienten ein kleiner Pneumothorax zu einem Spannungspneumothorax entwickeln kann, sollte diese diagnostische Lücke im Rahmen der Schockraumsonografie oder einer folgenden Computertomografie geschlossen werden. Pneumothoraces sind oft mit schweren extrathora-

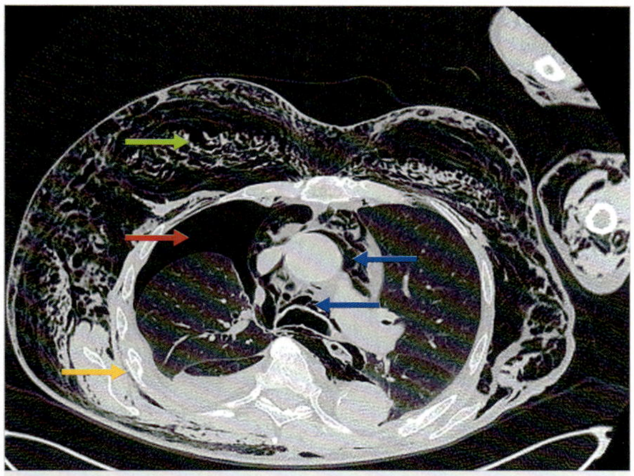

**Abb. 22.8** Schwere thorakale Verletzungen mit einem Pneumothorax rechts (roter Pfeil) und ausgedehntem Emphysem mediastinal (blaue Pfeile) und in den Weichteilen (grüner Pfeil); Rippenfraktur (gelber Pfeil).

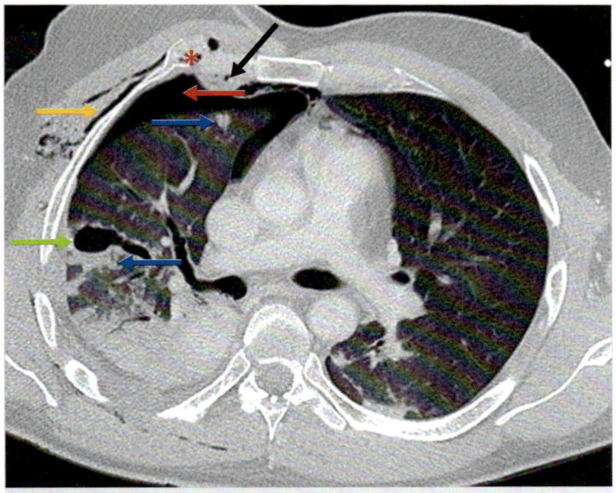

**Abb. 22.9** Thoraxtrauma mit Lazeration (grüner Pfeil) und dichten Kontusionen (blaue Pfeile) des Lungengewebes; ventraler Pneumothorax (roter Pfeil); geringes Weichteilemphysem (gelber Pfeil); Verletzung des Knochen-Knorpel-Übergangs (*) mit umgebendem Hämatom, jedoch noch intakter A. thoracia interna dextra (schwarzer Pfeil).

kalen Verletzungsfolgen assoziiert, so ist beispielsweise bei geschlossenen Schädel-Hirn-Traumata in bis zu 52 % ein Pneumothorax nachweisbar.

► **Pneumomediastinum.** Ein Pneumomediastinum (Kap. 9.3.1) ist meist durch kleine Lungenparenchymverletzungen infolge der raschen Kompression und Expansion bei einem stumpfen Thoraxtrauma bedingt (► Abb. 22.8). Selten (< 1,5 %) liegt eine tracheobronchiale oder ösophageale Verletzung als Ursache vor. Projektionsradiografisch sind lineare Hypertransparenzen entlang des mediastinalen Randes, der Aorta oder des Herzens abgrenzbar.

► **Fluidothorax.** Ein Fluidothorax (Kap. 9.3.1) kann bei ausgeprägtem Befund eine komplette homogene Verschattung einer Thoraxhälfte mit konsekutiver Mediastinalverlagerung nach kontralateral verursachen. Eine rasche Dynamik spricht für ein Hämatothorax. Dabei kann sich durch eine arterielle Verletzung, meist der Interkostalarterien oder der A. thoracica interna, innerhalb weniger Minuten eine lebensbedrohliche Situation entwickeln. Venöse Blutungen weisen eine etwas langsamere Progredienz über Stunden auf und tamponieren sich meist selbst. Eine über mehrere Tage zunehmende Ergussbildung ist verdächtig auf eine Verletzung des Ductus thoracicus letztlich mit Ausbildung eines Chylothorax.

► **Lungenparenchymverletzungen.** Sie können disseminiert und bilateral vorliegen (► Abb. 22.9). Besonders ausgeprägt sind Lungenparenchymverletzungen jedoch oft in der Nähe skelettaler Verletzungen, die hinweisend auf eine starke lokale Krafteinwirkung sind. *Lungenkontusionen* treten innerhalb der ersten 6 Stunden nach Trauma auf und lösen sich innerhalb von 72 Stunden wieder auf. Projektionsradiografisch imponieren nicht segmentale, oft periphere Verschattungen, die computertomografisch einem Mischbild aus Konsolidierungen und Milchglasinfiltraten entsprechen. Da die Bronchien häufig blutgefüllt sind, ist ein Bronchopneumogramm selten. Lazerationen des Parenchyms führen zur *Pneumatozelenbildung*. Diese größenvariablen, jedoch meist weniger als 5 mm durchmessenden Läsionen sind meist luftgefüllt, können jedoch durch eine sekundäre Einblutung oder eine umgebende komprimierende Hämorrhagie maskiert sein. Die Rückbildung kann mehrere Wochen dauern.

► **Zwerchfellrupturen.** Sie sind seltene Traumafolgen und betreffen meist (70 %) das linke Hemidiaphragma (► Abb. 22.10). Fast zwei Drittel aller Zwerchfellrupturen sind in der initialen projektionsradiografischen Thoraxaufnahme nicht zu detektieren. Eine gute Darstellung gelingt computertomografisch, wobei die meist zentral tendinöse oder dorsal muskulotendinöse Ruptur insbesondere in koronaren und sagittalen Reformationen zu erkennen ist. Je nach Ausmaß der Hernierung abdomineller Organe nach thorakal (z. B. Magen oder Darm) kann auch der projektionsradiografische Nachweis gelingen.

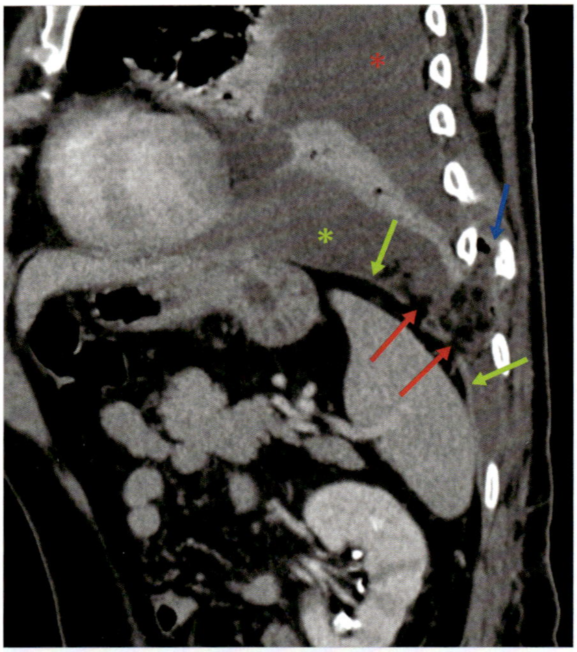

**Abb. 22.10** Parasagittale Rekonstruktion einer traumatischen Zwerchfellruptur links mit Unterbrechung der Kontinuität (rote Pfeile) des linken Zwerchfells (grüne Pfeile); dislozierte Rippenfraktur (blauer Pfeil); konsekutiver Hämatothorax (*) mit Kompressionsatelektase der linken Lunge (#).

## 22.3.3 Spezielle Therapieaspekte

Der Großteil intrathorakaler Verletzungen wie Pneumothorax, Spannungspneumothorax und Hämatothorax lässt sich durch die Anlage einer *Thoraxdrainage* versorgen.

> **Merke**
>
> *Notfallthorakotomien* werden bei hämodynamisch instabilen Patienten mit Nachweis einer Perikardtamponade, einer Herzverletzung oder einer Ruptur der großen intrathorakalen Gefäße durchgeführt.

Patienten mit dringlichen OP-Indikationen wie einem initialen Blutverlust von > 1,5 l über die Thoraxdrainage oder einem kontinuierlichem Blutverlust von > 250 ml pro Stunde über mehr als 4 Stunden sowie Verletzungen des Tracheobronchialbaumes sollten nach einer initialen Stabilisierungsphase operiert werden.

Infolge der guten Analgesiequalität, einer verbesserten Lungenfunktion, einer erniedrigten Inzidenz von Pneumonien, einer Verkürzung der Beatmungsdauer und einer Reduktion der Letalität ist die *Epiduralanalgesie* unter Beachtung der Kontraindikationen das schmerztherapeutische Verfahren der Wahl bei Patienten mit Thoraxtrauma. Alle Patienten sollten zur Vermeidung eines akuten Lungenversagens lungenprotektiv beatmet werden. Bei unzureichendem Gasaustausch können inhalative *Vasodilatatoren* wie Stickstoffmonoxid und Iloprost im Rahmen eines individuellen Heilversuches erwogen werden. Als Ultima Ratio stehen darüber hinaus *Lungenersatzverfahren* wie ILA und extrakorporale Membranoxygenierung zur Verfügung ([661], [665]).

## Literatur


[661] **Busch** T, Bercker S, Kaisers U. Die Behandlung des schweren akuten Lungenversagens (ARDS). Intensivmedizin up2date 2009; 105–111

[662] **Groskin** SA. Selected topics in chest trauma. Radiology 1992; 183 (3): 605–617

[663] **van Hise** ML, Primack SL, Israel RS et al. CT in blunt chest trauma: indications and limitations. Radiographics 1998; 18 (5): 1071–1084

[664] **Kaewlai** R, Avery LL, Asrani AV et al. Multidetector CT of blunt thoracic trauma. Radiographics 2008; 28 (6): 1555–1570

[665] **S 3-Leitlinie Polytrauma**/Schwerverletzten-Behandlung. http://www.awmf.org/leitlinien/detail/II/012-019.html

[666] **Sefrin** P. Die präklinische Notfallversorgung von schwerverletzten, polytraumatisierten Patienten auf der Basis der S 3-Polytrauma-Leitlinie (Auszüge aus der S 3-AWMF-Leitlinie). Notarzt 2012; 28: 66–70

[667] **Shanmuganathan** K, Matsumoto J. Imaging of penetrating chest trauma. Radiol Clin North Am 2006; 44 (2): 225–238, viii


# 22.4 Abdominelle Verletzungen

*G. Homann, L. Beck, A. Gottschalk, S. Rehberg*

## 22.4.1 Allgemeine Informationen und Therapiegrundsätze

In Deutschland beträgt die Inzidenz von intraabdominellen Verletzungen bei traumatisierten Patienten etwa 20 %, wobei grundsätzlich zwischen einem *penetrierenden* und einem *stumpfen* Bauchtrauma unterschieden wird. Ersteres entsteht durch Schuss-, Stich- oder Pfählungsverletzungen und ist im deutschsprachigen Raum wesentlich seltener als das stumpfe Bauchtrauma (5 versus 95 %).

Bei penetrierender Verletzung sollte der Fremdkörper – falls noch vorhanden – steril abgedeckt und in situ belassen werden. Außerdem sollte der Patient gründlich auf weitere Einstich- bzw. Schusswunden untersucht werden. Sofern das Peritoneum eröffnet wurde, besteht eine dringliche OP-Indikation, um mögliche Organverletzungen und Blutungen auszuschließen bzw. zu versorgen.

## 22.4.2 Untersuchungsstrategie, typische Befunde und spezielle Therapieaspekte

### Stumpfes Bauchtrauma

Das stumpfe Bauchtrauma stellt beim polytraumatisierten Patienten eine besondere Herausforderung dar, da die anamnestischen (Ausmaß des Traumas) und äußeren, klinischen Zeichen (Prell- oder Gurtmarken, Abschürfungen, Hämatome, Peritonismus, gespannte Bauchdecke) meist nur sehr unspezifisch sind. Das stumpfe Bauchtrauma weist eine Letalität von durchschnittlich 25 % auf. Unfallmechanismen beinhalten Hochrasanztraumata (Stürze aus großer Höhe, Verkehrsunfälle, Risikosportarten), Tritt- und Schlagverletzungen sowie Dezelerationstraumata [668].

**Merke**

Intraabdominelle Blutungen stellen die häufigste Ursache eines hämorrhagischen Schocks bei polytraumatisierten Patienten dar.

Darum sollte unmittelbar nach Aufnahme eine systematische *FAST-Sonografie* oder eine CT-Untersuchung durchgeführt werden (Grad1B) [672], um nach freier Flüssigkeit perikardial, perihepatisch, perisplenisch und pelvin zu suchen. Ein Vorteil der Sonografie besteht in der unmittelbaren Verfügbarkeit. Der *Goldstandard* in der Diagnostik des Bauchtraumas ist jedoch die *CT*, da durch sie mit hoher Sensitivität und Spezifität freie Flüssigkeit sowie individuelle Organverletzungen intra- und retroperitoneal diagnostiziert werden können.

**Merke**

Im Falle freier, intraperitonealer Flüssigkeit und hämodynamischer Instabilität sollte ohne Zeitverlust eine *Notfalllaparotomie* erfolgen (Grad 1A) [672].

Weitere Indikationen für eine umgehende Operation sind Hohlorganverletzungen, prolabierte Viszera, schwere Verletzungen des Pankreas sowie hämodynamische Instabilität ohne extraabdominellen Fokus.

Die initiale Operation erfolgt lediglich zur Kontrolle der lebensbedrohlichen Blutung sowie zur Reduktion der Kontaminationsgefahr (damage control surgery) [670]. Nach intensivmedizinischer Stabilisierung wird dann die definitive Versorgung nach 24–48 Stunden im Rahmen von „Second-Look"-Operationen durchgeführt. Ber persistierender hämodynamischer Instabilität ist die Möglichkeit einer angiografischen Embolisation der Blutungsquelle zu prüfen. Postoperativ ebenso wie bei primär konservativem Vorgehen besteht die Notwendigkeit eines engmaschigen Monitorings von Kreislauf und abdomineller „Klinik", um Komplikation wie eine Blutung (zweizeitige Milzruptur), eine Peritonitis oder ein abdominelles Kompartmentsyndrom frühzeitig zu diagnostizieren. In diesem Zusammenhang haben sich wiederholte sonografische Untersuchungen als sinnvoll erwiesen [669].

▸ **Milz-, Leberverletzungen.** Die Milz (Inzidenz 30 %) und die Leber (15 %) stellen beim stumpfen Bauchtrauma die am häufigsten betroffenen Organe dar, wobei über 75 % dieser Verletzungen konservativ therapiert werden

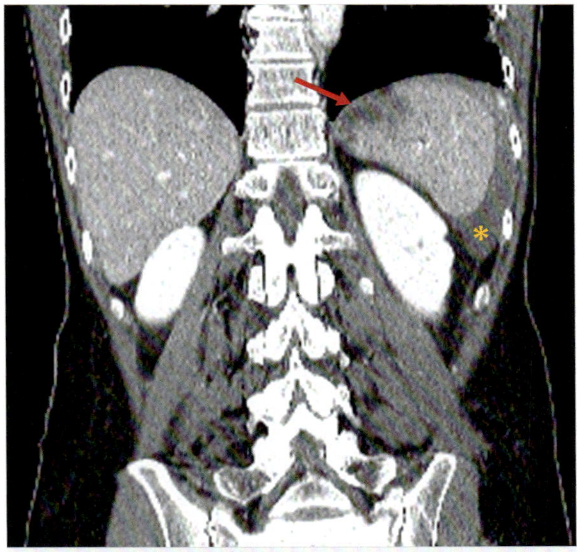

**Abb. 22.11** Koronare CT-Rekonstruktion: Milzruptur Grad II (roter Pfeil) mit perilienalem Flüssigkeitssaum (*).

(▸ Abb. 22.11). Verletzungsscores ([671], [674]) erleichtern dabei die Therapieentscheidung (▸ Tab. 21.4, ▸ Tab. 21.5) [673]; Leberlazerationen werden bis zum Stadium IV primär konservativ abwartend behandelt. Ein isoliertes *Lebertrauma* ist mit einer Letalität von ca. 10 % assoziiert, sind dagegen mehr als drei intraabdominelle Organe betroffen, liegt die Mortalitätsrate bei über 60 %. Besteht eine *Milzverletzung* mit hämodynamischer Instabilität, sollte die Indikation zur Splenektomie bei Erwachsenen gestellt werden; bei Kindern hat sich das konservative Regime beinahe ausnahmslos durchgesetzt.

▸ **Nieren- und Pankreasverletzungen.** Aufgrund der relativ gut geschützten retroperitonealen Lage sind Nieren- und Pankreasverletzungen beim stumpfen Bauchtrauma mit einer Häufigkeit von 2–5 % selten (▸ Abb. 22.12, ▸ Abb. 22.13). Da jedoch insbesondere Pankreastraumata häufig übersehen werden, gleichzeitig aber mit einer Komplikationsrate von 45 % assoziiert sind, sollten sie vor allem bei lokalisierten Oberbauchtraumata durch einen Tritt oder ein Anpralltrauma explizit ausgeschlossen werden.

Harnblasenverletzungen treten häufig im Rahmen schwerer Beckenverletzungen auf.

▸ **Verletzungen von Darm und Mesenterium.** Sie betreffen besonders das proximale Jejunum, distale Ileum und Kolon. Aufgrund der Anatomie mit aneinander grenzenden fixierten und mobilen Anteilen wird der Darm bei Dezelerationstraumata ausgeprägten Scherkräften ausgesetzt. Direkte Hinweise auf eine Verletzung in der CT sind eine Diskontinuität der Darmwand, extraluminales orales Kontrastmittel oder eine Kontrastmittel-Extravasation aus Mesenterialgefäßen. Indirekte Zeichen stellen eine fokale Darmwandverdickung, die Imbibierung des

Tab. 21.4 Verletzungsscore bei Trauma der Leber (Quelle: nach [671]).

| Grad | Morphologie | Beschreibung |
|---|---|---|
| I | Hämatom | subkapsulär < 10 % Oberfläche |
| | Lazeration | Parenchymtiefe < 1 cm |
| II | Hämatom | subkapsulär 10–50 % Oberfläche oder intraparenchymal < 10 cm |
| | Lazeration | Parenchymtiefe 1–3 cm |
| III | Hämatom | subkapsulär > 50 % Oberfläche oder intraparenchymal > 10 cm |
| | Lazeration | Parenchymtiefe > 3 cm |
| IV | Lazeration | Zerreißung 25–75 % eines Lappens oder 1–3 Segmente eines Lappens |
| V | Lazeration | Zerreißung > 75 % eines Lappens oder > 3 Segmente eines Lappens |
| | vaskulär | juxtahepatische venöse Verletzung (V. cava inferior und/oder zentrale Lebervene) |
| VI | vaskulär | Avulsionsverletzung |

Tab. 21.5 Verletzungsscore bei Trauma der Milz (Quelle: nach [671]).

| Grad | Morphologie | Beschreibung |
|---|---|---|
| I | Hämatom | subkapsulär < 10 % Oberfläche |
| | Lazeration | Parenchymtiefe < 1 cm |
| II | Hämatom | subkapsulär 10–50 % Oberfläche oder intraparenchymal < 5 cm |
| | Lazeration | Parenchymtiefe 1–3 cm |
| III | Hämatom | subkapsulär > 50 % Oberfläche oder intraparenchymal > 5 cm oder rupturiertes Hämatom |
| | Lazeration | Parenchymtiefe > 3 cm |
| IV | Lazeration | Devaskularisation > 25 % |
| V | Lazeration | komplett zerschlagene Milz |
| | vaskulär | Avulsionsverletzung mit Devaskularisation |

mesenterialen Fettgewebes, eine fokale Pneumatose, freie Luft oder Flüssigkeit und eine Hyper- oder Hypoattenuation der Darmwand dar.

▶ **Zwerchfellrupturen.** Sie treten in 10–15 % der abdominellen Traumata auf und sind eine absolute Operationsindikation (▶ Abb. 22.10).

## Penetrierendes Bauchtrauma

Jede penetrierende Verletzung im Bauchraum kann zu einer Peritonealverletzung mit begleitender intraabdomineller Blutung führen. Bei Schussverletzungen besteht hierfür aufgrund des hohen Energietransfers ein besonders hohes Risiko (▶ Abb. 22.14).

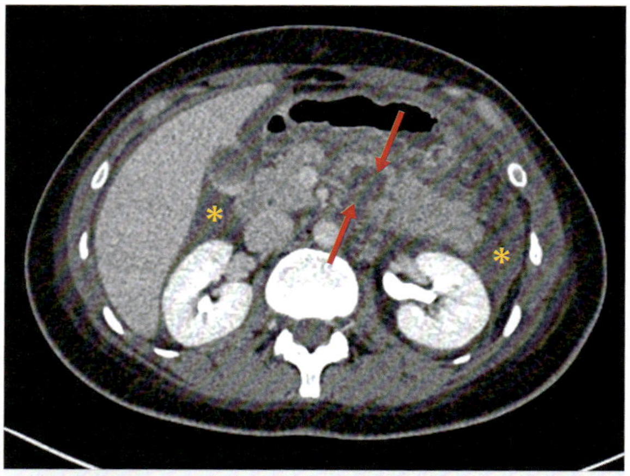

Abb. 22.12 Pankreasruptur im Korpus (rote Pfeile) mit konsekutivem peritonealem Hämatom (*).

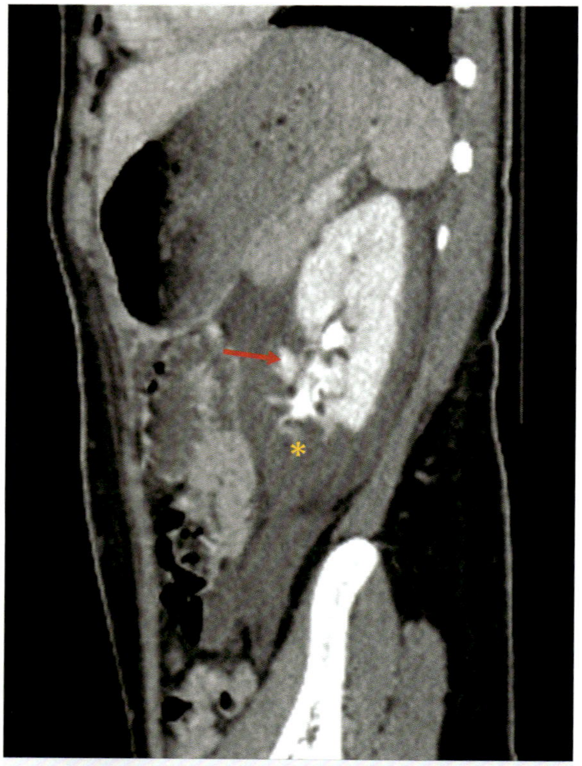

Abb. 22.13 Lazeration des kaudalen Nierenpols (roter Pfeil) links mit umgebendem perirenalem Hämatom (*).

Hämodynamisch instabile Patienten mit freier abdomineller Flüssigkeit müssen unverzüglich laparotomiert werden; weitere absolute Indikationen zur Laparotomie stellen Verletzungen mit Peritonismus, Sekretion von Darminhalt über die Wunde oder Vorfall von Darm oder Netzanteilen dar. Ein konservatives Vorgehen kann bei abweichenden Verletzungsmustern unter engmaschiger klinischer und sonografischer Kontrolle erfolgen.

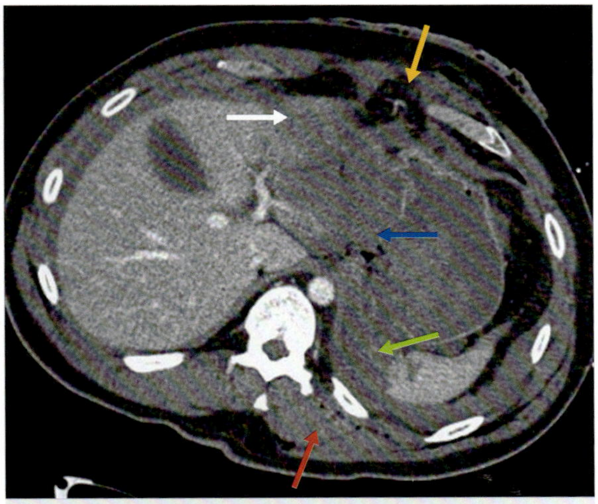

Abb. 22.14 Schussverletzung mit Eintritt (roter Pfeil) des Projektils auf Höhe BWK 9 und Austritt (gelber Pfeil) durch die paramediane Bauchwand links, indirekt ersichtlich an den subkutanen Lufteinschlüssen; Verletzung von Milz (grüner Pfeil) und linkem Leberlappen (weißer Pfeil) sowie Perforation des Magens (blauer Pfeil).

## Literatur


[668] **Bardenheuer** M, Obertacke U, Waydhas C et al. [Epidemiology of the severely injured patient. A prospective assessment of preclinical and clinical management. AG Polytrauma of DGU]. Unfallchirurg 2000; 103 (5): 355–363

[669] **Blackbourne** LH, Soffer D, McKenney M et al. Secondary ultrasound examination increases the sensitivity of the FAST exam in blunt trauma. J Trauma 2004; 57 (5): 934–938

[670] **Johnson** JW, Gracias VH, Schwab CW et al. Evolution in damage control for exsanguinating penetrating abdominal injury. J Trauma 2001; 51 (2): 261–269

[671] **Moore** EE, Cogbill TH, Jurkovich GJ et al. Organ injury scaling: spleen and liver (1994 revision). J Trauma 1995; 38 (3): 323–324

[672] **Rossaint** R, Bouillon B, Cerny V et al. Management of bleeding following major trauma: an updated European guideline. Crit Care 2010; 14 (2): R52

[673] **Stein** DM, Scalea TM. Nonoperative management of spleen and liver injuries. J Intensive Care Med 2006; 21 (5): 296–304

[674] **Tinkoff** G, Esposito TJ, Reed J et al. American Association for the Surgery of Trauma Organ Injury Scale I: spleen, liver, and kidney, validation based on the National Trauma Data Bank. J Am Coll Surg 2008; 207 (5): 646–655


# 22.5 Beckenverletzungen

*L. Beck, A. Gottschalk, S. Rehberg*

## 22.5.1 Allgemeine Informationen und Therapiegrundsätze

Im Rahmen von Polytraumata haben Beckenfrakturen eine Inzidenz von ca. 10 %. Typische Unfallmechanismen sind vor allem Verkehrsunfälle und Stürze aus großer Höhe.

> **Merke** M!
>
> Aufgrund der hohen Letalität von 10–16 % bei diesen Verletzungen sind die unmittelbare klinische Untersuchung der Beckenstabilität, die Beckenübersichtsaufnahme und die Sonografie des Abdomens im Schockraum von erheblicher Bedeutung ([675], [676]).

## 22.5.2 Untersuchungsstrategie und typische Befunde

► **Untersuchungsstrategie.** Radiologisch hinweisend auf eine *Instabilität des Beckens* sind in der *Projektionsradiografie* eine Erweiterung der Symphyse und/oder der Sakroiliakalgelenke (► Abb. 22.15), ein Versatz der Beckenschaufeln in horizontaler bzw. vertikaler Richtung oder eine Fraktur des Querfortsatzes von LWK 5, die als Indikator für eine hintere Beckenringverletzung zu werten ist.

Die exakte Einschätzung des Verletzungsausmaßes einschließlich der begleitenden Frakturen gelingt *computertomografisch* mittels multiplanarer und dreidimensionaler Rekonstruktionen.

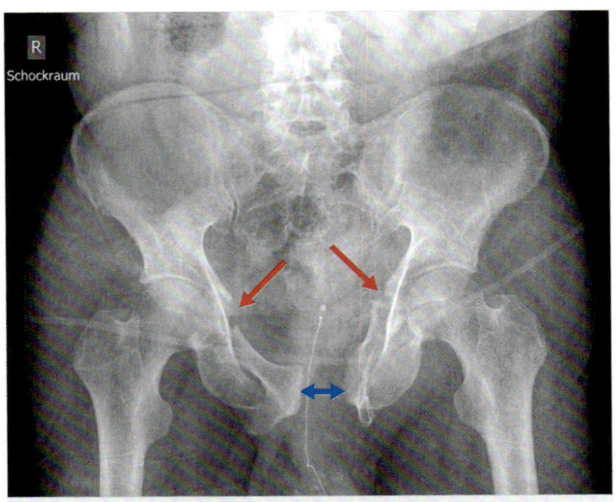


Abb. 22.15 Röntgenaufnahme in anterior-posteriorer Projektion im Schockraum: instabile Becken-C-Verletzung mit Sprengung der Symphysenfuge (blauer Pfeil) und dislozierten Frakturen des vorderen Beckenringes (rote Pfeile).

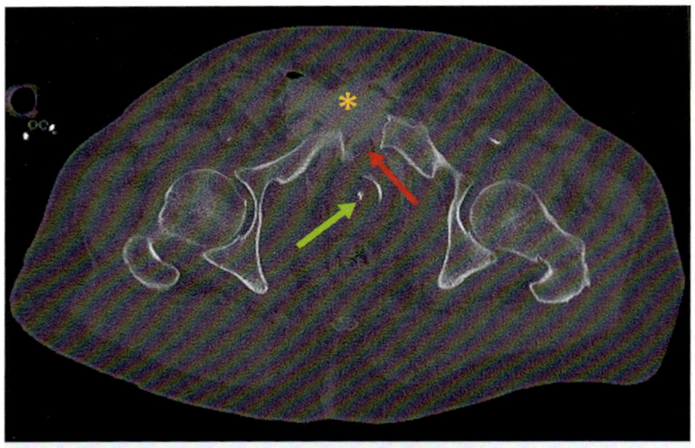


**Abb. 22.16** Beckenfraktur mit Verletzung der Urethra und konsekutivem Kontrastmittelaustritt (*) nach retrograder Kontrastierung der Harnblase über den einliegenden transurethralen Katheter (grüner Pfeil); Sprengung der Symphysenfuge (roter Pfeil).



Aufgrund der Elastizität des kindlichen Beckens fehlen bei bis zu 20 % der kindlichen komplexen Beckenverletzungen projektionsradiografische und computertomografische Auffälligkeiten, sodass in Abhängigkeit des Traumamechanismus die Durchführung einer *Magnetresonanztomografie* erforderlich sein kann.

► **Beckenfrakturen.** Die Einteilung der Beckenfrakturen erfolgt nach der Klassifikation der Arbeitsgemeinschaft Osteosynthese in 3 Gruppen:

- stabile A-Fraktur mit osteoligamentärer Integrität des hinteren Beckenringes und intaktem Beckenboden
- rotationsinstabile B-Verletzung mit partiell erhaltener Integrität des hinteren Beckenringes
- translationsinstabile C-Verletzung mit Unterbrechung aller posterioren osteoligamentären Strukturen und des Beckenbodens

Eine komplexe Beckenfraktur besteht bei der Kombination einer knöchernen Verletzung mit einer Verletzung der Beckenorgane, der ableitenden Harnwege (► Abb. 22.16) oder Nerven und Gefäße.

Frakturen des Os sacrum führen bei transforaminalem Verlauf der Frakturzone zu einer Instabilität im dorsalen Beckenring und können zu einer relevanten neurologischen Schädigung führen. Durch Verletzung des hinteren Beckenringes kann es zu hämodynamisch relevanten Blutungen aus dem präsakralen Venenplexus kommen.

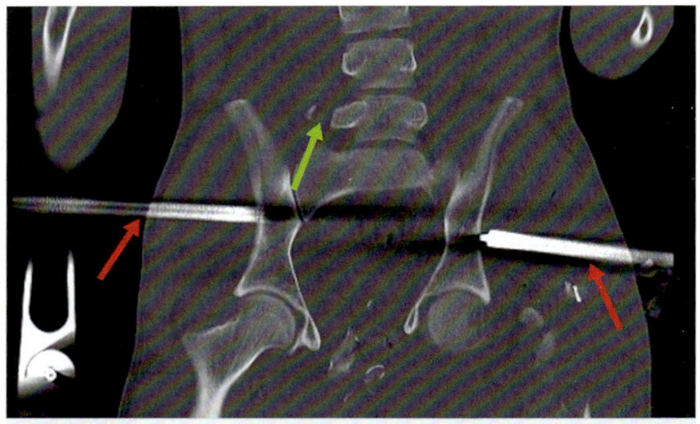

**Abb. 22.17** Anlage einer Beckenzwinge (rote Pfeile) bei instabiler Beckenfraktur mit hämodynamisch relevanter Blutung (nicht im Bild); Fraktur des Processus transversus von LWK 5 (grüner Pfeil).

## 22.5.3 Spezielle Therapieaspekte

**Merke**

M!

Bei kreislaufinstabilen Patienten ist eine *sofortige Kompression der Blutungsquelle* (Beckenzwinge, Fixateur externe, ggf. Beckengurt) erforderlich (► Abb. 22.17).

Parallel sollte frühzeitig eine aggressive Volumensubstitution mit Blut- und Gerinnungsprodukten begonnen werden. Bei nicht stillbarer Blutung stellt die Notfallangiografie mit selektiver Embolisation der verletzten Gefäße eine weitere therapeutische Option dar (Grad-I-Empfehlung). Instabile C-Verletzungen sollten operativ stabilisiert werden, A- und B-Verletzungen werden postprimär versorgt.

## Literatur


[675] **Culemann** U, Tosounidis G, Reilmann H et al. Beckenringverletzung. Chirurg 2003; 74: 687–700

[676] **Seekamp** A, Burkhardt M, Pohlemann T. Schockraummanagement bei Verletzungen des Beckens. Unfallchirurg 2004; 107: 903–910

# 22.6 Wirbelsäulenverletzungen

G. Homann, A. Gottschalk, S. Rehberg

## 22.6.1 Allgemeine Informationen und Therapiegrundsätze

Grundsätzlich muss bei jedem polytraumatisierten Patienten primär von einer Wirbelsäulenmitbeteiligung ausgegangen werden. In der Literatur werden bei erwachsenen polytraumatisierten Wirbelsäulenverletzungen mit einer *Inzidenz* von 20 – 34 % angegeben. Dabei ist in etwa 10 % die Halswirbelsäule betroffen [681].

Prädisponierend für Wirbelsäulenverletzungen sind Hochgeschwindigkeits- bzw. Verkehrsunfälle insbesondere bei fehlender Sicherung durch Gurt oder Airbag, Fußgängerunfälle, Stürze aus großer Höhe, Unfälle unter Alkohol- und/oder Drogeneinfluss, fortgeschrittenes Alter sowie systemische Erkrankungen, die zu einer Reduktion der Knochenbelastbarkeit führen (z. B. Osteoporose, Morbus Bechterew, Osteogenesis imperfecta). Aufgrund der hohen Inzidenz und der fatalen Langzeitkonsequenzen bei nicht sachgerechter Therapie sind die primäre *Immobilisation* und die schonende und *achsengerechte Lagerung* der Patienten bereits am Unfallort essenziell.

> **Merke**
>
> „Bei Bewusstlosen soll bis zum Beweis des Gegenteils von dem Vorliegen einer Wirbelsäulenverletzung ausgegangen werden." [681]

Neben der Bewusstlosigkeit gelten ein neurologische Defizit, Wirbelsäulenschmerzen oder Muskelhartspann, Extremitätenverletzungen und Intoxikationen als *Hinweise* auf eine instabile Wirbelsäulenverletzung. Ferner geben Verformungen, Druck-, Klopfschmerz, Stufen, Seitversatz, tastbare Lücken zwischen Dornfortsätzen Hinweise auf Wirbelsäulenverletzungen.

> **Merke**
>
> Da eine frühe operative Versorgung von Wirbelsäulenverletzten mit einem verbesserten neurologischen Behandlungsergebnis assoziiert ist, sollten alle Patienten mit neurologischen Ausfällen und Hinweisen auf eine Wirbelsäulenverletzung in ein *regionales Traumazentrum mit Wirbelsäulenchirurgie* transportiert werden [681].

Patienten mit traumatischer Rückenmarkläsion sind durch die akuten Veränderungen des zentralen und peripheren Sympathikotonus gefährdet. In der Initialphase nach Trauma imponieren ein erhöhter Sympathikotonus mit arterieller Hypertonie und Herzrhythmusstörungen. Infolge der Rückenmarkläsion entwickelt sich im weiteren Verlauf das Bild eines *spinalen Schockes*, ausgelöst durch die Unterbrechung der sympathoadrenergen Stimulation auf Rückenmarkebene. Neben einer Abnahme des peripheren Widerstandes, arterieller Hypotension und venösem Pooling führen Läsionen oberhalb von Th 5 darüber hinaus zu schweren Bradykardien und Herzinsuffizienz, Läsionen oberhalb von C 4–5 darüber hinaus zu einer kompletten Phrenikusparese mit Abnahme des Atemminutenvolumens und Hypoxiegefahr. Die Therapie des spinalen Schockes erfolgt rein symptomatisch [679].

## 22.6.2 Untersuchungsstrategie

*Projektionsradiografie* und CT werden gleichermaßen für die Erstbeurteilung von Wirbelsäulentraumata eingesetzt.

> **Merke**
>
> Aufgrund der höheren Genauigkeit sollte bei entsprechendem klinischem Verdacht oder unklarer Situation (z. B. bewusstloser Patient) der *CT der Vorzug gegeben werden* [681].

Darüber hinaus sollten pathologische oder verdächtige projektionsradiografische Befunde ebenso wie nicht adäquat abgebildete Regionen mittels einer ergänzenden CT abgeklärt werden [681].

Bei klinischem und bildmorphologischem Verdacht auf eine *diskoligamentäre Instabilität* oder Affektionen des Spinalkanals ist eine ergänzende Durchleuchtung oder *MRT* erforderlich. Insbesondere die MRT erlaubt weitere Aussagen über die betroffenen Weichteile, Diskusverletzungen sowie die Hämatom- und Ödembildung [677]. Bei parallel vorliegenden fortgeschrittenen degenerativen Veränderungen kann sie eine Einschätzung des Alters einer vorliegenden Fraktur ermöglichen.

Nicht selten existiert zwischen klinischem und bildgebendem Befund eine Diskrepanz, weshalb erst der Informationsaustausch und die Zusammenarbeit zwischen dem Radiologen und dem primär behandelndem Arzt eine differenzierte Bewertung der Diagnostik und der sich daraus ableitenden Therapiemöglichkeiten erlaubt.

## 22.6.3 Typische Befunde

> **Merke**
>
> Entscheidend bei der Einordnung von Wirbelsäulenverletzungen ist die *Stabilitätsbeurteilung*.

► **Drei-Säulen-Modell nach Denis.** Hier werden eine *vordere* (ventrales Längsband, vorderer Anteil der Bandscheibe und ventrale zwei Drittel des Wirbelkörpers),

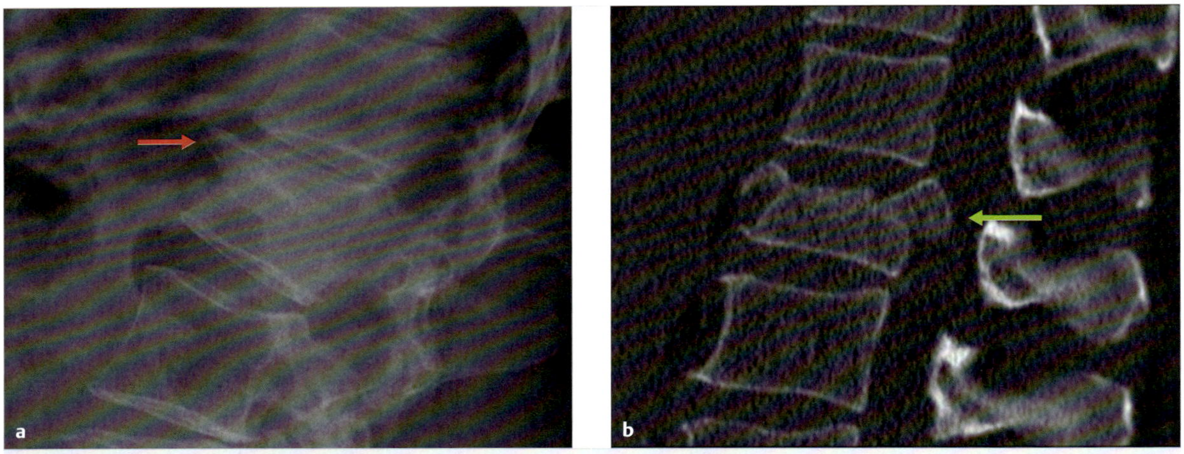


**Abb. 22.18** Kompressionsfraktur mit mittelgradiger (ca. 50 %iger) Wirbelkörperhöhenminderung.
**a** Die ventrale Aufwerfung (roter Pfeil) ist bereits projektionsradiografisch gut zu erkennen.
**b** Die nach dorsal verlagerte Hinterkante ist erst in der CT ersichtlich (grüner Pfeil).



eine *mittlere* (dorsales Wirbelkörper- und Bandscheibendrittel und dorsales Längsband) und eine *hintere Säule* (Pedikel, Facettengelenke, Gelenk- und Dornfortsätze, dorsaler Bandapparat) unterschieden [678]. Sind zwei von drei Säulen betroffen, bestehen eine abnormale Segmentbewegung und eine höhergradige Instabilität.

► **AO-Klassifikation.** Die modernere AO-Klassifikation nach Magerl bezieht den *Verletzungsmechanismus* mit ein [680]; Typ A entspricht einer Kompressionsfraktur, Typ B einer Flexions-Distraktions-Verletzung, Typ C einer Rotationsverletzung. Instabil sind Typ-B- und -C-Frakturen, bei denen es zusätzlich zur Wirbelkörperfraktur zu Verletzungen des hinteren respektive vorderen Längsbandes kommt.

- *Kompressionsfrakturen* (► Abb. 22.18) umfassen Impaktions-, Spalt- und Berstungsfrakturen; bei Letzteren liegt eine Beteiligung der Hinterkante vor.
- *Flexions-Distraktions-Verletzungen* (► Abb. 22.19) betreffen die Dornfortsätze (horizontale Frakturen) oder die dorsalen Ligamente. Wichtigstes Zeichen ist die bereits projektionsradiografisch, deutlicher jedoch computertomografisch nachweisbare Distanzierung der Dornfortsätze voneinander. Der direkte Nachweis der ligamentären Verletzung gelingt in der MRT mittels STIR-Sequenzen (signalreich). Eine Koinzidenz mit Sternumfrakturen ist häufig.
- *Rotationsverletzungen* führen zu einem lateralen Versatz der Dornfortsätze, einer Rotation der Pedikel und zu Doppelprojektionsphänomenen der Hinterkanten. Die dreidimensionale Zuordnung gelingt computertomografisch besser als projektionsradiografisch. Begleitende Myelonverletzungen und intraspinale Blutungen werden mit der MRT nachgewiesen.

► **Weitere Verletzungen.** Weitere wichtige Begleitverletzungen, vor allem bei Akzelerations-/Dezelerationstraumata, stellen Gefäßabrisse und -dissektionen sowie diffuse axonale Verletzungen dar (Kap. 22.2). Bei der klinischen Prüfung sollte eine paradoxe Differenz zwischen Arm- und Beinkraft mit Verminderung der Armkraft an ein Central-Cord-Syndrom denken lassen und die Durchführung einer MRT mit möglicher Detektion von zentral lokalisierten spinalen Ödemen zur Folge haben (► Abb. 22.20).

Insbesondere Verletzungen der Halswirbelsäule können bei Traktions- und Rotationsbewegungen zu einer Kompression und damit Schädigung des Rückenmarks führen, was erhebliche Auswirkungen auf das Ventilations- und Lagerungsmanagement des Patienten hat.

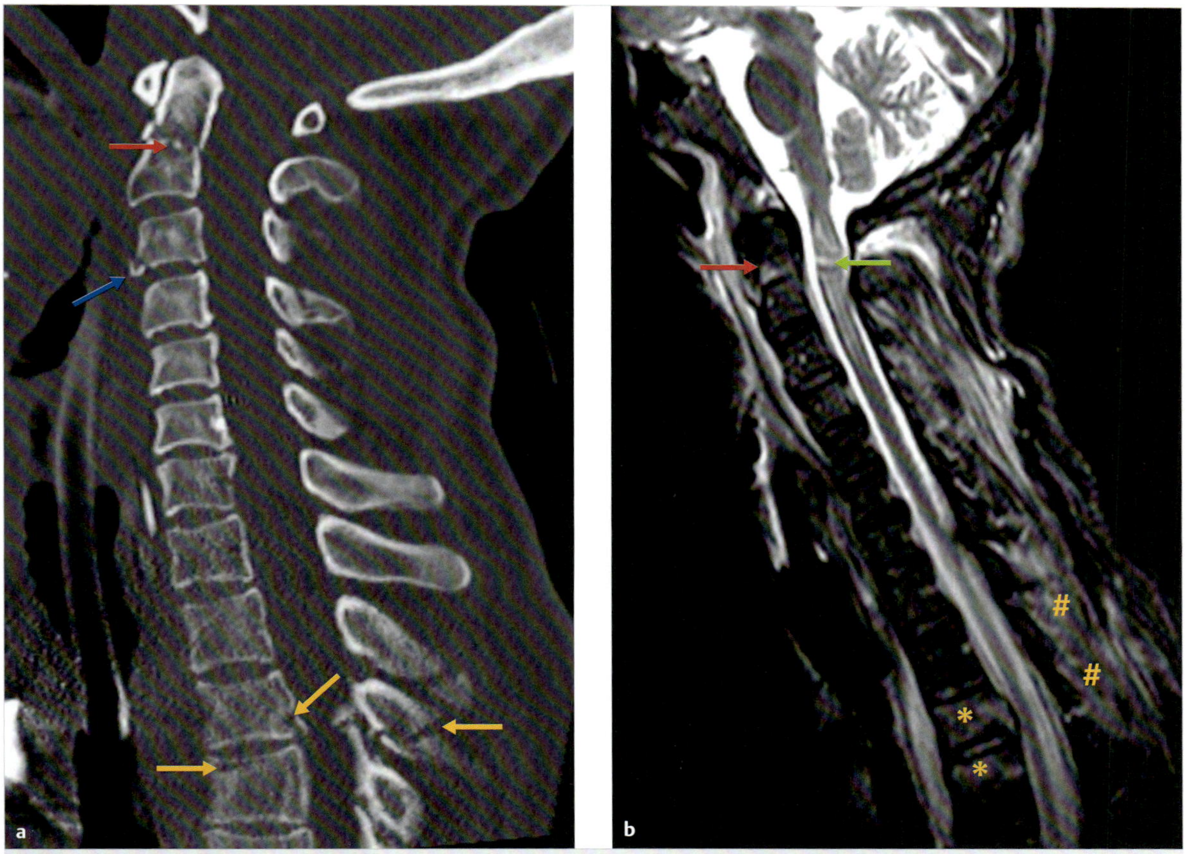


**Abb. 22.19** Flexions-Distraktions-Fraktur der unteren BWS mit Wirbelkörper- und Dornfortsatzfrakturen (gelbe Pfeile), entsprechendem Knochenmarködem (*) und einer Verletzung der interspinösen Ligamente (#); keine Myelopathie auf dieser Höhe. Fraktur der Densbasis (rote Pfeile) mit entsprechendem Knochenmarködem und sog. „Tear-Drop-Fracture“ (blauer Pfeil) als Folge einer Flexionsverletzung; häufig assoziierte Myelonverletzungen, in diesem Fall eine subtotale Durchtrennung (grüner Pfeil) mit angrenzendem Myelonödem.
**a** Sagittale CT-Rekonstruktion.
**b** Sagittale STIR-Sequenz, MRT.

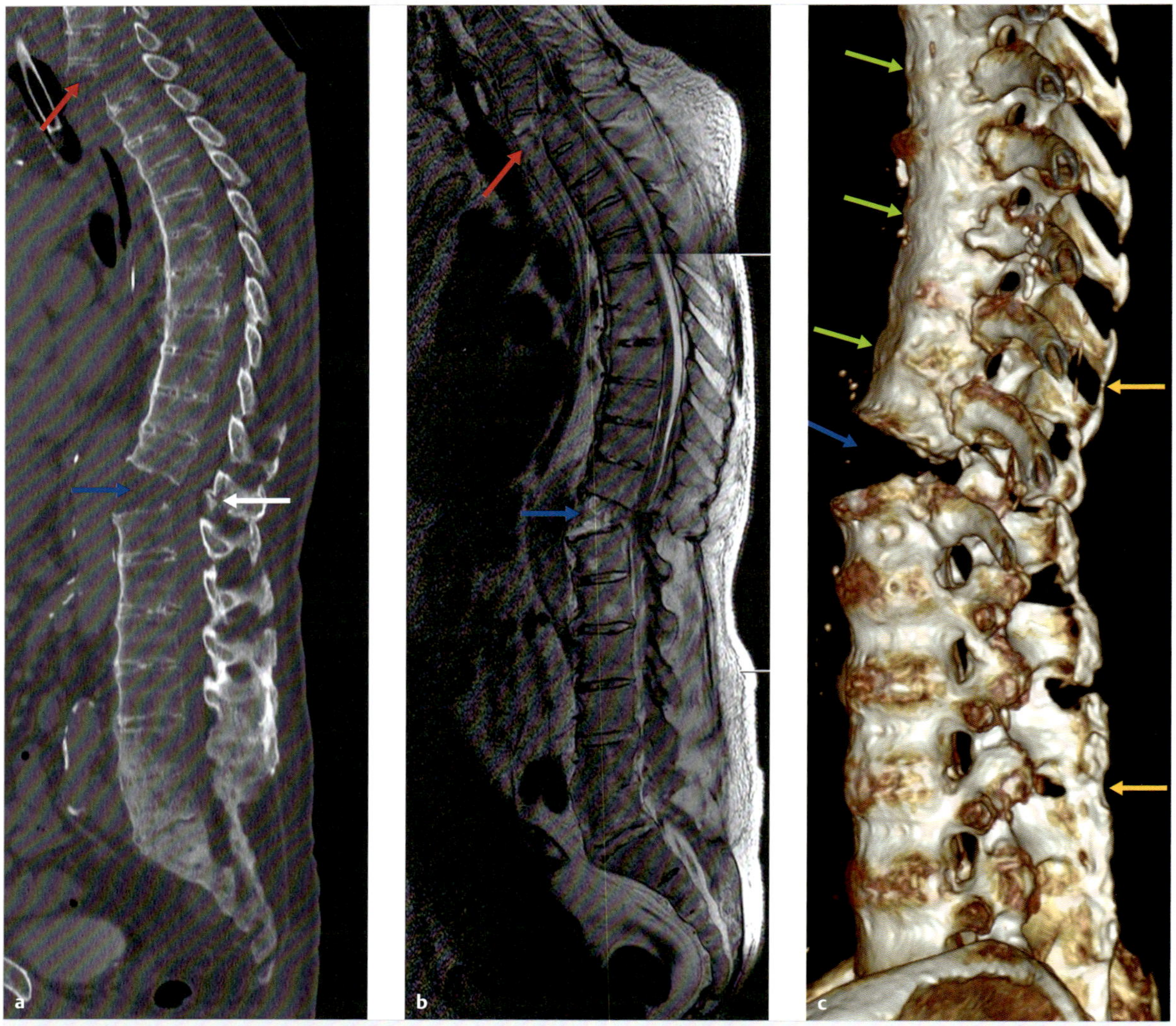


**Abb. 22.20** Dislozierte Fraktur des BWK 1 (rote Pfeile). Fraktur des Dornfortsatzes BWK 11 (weißer Pfeil), fortgesetzt in eine ventrale, ausgeprägte diskoligamentäre Dissoziation (blaue Pfeile); für einen Morbus Bechterew typische Bambusstabform der Wirbelsäule durch segmentüberschreitende Verknöcherungen des Bandapparates, z. B. Lig. longitudinale anterius (grüne Pfeile), Lig. interspinosum (gelbe Pfeile).

**a** Sagittale CT-Rekonstruktion.

**b** Sagittale STIR-Sequenz, MRT.

**c** 3D-Rekonstruktion.

### 22.6.4 Spezielle Therapieaspekte

**Merke**

Eine unauffällige Neurologie schließt eine Wirbelsäulenverletzung mit Beteiligung des Rückenmarks nicht aus.

► **Ruhigstellung der Wirbelsäule.** Bis zum Beweis des Gegenteils gelten alle Wirbelsäulenverletzungen primär als instabil. Die präklinisch begonnene Immobilisation mittels Stiff Neck und Vakuummatratze muss innerklinisch fortgeführt werden. Lagerung und Drehen müssen achsgerecht en bloc durchgeführt werden. Erst nach Beendigung der bildgebenden und/oder klinischen Diagnostik sowie Befundmitteilung darf die Ruhigstellung der Wirbelsäule ggf. beendet werden.

► **Operative Versorgung.** Im Falle eines Polytraumas erfolgt die operative Versorgung prioritätenorientiert, d. h. vital bedrohliche Verletzungen der Körperhöhlen und des Schädels werden vorrangig behandelt. Erst bei stabilen Vitalparametern kann im Anschluss die operative Stabilisierung von Wirbelsäulenverletzungen beginnen.

Es bestehen folgende *Operationsindikationen*:

- atlantookzipitale Dislokation, translatorische atlantoaxiale Dislokation
- instabile Jefferson-Fraktur
- instabile Densfraktur
- Hangman-Fraktur (Bogenfraktur C 2 und Bandscheibenverletzung C 2 / C 3)
- instabile C 3- bis C 7-Frakturen auch im Sinne der Luxation
- instabile TH1- bis LWK5-Frakturen auch im Sinne der Luxation
- offene Wirbelsäulenverletzung
- komplexe Wirbelsäulenverletzungen mit einer Verletzung essenzieller Leitungsbahnen und Organe wie Rückenmark, Lunge, große Gefäße und Bauchorgane

Generell sollten instabile Wirbelsäulenverletzungen mit gesicherten oder anzunehmenden neurologischen Ausfällen und mit Fehlstellungen, bei denen durch die Reposition, Dekompression und Stabilisierung neurologische Ausfälle vermutlich verhindert oder gebessert werden können, möglichst frühzeitig operiert werden [681].

Aufgrund der zu erwartenden langen Operationszeit ist die Indikation zum ICP-Monitoring großzügig zu stellen. Die Bereitstellung von ausreichenden Blut- und Gerinnungsprodukten ist obligat.

## Literatur


[677] **Benedetti** P, Fahr L, Kuhns L et al. MR imaging findings in spinal ligamentous injury. Am J Roentgenol 2000; 175 (3): 661–665

[678] **Denis** D. Spinal Instability as defined by the three-column spine concept in acute spinal trauma. Clin Orthop 1983; 189: 65–76

[679] **Kochs** E, Adams HA, Spies C. Anästhesiologie. 2. Aufl. Stuttgart: Thieme; 2009

[680] **Magerl** F, Aebi M, Gertzbein SD et al. A comprehensive classification of thoracic and lumbar injuries. Eur Spine J 1994; 3 (4): 184–201

[681] **S 3-Leitlinie Polytrauma**/Schwerverletzten-Behandlung. http://www.awmf.org/leitlinien/detail/II/012–019.html


## 22.7 Gefäßverletzungen

*G. Homann, L. Beck, A. Gottschalk, S. Rehberg*

### 22.7.1 Allgemeine Informationen und Therapiegrundsätze

**Merke**

Verletzungen großer arterieller Gefäße stellen durch hämorrhagische oder ischämische Komplikationen eine akute Lebensbedrohung dar und erfordern eine unmittelbare Blutstillung respektive Revaskularisation.

Patienten mit aortalen Verletzungen versterben zu 70–90 % noch am Unfallort. Von den Patienten, die das Krankenhaus erreichen, sterben weitere 30 % noch vor einer chirurgischen Versorgung [684]. Aus diesem Grund besteht bei hämodynamischer Instabilität und Verdacht auf freie intrathorakale (► Abb. 22.21) oder abdominelle Flüs-

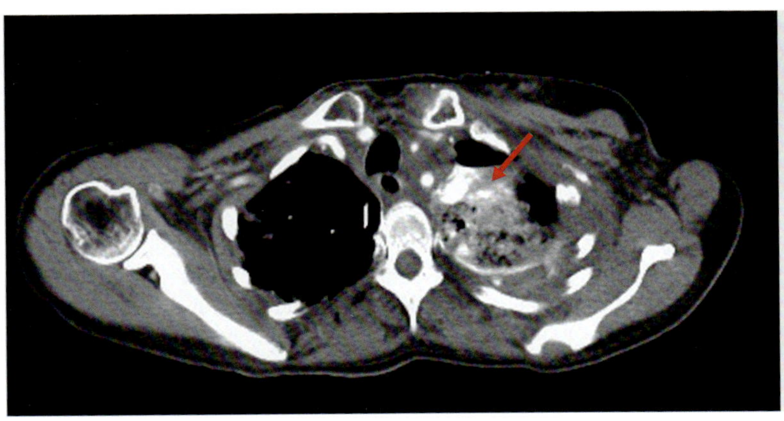

**Abb. 22.21** Akute Blutung mit entsprechendem Kontrastmittelaustritt (roter Pfeil) und Ausbildung eines Hämatothorax auf der linken Seite.

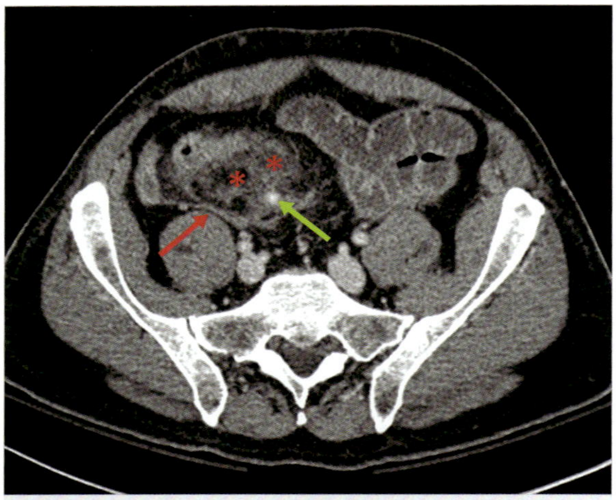

**Abb. 22.22** Mesenterialwurzeleinriss mit blutiger Imbibierung des perivaskulären (V. Mesenterica; grüner Pfeil) Mesenteriums (*) und beginnender Blutverteilung ventral des rechten M. psoas (roter Pfeil).

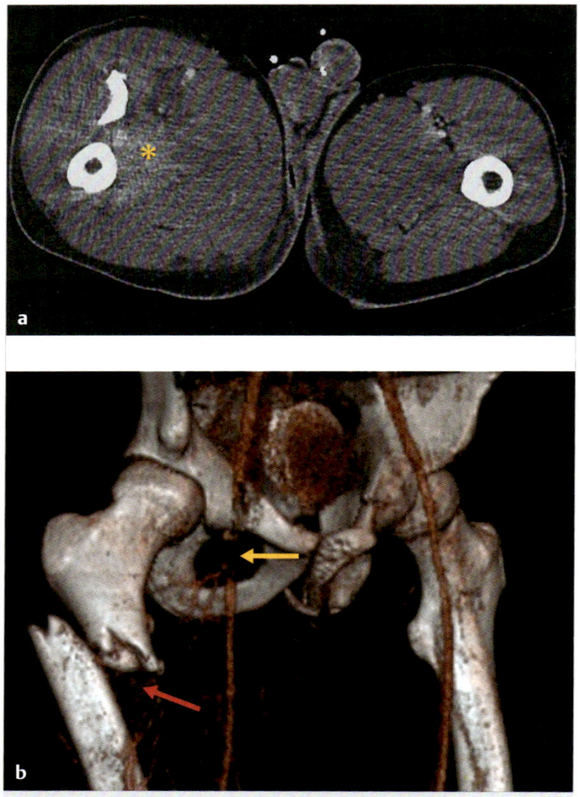

**Abb. 22.23** Großes Hämatom des rechten Oberschenkels mit Kontrastmittelaustritt (*) infolge einer akuten Blutung aus der verletzten A. femoralis communis (gelber Pfeil); dislozierte subtrochantäre Femurfraktur (roter Pfeil).

**a** Transversal CT-Rekonstruktion.

**b** 3D-Rekonstruktion.

sigkeit die sofortige Indikation zur Operation. Auch Verletzungen anderer abdomineller Gefäße sind mit einer hohen Letalität assoziiert, da sie häufig erst verzögert anhand des protrahierten, hämorrhagischen Schocks diagnostiziert werden (▸ Abb. 22.22) [682]. Verletzungen arterieller Gefäße der Extremitäten gefährden zusätzlich zum Blutverlust den Erhalt der Extremität (▸ Abb. 22.23).

Unfallmechanismen sind beispielsweise *direkte, perforierende* Verletzungen (offene Frakturen, Pfählungs-, Stich- oder Schussverletzungen) oder *indirekte Krafteinwirkungen* (Dezelerationstraumata) im Rahmen von Verkehrsunfällen oder Stürzen aus großer Höhe. Während im ersten Fall typischerweise eine Blutung auftritt, kann bei stumpfen Traumata sowohl eine Blutung (durch Ruptur) als auch ein Gefäßverschluss (durch Dissektion/Wandhämatom) resultieren. Daher ist z. B. bei einem Trauma der Kopf-Hals-Region eine Dissektion der A. carotis oder A. vertebralis mit dem Risiko einer zerebralen Ischämie auszuschließen (▸ Abb. 22.24).

## 22.7.2 Untersuchungsstrategie und typische Befunde

▸ **Thorakale Gefäßverletzungen.** Ausgedehnte thorakale Gefäßverletzungen können bereits in der *Röntgenübersicht* des Thorax durch eine Verbreiterung des Mediastinums (▸ Abb. 9.33) oder einseitige Lungenverschattung im Rahmen eines Hämatothorax vermutet werden (Kap. 9.4.2). Sofern klinisch keine unmittelbare Notfall-OP indiziert wird, sollte die *computertomografische Diagnosesicherung* erfolgen ([685], [686]).

▸ **Abdominelle Gefäßverletzungen.** Hinweisend auf eine abdominale Gefäßverletzung ist freie intraabdominale Flüssigkeit in der initialen *Abdomensonografie*. Retroperitoneale Blutungen entgehen dem sonografischen Nachweis jedoch oft, sodass im Rahmen der Phase Gelb des Schockraumalgorithmus häufig eine Computertomografie angeschlossen wird. Bei kreislaufstabilen Patienten gibt die *kontrastmittelgestützte Ganzkörper-Computertomografie* mit Nachweis einer Kontrastmittelextravasation bei aktiver arterieller Blutung Aufschluss über die Lokalisation. Hierbei gilt eine Blutungsaktivität von mindestens 0,5 ml/min als erforderlich.

▸ **Hämatome, Dissektionen.** Gefäßverschlüsse durch intramurale Hämatome bzw. eine Dissektion mit folgender Thrombosierung im Gefäßlumen mit Gefahr der Embolisation werden durch eine *kontrastmittelgestützte CT-Angiografie* nachgewiesen (▸ Abb. 22.24). Diese zeigt im Maximalfall einen kompletten Kontrastierungsabbruch. In geringer ausgeprägten Fällen sind mitunter nur geringe Kaliberschwankungen des kontrastierten Gefäßlumen auffällig. Bei unklaren Befunden kann der Nachweis des Wandhämatoms in der *MRT* erfolgen. Eine *katheterangiografische Diagnostik* ist nur in seltenen Fällen notwendig (s. auch Kap 19.2.2).

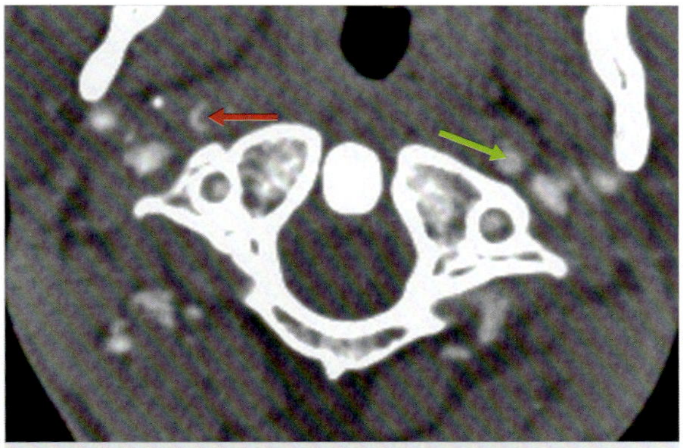

**Abb. 22.24** Dissektion der rechten A. carotis interna mit typischer exzentrischer Lumeneinengung bei Thrombosierung des falschen Lumens (roter Pfeil); gesunde A. carotis interna zum Vergleich (grüner Pfeil).

## 22.7.3 Spezielle Therapieaspekte

Eine lebensbedrohliche *Blutung* muss durch geeignete Maßnahmen umgehend gestoppt werden. Neben dem operativen Vorgehen besteht die Option der interventionellen Blutungsstillung z. B. durch Coiling oder Embolisation [683].

*Dissektionen* und *Gefäßverschlüsse* sind ebenfalls eine besondere Herausforderung, da die sonst etablierte antikoagulatorische Therapie in Anbetracht des Traumas mit möglichen Begleitverletzungen nicht durchführbar ist. Somit sind in dieser Situation mechanisch rekanalisierende, interventionelle Verfahren zu berücksichtigen (Stent, Stent-Retriever, Thrombushydrolyse).

Die Indikationsstellung muss in beiden Anwendungsfeldern in enger interdisziplinärer Abstimmung erfolgen.

## Literatur

[682] **Aufmkolk** M, Nast-Kolb D. [Abdominal trauma]. Unfallchirurg 2001; 104 (9): 861–873

[683] **Baum** S. Abraham's angiography interventional radiology. Philadelphia, PA: Lippincott; Williams&Wilkins; 2006

[684] **Kopp** R, Andrassy J, Czerner S et al. [Traumatic thoracic aorta rupture: preclinical assessment, diagnosis and treatment options]. Anaesthesist 2008; 57 (8): 782–793

[685] **Steenburg** SD, Ravenel JG, Ikonomidis JS et al. Acute traumatic aortic injury: Imaging evaluation and management. Radiology 2008; 248 (3): 748–762

[686] **Zettl** RP, Kühne CA, Kalinowski M et al. Bedeutung der CT-Angiographie zum Screening supraaortaler Gefäßverletzungen beim Schwerverletzten. Unfallchirurg 2010; 113 (5): 394–400

# Anhang

# Sachverzeichnis


## A

Abdomen
- akutes 126–128
-- Differenzialdiagnose 127
- Anatomie 132
- Beurteilungskriterien 134
- Computertomografie 130, 135
-- Kontrastmittel 131
-- Qualitätsanforderungen 131
- Magnetresonanztomografie 132, 135
- postoperative Veränderung 180–181, 184
- Projektionsradiografie 129
- Röntgenbild 134–135
- Sonografie 130, 135
- systematische Bild- und Befund-analyse 134
- Übersichtsaufnahme 130

Abszess 186
- epiduraler 244, 246
-- bildgebende Diagnostik 245
-- Erreger 244
- postoperativer intrakranieller 236
- transkutane Drainage 187

Acute Respiratory Distress Syndrome (ARDS) 110
Adhäsionsatelektase 60
Aerobilie, postoperative 188
Amputation 269
Anästhesie 29
- akute Blutung 30
- Organverletzung 30
- physiologische Phänomene 30
- thromboembolische Komplikation 30

Anastomosen-Nahtmaterial 182
Aneurysma
- falsches 95, 166
- inflammatorisches 96
- rupturiertes, CT 95
- Therapie, Komplikationen 97
- thorakales, Versorgung 96
- thorakoabdominelles 97
- wahres 95, 166

Aneurysmaclip 253–254
Aneurysmacoil 254
Aneurysmagröße, Rupturrisiko 168
Aneurysmaruptur 96
Angiografie 31
Antikoagulation 217
Aorta
- ascendens 102
- descendens 101–102
- thorakales Crossclamping 97

Aorta-ascendens-Aneurysma 97
Aorta-descendens-Aneurysma 97
Aortenaneurysma
- abdominelles 165–166, 168
- AHA-Empfehlungen 168
- Crawford-Klassifikation 93
- endovaskuläre Versorgung 167
- Notfallindikation 168
- Ruptur 166
- thorakales 93
- Unterteilung 94

Aortenbogenaneurysma 97
Aortendissektion
- akute 98
-- Typ-A-Dissektion 103
-- Typ-B-Dissektion 103
- Einteilung 169
- Klassifikation nach Stanford und De Bakey 99

Aortendurchmesser, Quantifizierung 95
Aortenruptur 166, 168
Aortensyndrom 169
- akutes 98–99, 170
-- Diagnostik 99
-- EKG-synchronisierte Computertomografie 100
-- kontrastverstärkte MR-Angiografie 100
-- transösophageale Echokardiografie 101
- kontrastmittelverstärkte Computertomografie 170
- offener Prothesenersatz 172
- Risikofaktoren 169
- Stentimplantation 172
- Therapie 171–172
- transabdominelle Sonografie 170
- Typ-B-Dissektionen 169

ARDS (Acute Respiratory Distress Syndrome) 110
- Beatmungsparameter 113
- Berlin Definition 110
- extravaskuläres Lungenwasser 114
- Gewebeoxygenierung 114
- Komplikationen 112
- PEEP-Einstellung 113
- Stadien 111–112
- Therapie 113

Arteria (-ae)
- carotis interna 200
- vertebralis 201

Arterien, hirnversorgende, Dissektion 213–214
Aspiration 64
- Bronchoskopie 66
- Erregernachweis 66
- Risikofaktoren 64
- Röntgenkontrastmittel 65
- Röntgenmorphologie 65
- stille 66

Aspirationsfolge 65
Aspirationspneumonie 64
Aspirationspneumonitis 64
Aspirationsursachen 65
Asthma cardiale 74
Aszites, postoperativer 185
Atelektase 60, 62
- intraoperative, Prävention 63
- Sonografie 63
- Zeichen 60

ATS-Kriterien, modifizierte 72
Axonschädigung, diffuse 229

## B

Ballonpumpe, intraaortale (IABP) 119
Bandscheibenvorfall 246
- Lokalisation 247
- Operationsindikation 248

Bariumsulfat 65, 131
Basalganglien 199
Bauchaortenaneurysma 165–166
Bauchtrauma
- penetrierendes 278
- stumpfes 276–277

Beckenfraktur 279
- Blutungsquelle 280
- Einteilung 280
- instabile 280

Befundbericht, radiologischer 204
Befunddokumentation 33
Befundkommunikation 33
Befundmitteilung, telefonische 33
Beinahe-Ertrinken 65
Bewegungsapparat, Beurteilung 203
Bewusstseinsstörungen 193
Bildberechnung, gefaltete Rückprojektion 22
Bleiglasbrillen 26
Bleigleichwert 26
Blutabbauprodukte, Signalverhalten, MRT 219
Blutfluss, zerebraler 211
Blutung
- akute mit Kontrastmittelaustritt 285
- gastrointestinale 126
-- Differenzialdiagnose 128
- intradurale 241
- intrakranielle 218–219
- intraspinale 241–242
- intraspinale, intradurale, subarachnoidale 241
- intrazerebrale 230–231
-- Befunde 230
- lebensbedrohliche 287
- obere intestinale 143
- postoperative 185
- subarachnoidale 222–223
- subdurale 220–221

Boerhaave-Syndrom 138
Bronchialkarzinom 83
Bronchialsystem 42
Bronchopneumonie 69
Bronchoskopie, Aspiration 66
Brustwirbelsäule
- Bandscheibenvorfall 248
- dislozierte Fraktur 284
- Flexions-Distraktions-Fraktur 283

Bypassoperation 122

## C

Cardioverter-Defibrillator (ICD), implantierbarer 118
Cauda-equina-Syndrom 248–249
Cholangitis 155
Cholezystitis 155
Chylothorax 54
Circulus arteriosus Willisii 201
Clip-Material 119
Clostridieninfektion 152
Compton-Effekt 20
Computertomografie 21, 43
- Bolustriggerung 43
- hirnversorgende Gefäße 195
- Kontrastmittelgabe 43
- Lungenfenster 45
- multislice 22
- Testbolusprinzip 43
- Weichteilfenster 44

Conus-medullaris-Syndrom 248–249

## D

Damage Control Resuscitation 266
Damage Control Surgery 265
Darm, Verletzung 277
Darmatonie, postoperative 187
Darmischämie 170
Darmperforation 145
Deep-Sulcus-Sign 51
Dezelerationstraumata 286
Diarrhö, nosokomiale 151
Dickdarmileus 146
Dissektion
- Befunde 214–215
- der Halsarterien 214
- Leitsymptom 213
- Untersuchungsstrategie 214

Dissektion;der Halsarterien 213
Dissektionsmembran 171
- CT-Angiografie 101

Divertikulitis 149
- Klassifikation 149–150
- Therapie 150

Divertikulose 144, 149
Druckmesssonde 252
Dünndarmileus 146
- Transitionszone 148

Duodenalulkus 142–143
Dyspnoe 39

## E

ECMO-Kanüle 117
Emphysemformen 58
Empyem, subdurales 233
Endokarditis 104
- Antibiose 106
- infektiöse, Duke-Kriterien 105
- multiplanare Rekonstruktion des CT 105
- Operation 106

- perivalvuläre Ausbreitung 105
- transösophageale Echokardiografie 105
Endoleaks 167
Endotrachealtubus 116
Enzephalitis 234–235
- bakterielle Infektion 235–236
- lymphoplasmazelluläre 235
- virale Infektion 235
- zerebrale Einblutung 235
Epiduralanästhesie, Hämatom 242
Epiduralhämatom 271
Ernährungssonde 116
Erosion 142
Exsudat, Zusammensetzung 53
Extrauteringravidität 164
- Diagnose 165
- sonografische Zeichen 164
Extremitätenischämie 171
Extremitätenverletzungen 268

## F

Fassthorax 57–58
FAST-Sonografie 264
Felsenbeinfraktur 270
Fibrinolyse 217
Fibrose, nephrogene systemische 28
Flachdetektor 21
Fluidothorax 275
Fremdkörper, iatrogener 183–184
Fremdkörperaspiration 65
Fremdmaterial 252
Fundusvarizenblutung 140

## G

Galledrainage 181
Gallenblase 156
Gallenwege, dilatierte hepatische 155
Gallenwegobstruktion, endoskopische Intervention (endoskopische retrograde Cholangio-Pankreatikografie = ERCP) 157
Gallenwegs-Operation 188
Gastrointestinaltrakt
- Erkrankungen 136
- systematische Bild- und Befundanalyse 134
Gefäßoperation, abdominelle 189
Gefäßverletzung 285
- abdominelle 286
- direkte perforierende 286
- thorakale 286
Gehirn, Pilzinfektion 236
Gerinnungsstörung 266–267
- epidurales Hämatom 242
Gerinnungstherapie, medikamentöse Optionen 267
Glasgow Coma Scale 260
Glioblastom 207
Glockenthorax 58
Großhirn 198
Großhirnarterien 200
Großhirnhemisphären, Gliederung 199
Gummibandligatur, Ösophagusvarizenblutung 140

## H

Halsregion, Verletzungen 272
Halswirbelsäule, Bandscheibenvorfall 248
Hämatom
- chronisch subdurales (SDH) 256
- epidurales 218, 242
-- Befunde 218, 243
-- MRT Kontraindikation 242
-- Risikofaktoren 242
-- Therapie 219
-- Untersuchungstrategie 218
- epidurales hyperdenses bikonvexes 219
- intramurales 98, 102, 169
-- MRT-Befund 102
- intraspinales 241
- subdurales 220–221
-- Ausbreitung 221
- subgaleales 270
Hämatothorax 54–55
Harnblase, Beurteilungskriterien 162–163
Harnblasenvolumen 163
Harnleiterschiene 183
Harnverhalt 162
Harnwegsinfekt, Antibiotika-Therapie 160
Harnwegsinfektion, komplizierende Faktoren 158
Harnwegsobstruktion 161
Hautklammermaterial 119
Hemiparese 211
Herniation 206
Hernierung 247
Herz
- Computertomografie 45
- Röntgenbild 47
Herz-Thorax-Quotient 76
Herzbeuteltamponade
- Echokardiografie 108
- klinische Symptome 107
Herzerkrankungen 104–105
Herzkontur 42
Herzschrittmacher 118
Herzvergrößerung, projektionsradiografische Zeichen 47
Hilus 47
Hilusregion 42
Hirndruck, erhöhter 273
Hirninfarkt 208
Hirnödem 205
- extrazelluläres 205
- Hernierungen 206
- kombiniertes 205
- Therapie 206
- zytotoxisches 205
Hirnparenchymnekrose 208
Hirnperfusion, Darstellung 210
Hirnschaden, primärer 269
Hirnstamm 199
Hirntumor 257
Hirnvenenthrombose 216, 231
Histoacrylinjektion 140
Hodgkin-Lymphom 83
Hohlorganperforation 144
Homöostase, Aufrechterhaltung 273
Hounsfield-Einheiten (HE) 22
- Organe 22
Hydrocephalus
- hypersecretorius 238
- malresorptivus 238
- occlusus 238
Hydronephrosestadien 161
Hydrozephalus 237
- Befunde 237–238
- kongenitaler 238
- Nachweis 237
Hypertension, intrakranielle 223
Hyperthyreose, iodhaltige Kontrastmittel 28

## I

Ileus 146–147
- Komplikation 148
- mechanischer 147
- mechanischer, Transitionszone 148
- monophasisches Abdomen-CT 147
- paralytischer 146
- postoperativer paralytischer 187
Injury Severity Scale (ISS) 260
Insult, ischämischer, lokale Lyse 214
Ischämie 170
- akute mesenteriale (AMI) 173
-- Befunde 174
-- Lysetherapie 175
- chronische mesenteriale 174

## K

Kalottenfraktur 270
Kind, Computertomografie, Kontrastmittegabe 43
Klappenersatz 122
Klappenimplantation, transarterielle (TAVI) 122
Kleinhirn 199
Koagulopathie, traumainduzierte 266
Kochleaimplantate 255
Kolitis, pseudomembranöse 151
Kompressionsatelektase 60, 63
Konsil, radiologisch-anästhesiologisches 33
Kontrastmittel 27–28
- hirnversorgende Gefäße 197
Kontrastmittelanreicherung, meningeale 203
Kontrastmittelaspiration 65
Kontrastmittelgabe, intravenöse, Indikation 44
Kontrastmittelinjektion, hirnversorgende Gefäße, Kontrastierungsphasen 198
Kontrastmittelreaktion
- allergoide 27
- Therapie 28
- unerwünschte Wirkungen 27
Kontrolle, postoperative 252
Kopf, Beurteilung 203
Kopfschmerz 192
- Differenzialdiagnose 192
Krise, thyreotoxische 28
Kryptokokkose 236

## L

LAR (lifetime attributable risk) 25
Lavage 66
Leber, systematische Bild- und Befundanalyse 134
Leber-Operation 188
Leberverletzung 277
- Verletzungsscore 278
Leberzirrhose 139
Lendenwirbelsäule, Bandscheibenvorfall 247
Leukämie, akute myeloische, Stammzelltransplantation 112
Liquor cerebrospinalis 237
Liquordrainage 252
Liquorräume 200
Liquorzirkulationsstörung 252
Listerien-Meningitis 233
Lobäratelektase, Morphologie 62
Lobärpneumonie 68
Lobektomie 120
Luft, freie intraabdominelle 184
Lungenembolie 88
- Antikoagulation 92
- Befunde 90
- chronisch rezidivierende 89
- Computertomografie 88–89
- Computertomografie-Befunde 90
- Frühletalitätsrisiko 92
- klinische Wahrscheinlichkeit, validierte Scores 88
- Risikostratifizierung 91
- Schwangerschaft 89
- Sekundärprophylaxe 92
- Szintigrafiebefunde 91
- Therapie 91
- Thoraxübersichtsaufnahme 90
Lungenemphysem 57
- Projektionsradiografie 58
- Therapie 59
Lungengefäße
- Röntgenbild 46
- seitliche Röntgenaufnahme 42
Lungeninsuffizienz, transfusionsassoziierte akute (TRALI) 110
Lungenödem 65, 74–75
- alveoläres 75, 77
- interstitielles 75–76
- kardiales 74
-- Therapie 77
- neurogenes 225
- Untersuchungsstrategie 75
Lungenparenchym, Röntgenbild 46
Lungenparenchymverletzungen 275

Lungenversagen, akutes 110
Lysekontraindikation 209
Lysetherapie 175, 211

## M

Magensonde, nasogastrale 180
Magenulkus 142–143
Magnetresonanztomografie (MRT) 23
- Gewebekontraste 23
- hirnversorgende Gefäße 195
- Patienten- und Personalgefährdung 31
- Wirbelsäule 198
Makrohämaturie 163
Mediastinaldrainage 120
Mediastinalemphysem 78
- Zeichen 79
mediastinales Massensyndrom 82
- Atemwegssicherung 85
- Differenzialdiagnosen 84
- Muskelrelaxierung 85
- Risikoklassifizierung 85–86
Mediastinallinien, anteriore und posteriore 42
Mediastinitis 80, 138
- akute 80
- chronische 80–81
- nekrotisierende 81
Mediastinum 42
- Röntgenbild 47
Medizinprodukte, ferromagnetische 31
Megakolon, toxisches 151
Mehrschicht-Computertomografie (MSCT) 22–23
Mehrschicht-Spiral-Computertomografie 43
Membranoxygenierung, extrakorporale (ECMO) 119
Mendelson-Syndrom 64–65
Meningitis 232
- bakterielle 232
-- Befunde 233
-- Therapie 234
-- Untersuchungsstrategie 233
- virale 232
-- Befunde 234
Mesenterialarterienverschluss 175
Mesenterialischämie, nicht okklusive (NOMI) 175–176
- Angiografie 176
- Laparotomie 177
Mesenterialvenenthrombose 174
Mesenterialwurzeleinriss 286
Mesenterium, Verletzung 277
Metastasektomie 120
Milz 277
- Verletzungsscore 278
Milzinfarkt 157, 170
Milzruptur 277
Mitralklappenendokarditis 106
Mittelbauch 132
Mittelgesichtsfraktur 272
Mittellappenpneumonie 68–69
Morbus Bechterew 284
Myelitis, infektiöse 246
Myelonödem 241
Mykose
- invasive 71
- pulmonale 70
Myzetom 70

## N

Nachsorge, postinterventionelle 30
Narbenatelektase 60
Narbenemphysem 59
Narkoseeinleitung, MRT 31
Nephropathie, kontrastmittelinduzierte 28
Nephrostomie, perkutane 182
Nervensystem, zentrales
- Befundung 203–204
- Röntgenanatomie 195
Nervensystem, zentrales, Bildgebung 192–193
Neurokranium 198, 203
Nieren-Operation 188
Nierenersatztherapie 162
Niereninfarkt 170
Nierenverletzung 277
Nierenversagen
- akutes 161–162
-- AKIN-Kriterien 161
- postrenales 161
Nimodipin 228
Non-Hodgkin-Lymphom 87
Normaldruckhydrozephalus 237
Normdruckhydrozephalus 238

## O

Oberbauch 132
Oberlappenatelektase 61
Obstruktionsatelektase 60
Ödem
- hypointenses 207
- vasogenes 207
Ogilvie-Syndrom 148
Organeingriff, abdomineller 188–189
Ösophagus
- Computertomografie 45
- langstreckige peptische Stenose 137
Ösophagusperforation 137–138
Ösophagusresektion mit Magenhochzug 122
Ösophagusruptur 79, 137–138
- Kontrastmittelaustritt 139
- Nachweis 138
- Perforationstellen 139
Ösophagusstent 139
Ösophagusvarizenblutung 139–140
- TIPS-Anlage 140

## P

Pankreas, systematische Bild- und Befundanalyse 135
Pankreas-Operation 188
Pankreasruptur 278
Pankreasverletzung 277
Pankreatitis
- akute 152–153
-- Atlanta-Klassifikation 152
-- Therapie 154
- bakterielle Superinfektion 154
- nekrotisierende 153
- serös-exsudative 153
Paralysen 194
Paraösophageallinien 42
Paraplegie 240
Paraspinallinien 42
Paratracheallinie 42
Parenchymorgane 152–153
Parese 194
PEG-Sonde 181
PEJ-Sonde 181
Penumbra 210–211
Perfusionsdruck, zerebraler, Optimierung 228
Pericarditis sicca 107
Perikarderguss 107–108
- CT- und MRT-Befunde 108
- Nachweis 107
- Punktion 109
Perikarderguss, hämorrhagischer 102
Perikardfensterung 109
Perikardiotomie
- inferiore 109
- offene 109
Perikarditis 107–108
- medikamentöse Therapie 109
Perikardpunktion 109
Peritonitis 144, 148, 177–178, 186
- Befunde 178
- Untersuchungsstrategie 178
Permeabilitätslungenödem 74
- Therapie 78
Plattenatelektase 61
Pleura
- Erkrankungen 50
- Röntgenbild 48
Pleuraempyem 55
Pleuraerguss 53
- Befunde 54
- Binnenstrukturen 55
- computertomografische Quantifizierung 55
- Ergussmengen, Aufnahmetechnik 55
- hämorrhagischer 102
- Light-Kriterien 53
- Nachweis 54
- parapneumonischer 70
- Punktion 56
- Ursachen 53
Pleurapunktion, Ablaufschema 56
Pleuritis 52
- Befunde 52
- chronische 52
- Therapie 52
Pleurodese 57
Pleurosis calcarea 52
Plexusläsion 249, 251
Pneumatozele 70
Pneumektomie 120–121
Pneumomediastinum 78, 122, 275
Pneumonie 65, 67
- ambulant erworbene 67, 72
- erregercharakteristische Morphologien 70
- interstitielle 70
- nekrotisierende 70
- nosokomiale 67, 72
-- Erregerspektrum 73
-- Risikofaktoren 73
- Therapie 71
Pneumonitis 111
Pneumothorax 50, 274
- Befunde 50
- indirektes Zeichen 51
- Therapie 51
- Untersuchung 50
- Volumen 51
Polytrauma 260
- Glasgow Coma Scale 260
- organisatorischer Ablauf 261
- Beckenfraktur 279
- Injury Severity Scale (ISS) 260
- Magnetresonanztomografie 265
- Mehrschicht-Spiral-CT 264–265
- Patientenübergabe 261
- Röntgenuntersuchung 264
- Schockraum 261
- Schockraumleitung 261
- Schockraumteam 261
- Transport 261
Ponsinfarkt, linksseitiger 212
Portkatheter 117
Projektionsradiografie 19
- Belichtungsfreiheit 20
- Hartstrahltechnik 20
- Pneumonie 67
- Thorax 41
Propofol 29
Pseudochylothorax 54
Pseudomonas aeruginosa 73
Pulmonalarterie, Embolus 91
Pulmonalarterienkatheter 117
Pyelonephritis 158
- Befunde 159
- emphysematöse 159–160
- komplizierte obstruktive 160
- Kontrastmittel 159
- xanthogranulomatöse 159–160

## R

Radikulopathie 246
Reanimation, Lungenembolie 92
Refluxösophagitis 136–137
Resektion, typische Befunde 256
Resorptionsatelektase 63
Respirationsatelektase 60
Rippenfraktur 274
Rippenserienfraktur 274
Röntgenaufnahmen
- Unschärfe 19
- Vergrößerungen 19
Röntgenmaßnahmen, effektive Dosiswerte 25
Rückenschmerzen 246

## S


Schädel-Hirn-Trauma 220, 269, 273
- Befunde 270
- Untersuchungsstrategie 270
Schertrauma, diffuses axonales 272
Schlaganfall, ischämischer 208
- bildgebende Diagnostik 208–210
- multimodales-CT 209
Schock 40
- Differenzialdiagnosen 40
Schockraum, FAST-Sonografie 264
Schockraumalgorithmus 262
- Gefäßverletzung 286
- Phasen 262
Schrittmachersonde, temporäre 118
Schwächungsgesetz 20
Sedierung 29
- periinterventionelle Komplikationen 30
- Standardmedikament 29
Sedierungsstadien 29
- radiologische Interventionen 30
Shaldon-Katheter 117
Shuntkatheter 252
Sinus durae matris 201
Sinusthrombose 216–217
Skelettapparat, Verletzungen 268
Sonografie 18
- transvaginale 164
Spannungspneumomediastinum 79
Spannungspneumothorax 50–51, 274
Speicherfolienradiografie 20
Spinalis-anterior-Syndrom 239–240
- STIR-Sequenz 239
Stammganglien, akute intrazerebrale Blutung 231
Stentversorgung, endovaskuläre thorakale 172
Sternalcerclagen 118
Sternotomie, mediane 109
Stimulationssonde, epimyokardiale 118
Strahlenexposition 25
Strahlenqualität 19
Strahlenquelle, Abstand 26
Strahlenschutz 20, 25
- Kontroll- und Überwachungsbereiche 26
Strahlenschutzkleidung 26
- Bleigleichwert 26
Strangulationsileus 148
Streustrahlenraster 20
Subarachnoidalblutung (SAB) 222
- Befunde 223
- DSA 223
- extrakranielle Komplikationen 225
- natives CT 223
- Vermeidung sekundärer Hirnschäden 223
- WFNS-Einteilung, klinische Stadien 222
Subduralhämatom 220, 271
- Bildbefunde 221
Subtraktionsangiografie, digitale (DSA) 21
Swan-Ganz-Katheter 117


## T


TAVI (transcatheter aortic valve implantation) 122
Tear-Drop-Fracture 283
Thorax
- axialer CT-Schnitt 44
- Bildgebung 36
- Computertomografie 48
-- Qualitätsanforderungen 44
-- Weichteilfenster 45
- korrekte Röntgenuntersuchung 41
- posterior-anteriore Röntgenaufnahme 41
- postoperative Veränderungen 116
- Röntgenbild 46
-- Beatmungsdruck 46
-- exspiratorische Aufnahme 46
-- Fehlrotation 46
-- liegende Aufnahme 46
-- Rasterdezentrierung 46
-- Röhrenkppung 46
- Röntgenuntersuchung, Qualitätsanforderungen 41
- seitliche Röntgenaufnahme 42
- systematische Bild- und Befundanalyse 134
- Weichteilmantel, Röntgenbild 48
- Zustand nach pulmonaler Operation 120–121
Thoraxdiagnostik, Strahlenqualität 20
Thoraxdrainage 51, 119, 276
Thoraxschmerz 36
- Differenzialdiagnosen 37–38
Thoraxskelett, Röntgenbild 48
Thoraxtrauma 275
Thrombektomie 217
- interventionelle 210
Thrombembolie, venöse 88
Thrombolyse, Kontraindikation 209
Thrombus, proximaler zerebralarterieller 210
thyreotoxische Krise 28
Time-of-Flight-Magnetresonanzangiografie, arterielle 197
Trachea, Lumen 42
Trachealkanüle 116
Trachealstenose 86–87
- fiberoptische Wachintubation 87
- schwieriges Atemmanagement 87
Tracheomalazie 86
- schwieriges Atemmanagement 87
TRALI (transfusionsassoziierte akute Lungeninsuffizienz) 110–113
- Diagnosekriterien 111
- Therapie 114
Transsudat, Zusammensetzung 53
Traumadiagnostik, Magnetresonanztomografie 265
Traumaspirale 264
True-Lumen Collapse 170
Tuberkulose 71
Tupfer, Röntgenmarkierungen 120


## U


Ulkus 142
Ulkusblutung 142
- Embolisationstherapie 143
Ultraschallsonden 18
Ultraschalltechnologie 18
Unschärfe, Röntgenaufnahmen, Berechnung 19
Unterbauch 132
Untersuchungsanforderung 33
Urinom, postoperatives 189
Urogenitalsystem 158–159


## V


Vasodilatation 76
Vasospasmus 226, 228
- Befunde 226
- konservative Therapie 228
Venen 201–202
Venenkatheter, zentraler 117
Venenthrombose
- Stauungsblutung 217
- zerebrale 216
Venenthrombose;Antikoagulation 92
Ventrikeldrainage 252
Ventrikuläres Unterstützungssystem (VAD) 119
Verbandmaterial, Röntgenmarkierungen 120
Verletzung
- abdominelle 276–278
- thorakale 274
Viszerokranium 203
Volvulus 148
Vorhofkatheter 117


## W


Weichteilmantel, systematische Bild- und Befundanalyse 135
Whirl Sign 148
Wirbelkörperhöhenminderung 282
Wirbelsäule 202
- Beurteilung 203
- Ruhigstellung 285
- seitliche Röntgenaufnahme 42
Wirbelsäulenverletzung 281
- AO-Klassifikation 282
- Drei-Säulen-Modell nach Denis 281
- operative Versorgung 285
- Stabilitätsbeurteilung 281


## Z


Zerebritis 236
Zwerchfell 42
- Röntgenbild 46
Zwerchfellruptur 275, 278